"101 计划"核心教材
基础医学领域

"医学中的理工信"课程群

基于理工信的人体系统仿真与功能检测

主　　编　高兴亚　王慷慨

副 主 编　谭红梅　康继宏　王觉进

编　　委　(按姓名汉语拼音排序)

崔　宇(中山大学)
杜　鹃[香港中文大学(深圳)]
杜立萍(西安交通大学)
郭建红(山西医科大学)
汉建忠(中南大学)
韩　仰(中南大学)
韩　莹(南京医科大学)
胡　浩(西安交通大学)
胡优敏(上海交通大学)
高兴亚(南京医科大学)
康继宏(北京大学)
可　燕(上海中医药大学)
李　皓(南京医科大学)
李　烁(北京大学)
刘　蓉(华中科技大学)
潘　燕(北京大学)
沈　静(浙江大学)
谭红梅(中山大学)
唐　影(福建医科大学)
王华东(暨南大学)
王觉进(南京医科大学)
王慷慨(中南大学)
王　萍(中山大学)
王玉芳(四川大学)
吴春生(西安交通大学)
羡晓辉(河北医科大学)
严钰锋(复旦大学)
臧　颖(中山大学)
张　敏(河北医科大学)
张鸣号(宁夏医科大学)
郑云洁(华中科技大学)
周宇轩(南京医科大学)

秘　　书　张　枫(南京医科大学)

北京大学医学出版社

JIYU LIGONGXIN DE RENTI XITONG FANGZHEN YU GONGNENG JIANCE

图书在版编目（CIP）数据

基于理工信的人体系统仿真与功能检测 / 高兴亚，王慷慨主编. -- 北京 : 北京大学医学出版社，2024. 7
ISBN 978-7-5659-3157-4

Ⅰ. ①基… Ⅱ. ①高… ②王… Ⅲ. ①人体生理学－系统仿真－功能－检测－教材 Ⅳ. ① R33

中国国家版本馆 CIP 数据核字（2024）第 106527 号

基于理工信的人体系统仿真与功能检测

主　　编：高兴亚　王慷慨
出版发行：北京大学医学出版社
地　　址：（100191）北京市海淀区学院路 38 号　北京大学医学部院内
电　　话：发行部 010-82802230；图书邮购 010-82802495
网　　址：http://www.pumpress.com.cn
E-mail：booksale@bjmu.edu.cn
印　　刷：北京信彩瑞禾印刷厂
经　　销：新华书店
责任编辑：孙敬怡　　**责任校对：**靳新强　　**责任印制：**李　啸
开　　本：889 mm × 1194 mm　1/16　　**印张：**26　　**字数：**756 千字
版　　次：2024 年 7 月第 1 版　2024 年 7 月第 1 次印刷
书　　号：ISBN 978-7-5659-3157-4
定　　价：115.00 元

内容提要

《基于理工信的人体系统仿真与功能检测》是教育部基础医学“101 计划”核心教材。本教材首先运用生物物理学、系统生物学、定量生理学的原理及数学物理建模方法，分析建模人体及主要系统的运行原理与调节机制。接着介绍了人体信号的类型、特征和医学仪器的一般结构与整体设计，解析了人体主要信号检测的原理和方法。然后阐述了人体各系统的主要功能、运行原理及信号检测。本教材以期让医学生掌握人体系统背后的数学、物理学、生物医学及工程学等领域的基础知识，能够运用交叉学科知识解决未来医学领域前沿问题。

本教材不仅适合基础医学拔尖创新人才培养使用，还适合医学院校临床专业、综合大学生命科学领域的本科生、研究生及相关人员使用。

序

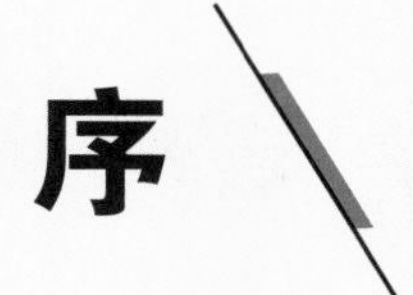

基础医学是一门研究人体生命现象和疾病规律的科学，是连接生命科学与临床医学、预防医学的桥梁。回望历史，现代医学的产生和发展都基于基础医学的重大发现，基础医学可谓现代医学的基石。

进入 20 世纪以来，生命科学取得了突飞猛进的发展。随着 DNA 双螺旋结构的发现、分子生物学的诞生以及人类基因组计划的完成，基础医学需要采用生命科学在分子层面的研究成果来探索疾病的发生机制并应用到诊断、治疗和预防中来，可以说基础医学的内涵和研究手段发生了重大变革。然而，基础医学人才的培养却未能同步跟上，面临诸多挑战，例如生命科学基础薄弱、与临床需求脱节、缺乏跨学科意识、原创性不足等。

我们期望培养的基础医学人才是科研的领跑者而非跟随者；他们应能实现从无到有的突破，而不仅仅是从有到多的积累；他们不仅能站稳在学科的高原，还应具备攀登学科高峰的潜力；他们不仅需要具备科学精神和创新能力，还要富有人文情怀。

教育部推出的基础学科拔尖学生培养计划 2.0 和基础学科系列“101 计划”正是为培养此类拔尖创新人才设计的中国方案。基础医学“101 计划”围绕“拔尖、创新、卓越”，致力于加强基础医学与临床医学、预防医学、医学人文及理学、工学和信息学等学科的交叉融合，提出“基础医学 + X”跨学科融合课程体系。

基础医学“101 计划”的核心教材是基于上述课程体系编撰的配套教材。这套教材的编写力求契合高标准人才培养目标，强调加强生命科学基础与临床的紧密结合，突出学科交叉。教材把原基础医学十三门以学科为基础的教材整合为医学分子细胞遗传基础、医学病原与免疫基础、人体形态与功能三个跨学科的教材群，并首次将理学、工学、信息学纳入基础医学专业学生的培养方案中，引发学生对重大医学问题及前沿科技的兴趣和创新志向。此外，这套教材还力争跳出传统医学教材的窠臼，努力把“教材”转变为学生自主学习的“学材”。

我期盼这套教材能受到大家的欢迎和喜爱，并在实践中不断修改完善，最后成为经典，为我国基础医学拔尖人才培养做出应有的贡献。

2024 年 7 月

出版说明

基础医学作为连接基础研究与临床应用的桥梁，被视为医学发展的创新基石、医学变革的动力之源。基础医学史上的每一次重大发现都推动了医学发展的变革和突破。而从医学发展趋势和国家对人才培养的战略需求出发去探索，又要打破基础医学的边界，把它作为推动新趋势、新理论、新技术、新方法的形成和发展的强劲动力，打牢系统医学、转化医学、精准医学发展的根基。基础医学在医学创新中处于重要的枢纽地位，它向上承接临床、护理和预防的基本需求，并通过整合多学科理论、技术、方法来实现医学进一步的创新和发展。与此同时，医学模式一直伴随社会和科技的发展，不断演变和革新，从神道医学到“医学 +X”、交叉医学模式的演变过程中，医生的职能也在发生着改变，从以治病为主逐渐变为全面的健康管理。此外，现代医学也正面临一系列挑战。受人口老龄化和人口迁移的影响，疾病谱正在发生显著变化。同时，互联网时代的信息爆炸和快速的知识更新，加上 ChatGPT 等人工智能技术的出现，正在改变学生获取知识和学习的方式。随着诊断和治疗技术的不断进步，人的寿命得以延长。在这一背景下，如何提升生存质量成为重要任务。与此同时，人们对医疗的期望值也不断提高，越来越多的人希望能够在生命的各个阶段获得全面的健康保障。

综上所述，当今社会发展和民众需求都对医学提出了更高的要求。医学的任务不再仅限于疾病诊疗，而是要综合疾病发生前的“预防”及疾病发生后的“治疗”和“康养”，为人们提供“生命全周期，健康全过程”的医疗服务。时代发展对医学专业人才培养提出了更高的要求。未来的基础医学人才不能再满足于记忆知识、理解知识，而是要更好地利用知识，甚至创造知识，主动探索前沿，推动学科交叉和学术创新。在沿袭上百年的医学课程体系中，由“学科”引领课程，诸如人体解剖学、生理学、组织胚胎学、病理生理学、病理解剖学和药理学等，学科割裂现象显著，课程之间界限分明。学生需要学习的课程门数多，学时长，并且由于不同课程由不同学科、学系管理，学生形成“科目”指导下的碎片化思维模式，比如解剖学以结构讲解为主，不甚关注功能，而生理学以功能阐述为主，不甚关注结构。学生通过一门课程的学习大概能窥探某一器官系统的某一方面，有如盲人摸象般单点看问题。具体到“某器官系统”的学习，学生需要从多门课程分别学习该器官系统相关的结构、功能、疾病或药物相关内容（图 1），自己从思维上逐步“整合”，形成一体化认识。这种以学科为中心的课程体系显然已不能适应当今创新型医学人才培养的需求。

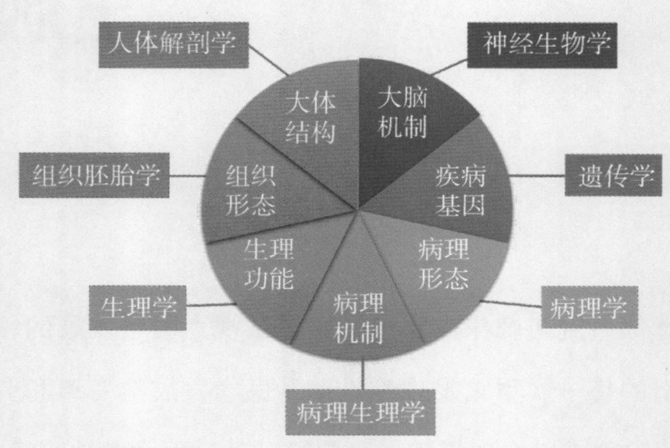

图 1　以学科为中心的课程模式

基于上述背景，基础医学拔尖人才培养课程体系打破了传统的以学科为主的模式，并依据各学科的特点进行整合与融合，构建了跨学科的融合课程体系。首次将理学、工学和信息学纳入其中，形成了五个融合课程群。“人体形态与功能”课程群将原先按照传统模式授课的生理学、神经生物学、人体解剖学、组织学与胚胎学、药理学、病理学和病理生理学 7 门课程，按照从结构到功能、从正常到异常的理念进行组织，形成总论、运动系统、神经系统、循环系统、呼吸系统、消化系统、内分泌系统、生殖系统和泌尿系统共 9 门核心融合课程。同样，从基因、分子和细胞水平将生物化学、细胞生物和医学遗传学整合为“医学分子细胞遗传基础”课程群；病原生物学与免疫学整合为“医学病原与免疫基础”课程群；并设立了与之相匹配的“基础医学核心实践与创新研究”课程群（图 2）。

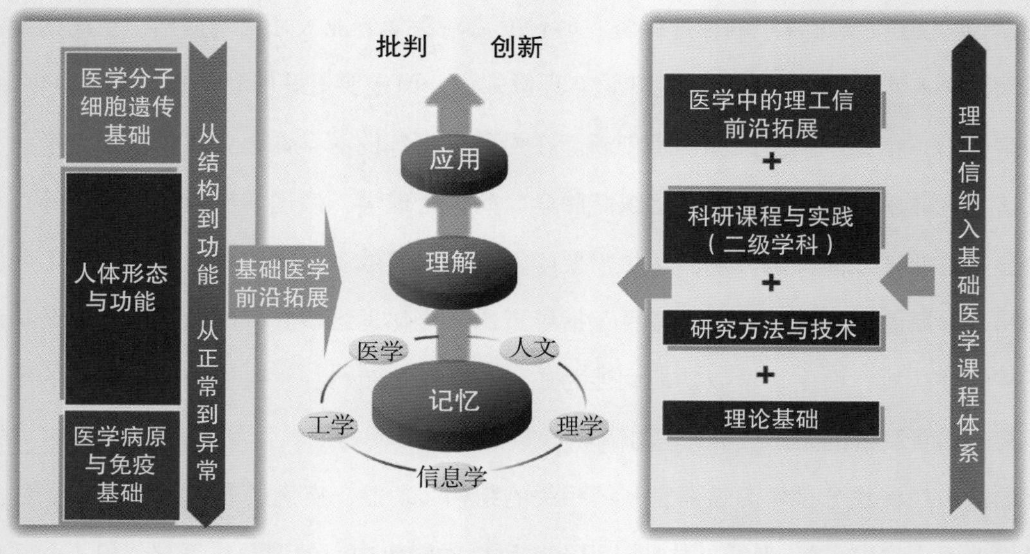

图 2　人体形态与功能、医学分子细胞遗传基础、医学病原与免疫基础、基础医学核心实践与创新研究及医学中的理工信五大课程群内容框架

“人体形态与功能”“医学分子细胞遗传基础”“医学病原与免疫基础”及“基础医学核心实践与创新研究”四大课程群构建了以学生为中心，以能力培养为导向，包括理论教学、实验教学、标本实习和基于问题学习（PBL）的小班讨论的多元课程模块，从知识、技能和素养多个层面提升学生的自主学习和终身学习能力（图 3）。

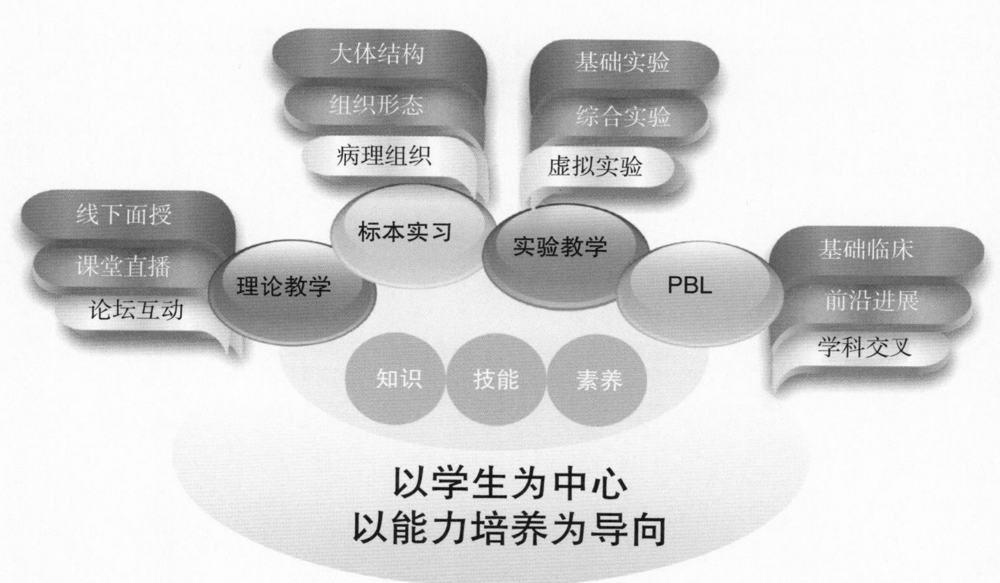

图 3　以学生为中心、以能力培养为导向的多元课程模块

“医学中的理工信”课程群整合生物技术、生物统计、生物物理、生物信息和仪器分析等课程，包括基于理工信的人体系统仿真与功能检测及基于理工信的医学数据采集与分析等内容，将基础医学与理学、工学和信息学，从理论到应用，从实践到创新进行交叉融合。

由北京大学牵头，成立了以韩启德院士为编审委员会名誉主任委员，以乔杰院士为主任委员，北京大学、复旦大学、上海交通大学、华中科技大学、中山大学、四川大学、浙江大学、中南大学、南方医科大学、西安交通大学和南京医科大学 11 所获批教育部基础医学拔尖学生培养计划 2.0 基地的高校专家依据建设目标组建的编写团队，按照上述五个课程群编写出版了 14 部教材。

教材编写立足国际前沿，以培养未来能够引领我国医药卫生事业和高等医学教育事业发展的拔尖人才为目标，充分体现交叉融合。各章节的导学目标分为基本目标和发展目标，体现本科阶段人才培养目标，以及与下一培养阶段衔接所需达到的要求，兼具知识、技能、思维培养和价值观引领。正文前以案例引入，自然融入基础知识点，探索医学问题背后的基础科学原理，既体现了基础医学和疾病的关联，又能启发学生自主思考，提升学习兴趣，同时培养其转化医学思维和解决医学难题的能力。正文围绕基本概念、核心知识点和基础理论等展开，结构主线清晰，其中穿插“知识框”并以数字资源方式，融入前沿进展与学科发展趋势、先进技术和重大科研成果等，体现教材内容的先进性以及价值观引领和情感塑造。此外，在相关知识点处设置“小测试”模块，考查学生对知识点的理解和应用，启发思考，同时促进学生的自我评价。正文最后以简短的小结形式进行整体概括，高度凝练，升华理解，拔高思维水平。章节末尾的“整合思考题”结合疾病或研究等不同情境，考查学生综合分析和应用实践等高阶能力，同时在题目中融入前沿进展和价值引领等内容。

系列教材将依据课程群内容，着力于立德树人，突出融合，加强创新，打造一流的课程和教材。

主编简介

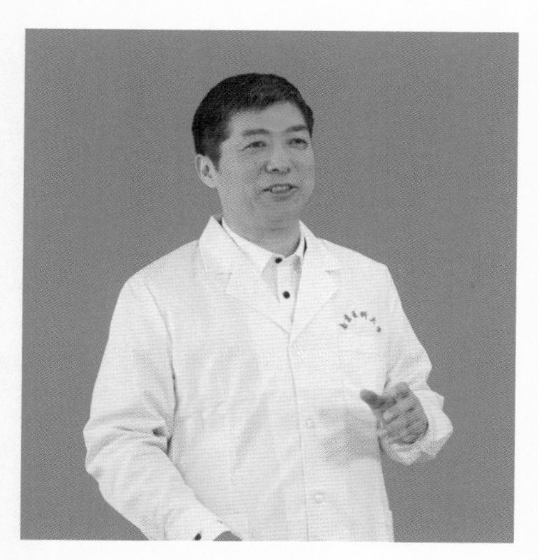

高兴亚，南京医科大学生理学二级教授，博士生导师，全国模范教师。教育部临床医学专业认证工作委员会委员，中国生理学会教育信息化研究专业委员会主任委员，中国医药教育协会医学模拟教育专业委员会委员。江苏省高等学校医药教育研究会秘书长，国家级虚拟仿真一流课程主持人，国家级实验教学示范中心带头人，基础医学国家级虚拟仿真实验教学中心（南京医科大学）主任。主编国家级规划教材 2 部，出版教材与专著 8 部；获得国家级教学成果奖 3 项，省级教学成果奖 6 项。

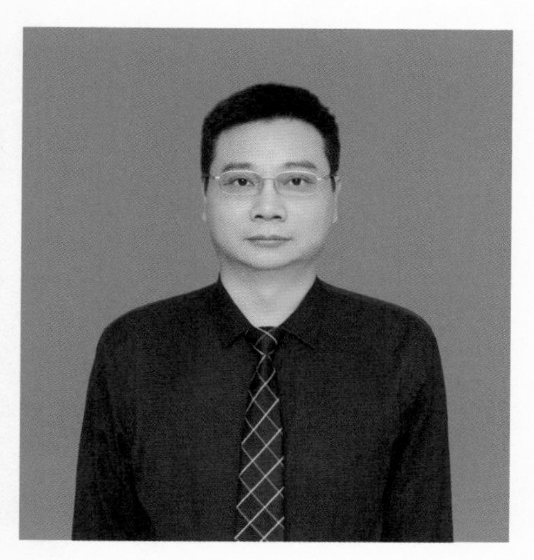

王慷慨，医学博士，教授。先后任中南大学基础医学院副院长、党委书记。兼任医学机能学国家级实验教学示范中心（中南大学）主任，脓毒症转化医学湖南省重点实验室副主任，人类重大疾病动物模型研究湖南省重点实验室副主任，国家级实验教学示范中心联席会基础医学组副组长，湖南省病理生理学会理事长。主编、副主编规划教材、实验教材 5 部，主持和参与的 2 门课程获评国家级一流课程，获得省级教学成果一等奖 1 项。先后承担国家自然科学基金等多项课题，在国内外期刊发表论文 70 余篇。

前　言

本教材是教育部基础医学“101 计划”核心课程“基于理工信的人体系统仿真与功能检测”的配套教材，旨在适应新医科背景下医学教育创新发展的新要求，推动医学与理学、工学及信息科学的深度融合。本教材尝试将系统生物学、定量生理学和生物物理学等多学科的理念与内容融入医学教育，为理解人体复杂系统提供了全新的视角。书中强调从系统的角度出发，通过数学建模、原理解析和定量分析来研究生物过程，揭示人体系统的内在规律和动态特性。随着信息技术的飞速发展，编者将大数据分析、人工智能和机器学习等现代信息技术手段引入教材，顺应教育数字化转型的大趋势，帮助学生更好地利用这些工具处理和解析生物数据，提高对人体系统复杂性的理解和分析能力。

本教材分为十章，内容兼顾基础与前沿、理论与应用、广度与深度以及难度与培养目标的匹配。第一章主要介绍了人体系统的复杂性及建模的意义、人体系统建模概论，以及典型生理系统建模。这部分运用生物物理学、系统生物学、定量生理学的原理及数学物理建模方法，分析建模人体及主要系统的运行原理与调节机制，为后续内容奠定基础。第二章介绍了人体信号的检测与医学仪器原理，使学生了解人体系统分析建模的数据来源，能够将理论知识联系临床实践，加深理解。第三章至第十章介绍人体各系统的主要功能、运行原理及信号检测。这部分内容引入了人体机能实验和虚拟仿真实验。人体机能实验是采集与分析正常人体信号，虚拟仿真实验则通过对正常和病理状态下人体运行过程的仿真与实时互动，让学生理解各种状态下人体系统的运行规律及疾病的诊断治疗原则。本教材的内容安排有助于学生掌握人体系统背后的数学、物理学、生物医学及工程学等领域的基础知识，为未来的医学研究和临床实践打下坚实基础。

本教材适用于医学、药学、生物医学工程、智能医学工程等专业的本科生、研究生及相关人员使用。教材的特色在于跨学科的整合性。不仅介绍了人体系统的传统知识，还特别强调了如何将理工信技术应用于这些知识领域。教材中包含了大量的案例、实验设计和实际操作指南，旨在培养学生的实践能力和创新思维。我们建议教师根据课程目标和学生背景，灵活安排教学内容和进度。对于学生而言，我们鼓励积极参与课堂讨论，利用教材提供的在线资源进行自主学习，并通过实验和项目实践来加深理解。

在教材的编写过程中，我们得到了众多专家学者和行业人士的支持与帮助。他们的专业知识和宝贵经验为本教材的质量提供了保障。同时，我们也要感谢出版社的编辑团队，他们的辛勤工作确保了教材的顺利出版。也感谢相关的工程师团队，为本教材配套了虚拟仿真实验的系列软件和人体机能实验设备。

我们期待《基于理工信的人体系统仿真与功能检测》能够成为您探索生命科学和信息技术融

合之美的桥梁。我们相信，通过本教材的学习，您将能够掌握如何运用理工信技术来解决人体系统中的实际问题，为未来的医学研究和健康产业发展做出贡献。同时，我们诚挚地邀请您在使用本教材的过程中提出宝贵的意见和建议，以便我们不断改进和完善。

编者

2024 年 **7** 月 **16** 日

目 录

Note

Note

第一章　人体系统的运行原理及数理模型构建

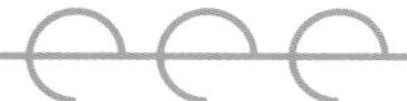
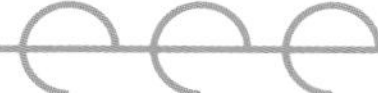

导学目标

通过本章内容的学习，学生应能够：

※ **基本目标**

1. 解释人体机能研究的系统论方法，阐述人体系统建模的意义，说明人体系统运行的基本原理。
2. 解释模型分类，列举典型的人体系统模型。说明不同物理系统的广义描述方式，阐述人体系统建模的基本流程和要素，对简单的线性系统微分方程进行求解和仿真。
3. 分析典型生理系统模型，对心血管血流系统、呼吸系统进行集总参数建模，通过改变关键参数分析理解生理和病理情况下的系统行为改变。
4. 解释闭环反馈系统的工作原理，并对人体系统的稳态调定点进行建模仿真。

※ **发展目标**

1. 对特定人体系统的灰箱模型进行实验设计、参数估计和动态仿真，并根据仿真结果和实测结果的对比对模型进行修正。
2. 使用系统建模方法对多层次人体系统进行建模，包括模型辨识、模型验证、动态仿真，并能绘制关键参数的图表、曲线等。

案例 1-1

某些创伤性损伤，如腹股沟部位的枪击或刀伤，可能导致股动脉与相邻的股静脉之间“短路”，形成瘘管。瘘管可能对流体流动具有非常低的阻力，并且可能承载大量的血流量。两名医学生在讨论大腿动静脉瘘对腿部血液供应的预期影响时产生了争议。其中一名学生坚信腿部将失去血液供应并导致坏疽；另一名学生强烈不同意，并坚称腿部不会有危险。

问题：

谁的结论是正确的？试从实际案例出发，结合本章介绍的心血管血流模型进行分析。

案例 1-1 解析

Note

第一节　人体系统的复杂性及建模的意义

一、人体机能研究的系统论方法

（一）人体机能研究的还原论与系统论

人体生理学是对人体正常功能的综合研究，既包括系统论方法，也包括还原论方法，但主体是还原论。**还原论认为复杂的现象和系统可以通过研究其最基本的组成部分和相互作用来解释和预测**。生理学的研究方法便是始于对人体组成部分的描述，将人体的每个部分作为基础，解释人体的运作过程。在生理学中，人体机能可以通过器官系统的运作来解释。所谓器官系统是指一组相互关联的器官，它们协同工作以实现特定的生理功能。每个器官系统又可以通过其组成部分的行为来解释，而器官的行为则可以通过组成它们的细胞来解释。细胞的行为可以通过其组成单元，如细胞核、细胞器和细胞骨架等亚细胞结构的运作机制来解释。而亚细胞结构则可以通过生化物质构件的活动来解释，生化物质又可以通过原子来解释，以此类推。按照这种还原论的思想细分迭代，自然而然就会提出"是否只要研究清楚基本粒子物理学，就能对人体运行原理进行最终的解释？"这样的问题。

显然，对于复杂的生命体，这是不切实际的。这种还原细分的方法，将大的整体分解为部件，在控制条件的情况下研究部分的行为来解释整体。然而，在分解的过程中总会丢失一些信息，其中最重要的就是各组成部分之间的复杂相互作用。例如，如果要研究亚细胞器的行为，可以取出一块组织样本，破坏细胞膜，分离出各种亚细胞器，表征在特定条件下亚细胞器的行为，但除了在极少数特殊条件下，重新组装被分离的亚细胞器是几乎不可能的。因此就需要基于上述还原论的分解实验，提出对于亚细胞器行为的理论假设，并从整体观念入手研究细胞在表现其整体功能时，在亚细胞器层面的调节控制、信息传递、各因素的组织机制，最后通过模拟或其他技术验证提出的理论假设。这种整体视角的研究方法，就是典型的**系统论方法**，是以分析归纳（analysis and induction）为基础的综合演绎（deduction）方法。相比于还原论，**系统论方法更强调以综合性的、整体性的思维方式，研究系统的整体性质、构成部分的相互关系及系统的动态特性，具有时间敏感性和空间敏感性**。图 1-1 给出了还原论和系统论的对比。

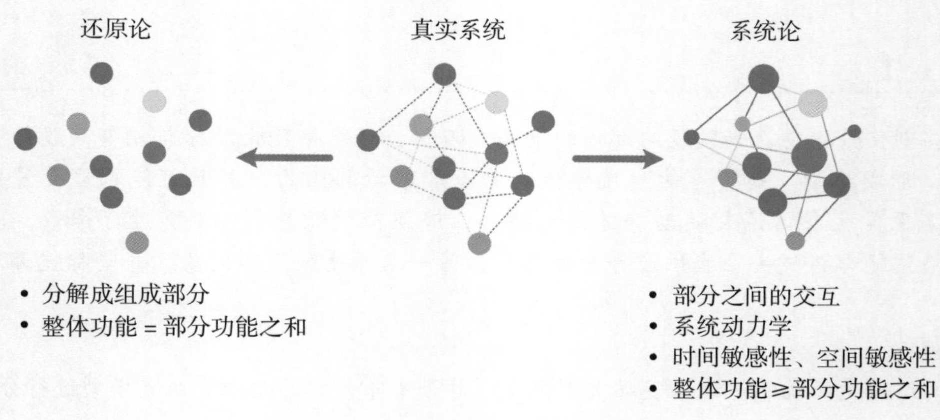

图 1-1　还原论和系统论

Note

这种整体视角的系统论方法，表明组成生物体的各部分是相互关联、动态演变的，整体行为并不是部分行为的简单叠加。在组成部分的相互作用过程中，系统具有了**新兴属性**（**emergent property**），这部分新的属性不属于系统的任一单独部分，而是遵循物理定律的各部分在相互作用中产生的。例如，心血管系统是心脏、血管和血液组成的生理系统，在维持体内血液循环、氧气运输、物质能量交换等方面发挥关键作用，这些功能特性是在心脏的自动节律、心脏各腔室收缩与舒张的协调运动、血管的收缩和扩张等机制的综合协作下产生的。更加不可思议的系统新兴属性是人们的意识、思维、情绪和记忆，这些看似非物质的心灵层面的东西，又是如何通过大量神经元的复杂连接和相互作用而产生的？心灵和大脑的作用是双向的还是单向的？从 17 世纪笛卡尔提出心灵 - 身体的哲学问题开始，这些问题至今尚未解答清楚。最近，身处通用人工智能时代开端的我们，又一次被具备千亿参数的大语言模型 GPT 所震撼，人工神经元的复杂连接带来的是类人的语言能力、推理能力和创造力，机器也首次有望通过图灵测试。而系统论的研究方法，是解开上述系统新兴属性谜题的神奇钥匙。

时至今日，区别于传统学科间相互独立的研究方式，采用系统论思想的系统生物学已经成为生命科学的重要支柱。1953 年，沃森和克里克在《自然》杂志发表了里程碑式论文《核酸的分子结构：脱氧核糖核酸的结构》，由此拉开了现代生物学黄金时代的序幕。科学家发展了一系列的基因组学、转录组学、蛋白质组学和代谢组学技术，与此同时，各种生理、生化参数的检测手段层出不穷，技术的高速发展积累了海量的生物数据。人们逐渐意识到，传统研究中的还原论思想，即试图将生物系统“解释”为各个组成部分的总和是明显不足的，很有必要将生物系统的各个组件连接在一起形成网络，从更广泛的空间和时间尺度，研究这些组件之间的动态相互作用。顺序推理和直觉思维在新兴检测技术产生的海量数据背景下逐渐丧失了优势。在分子、细胞、组织、器官等多尺度收集数据，从数据中选择与所研究问题相关的特征，建立一个捕捉相互作用动态变量之间关系的数学模型框架，并利用模型结构预测在各种实验条件下观察到的现象，成为生命系统研究的核心流程。因此，本书将以系统论的视角为主线，贯穿人体系统研究的核心流程，引领读者深入体验系统思维认知下人体系统工作原理的独特魅力。

（二）什么是系统?

所谓系统是指由相互作用、相互依赖的部分连接组合成的具有一定功能的整体。系统的功能通过其行为表现出来，其行为主要取决于三个因素，即**部分或子系统的特性**、**子系统间的联系结构**，以及**系统的输入**。在对单个系统结构和功能进行研究和描述时，通常会根据研究兴趣限制被研究系统的空间和时间边界。例如，在描述骨骼肌牵张反射系统时，系统的空间边界包含被研究的骨骼肌及肌梭，传入、传出神经纤维和脊髓反射中枢。系统的输入是敲击引起的肌肉伸长；时间边界可以定义为从系统输入到牵张反射结束的时间，通常几十毫秒到几百毫秒不等。当然，如果研究目标不同，系统的时空边界也需要重新定义，例如，当研究自主屈膝时，上述的牵张反射依旧存在，但它同时受到高级中枢的支配，这时就需要将高级中枢的上位神经元包括在系统的空间边界内。可以看出，系统是研究人员从研究整体中通过限制时空边界，抽象孤立出来的具有某种结构特征的有限元素集合，而时空边界之外和系统有关联的其他元素，被称为环境。

有关系统的分类尚未有统一的方法，各个学科领域都可以根据其特定需求和属性进行系统分类。在人体系统模型研究中，常采用的分类方法如下。

1．根据系统的输入和输出关系是否满足可加性和比例性　可将系统分为**线性系统和非线性系统**。如果输入信号 $x_1(t)$ 系统的响应是 $y_1(t)$，另一个输入信号 $x_2(t)$ 系统的响应是 $y_2(t)$。可加性指，如果给系统输入上述两个信号相加的信号，即 $x_1(t)+x_2(t)$，系统的响应是 $y_1(t)+y_2(t)$。比例性指，如果将输入信号放大 k 倍，则输出信号也同步放大 k 倍。线性系统满足上述关系，因此输入和输出的关系可预测性好，也允许将复杂的输入信号分为更简单的信号单独分析系统响应再进行合成，即叠加原理。而非线性系统不满足上述两个性质，很难通过数学方法直接求得精确解，其参数也存在很大的不确定性，分析难度远大于线性系统。虽然生理系统往往存在固有的非线性，但在特定研究场景下，仍然可以将生理系统近似成线性系统，并获得良好的建模效果。

2．根据系统的输入和输出关系是否随着时间的变化而改变　可以将系统分为**时变系统和时不变系统**。时变系统的结构和参数会随着时间的推移而变化，而时不变系统则不会。生理系统的行为往往是复杂的，时变性可以使其获得更好的环境适应性，而在大多数情况下生理系统又需要维持稳态，所以生理系统常表现为多种时变和时不变特性的组合。举例来说，呼吸系统的基本机制在静息的状态下是保持不变的，呼吸节律、深度和呼吸模式维持稳定，但在运动、情绪变化和环境刺激等因素的影响下又会发生显著变化，展现出时变特性。由于时变系统的研究相对复杂，通常先研究系统的时不变性，并在此基础上研究其特殊的时变机制。

3．根据系统的输出行为是否直接归因于输入的影响　可以将系统分为**因果系统和非因果系统**。因果系统的主要特征是输出只发生于输入之后，输出直接受到输入的影响。例如，外周神经肌肉系统可归类于因果系统，高级中枢的神经冲动直接引起外周神经动作电位发放的改变及肌肉收缩的变化，因此存在明确的因果关系。而在静息态大脑的研究中，大脑常被当作非因果系统进行研究，因为即使在环境刺激稳定的情况下，大脑也会产生自发活动，存在自发脑电信号和血流的变化。值得注意的是，系统的因果性可随着研究目标的改变而受到不同程度的重视，在脑科学研究中，除了静息态研究，科学家也常采用如声、光、气味等刺激条件下的任务态功能性磁共振、脑电诱发电位等方式，进行环境因素诱发脑活动的因果性研究。

需要注意的是，人体系统是复杂且具有高度适应性的系统，不同人体子系统之间又存在高度的交叉耦合和相互作用，所以其分类属性并非像人为设计的工程控制系统一样严格，常同时具备线性 / 非线性、时变性 / 时不变性、因果 / 非因果特征。另外，人体系统通常由未知且分析难度大的组件构成，可以同时达成多种功能，如呼吸系统的主要功能虽然是气体交换，但也同样能实现与环境的热量交换。因此，需要根据研究目标，结合系统辨识技术来分析具体的系统行为和特性，本章第二节将继续讨论该问题。

二、人体系统运行的核心原理

（一）细胞是人体的基本组成单位

现代生物学的基本原则之一，即细胞是生命的基本组成单位。大多数生物学家认为，生命是无生命物质跨越漫长的时间尺度自发产生的，具体细节仍未研究清楚。

人体是由大量不同细胞组成的复杂生命体。虽然每个体细胞都包含相同的基因组，携带着相同的遗传信息，然而，不同类型的细胞表现出不同的形态、结构和功能，这种差异正是由基因组的差异表达所引起的。例如，心脏细胞和肝细胞具有不同的基因表达模式，导致它们具有不同的功能和特征。心脏细胞表达与心脏功能相关的基因，从而使其能够完成心脏的收缩和传导任务。肝细胞则表达与代谢和解毒相关的基因，以满足其特定的生物学功能。基因组是一个包含所有基因和非编码 DNA 区域的遗传信息库，而基因的表达是指基因信息转化为功能性产物（如蛋白质或 RNA）的过程。基因的表达是高度调控的过程，受到多种分子机制的影响，包括转录因子、表观遗传修饰、非编码 RNA 和细胞内信号转导途径等。这些机制可影响基因的转录和翻译过程，从而决定了细胞中特定基因的表达水平。此外，基因组中的非编码 DNA 区域也对基因的差异表达起着重要作用。这些区域包含了许多调控元素，如启动子、增强子和抑制子，它们能与基因区

Note

域相互作用，调控基因的表达水平。不同类型的细胞可能在这些调控元素的使用方式和效果上存在差异，从而导致基因的差异表达。

（二）生物进化的机制让人体在长时间尺度上保持高效运作

一方面，从进化论的观点出发，设想一种基因突变引起了生物体内一组关键蛋白的改变，进而增强了细胞的功能，并提升了个体的机能。这种改变提高了该个体的繁殖成功率，并遗传给其后代，随着时间的推移，这些具备繁殖优势的群体，逐渐用突变所带来的优势基因型取代了对环境不适应的基因型。因此，进化是由成千上万个独立的因果关系，在一群个体中共同作用的长时间演化过程，最终的进化结果是由这些因果关系共同作用而成的。另一方面，随着研究的深入，进化生物学家逐渐意识到，在进化过程中，编码体细胞蛋白质的基因突变只占了很少一部分，上文所述的基因表达调控机制才是许多快速的表型改变的根源。例如，在许多现代鸟类中，牙齿已经消失。然而，在实验室中可以通过刺激鸟类的遗传基因表达，诱导其产生牙齿。这是因为鸟类仍然保留了与牙齿形成相关的基因，但它们也具备了抑制这些基因表达的其他基因。

进化使得人体系统更加适应生态环境，具备鲁棒性。所谓鲁棒系统，指即使面对严苛的环境挑战仍能够正常实现功能的系统。人体系统的鲁棒性，常体现在其冗余性上。例如，人体有两个肾，但通常只需要一个就能保证生存。肝、肠道、大脑和心脏的功能超出了日常需要的水平，即使其中一部分发生故障，也可以继续生存。脑卒中和心脏病可能会导致大脑或心脏部分受损，但通常可以恢复大部分功能。然而，如果损伤严重或涉及关键区域，还是可能造成永久损伤或死亡。人类历史上有许多在极端条件下生存的故事，但当面临未知病原体时，人类文明也会面临严峻挑战。

尽管进化是形成人体系统结构和功能的重要原因之一，可以回答人体系统的有效性问题，但其发挥作用的时间远长于人体机能调节的时间尺度。如果想要在几分钟的短时间尺度解释人体的正常功能，则需要借助系统控制理论。

（三）内环境稳态是人体系统运行的核心主题

内环境稳态（homeostasis）是指生物体在外界环境变化的情况下，通过调节各种生理变量（如体温、血压、pH 和营养物浓度）来维持内部环境稳定的过程。它对于细胞、组织、器官和整个生物体的正常功能和生存至关重要。稳态的概念最早由法国生理学家 Claude Bernard 在 19 世纪提出，后来由美国生理学家 Walter Bradford Cannon 进一步发展。稳态基于负反馈的原理，即身体检测到与期望设定值的偏差时，启动纠正机制以恢复平衡。

人体系统维持稳态的关键组件包括：

1．传感器　用于检测环境变化的特殊细胞及其受体，如皮肤中的温度感受器。

2．控制器　大脑或特定调节器官构成的人体控制中心，接收和处理传感器的信息，并启动适当的反应。

3．执行器　执行恢复平衡的响应器官、组织和细胞，如用于温度调节的汗腺或血糖控制的胰腺。

稳态机制可以从细胞、组织、器官到整个人体的多层级上运作。典型的例子如，当体温超过设定值时，皮肤和下丘脑中的感受器检测到变化时，会启动包括血管扩张、出汗、寻找阴凉处或喝水等行为的变化。当温度恢复到设定值，整合器下丘脑会发送信号停止降温反应。

（四）人体系统的物质和能量转化遵循守恒定律

人体的活动、生长、修复和繁殖均需要能量和物质的输入。消化系统分解食物，将营养物质吸收至血液，并根据需要分配给细胞和组织。食物中的糖类、脂肪和蛋白质含有的化学能，通过

Note

氧化反应产生能量。除了这种将化合物的化学能转化为另一种化学能外，人体还将化学能转化为电能（如神经电活动）和机械能（如肌肉收缩）。所有这些物质和能量的转化，均遵守质量守恒和能量守恒定律，质量守恒可以用以下公式描述：

$$M_{\text{输入}} = M_{\text{输出}} + \Delta M_{\text{身体}} \tag{式 1-1}$$

$$M_{\text{食物}} + M_{\text{水}} + M_{\text{吸入空气}} = M_{\text{粪便}} + M_{\text{尿液}} + M_{\text{汗液}} + M_{\text{呼出空气}} + M_{\text{表皮脱落}} + \Delta M_{\text{身体}} \tag{式 1-2}$$

其中 M 代表质量，下标表示质量来源，$\Delta M_{\text{身体}}$表示身体质量的改变量。

类似地，能量守恒公式为：

$$E_{\text{输入}} = E_{\text{输出}} + \Delta E_{\text{身体}} \tag{式 1-3}$$

$$E_{\text{食物}} + E_{\text{水}} + E_{\text{吸入空气}} = E_{\text{热量}} + E_{\text{做功}} + E_{\text{粪便}} + E_{\text{尿液}} + E_{\text{汗液}} + E_{\text{呼出空气}} + E_{\text{表皮脱落}} + \Delta E_{\text{身体}} \tag{式 1-4}$$

（五）协调和控制需要在系统的各个层次进行信号传递

人体是一个由各种器官、组织和细胞组成的复杂系统，它们共同工作以维持稳态并执行维持生存所必需的功能，因此信号在人体系统的各个层次进行有效协调的传递非常重要。在宏观水平上，神经系统利用动作电位的形式进行电信号传递，在身体的不同部位快速传递信息；内分泌系统通过内分泌腺向血液释放激素，作为信使的激素，通过血液运输到靶细胞并引发特定反应。在器官和组织内部，信号传递通过局部通信系统进行。例如，组织内的细胞通过细胞间隙，实现离子、小分子和电信号的交换。细胞可以分泌细胞因子，协调附近细胞的活动。在细胞水平上，信号通过受体和配体的相互作用及细胞内信号转导途径传递信息。当信号分子与细胞表面的特定受体结合后，会触发一系列细胞内事件，如酶的激活、基因表达调节等，引起细胞行为的变化。

在整个人体层面上，所有子系统间的信号传递都必须适配于全身性响应，例如在“战斗或逃跑反应”中，当人体感知到威胁时，杏仁核处理来自感受系统的信息，触发交感神经系统的激活，分泌肾上腺素和去甲肾上腺素，使得心率增快、血管收缩、血压升高，将血液流向心脏、肌肉等关键器官；呼吸变得浅而急促，增加氧气摄入量为体力活动做好准备；瞳孔扩张，提高视觉清晰度，使人能够更好地关注潜在威胁。肾上腺素刺激肝释放葡萄糖进入血液，为身体提供额外的能量。同时，抑制消化和免疫活动等非必要功能，保留资源用于即时的体力需求。上述过程可以看出人体各系统间存在信息的有效传递，保证了人体可以迎击或逃离潜在的威胁。

（六）人体系统的反馈、前馈控制和阈值机制

人体系统中的反馈是指身体对内、外环境变化做出自我调节和响应的过程。反馈机制帮助维持身体的稳态，确保各种生理过程在适当的范围内进行。是否存在反馈是闭环系统区别于开环系统的重要特征。反馈主要包括以下几种类型。

1．负反馈　许多生理参数均存在一个调定点或参考点，即受控参数的期望值。在某些情况下，生理参数会偏离其调定点。身体的传感器和比较器感受到这种变化后，会根据偏离调定点的程度启动效应器，矫正该生理参数回到其正常调定点。人体系统中负反馈的基本结构如图 1-2 所示。例如，人体血糖的调定点通常为 3.9 ～ 6.1 mmol/L，胰腺中的胰岛 β 细胞监测血糖水平。当超过调定点时，β 细胞增加胰岛素释放，促进血糖合成糖原，加速血糖的氧化分解并促进血糖转变成脂肪等非糖物质，同时抑制肝糖原的分解和非糖物质转化为葡萄糖。通过上述两种途径降低血糖至期望范围后，胰岛素的分泌又会受到抑制，防止血糖过低。在大多数生理过程中，负反馈

Note

是主要调节机制，维持稳态和平衡。

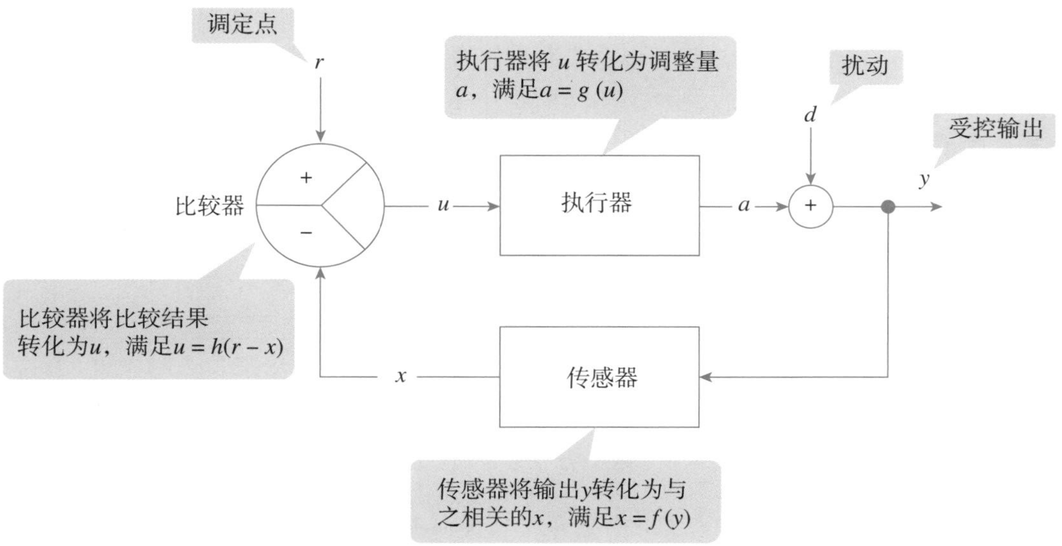

图 1-2　人体系统中的负反馈

2．正反馈　区别于负反馈，正反馈不会使系统恢复到初始状态，而是在初始刺激开始后，引发系列反应，加强该刺激效果，推动系统朝着一个方向不断发展。例如在分娩过程中，子宫开始收缩，产生的压力刺激子宫颈神经末梢，神经信号刺激垂体分泌催产素，催产素使得子宫肌肉收缩更加强烈和频繁，产生更大的压力。这一过程形成正反馈循环，直至子宫收缩频率和强度达到最大，促使胎儿成功通过产道。成功分娩后，子宫压力减轻，催产素分泌减少，子宫收缩减弱回到正常状态。这种正反馈的机制保证了分娩的进行，并在胎儿顺利生产后自动终止。需要注意的是，正反馈只有在如分娩、凝血等特定情况下才会发挥作用，目的是让一个过程能够顺利完成。

3．预期性或前馈控制　有时受控参数可能发生急剧变化，这种变化一旦超过生理机制的可调节范围，将导致内环境发生灾难性变化。为了避免这种情况的发生，一些生理系统会预测受控参数的变化，并在参数变化之前采取措施，也称为前馈控制。例如，血液的 pH、氧分压（PO_2）、二氧化碳分压（PCO_2）等参数（衡量血液中氧气和二氧化碳浓度的参数）受到负反馈机制的调节，在平时正常活动期间稳定在较窄的范围内。在剧烈活动期间，呼吸中枢会通过神经网络和化学反应，预测未来的呼吸需求，显著增加呼吸深度和频率，使得上述受控参数稳定在正常水平。这个例子也表明，预期性或前馈控制对于防止受控参数的宽幅波动对身体造成伤害具有重要意义。

4．阈值控制机制　决定了人体系统对刺激的敏感性和反应的触发条件。该机制帮助筛选哪些刺激应该触发何种特定的生理响应，避免对无关刺激的过度反应，以维持内部稳态并适应环境变化。阈值的设定还可以根据需要进行调整，以适应不同的生理条件和环境要求。例如，高强度训练会导致身体释放内啡肽和肾上腺素，这些激素可以抑制疼痛的传导和感知，从而暂时提高疼痛阈值。这使得运动员可以在训练或比赛期间忍受更高程度的疼痛和不适，延缓疲劳。

三、人体系统的复杂性

我们创建的任何模型都是对复杂现实的简化和近似，所以在构建模型之前有必要全面考虑所描述系统的固有复杂性，以及预先估计模型参数所需的测量数据。图 1-3 是人体器官系统的示意图，采用概念模型的方式展示了人体生理学的复杂性。虽然这幅图看起来已经非常复杂，但仅是对人体系统细节的粗略简化。该模型将人体描绘成一个多输入、多输出的系统，包含了多种器官组织的一系列物理、化学过程的连接，以及复杂控制系统的基本功能，即感知、控制、决策、执行和信息反馈。同时，整个系统受到环境的约束和外界干扰的影响，这些影响会导致相同输入条件下，输出参数和决策的变化。

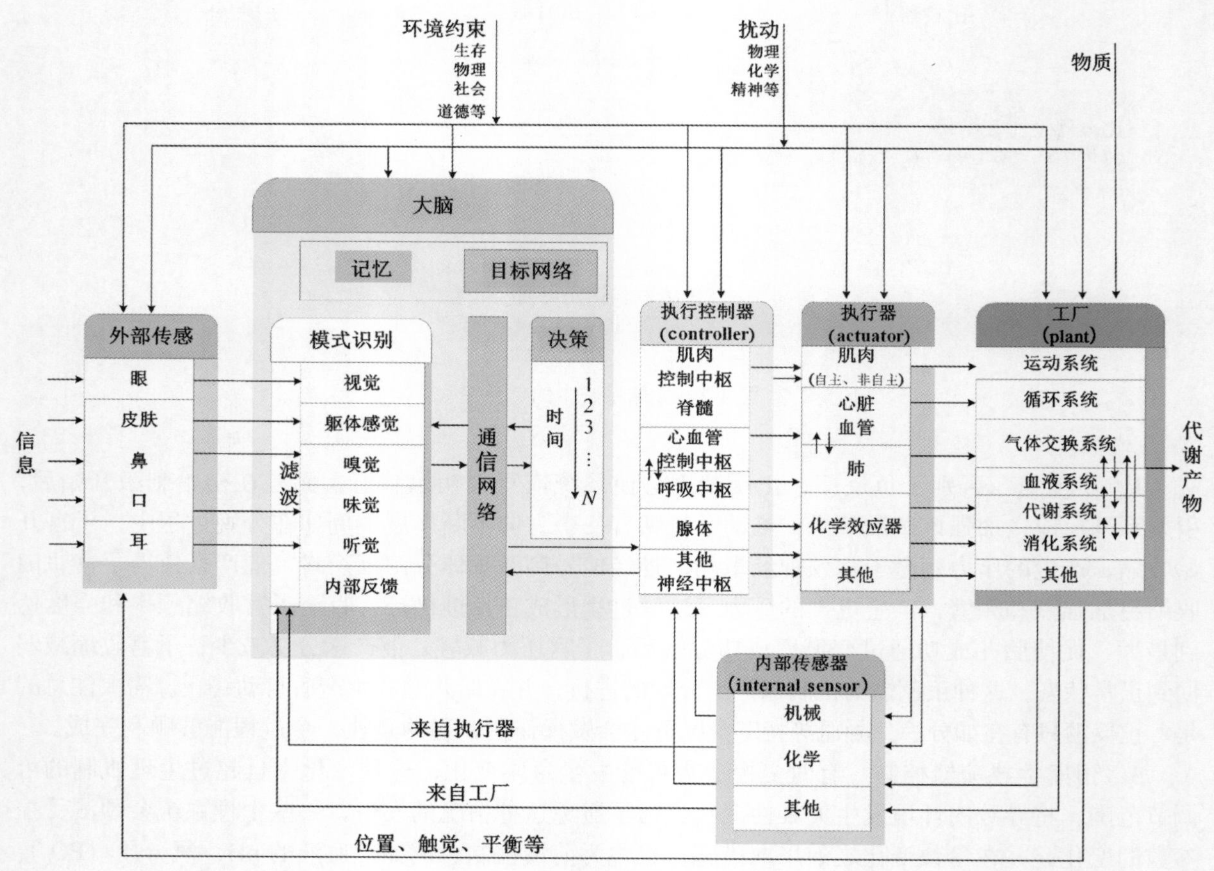

图 1-3 人体复杂系统示意图

Yates 曾提出系统复杂性的五个特征：**①包含大量的组件或元素；②元素间具备相互连接性；③非线性（nonlinearity）；④非对称性（asymmetry）；⑤非完整约束（nonholonomic constraint）**。只要具备其中一个特征，就属于复杂系统，而人体包含上述全部的五种特征。例如，人的大脑约有 1000 亿个神经元，每个神经元和其他神经元发生 100 ~ 1000 个连接，总的连接数量高达 5×10^{14}。2021 年 10 月，来自全世界 400 多名研究人员组成的科研网络（BRAIN Initiative Cell Census Network，BICCN）发布了迄今为止最完整的大脑图谱，包括了小鼠、非人灵长类动物以及人类大脑中神经元的分子、功能以及与其物理状态相关的数据。这个由 1600 多亿个神经元和胶质细胞组成的大脑图谱，可以帮助研究人员更好地了解脑神经网络这一复杂系统的运作方式，也说明了破译大脑这一复杂系统尚处在起步阶段。

在人体系统中，**非线性**随处可见。虽然线性模型在许多情况下表现出惊人的良好效果，但非线性系统对于讨论许多系统功能至关重要，经典的例子包括使用 Hodgkin-Huxley 方程对于神经动作电位产生机制的建模。非线性系统由于不具备上文所述的比例性和可加性，因此无法使用叠加原理，从而无法将局部解推广到全局尺度。在时域通过脉冲响应或阶跃响应来描述的线性系统动

Note

力学，以及在频域通过频率响应来分析的方法也无法在非线性系统中应用。比例性的缺失，也使得在呈比例缩放的输入下无法得到等比例的输出。非线性系统还具有引发高次谐波和混沌等复杂动力学现象的特性。

非对称性指系统的多个部分缺乏对称或平衡。在生物系统中，可在多个层次观察到非对称性。在分子水平，许多生物分子，如蛋白质和核酸，表现出手性，镜像不可重叠。在细胞水平，细胞分裂过程中，非对称的差异化生长形成了形状和功能各异的器官。在器官的生理功能层面，如大脑的两个半球在语言处理、运动控制和认知功能方面有不同的主导性。系统组件的非对称性排列组合，产生了组件间复杂的相互作用，以及组件或子系统的差异化功能，增强了整体的多样性和适应能力，但同时也为系统的建模和仿真带来了挑战。

非完整约束虽然在数学上有完整的定义，在本书中可以简单理解为系统总自由度数量超过可控自由度数量。在人体系统层面，系统中的组件或子系统可脱离中央的控制而按自己的方式行动。大量的生理过程可在局部水平上进行自主调节，而无需依赖中枢神经系统的控制。由于系统在局部具有很高的自由度，所以仅凭对整体系统特性的了解，很难预测或控制部分的行为。

人体是一种高度复杂的系统，往往不可能在体内直接测量感兴趣的数值，例如，虽然真正感兴趣的是代谢产物在组织内的值，但是由于技术因素的限制，只能间接测定代谢物在体液中的浓度。这意味着需要某种模型来建立测试值和体内真实值的关系，从而推断真正感兴趣的人体参数变化。当然，由于系统复杂性，在各个层面进行精准的建模非常困难，但是仍能在特定条件下采用简化模型，获得不错的预测结果。人体系统的层次结构、系统动力学、反馈和控制模式是帮助理解人体系统复杂性的三个抓手，这些内容将在后续章节中进行更详细的讨论。

四、系统建模的意义

（一）理解真实系统的运作方式

为了理解一个真实系统的具体运作方式，研究人员通过建立模型，将客观实际与抽象系统对应起来，从而反映研究对象中所关心的属性和功能。建立模型的过程称为“编码”（encoding）。在真实系统中，环境的扰动会导致系统发生变化。因此，为了诠释这种输入与效应之间的构成要素以及它们之间的因果关系，构建的模型中也应包含假定的系统要素及其因果关系。当输入相同的扰动时，模型根据假设进行推论产生相应的预测，这一过程称为“解码”（decoding）。如果模型可以成功预测真实系统在输入相同扰动时的行为，模型中假定的要素间的关系就是有效的。当假定的关系又是物理可解释时，模型就能帮助科学家理解真实系统的运作原理。值得注意的是，如第二节中将要介绍的黑箱模型，虽然能够给出真实有效的预测，但却无法解释运作的原理。图1-4给出了真实系统和系统模型之间的关系。

随着数学、计算机科学、生命科学和生物测量技术的协同发展，现在人们能够以定量的方式描述复杂的人体系统，借助计算模型针对性地研究复杂的生物过程，通过计算机仿真预测这些生物过程在不同条件下的行为表现。牛津大学的Denis Noble开创性地整合了不同组织层面的复杂定量信息，建立了完整的心脏模型。之后，越来越多的大规模项目采用了这种建模方法，例如，中国脑计划通过整合多尺度的神经科学数据，包括分子层面的基因表达和蛋白质相互作用、细胞层面的神经元连接和突触传递、脑区层面的功能网络，致力于解释人脑的组织、发育和认知过程。类似的项目还包括虚拟肝脏网络、虚拟生理人和电子标准化病人（electronic standardized patient，ESP）等。这些项目采用系统建模的方法，从多生物尺度和时空维度来理解人体系统的复杂性。未来这些模型知识不仅可以在临床为每个个体提供最佳的精确诊疗，还可以预测疾病的

Note

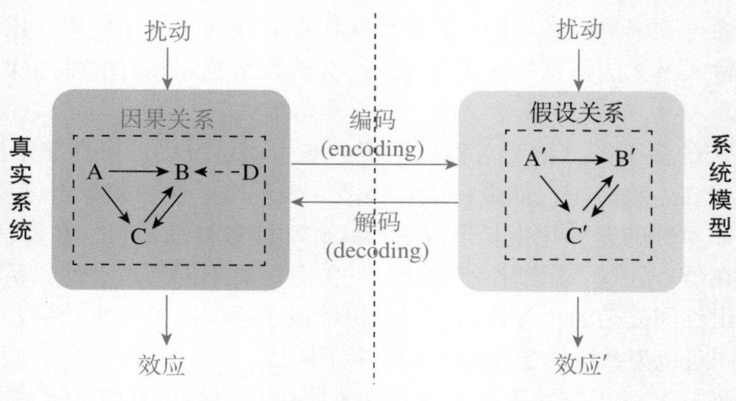

图 1-4　真实系统和系统模型的关系

发生和发展，推荐最优的预防策略，这是现代个性化主动医学的核心特征。

（二）明确建模的目的

任何模型都是对复杂真实系统的简化，因此构建模型的方式以及模型简化的程度主要取决于建模的目的。从经典科学的观点来看，建模的目的是简化表示自然现象和复杂系统，以深入理解其基本原理、机制和行为。建模使科学家能够提出假设、测试理论并对真实世界的现象进行预测。建模的主要目的包括以下方面。

1．解释（explanation）　建模提供了一个框架，帮助人们理解系统组成部分之间的关系和相互作用，进而解释观测到的现象。通过建模还可以找出影响研究现象的关键因素，并探索它们对观察结果的贡献。例如，在解释心脏细胞动作电位的生成机制时，模型使用数学方程描述离子通道动力学，说明离子的流入、流出是如何影响细胞膜电势的变化，从而帮助人们理解心脏细胞电生理特性。

2．预测（prediction）　建模能够对系统在不同条件下的行为及结果进行预测。建立模型后，只需要将新的变量输入系统模型，就可以模拟和预测系统未来的响应行为。这种预测能力对于了解特定干预产生的系统变化及潜在后果非常有价值。例如，在建立了较完备的心脏细胞模型后，可用其模拟不同电刺激频率、药物作用或疾病状态下心脏细胞的动作电位变化。模型的预测对于难以检测的参数和有悖伦理的实验意义重大。正如在测试新型药物时，按传统方法很难检测其在各组织和细胞的代谢情况，而进行人体实验不仅存在风险，还需要进行严格的伦理审查。而采用模型预测，可以更好地筛选药物，作为初期的指导工具，减少动物人体实验的需求，降低了伦理风险，提高研究效率。中国药品监督管理局于 2020 年发布了首个模型引导的药物研发（model-informed drug development，MIDD）的指导原则，原则中对 MIDD 基本理念、药物研发中心扮演角色、模型分析类别以及模型分析的实施流程均进行了详细的描述。

3．验证假设（hypothesis testing）　正如上文所述，很难对复杂系统的各个环节进行直接测量研究，因此通常采用模型进行简化和抽象。首先需要对系统的组成环节、相互作用的方式和关键参数、限制性的边界条件进行假设，再通过实验设计，将特定输入和约束条件下的模型预测和实际可测参数进行对比研究。如果模型的预测和实际观测数据相符，即基本假设正确，因此模型也就揭示了系统中的基本原理、组件间的相互关系和作用，这种洞察理解有助于科学家理解待研究系统的本质。

4．沟通（communication）　模型作为传达科学概念和研究结果的媒介，是现实系统的抽象描述。即使是不同的学科，其模型的底层描述仍具有很大的共性，在后续章节中读者将观察到，在数学模型层面，人体系统的不同物理过程具有惊人的一致性。这种共性的描述对跨学科研究中

Note

的知识传递极为重要，例如，定量可视化的呼吸系统机械通气模型，可以让呼吸科医生、呼吸机研发工程师在模型原理、关键参数、限制条件（如患者病情、治疗目的、临床实践）等方面更好地沟通，理解彼此的需求及实际应用存在的挑战，从而共同寻找解决方案。在教育过程中，模型的描述可以使学生了解生理和病理情况下人体系统的行为及其背后机制，在知识传授过程中发挥重要作用。

第二节　人体系统建模概论

一、模型分类及典型的人体系统模型

（一）模型的基本分类

人体系统建模中，概念模型和数学模型都是重要的工具，用于理解和描述人体系统的结构和功能。图 1-5 给出了两者的区别与联系。

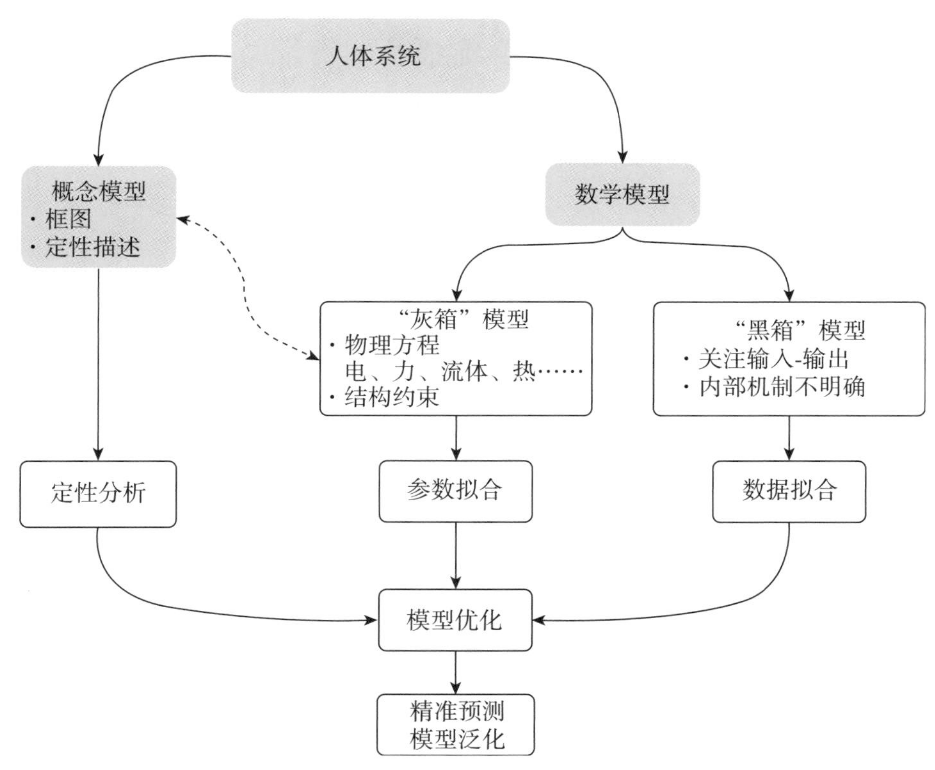

图 1-5　人体系统的概念模型与数学模型

1．概念模型　在对系统进行建模之前，需要对待研究问题涉及的主要变量和结构进行明确定义，一种常见的方法是构建框图，以概念示意的形式描述系统变量、过程之间的关系。下面以肌牵张反射（stretch reflex）为例说明。

肌牵张反射是最简单、最基本的生理调节系统之一。最典型的例子是膝跳反射，常被用于临床神经系统评估和神经肌肉疾病诊断。对膝部髌腱进行敲击导致伸肌拉长，其中的肌梭感受器受到刺激，将肌肉伸展幅度信息编码成神经脉冲，沿传入神经纤维传递到脊髓，激活与传入神经存在突触连接的α-运动神经元，将神经冲动通过传出神经传送回同一肌肉，该肌肉收缩使小腿蹬出。其组成部分如图1-6所示，该反射只涉及两个神经元和一个突触，且对肌肉长度的闭环调节完全是无意识的。图1-7是这一控制过程的概念模型。这一过程中，由于肌肉（受控对象或效应器）受到敲击发生初始的伸长（扰动 d），因此肌肉长度（系统输出 y）增加，肌梭（传感器）感受到肌肉的伸长，将其转化成传入神经信号（反馈信号 x）的改变，并传递给脊髓反射中心（控制器），脊髓内的运动神经元产生传出神经信号（控制信号 u）的改变，该信号控制肌肉收缩（系统输出改变 a），以抵消初始的伸长。

构建框图帮助人们明确研究对象中的关键变量和各个过程间的因果关系变化，对理解待研究系统非常有用。然而，这种用框图表现的概念模型只能进行定性推断，无法定量地描述系统或进行有效的定量预测。

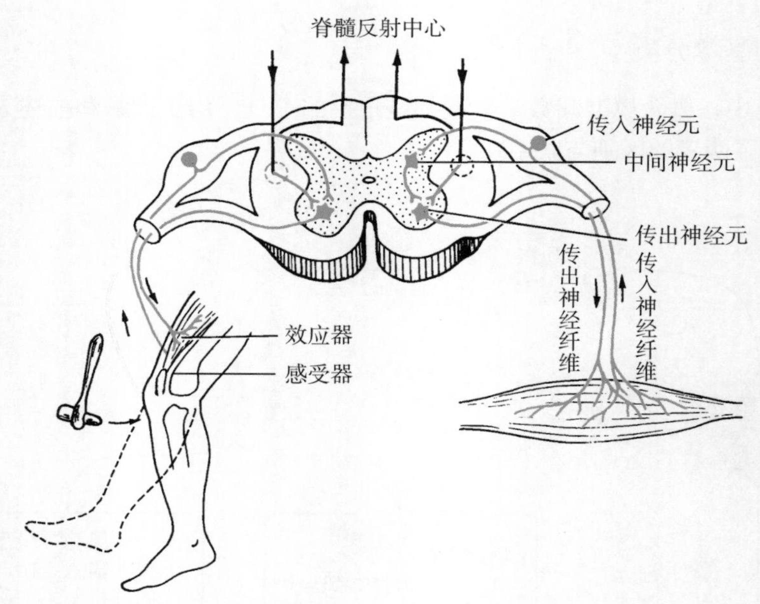

图1-6　肌牵张反射示意

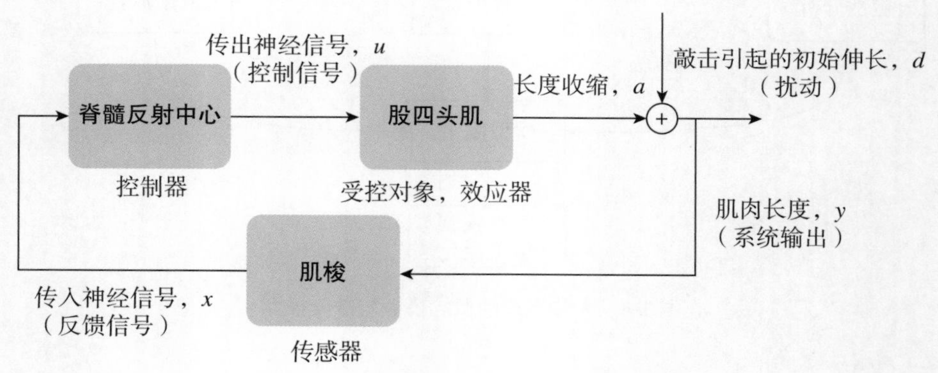

图1-7　肌牵张反射的概念模型

2．数学模型　通过对框图中的每个环节进行假设并构建数学模型，可以实现对系统的定量描述。例如，图1-7中的控制器将传入神经信号的频率变化转化为传出神经的频率变化。这一转

Note

化过程是否是线性的？如果传入神经信号频率遵循特定的时间变换规律，传出神经信号频率应该如何变化？回答这些问题，需要隔离脊髓反射中心，并通过实验来测量这种关系。在很多情况下，这种关系是由数量巨大的组件和交互联系构成的，很难像分析电子线路那样，根据每一个元件和其相互关系直接推断。因此，由于对方框内部结构一无所知，可以直接对其加上一定的输入，同时测量方框的输出，通过输入 - 输出的数据直接建立数学关系。这种模型假设没有内部结构，通常被称为“黑箱”（black box）模型、经验（empirical）模型或非参数（nonparametric）模型。

事实上，并不存在永恒的黑箱，科学家通过研究实践，逐渐洞悉了黑箱的内部结构，如通过解剖和生理生化实验等对脊髓反射中心内潜在的物理、化学过程建立了认知，根据这些认知，可以构建输入 - 输出关系的代数、微分和积分方程。这种模型是一种既可以观察输入 - 输出关系，又通过适当的约束对内部结构具备一定程度了解的“灰箱”（gray box）模型，有时也称为结构（structural）模型。尽管这种模型内置了一些约束，但能描述的输入 - 输出关系范围仍然可能非常广泛，决定于其包含的自由参数的数量。因此，这种类型的模型也经常被称为参数（parametric）模型。

与概念模型相比，数学模型提供的描述是明确、简洁和自洽的，因此不同学科的研究人员能够使用和测试相同的模型，而不会因为模型涉及的具体问题和假设而感到困惑。数学建模的过程是一种可循环迭代的科学认知过程：模型的假设基于人们对系统过程的现有认知，往往是简化过的。模型预测与实际测量之间的差异可以用作“反馈”，说明现有模型对组件及其作用关系的假设存在缺陷，提醒我们回到模型的设计阶段，修改之前的假设，并重新进行实验观测以审视修订后的模型。这种归纳和演绎不断循环迭代，直至该模型能够“解释”大部分观测行为，最终获得较完善的模型。该模型可以用来预测未知的实验条件下系统可能的行为输出，这种对未来的实验规划和设计提供指导的能力，被称为模型的泛化（generalization）能力。

（二）典型的人体系统模型

正如前文所述，人体复杂系统的一个重要核心特征是在各层次结构上实现稳态调节，涉及从细胞内环境的稳态到整个生物体水平的稳态调控机制。生理系统的调节和控制模式呈现出静态和动态平衡、线性和非线性调节、强 / 弱节律性的调节等多种形式，这些调节机制对维持正常人体功能起到了重要作用。

除了像工程控制系统那样在时间尺度上追求最小化与目标值的瞬态误差，生理控制系统还致力于最小化空间或功能模式上相对于正常静息值的偏差。以视觉控制系统为例，当处理颜色和对比度时，它更专注于捕捉图像中不同区域之间的差异以及它们在空间中的分布，而弱化它们随时间的变化。如本章第三节最后所述，呼吸和血液循环系统对于流量和气体分压的稳态调控同样是维持功能模式稳定性的经典示例。

人体的各个系统能够实现这些复杂的调控，涉及多种调节机制的协同作用和在多个系统层次上传递信息和运输物质。图 1-8 提供了一个简化的示意图，展示了从细胞层面到神经 - 内分泌系统的跨层次调控。从图 1-8 中可以看出，这种调控过程发生在每个层次上。在细胞内，涉及遗传物质的转录和翻译控制，用来合成蛋白质。这些蛋白质可以引起细胞结构的变化，或者充当酶或信号转导分子，来调节细胞内各种反应。同时，这些细胞还受到神经 - 内分泌系统中腺体分泌的激素的调控，而神经 - 内分泌系统受到大脑的控制。大脑的神经回路又同时受到神经 - 内分泌系统和来自外部环境的感知信号的影响。各个层次的调控相互作用，最终保证人体系统的正常运转。

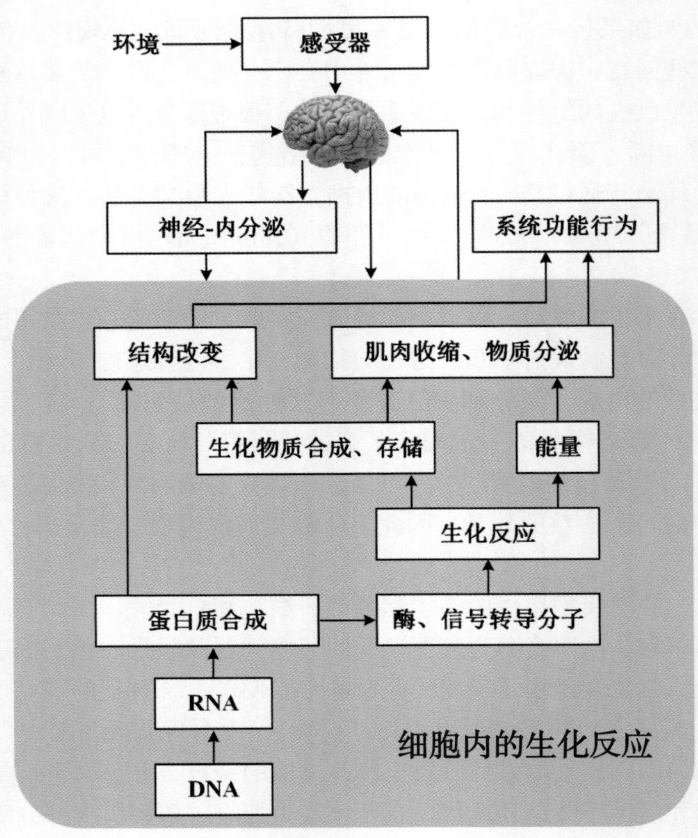

图 1-8　细胞内发生的主要过程及其在整个系统行为中的整合

从第三章开始，本书将对除免疫系统外的人体 8 个主要系统进行介绍，包括采用模型视角介绍其原理、人体机能实验和虚拟仿真实验。表 1-1 总结了这 8 个主要系统的主要功能和典型模型作为后续章节内容的总览和索引。

表 1-1　人体系统的主要功能和典型模型

生理系统	主要功能	典型模型
细胞	新陈代谢、生物合成、细胞膜的物质转运功能、感知环境变化进行细胞内信号传导、细胞生物电现象参与细胞间的信息传导	扩散模型（单纯扩散、易化扩散） 主动转运模型 静息电位的定场方程
血液系统	凝血系统：创伤时形成血栓，防止出血过多 血型系统：通过识别自身和非自身抗原，调节免疫反应，防止过敏反应和自身免疫疾病的发生 氧解离系统：输送氧气给组织并排出二氧化碳	凝血级联反应模型 抗原 - 抗体结合模型 氧解离曲线模型
循环系统	循环系统通过输送氧气和养分、排除代谢产物、维持体温和酸碱平衡、调节血压、提供免疫防御等功能，确保全身各组织和器官正常运作	心脏泵血的力学模型 耗氧量和心排血量的关系模型 心排血量调控模型 循环系统的集总参数模型
呼吸系统	通过与外界大气交换氧和二氧化碳，为机体所有细胞提供足够的氧，同时清除代谢产物二氧化碳	肺通气模型 血气交换模型 呼吸运动的反馈调节模型

Note

续表

生理系统	主要功能	典型模型
消化系统	将食物中的营养物质在胃肠道内进行机械性和化学性的加工，把大分子有机物变成结构简单、可溶性的小分子物质，再通过胃肠道黏膜上皮细胞吸收进入血液和淋巴液从而被机体组织细胞所利用，为机体维持、运动和生长提供养分	消化道肌电 - 收缩耦联模型 胃液分泌的生理调控模型
泌尿系统	肾小球滤过：将血浆中的水和小分子溶质从毛细血管滤除，形成原尿或肾小球超滤液 肾小管重吸收和分泌：从原尿中重吸收水、葡萄糖、氨基酸、电解质等物质回到血液中；将机体代谢产物分泌到小管腔排出体外 尿液的浓缩及稀释：调节体液渗透平衡，维持水盐平衡，有利于代谢废物的排出	肾小球过滤的有效过滤压调节模型 逆流倍增和逆流交换模型
内分泌和能量代谢系统	甲状腺激素调节系统：调节甲状腺激素的合成和分泌，影响机体的基础代谢率 血糖调节系统：通过激素和神经调节维持血糖浓度的稳定，对抗血糖浓度的异常波动	甲状腺激素反馈调节模型 血糖激素调节模型 血糖神经反馈调节模型
神经与肌肉系统	通过感知环境、控制运动、维持生理系统平衡和实现沟通，保持正常的人体生理功能并适应外界环境变化	Hodgkin-Huxley 模型 反射弧模型 神经肌肉接头模型 基底膜分频模型

二、建模的基本流程

（一）人体系统数学建模方法

开发人体系统的数学模型时有两种基本方法。

1．数据建模（data modelling） 指针对特定的研究目标，在人体系统上收集系统输入、输出的实验数据，通过直接构建输入 - 输出的传递函数，寻求人体系统的定量数学描述。这种方法正是上文所述的“黑箱”模型构建方法，也称为数据驱动建模。采用数据建模适用于以下两种情况。

（1）缺乏人体系统的底层生理学知识，或系统过于复杂，无法精确分析局部组件的连接关系或难以采集细节数据时。例如，在电生理学和神经生理学的许多领域，由于系统复杂性导致了结构和行为的不确定性，因此常使用数据驱动建模的方法。

（2）只需要对系统动力学进行整体的输入 - 输出表示，而不需要具体分析何种生理机制导致该输入 - 输出行为时。例如，通过某种药物来控制生理参数，而不需要探究具体的作用机制。

数据建模的方法框架如图 1-9 所示，采用的具体工程建模方法包括：时间序列分析、传递函数分析、冲激响应法、卷积 - 反卷积等。此外，现在炙手可热的深度神经网络也是一种数据驱动的建模方法，通过复杂多变的人工神经元连接方式并引入非线性，几乎可以拟合任何一种输入 - 输出的函数关系。

2．系统建模（system modelling） 和数据建模不同，如果希望明确表示底层生理学原理，可以在适当的近似和分辨率水平下，采用系统建模的方式构建灰箱模型。先根据建模目标，对人体系统进行简化假设，选择需要的系统构成组件，根据先验知识，对组件间的关系进行数学描述。再根据实验获取的数据，对数理方程的参数进行估计。系统建模的近似程度主要取决于可用的先验知识，以及在生理学方面进行简化假设的合理程度。系统建模的基本框架如图 1-10 所示。

Note

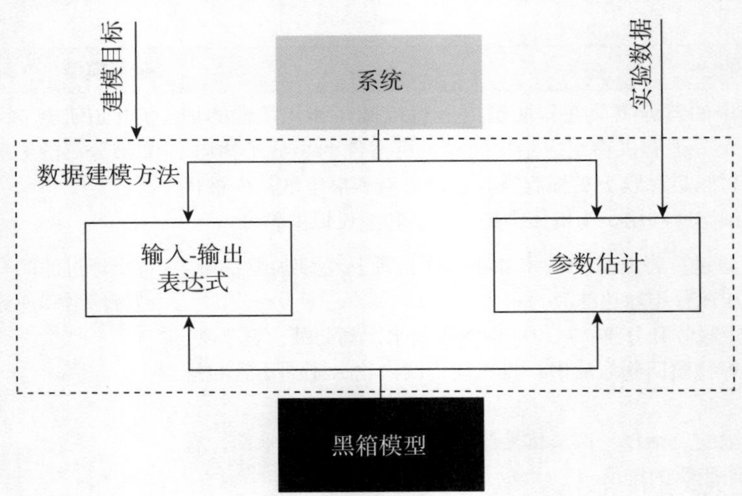

图 1-9 数据建模的基本框架

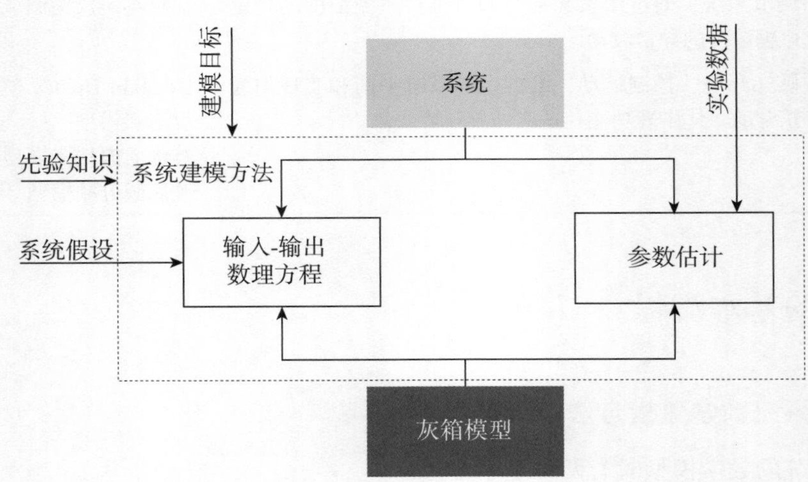

图 1-10 系统建模的基本框架

采用系统建模方法构建的灰箱模型或结构模型，可根据其属性进行分类，每种分类对应于不同的数学方法，主要包括静态与动态、集中与分布、线性与非线性、时不变与时变、确定性与随机性、连续与离散。这些数学方法也反映了模型复杂性的不同层次。

静态模型仅适用于稳态条件，例如在循环或呼吸等情境下提供平均压力、流量和阻力的关系，而不捕捉系统的动态性能。而**动态模型**研究系统输入 - 输出随时间的变化情况，如在本章第三节中将复杂分布的血管按照身体部位、器官集中成多个可统一描述的单一实体（**集中 / 集总参数模型**），通过微分方程描述血压、血流量随时间的变化。而在更复杂的模型中，**分布式建模**可以将更详细的空间效应和系统动态特性结合起来。

非线性建模反映了几乎所有生理现象都是非线性，但如果只是在稳态工作条件下研究输入微小扰动后系统的动态响应，**线性建模**也是合适的。如果需要考虑大幅度扰动的系统响应，如餐后血糖的动态，则需要对糖类代谢过程进行完整的非线性建模。

许多人体系统可以被视为系统参数不随时间变化的**时不变系统**。然而，在特定情况下采用**时变建模**方法可以更准确地描述系统的动态特性。例如，考虑到心脏收缩和舒张期间的心肌弹性变化，及血管阻力和弹性的时变性，可以更准确地预测血压和心率的变化。

人体系统的高适应性部分源自系统的**随机特性**。当随机效应较为显著时，必须将关键参数的

Note

随机特性纳入模型当中，例如神经元活动受到随机输入和内部噪声的影响，采用合理选择的概率分布随机过程，可以描述神经元膜电位的随机变化，研究神经元的放电模式、信息传递和神经调控等问题。

本节的“人体系统线性系统建模及计算机仿真概述”部分，将对较为简单的线性时不变系统建模与仿真进行更为详细的介绍。

（二）人体系统数学模型构建的基本流程

1．模型辨识（model identification） 完成系统到模型的转换过程称为模型辨识。在这一阶段，需要确定**模型的结构**和对应的**关键参数**。当然，一次性确定系统的完整模型几乎是不可能的，通常会准备多个具备特定结构和未知参数的备选模型。无论上文所述的数据驱动模型还是基于生理学原理的灰箱模型，都是如此。模型辨识的整体识别框架如图 1-11 所示。

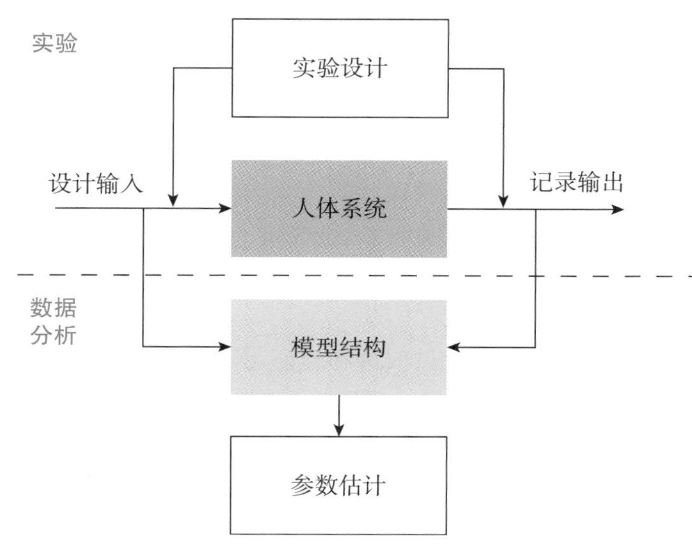

图 1-11　人体系统模型辨识

为了确定模型结构和系统参数，通常需要进行实验设计，通过对系统施加某种刺激，并在各个尺度观察系统变量的动态响应。显然，实验的输入 / 输出数据必须包含模型未知参数部分。例如，在构建人体体温调节模型过程中，研究人员首先根据解剖、生理学先验知识构建人体温度调节的备选模型，再通过设计若干不同实验，涵盖了从寒冷 - 适中 - 热应激以及躺卧到剧烈运动的环境稳态和瞬态刺激，通过测量皮肤温度、头部核心温度、皮肤温度变化率、汗液、肌肉颤抖等人体系统输出参数，采用元回归分析估计模型参数。

在上述模型辨识的过程中，数据和模型都可能存在误差。**数据误差**通常是由于测量误差产生的，**模型误差**与模型结构和参数的假设存在错误有关。通常可通过减少环境干扰，采用更精细、更准确的测量方法，从而减少测量误差。针对模型误差，则需要仔细考量每个备选模型的假设结构并进行修订。在实验数据完备且无噪声的情况下，理论上希望模型的未知参数可进行唯一估计。这就要求实验数据的丰富程度足够估计所有的未知参数。当模型复杂性过高，可探测的数据不足以支持参数估计的情况下，就需要在保持有效性的前提下对模型进行简化，或通过丰富实验设计获取更多的额外数据。参数估计可采用多种技术，常见的包括最小二乘法、最大似然估计和贝叶斯估计等。

2．模型验证（model validation） 模型验证的本质是确定当前构建的模型是否能有效地实现建模的预期目标。以人体血流模型为例，我们的目标是通过构建模型来测试动脉血流变化是否与某些动脉弹性特性相关。为了验证模型的有效性，可以进行以下步骤：首先，收集健康和特定疾病条件下的血流数据。然后，根据特定疾病发展的过程，改变动脉弹性参数。如果构建的模型可以观察到疾病状态下临床观察到的动态血流模式，那么就可以验证该模型的有效性。在模型结构、参数确定的基础上，验证过程如图 1-12 所示，包含以下几个阶段。

（1）数据收集：收集与人体系统相关的数据，数据来源可以是实验室、临床、相关文献研究或其他可靠的数据库。对收集到的数据进行预处理，包括数据清洗、异常值处理、数据平滑和插值等。保证数据的质量和一致性是模型验证的重要步骤。

（2）模型实现：根据收集到的数据和先验知识，选择合适的模型结构和建模方法来构建人体系统模型。常见的建模方法包括生理方程、统计模型、机器学习模型等。

（3）参数估计：通过最小二乘法、最大似然估计等合适的方法来估计模型中的未知参数。

（4）模型验证：使用独立数据集对已完成参数估计的模型进行验证，验证过程如下。

预测能力验证：比较模型预测结果与实际观测值，计算各种预测指标，如均方根误差、相关系数等，评估模型预测能力。

稳定性验证：对模型进行各种输入条件下参数敏感性分析，改变输入条件，观察模型输出是否稳定且符合实际情况。

可靠性验证：检查模型在不同数据集和不同时间段上的一致性和可靠性。

比较分析：与其他备选模型进行比较，评估所构建的模型在预测能力、计算效率、复杂度等方面的优劣，在能达到预期目标的前提下选择复杂度较低的模型。

（5）模型改进和二次验证：根据验证结果调整模型结构、参数或算法，以提高模型的预测能力、可靠性和稳定性。

模型验证是一个反复迭代的过程，通过改进和验证逐步提高模型的准确性和可靠性，同时模型验证也需要结合相关领域专家的知识经验，以确保模型的合理性和实用性。

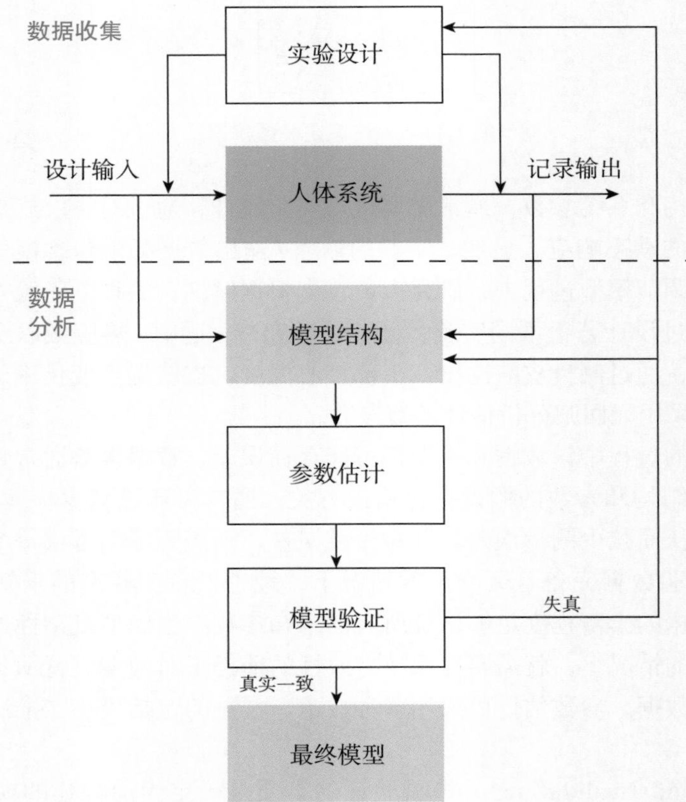

图 1-12　人体系统数学建模的整体过程

3．模型仿真（model simulation） 在对所有未知参数进行估计并检查其在目标应用领域的有效性后，模型就成为一个预测模拟的工具。**仿真的过程，即通过数值方法和离散化技术将数学模型转化为计算机程序，从而对模型的一个或多个变量进行时间进程上的求解和模拟，得到系统在不同条件下的响应。**

计算机仿真旨在解决在真实系统上进行特定实验存在困难的问题，例如，真实的实验根本无法进行、太困难、太昂贵、太危险、不符合伦理或者需要太长时间才能获得结果的情况。这样的计算机仿真实验可以提供与建模目的相关的有用信息。

近年来，计算机仿真在药品、医疗器械或临床干预的开发和监管评估方面得到了广泛有效的应用，这种计算机仿真被称为计算机临床试验（in silico clinical trial，ISCT）。使用 ISCT 的主要原因是为了减少与受试者相关的成本和时间问题。传统临床试验所需的受试者数量与可接受风险水平相关，换而言之，要在临床试验中发现罕见事件，需要招募大量受试者，并进行长时间的观察，从而导致成本指数级增加。自 2009 年以来，美国食品药品监督管理局（FDA）首次批准了由弗吉尼亚大学和帕多瓦大学开发的 1 型糖尿病模拟器，用于替代动物（临床前）试验，以测试某些胰岛素治疗方法。此后，该模拟器在人工胰腺、葡萄糖传感器研究等相关领域发挥了重要作用。

三、人体系统线性系统建模及计算机仿真概述

正如前文所述，人体系统是一种复杂的非线性、时变、随机和非对称性系统。关于这些复杂特性的建模和仿真超出了本教材的范围，读者可以参考相关的专业书籍。本节旨在从最简洁的线性时不变系统建模和仿真方法入门，引导读者了解人体系统灰箱模型的构建和仿真过程。首先介绍物理系统的通用数学描述方法，并进一步拓展到具体的人体系统建模技术。

（一）线性时不变物理系统的广义描述方法

1．阻性（resistive） 如果给系统的组件施加一个跨越组件的广义作用变量 E，称为“施力”（effort），对应产生一个描述流动的广义响应变量 Φ，称为“流量”（flow），则阻性 R 可以表示为

$$E = R\Phi \tag{式 1-5}$$

在电路中，（式 1-5）就是大家非常熟悉的欧姆定律

$$V = RI \tag{式 1-6}$$

其中 V 表示电阻两端的电压，I 表示流过电阻的电流。

在机械系统中，当施加一个力 F 在阻尼器上，活塞的速度 v 与 F 呈正比，F 和 v 分别对应于（式 1-5）中的 E 和 Φ，这一关系可表示为

$$F = R_m v \tag{式 1-7}$$

其中 R_m 为阻尼系数，是机械阻力的度量，与阻尼器内部结构相关。

在流体系统中，广义的阻性用泊肃叶定律（Poiseuille law）描述，表明流过刚性管道的体积流量 Q 与管道两端的压差 ΔP 呈正比。

$$\Delta P = R_f Q \tag{式 1-8}$$

其中 R_f 为流体黏性阻力，与流体的黏度和管道长度呈正比，并且和管道横截面积呈负相关。

在热力学中，傅里叶传热定律（Fourier’s law of thermal transfer）说明通过给定材料传导的热

流 Q 与材料两侧的温度差 ΔT 呈正比。

$$\Delta T = R_t Q \quad \text{（式 1-9）}$$

其中 R_t 为热阻，和材料的热导率呈反比。

在化学系统中，流过渗透膜的特定化学物质的通量 J，与渗透膜两侧的浓度差 $\Delta\rho$ 呈正比，即菲克定律（Fick's law）。

$$\Delta\rho = R_c J \quad \text{（式 1-10）}$$

其中 R_c 为扩散阻力，与更常用的膜扩散系数呈反比。

2．容性（storage） 第二个广义系统性质是容性，描述系统的存贮能力。以广义作用变量 E 和广义流动响应变量 Φ 来描述的通用关系为

$$E = \frac{1}{C}\int_0^t \Phi \mathrm{d}t \quad \text{（式 1-11）}$$

在电子系统中，容性即电容，定义为存储在电容中的电荷量 q 与电容两端的电压 V 的比值。

$$C = \frac{q}{V} \quad \text{（式 1-12）}$$

其中，存储的电荷量 q 代表流向电容器的所有电流的时间累积量，因此有如下关系。

$$q = \int_0^t I \mathrm{d}t = CV \quad \text{（式 1-13）}$$

因此，对比（式 1-12）、（式 1-13）和（式 1-11）可以看出，电压 V 和电流 I 仍然对应广义作用变量 E 和广义流动响应变量 Φ。

在机械系统中，容性通常称为顺应性（compliance）。对于给定的力 F，机械顺应性 C_m 决定了弹簧被拉伸和压缩的程度 x。

$$x = \int_0^t v \mathrm{d}t = C_m F \quad \text{（式 1-14）}$$

顺应性和弹簧的弹性模量或刚度呈反比，弹簧顺应性越大，刚度越小，相同力的条件下 x 越大。

在流体系统中，以充满不可压缩流体的气球为例，顺应性 C_f 决定了在相同压力改变 ΔP 条件下，气球膨胀或收缩的体积 ΔV（气体流量 Q 的累积改变量），顺应性取决于气球材料的弹性。

$$\Delta V = \int_0^t Q \mathrm{d}t = C_f \Delta P \quad \text{（式 1-15）}$$

在热力学系统中，热容 C_t 定义为介质储存的热量 Q_t 和内外温差 ΔT 的比值，热容取决于介质的尺寸和比热容。

$$Q_t = C_t \Delta T \quad \text{（式 1-16）}$$

在化学系统中，存储属性通过液体中化学物质存在的总体积来表示。在给定的体积下，化学物质的总质量与其浓度呈正比。这种存储属性被称为容性 C_c，它用于描述化学物质的质量 M 与浓度 ρ 之间的关系，其单位是体积单位。

$$M = C_c \rho \quad \text{（式 1-17）}$$

3．惯性（inertance） 第三个广义系统属性是惯性，反映的是物体保持其状态的性质，用广义作用变量 E 和广义流动响应变量 Φ 来描述的通用关系式为

Note

$$E = L\frac{\mathrm{d}\Phi}{\mathrm{d}t} \quad \text{（式 1-18）}$$

在电子系统中，惯性即电感 L，定义为给定电流变化率所需的电压 V，反映的是电感保持电流不变的能力。

$$V = L\frac{\mathrm{d}I}{\mathrm{d}t} \quad \text{（式 1-19）}$$

在机械系统中，（式 1-18）即为牛顿第二定律，其中力 F 对应 E，速度 v 对应 Φ，物体质量 m 对应电感 L，质量反映物体保持其状态不变的性质。

$$F = m\frac{\mathrm{d}v}{\mathrm{d}t} \quad \text{（式 1-20）}$$

除此之外，还可以从能量的角度思考上述三个广义属性。阻性代表能量的耗散，作用量电压和响应量电流的乘积、力和速度的乘积、压力和流量的乘积都是功率，因此当作用量施加于阻性元件上产生流动时，能量被耗散。容性代表势能的存储。例如，电容积累电势能，弹簧积累弹性势能，气球在内部压力作用下膨胀存储势能。最后，惯性代表动能的存储，在经典物理中，惯性定义为物体抵抗动量改变的性质。由于热力系统和化学系统中不存储动能，因此没有对应的惯性量。

需要注意的是，在线性时不变的系统假设下，上述的广义性质才具有如此的普适性。一旦引入非线性和时变性，不同物理系统之间的行为相似性将减少。例如，电流通过电阻产生的热量会导致电阻值的增加。流体的阻力只有在层流条件下才能基本保持恒定，当流量增加并产生湍流时，阻力将成为流量的函数。但这些并不妨碍线性时不变系统分析方法在真实人体系统的初级近似，并发挥良好的效果。

上述电子系统、机械系统和流体系统中的对应属性总结见表 1-2。

表 1-2　电子系统、机械系统和流体系统的物理量类比

电子系统	机械系统	流体系统
电压，V	力，F	压力，P
电荷，q	位移，x	体积，V
电流，$I = \mathrm{d}q/\mathrm{d}t$	速度，$v = \mathrm{d}x/\mathrm{d}t$	流量，$Q = \mathrm{d}V/\mathrm{d}t$
电阻，$R = V/I$	阻尼系数，$R_m = F/v$	黏性阻力，$R_f = P/Q$
电容，$C = q/V$	顺应性，$C_m = x/F$	顺应性，$C_f = \mathrm{d}V/\mathrm{d}P$
电感，$V = L\frac{\mathrm{d}I}{\mathrm{d}t}$	质量，$F = m\frac{\mathrm{d}v}{\mathrm{d}t}$	质量，$P = m\frac{\mathrm{d}Q}{\mathrm{d}t}$

4．线性时不变系统元素的广义组合　在线性时不变系统假设下，利用上述广义性质，可以将系统元素广义地组合起来，进一步推导出整体系统模型方程。图 1-13 是由 3 个元件进行串并联构成的广义系统。为了方便分析，跨元件的广义作用量 E 表示为各节点相对于系统公共参考的值（通常设为 0），如图中的 E_a 代表节点 a 的作用量相对于参考点的值。Φ_1、Φ_2、Φ_3 为流经 3 个元件的流动变量的值。

变量间的数学关系满足以下两个定律。

（1）任何闭合回路中跨元件的广义作用量值的代数和为零。例如，图 1-13 中闭合回路 a → b →参考→ a 满足：

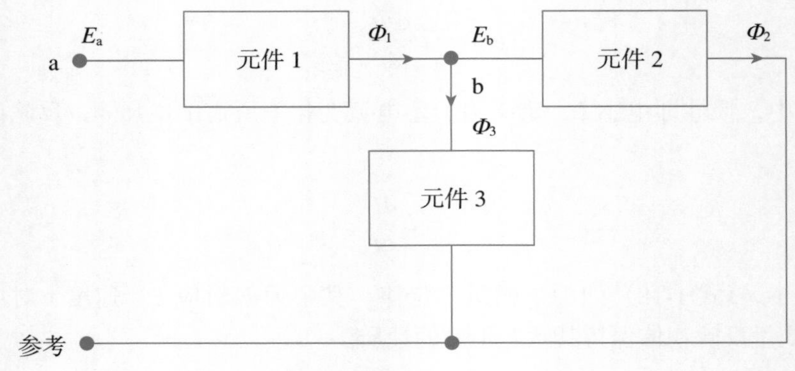

图 1-13　系统元素的广义组合

$$(E_a - E_b) + (E_b - 0) + (0 - E_a) = 0 \quad (式 1\text{-}21)$$

（2）流入和流出给定节点的流动变量的代数和为零。例如，图 1-13 中 b 节点，有：

$$\Phi_1 + (-\Phi_2) + (-\Phi_3) = 0 \quad (式 1\text{-}22)$$

一般规定流入节点的流动变量符号为正，流出节点的流动变量符号为负。

在实际应用中，求解系统方程跨元件的作用变量通常采用流动变量和系统元素的函数表示。例如，如果元件 1 是阻性为 R_1 的阻性元件，则有：

$$E_a - E_b = R_1\Phi_1 \quad (式 1\text{-}23)$$

在电子系统中，（式 1-21）为基尔霍夫电压定律（E 对应于电压 V），（式 1-22）为基尔霍夫电流定律（Φ 对应于电流 I），在这里称（式 1-21）和（式 1-22）为广义基尔霍夫定律。至此，可基于系统元件的广义属性获得广义作用量和流动量的数学关系，如（式 1-23），再通过串联、并联元件，利用广义基尔霍夫定律便可以获得网络的整体数学表示。图 1-13 中元件框的内部也可以用类似的串并联网络进行描述，上述定律仍然适用，从而描述系统的层次结构及信息在层次间的传递过程。

电子系统中电阻和电容的串联、并联计算大家都非常熟悉，在这里不再赘述。而在机械系统中，计算阻性和容性的串联、并联表达式却与电子系统不同。图 1-14（a）中两个线性阻尼器并联，若要求施加的力使两个阻尼器的活塞以相同的速度运动，则根据（式 1-7）应当满足

$$F = (R_{m1} + R_{m2})\ v \quad (式 1\text{-}24)$$

总的组合阻尼系数 R_m 应为

$$R_m = R_{m1} + R_{m2} \quad (式 1\text{-}25)$$

图 1-14（b）中两个线性阻尼器串联，根据作用力等于反作用力的原理，绳子的牵引力 F 等于阻尼器 1 的活塞受到的力，和阻尼器 2 给阻尼器 1 腔体施加的力相同，因此每一个阻尼器所受的力为

$$F = R_{m1}v_1 = R_{m2}v_2 \quad (式 1\text{-}26)$$

并且牵引力的总速度 v 为两个阻尼器活塞运动速度的叠加，即

$$v = v_1 + v_2 \quad (式 1\text{-}27)$$

Note

根据（式 1-7）并结合（式 1-26）、（式 1-27），有

$$\frac{F}{R_{\mathrm{m}}}=\frac{F}{R_{\mathrm{m1}}}+\frac{F}{R_{\mathrm{m2}}} \tag{式 1-28}$$

因此总的组合阻尼系数为

$$R_{\mathrm{m}}=\left(\frac{1}{R_{\mathrm{m1}}}+\frac{1}{R_{\mathrm{m2}}}\right)^{-1} \tag{式 1-29}$$

类似地，图 1-14（c）中两个弹簧并联，机械并联使得两个弹簧的伸长量 x 需保持相等，根据（式 1-14），即满足

$$x=C_{\mathrm{m1}}F_1=C_{\mathrm{m2}}F_2 \tag{式 1-30}$$

总的力 F 是两根弹簧力的和，因此总的弹簧顺应性满足

$$\frac{1}{C_{\mathrm{m}}}=\frac{1}{C_{\mathrm{m1}}}+\frac{1}{C_{\mathrm{m2}}} \tag{式 1-31}$$

类似地，也可以求解两根弹簧串联时总的顺应性情况，如图 1-14（d）所示。

根据以上的分析，可以得出：当在电子系统和机械系统中对阻性和容性元件进行串联或并联时，应该采用不同的计算方法。因此，当在对机械系统与电子系统类比时，必须谨慎考虑实际情况并进行相应转换。

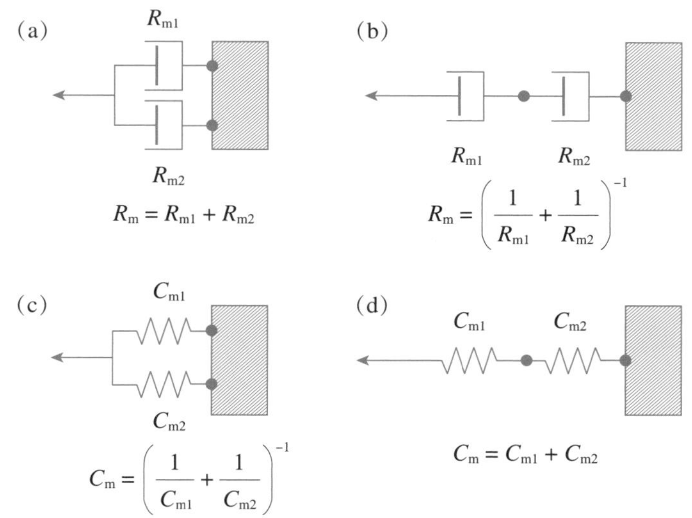

图 1-14　机械系统中阻性和容性元件串联、并联计算

（二）线性系统建模的微分方程表示

1．人体系统线性微分方程举例　在了解了线性物理系统的广义属性及元件间的组合方法的基础上，下文旨在通过一个肌肉力学的简单例子来建立人体线性系统模型“输入 - 输出”关系的表达式。

如图 1-15（a）所示，考虑肌肉自身力学性质的实际力量为 F，肌纤维主动收缩的力量为 F_0，

肌肉组织本身的黏性阻力等效为阻尼器 R。弹簧 C_s 和 C_p 分别代表了肌腱的串联弹性储能和肌纤维膜等的并联弹性储能，并建立等效的物理系统模型，如图 1-15（b）所示。接下来考虑约束条件，如果弹簧 C_p 被拉伸 x，则 R 和 C_s 的串联组合也应拉伸 x，而 C_s 和 R 各自的拉伸长度则不必相等，因此假设 C_s 被拉伸了 x_0 则 R 和 F_0 组合被拉伸 $x-x_0$。阻尼器 R 的拉伸速度为 $\frac{\mathrm{d}(x-x_0)}{\mathrm{d}t}$，根据（式 1-7）和（式 1-14）可以得到如下微分方程。

$$\frac{x_0}{C_s}=R\left(\frac{\mathrm{d}x}{\mathrm{d}t}-\frac{\mathrm{d}x_0}{\mathrm{d}t}\right)+F_0 \tag{式 1-32}$$

此外，并联的两个分支力量之和应等于 F，因此有

$$F=\frac{x_0}{C_s}+\frac{x}{C_p} \tag{式 1-33}$$

将（式 1-33）代入（式 1-32），消除 x_0，可以得到描述实际发力 F 和肌肉长度 x、肌纤维发力 F_0 之间关系的微分方程：

$$\frac{\mathrm{d}F}{\mathrm{d}t}+\frac{1}{RC_s}F=\left(\frac{1}{C_s}+\frac{1}{C_p}\right)\frac{\mathrm{d}x}{\mathrm{d}t}+\frac{1}{RC_sC_p}x+\frac{F_0}{RC_s} \tag{式 1-34}$$

从上式可以发现，在等长收缩时（即肌肉长度固定不变的情况下），有 $x=0$、$\frac{\mathrm{d}x}{\mathrm{d}t}=0$。如果最后发力达到稳定状态，如稳定地举起一个哑铃，有 $\frac{\mathrm{d}F}{\mathrm{d}t}=0$。因此，在稳态等长收缩条件下，有 $F=F_0$，即上述肌肉模型产生的力量和肌纤维主动收缩的力量相等。

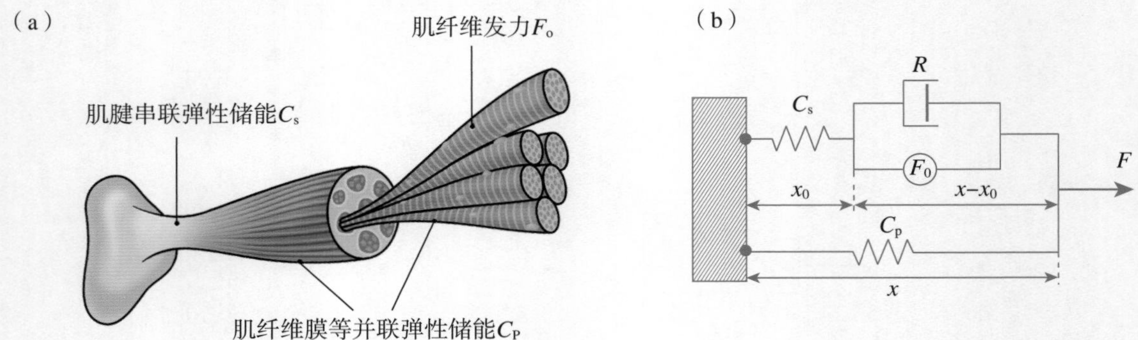

图 1-15　肌肉组织结构及黏弹性数学模型

根据前文所述电子系统和机械系统建模的类比，可以通过广义基尔霍夫定律完成机械 - 电子系统间的转换。也就是说一旦正确构建某一类系统，就可以跳过初始的物理假设，直接转换成另一类系统。如在图 1-15（b）中，元件 C_p 和其他元件并联，意味着它和其他元件具有相同的位移或速度。速度在电子系统中对应电流，因此在电子类比中，C_p 应该与其他部分具有相同的电流，即与其他部分串联。C_s 和 F_0-R 组合串联，意味着两者受力相同，力在电子系统中对应的物理量是电压，所以 C_s 和 F_0-R 组合在电路中为具有相同电压的并联结构。F_0 是肌纤维的自主发力，在电子系统中应等效为电压源。综上所述，图 1-15（b）的机械系统模型可等效转换为图 1-16 中的电学模型。

Note

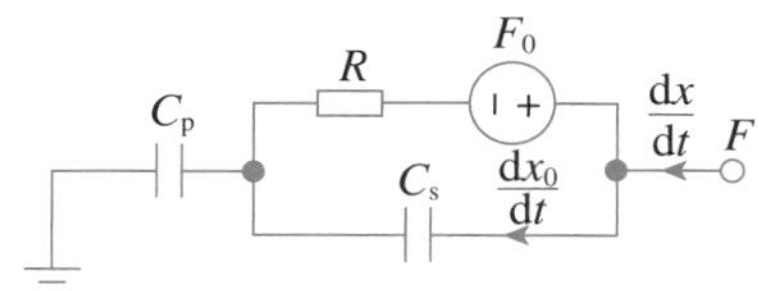

图 1-16　肌肉组织的等效电学模型

2．线性系统微分方程和叠加原理　当微分方程的输出 y 和输入 x 及它们的导数都是一次幂，并且 x、y 及其导数之间没有乘积或除法等非线性关系时，微分方程是线性的。线性系统可以用线性微分方程来描述，其中输出 y 的最高阶导数为微分方程的阶数，如二阶线性微分方程的一般形式为：

$$a_2\frac{d^2y}{dt^2}+a_1\frac{dy}{dt}+y=b_2\frac{d^2x}{dt^2}+b_1\frac{dx}{dt}+b_0x \tag{式 1-35}$$

如果系数 a_1、a_2、b_0、b_1、b_2 为常数，则方程是时不变的；如果系数是关于时间的函数，例如 $b_1=2\sin(t)$，方程则为线性时变方程。

假设符合（式 1-35）的系统的输入 x 满足某种时间变化律 $x=x_1(t)$ 时，输出 y 随时间的变化满足 $y=y_1(t)$；x 满足另一种时间变化律 $x=x_2(t)$ 时，输出 y 随时间的变化满足 $y=y_2(t)$，有

$$a_2\frac{d^2y_1}{dt^2}+a_1\frac{dy_1}{dt}+y_1=b_2\frac{d^2x_1}{dt^2}+b_1\frac{dx_1}{dt}+b_0x_1 \tag{式 1-36}$$

$$a_2\frac{d^2y_2}{dt^2}+a_1\frac{dy_2}{dt}+y_2=b_2\frac{d^2x_2}{dt^2}+b_1\frac{dx_2}{dt}+b_0x_2 \tag{式 1-37}$$

如果系统是线性系统，则满足当输入为 $x=x_1(t)+x_2(t)$ 时，输出 $y=y_1(t)+y_2(t)$，即满足：

$$a_2\frac{d^2(y_1+y_2)}{dt^2}+a_1\frac{d(y_1+y_2)}{dt}+(y_1+y_2)=b_2\frac{d^2(x_1+x_2)}{dt^2}+b_1\frac{d(x_1+x_2)}{dt}+b_0(x_1+x_2) \tag{式 1-38}$$

这一结论可以拓展到多个输入，称之为**叠加原理**。叠加原理是线性系统具备的重要性质，方便把输入、输出拆解成不同的组合，进行系统的简化求解。

（三）线性微分方程的解法

正如前文所述，仿真是通过计算机程序，对模型的一个或多个变量进行时间进程上的求解和模拟。因此对线性系统模型进行仿真，需要对线性微分方程进行求解。

1．线性微分方程的时域解法

（1）**时域经典法求解微分方程**：根据叠加原理，可以把微分方程的完整解 $y(t)$ 分解为两个组成部分：

$$y(t)=y_h(t)+y_p(t) \tag{式 1-39}$$

其中，$y_h(t)$ 为齐次解（homogeneous solution），是输入激励信号 $x(t)$ 及其各阶导数都为零时的系统响应。以二阶线性微分方程为例，即满足（式 1-36）的系统响应：

$$\frac{d^2y_h}{dt^2}+a_1\frac{dy_h}{dt}+y_h=0 \tag{式 1-40}$$

可以看出，齐次解取决于输入刺激之前的系统输出 $y(t)$ 及其导数的初始值。

$y_p(t)$ 为特解（particular solution），是同一线性系统在输入激励信号 $x(t)$ 为特定时间函数时的系统响应。$y_p(t)$ 满足下式：

$$a_2 \frac{d^2 y_p}{dt^2} + a_1 \frac{dy_p}{dt} + y_p = b_2 \frac{d^2 x}{dt^2} + b_1 \frac{dx}{dt} + b_0 x \quad \text{（式 1-41）}$$

可以看出，$y_p(t)$ 仅取决于微分方程的系数和输入信号 $x(t)$ 随时间的变化。如果线性系统的输出最终是稳定的，$y_h(t)$ 会慢慢衰减为零，系统最后的整体响应将等于 $y_p(t)$。因此 $y_h(t)$ 也被称为瞬态响应（transient response），如果输入信号一直存在，则 $y_p(t)$ 被称为稳态响应（steady-state response）。

我们在高等数学中曾经学习过常系数线性微分方程的经典解法。求取 $y_h(t)$ 时，首先需要求解齐次方程的特征方程，并根据特征方程的根选择齐次解的形式；$y_p(t)$ 则需要根据输入信号 $x(t)$ 的函数形式进行假设，再根据系统初始条件获得方程的完全解。这种方法在处理高阶微分方程时变得更加困难，且只有对于特定类型的微分方程和输入信号才能提供精确的解析解，并证明其存在性和唯一性。因此，在实际的系统模型求解中，更多采用的是我们将要介绍的数值解和拉普拉斯变换方法。关于常系数线性微分方程的时域经典解法的具体步骤超出了本书的范围，感兴趣的读者建议查阅高等数学、信号与系统等相关经典教材。

框 1-1 人体被动散热模型

考虑一个简化的人体被动散热模型，其中除了环境温度的影响外，还考虑一个外部信号的作用，如一个周期性的热源（如钢铁厂中传送带上烧红的铁块从面前经过）。这个外部信号可以表示为函数 $f(t)$，表示在时间 t 时外部信号对人体体温的影响。可以将人体被动散热情况下的体温变化建模为以下一阶线性常系数微分方程。

$$\frac{dT}{dt} = -k(T - T_{环}) + f(t)$$

其中 T 是体温，k 是被动散热情况下的体温变化速率，$T_{环}$是环境温度，$f(t)$ 是外部信号函数。如前所述，齐次方程是去除外部信号的部分，即

$$\frac{dT}{dt} + k(T - T_{环}) = 0$$

通过分离变量温度 T 和时间 t 并积分可得，齐次解为

$$T_h(t) = T_{环} + C_0 e^{-kt}$$

其中 C_0 为待定常数。

接下来，求取非齐次方程的特解，只考虑外部信号的部分，即

$$\frac{dT_p}{dt} + kT_p = f(t)$$

特解的形式需要假设，这里使用常数变易法，假设 $T_p(t) = A(t)e^{-kt}$，将其代入上面的微分方程，经过化简可得特解为

$$T_p(t) = e^{-kt}\int e^{kt} f(t)\,dt + C_1 e^{-kt}$$

因此该模型的完全解为

Note

$$T(t)=T_{\text{h}}(t)+T_{\text{p}}(t)=T_{环}+\mathrm{e}^{-kt}\int\mathrm{e}^{kt}f(t)\,\mathrm{d}t+C\mathrm{e}^{-kt}$$

上式中的待定常数 C 可以通过初始体温进行计算获得。可以看出，随着时间的推移，完全解逐渐趋向于环境温度加上外界输入信号导致的稳态响应。例如，在环境温度为 25 ℃，初始体温为 37 ℃，外界热源对人体温的影响函数为 $f(t)=2\sin(2\pi t)$ 时，人体温的变化如图 1-17 所示。可以看出，由于该简化模型中没有考虑体温的主动调节机制，如中枢调控下的肌肉产热、出汗等，体温逐渐趋向于环境温度，并在外界热源的作用下达到稳定状态。

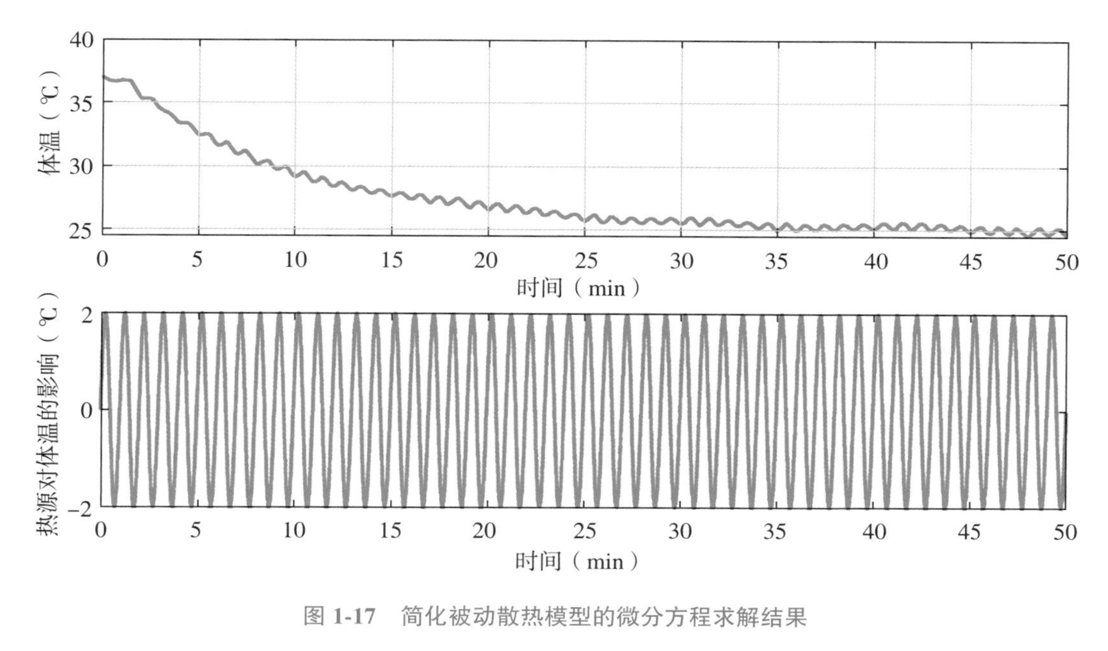

图 1-17　简化被动散热模型的微分方程求解结果

（2）**数值法求解微分方程**：微分方程也可以通过数字计算机进行离散的求解，通过对每个时间点的数值计算逼近微分方程的解。下面对系统方程求解中的一些常见的数值运算进行举例。

1）**数值微分和积分**：在系统方程中，求解函数的微分和积分非常重要，在时间点 t 处函数的导数可以通过（式 1-42）进行数值运算。

$$\frac{\mathrm{d}x(t)}{\mathrm{d}t}=\left.\frac{\Delta x(t)}{\Delta t}\right|_{\Delta t\to 0}=\left.\frac{x(t+\Delta t/2)-x(t-\Delta t/2)}{\Delta t}\right|_{\Delta t\to 0} \tag{式 1-42}$$

在计算机编程实现时，可设置 $\Delta t/2$ 为离散间隔时间，计算前一时间点和后一时间点的数值差，除以 Δt，即可估算当前时间点 t 的导数。可以看出，离散间隔时间越短，估算越精确。

对于积分运算，可通过计算函数 $y(t)$ 在 $(t-\Delta t/2)<t<(t+\Delta t/2)$ 内的梯形近似面积估算函数的积分。

$$\int_{t-\frac{\Delta t}{2}}^{t+\frac{\Delta t}{2}}y(t)\mathrm{d}t=(\Delta t)\frac{\left[y\left(t+\frac{\Delta t}{2}\right)+y\left(t-\frac{\Delta t}{2}\right)\right]}{2} \tag{式 1-43}$$

2）**微分方程的数值解**：以一阶常系数线性微分方程描述的简单系统为例。

$$\frac{\mathrm{d}y(t)}{\mathrm{d}t}+ay(t)=x(t) \tag{式 1-44}$$

可以通过（式 1-45）来获得其数值解：

$$y(t+\Delta t)=y(t)+\Delta y(t)=y(t)+\Delta t\frac{\mathrm{d}y(t)}{\mathrm{d}t} \quad \text{（式 1-45）}$$

即下一个时间点的系统输出等于当前时间的系统输出 $y(t+\Delta t)$ 加上有限时间步长 Δt 乘以当前时间 $y(t)$ 的导数。实际求解时，我们无法使用（式 1-42）直接获得 $y(t)$ 的导数，因为该式需要 $y(t)$ 的未来值，因此通常采用后向差分来获得导数，即：

$$\frac{\mathrm{d}y(t)}{\mathrm{d}t}=\frac{\Delta y(t)}{\Delta t}=\frac{y(t)-y(t-\Delta t)}{\Delta t} \quad \text{（式 1-46）}$$

这种方法称为欧拉法（Euler method）。采用单点估计的欧拉法获得的导数精度较低，如需获得更好的导数估计可采用龙格 - 库塔法（Runge-Kutta method）。更为详细的微分方程数值解法，感兴趣的读者可参见数值分析的专业教材。

2．利用拉普拉斯变换（Laplace transform）求解常系数线性微分方程

（1）**零输入解和零状态解**：区别于上文所述常系数线性微分方程的经典时域解法中，将微分方程的完全解拆解为齐次解和特解，在工程应用中，常将完全解拆解为零输入解（zero-input solution）$y_{zi}(t)$ 和零状态解（zero-state solution）$y_{zs}(t)$ 的总和，如（式 1-47）所示。

$$y(t)=y_{zi}(t)+y_{zs}(t) \quad \text{（式 1-47）}$$

零输入解 $y_{zi}(t)$ 是线性时不变系统在非零初始条件下，无外部输入时的响应。而零状态解 $y_{zs}(t)$ 是在**初始条件为零**［$y(t)$ 及其各阶导数在零时刻前（$t=0_-$）等于零，系统无初始储能］的情况下，系统对外部输入 $x(t)$ 的响应。以二阶常系数微分方程为例，两者分别满足（式 1-48）和（式 1-49）：

$$a_2\frac{\mathrm{d}^2y_{zi}}{\mathrm{d}t^2}+a_1\frac{\mathrm{d}y_{zi}}{\mathrm{d}t}+y_{zi}=0\text{，初始条件不为 0} \quad \text{（式 1-48）}$$

$$a_2\frac{\mathrm{d}^2y_{zs}}{\mathrm{d}t^2}+a_1\frac{\mathrm{d}y_{zs}}{\mathrm{d}t}+y_{zs}=b_2\frac{\mathrm{d}^2x}{\mathrm{d}t^2}+b_1\frac{\mathrm{d}x}{\mathrm{d}t}+b_0x\text{，初始条件为 0} \quad \text{（式 1-49）}$$

与经典解法中的特解不同，零状态解通常包含一个随时间衰减的瞬态分量。值得注意的是，零输入解和零状态解相加的结果和用齐次解和特解相加的结果完全相同，都等于系统的完全解。而这种拆解方法的优势在于，（式 1-48）和（式 1-49）均可通过拉普拉斯变换将微分方程转换成代数方程进行求解，从而简化运算。

（2）**拉普拉斯变换及系统传递函数**：拉普拉斯变换（用 $\mathcal{L}[\cdot]$ 表示）及其逆变换（用 $\mathcal{L}^{-1}[\cdot]$ 表示）的数学定义如下。

$$\mathcal{L}[y(t)]=Y(s)=\int_0^{\infty}y(t)\,\mathrm{e}^{-st}\mathrm{d}t \quad \text{（式 1-50）}$$

$$y(t)=\mathcal{L}^{-1}[Y(s)]=\frac{1}{2\pi j}\int_{\sigma-j\infty}^{\sigma+j\infty}Y(s)\,\mathrm{e}^{st}\mathrm{d}s \quad \text{（式 1-51）}$$

其中 s 是复变量，即 $s=\sigma+j\omega$，$j=\sqrt{-1}$ 是虚数单位。采用拉普拉斯变换，可以将系统关于时间的函数 $y(t)$ 变换为复数域中的等效函数 $Y(s)$，反变换又可以将复数域等效函数变换回时间域的函数。

接下来，考查常系数线性微分方程标准形式（式 1-35）中的关键要素，即**时间函数各**

Note

阶导数的拉普拉斯变换。通过将 $\frac{dy}{dt}$ 代入（式 1-50），使用分部积分法可得

$$\mathcal{L}\left|\frac{dy(t)}{dt}\right| = \int_0^\infty \frac{dy}{dt} e^{-st} dt = s\int_0^\infty y(t) e^{-st} dt + \left[y(t)e^{-st}\right]_0^\infty \quad (式 1-52)$$

对比（式 1-50），（式 1-52）可简写为

$$\mathcal{L}\left[\frac{dy}{dt}\right] = sY(s) - y(0_-) \quad (式 1-53)$$

类似地，可证明

$$\mathcal{L}\left[\frac{d^2y}{dt^2}\right] = s^2Y(s) - sy(0_-) - \left(\frac{dy}{dt}\right)_{t=0} \quad (式 1-54)$$

$$\mathcal{L}\left[\frac{d^ny}{dt^n}\right] = s^nY(s) - \sum_{r=0}^{n-1} s^{n-r-1} y^{(r)}(0_-) \quad (式 1-55)$$

其中，$y^{(r)}(0_-)$ 是 r 阶导数 $\frac{d^n y(t)}{dt^n}$ 在时刻 0_- 的取值。

另一方面，当 $t<0$ 时，$y(t)=0$，则**时间函数 $y(t)$ 积分的拉普拉斯变换**为：

$$\mathcal{L}\left[\int_0^t y(t)\,dt\right] = \frac{Y(s)}{s} \quad (式 1-56)$$

至此，如果假设 $t=0_-$，$x(0_-)=0$，$x^{(r)}(0_-)=0$；$y(0_-)=0$，$y^{(r)}(0_-)=0$（这种假设通常是合理的，即系统在 0 时刻以前没有输入，也没有初始储能），我们可以利用拉普拉斯变换的微分性质，将常系数线性微分方程的一般形式（式 1-35）变为代数方程：

$$a_2s^2Y(s) + a_1sY(s) + Y(s) = b_2s^2X(s) + b_1sX(s) + b_0X(s) \quad (式 1-57)$$

$$\frac{Y(s)}{X(s)} = \frac{b_2s^2 + b_1s + b_0}{a_2s^2 + a_1s + 1} \quad (式 1-58)$$

（式 1-57）和（式 1-58）以非常简洁的代数方程形式，反映了系统输入和输出的关系，（式 1-58）称之为**系统传递函数**，反映了系统本身的动力学特性。如果明确系统输入 $x(t)$ 的函数形式，可先将其变换成 $X(s)$，乘以（式 1-58）右边，求得系统响应的拉普拉斯变换 $Y(s)$，再通过拉普拉斯逆变换求得系统响应关于时间的函数 $y(t)$。常见时域函数与其对应的拉普拉斯变换可通过扫描知识拓展：常见拉普拉斯变换对二维码获得，如果拉普拉斯变换 $Y(s)$ 已知，则可通过查表的方式快速得出其逆变换。可以看出，拉普拉斯变换在求解微分方程方面比传统的时域解法更加简便。同时，利用（式 1-51）对高阶微分方程进行求解也大大简化了求解过程。

知识拓展：常见拉普拉斯变换对

（3）**拉普拉斯变换求解常系数线性微分方程举例**：如（式 1-59）所示微分方程，其初始条件为 $y(0)=1$，$y'(0)=1$。如果输入 $x(t)$ 为单位阶跃函数 $u(t)$ [即 $t>0$ 时，$x(t)=1$；$t<0$ 时，$x(t)=0$]：

$$0.25\frac{d^2y}{dt^2} + 1.25\frac{dy}{dt} + y = 0.5\frac{dx}{dt} + 1.25x \quad (式 1-59)$$

首先采用前文所述的方法，将微分方程的解拆分为零输入解和零状态解的总和。对于零输入解，满足

$$0.25\frac{d^2 y_{zi}}{dt^2}+1.25\frac{dy_{zi}}{dt}+y_{zi}=0 \tag{式 1-60}$$

对（式 1-60）等式两边进行拉普拉斯变换，考虑初始条件 $y(0_-)=1$，$y'(0_-)=1$，根据（式 1-53）、（式 1-54）有

$$0.25s^2Y_{zi}(s)-0.25s-0.25+1.25sY_{zi}(s)-1.25+Y_{zi}(s)=0 \tag{式 1-61}$$

经化简得

$$Y_{zi}(s)=\frac{s+6}{s^2+5s+4}=\frac{s+6}{(s+1)(s+4)} \tag{式 1-62}$$

为了简化拉普拉斯逆变换，可以对（式 1-62）进行部分分式展开，并通过查表的方法得出零输入解的时域表示 $y_{zi}(t)$。

$$Y_{zi}(s)=\frac{5/3}{s+1}+\frac{-2/3}{s+4} \tag{式 1-63}$$

$$y_{zi}(t)=\left(\frac{5}{3}e^{-t}-\frac{2}{3}e^{-4t}\right)u(t) \tag{式 1-64}$$

对于零状态解，满足：

$$0.25\frac{d^2 y_{zs}}{dt^2}+1.25\frac{dy_{zs}}{dt}+y_{zs}=0.5\frac{dx}{dt}+1.25x \tag{式 1-65}$$

此时，因为是零状态解，初始条件为零，即 $t=0_-$ 时 $y(t)$ 及其各阶导数都为 0。对（式 1-65）两边进行拉普拉斯变换，并化简可得

$$(s^2+5s+4)Y_{zs}(s)=(2s+5)X(s) \tag{式 1-66}$$

从知识拓展：常见拉普拉斯变换对二维码的表中可知，$x(t)=u(t)$ 对应的拉普拉斯变换为 $X(s)=\frac{1}{s}$。因此（式 1-66）可变为

$$Y_{zs}(s)=\frac{2s+5}{s(s+1)(s+4)} \tag{式 1-67}$$

将（式 1-67）右边分解为部分分式，并通过查表得出零状态解的时域表示 $y_{zs}(t)$。

$$Y_{zs}(s)=\frac{1.25}{s}-\frac{1}{s+1}-\frac{0.25}{s+4} \tag{式 1-68}$$

$$y_{zs}(t)=(1.25-e^{-t}-0.25e^{-4t})u(t) \tag{式 1-69}$$

最后，该微分方程的完全解为零输入解（式 1-64）和零状态解（式 1-69）之和，即：

$$y(t)=\left(1.25+\frac{2}{3}e^{-t}-\frac{11}{12}e^{-4t}\right)u(t) \tag{式 1-70}$$

Note

这里仅通过一个例子带领读者体会拉普拉斯变换求解微分方程的过程，更多的相关细节可查阅更专业的信号与线性系统书籍。

（四）模型辨识和参数估计方法简介

经过上面的学习，如果确定了人体系统模型的微分方程，就可以通过微分方程求解获得系统在特定输入情况下的响应输出。那么，根据物理先验知识构建的微分方程是否合理？微分方程里的未知参数如何估计？这是要解决的两个关键性问题，分别称为模型辨识和参数估计。

进行模型辨识前，通常会准备一个或多个候选模型，需要选择一个最为合适的。这些候选模型可以是基于数据的黑箱模型，也可以是具有先验生理知识的灰箱模型。一般情况下，需要设计实验，施加某种类型的测试信号，并测量一个或多个变量的响应情况。因此，选择合适的测试信号对模型识别至关重要。测试信号选择的一般性准则包括以下内容。

1．测试信号应方便产生，例如，在研究呼吸系统动力学时，可通过注射药物或改变被试者吸入氧浓度来进行测试。

2．信号应尽可能大，以产生高的输出信噪比。在模型线性化假设的情况下，测试信号引起的响应远大于干扰信号产生的响应。当然，实际测试信号的幅度受到实际情况的限制，如在进行药代动力学测试中，药物受到安全计量的限制。

3．测试信号应尽可能减少识别过程所需的时间。

4．需考虑模型的假设，测试信号应符合模型准确识别的要求。例如，在线性模型假设下，输入冲激信号（时间极短、取值极大的信号）的幅值需要谨慎选择，太小可能导致系统没有充分激励，而太大可能导致系统进入非线性区域。

在模型辨识阶段，常用测试信号包括：瞬态测试信号、谐波测试信号（不同频率的正弦波）和随机测试信号（白噪声）。其中，瞬态测试信号中，冲激信号（如药品注射）和阶跃信号（如输液或吸入气体浓度的阶跃改变）是最常见的输入形式，通过施加这种输入并观察模型输出的响应随时间变化的过程，可以验证备选模型的合理性。对于线性系统，冲激测试和阶跃测试提供的信息理论上是相同的，但冲激测试必须保证冲激幅度较大，防止冲激作用时间短导致产生的响应快速衰减趋向于背景噪声，系统响应信噪比过低。而阶跃测试信号的误差会更小，响应会趋向于一个有限的、易于测量的值。

下面以（式 1-34）描述的肌肉系统产生的实际力量 F、肌肉长度 x 和肌纤维主动发力 F_0 之间的关系为例，带领读者体验系统辨识到参数估计的全过程。在这一备选模型中，根据先验的力学知识，我们需要估计的参数为肌肉本身的被动力学参数，因此我们可以假设肌纤维主动发力 $F_0=0$，因此（式 1-34）可变为

$$\frac{\mathrm{d}F}{\mathrm{d}t}+\frac{1}{RC_\mathrm{s}}F=\left(\frac{1}{C_\mathrm{s}}+\frac{1}{C_\mathrm{p}}\right)\frac{\mathrm{d}x}{\mathrm{d}t}+\frac{1}{RC_\mathrm{s}C_\mathrm{p}}x \tag{式 1-71}$$

简写为：

$$\frac{\mathrm{d}F}{\mathrm{d}t}+a_0F=b_1\frac{\mathrm{d}x}{\mathrm{d}t}+b_0x \tag{式 1-72}$$

其中 $a_0=\frac{1}{RC_\mathrm{s}}$，$b_1=\left(\frac{1}{C_\mathrm{s}}+\frac{1}{C_\mathrm{p}}\right)$，$b_0=\frac{1}{RC_\mathrm{s}C_\mathrm{p}}$，为模型微分方程的 3 个待估计参数。根据上述假设以及系统的线性时不变特性，可设计如下实验：首先，制备图 1-15（a）所示的离体骨骼肌样本，将游离一端连接至张力换能器，记录实际系统输出力量 $F(t)$。然后，施加测试激励，根据上述测试信号选择原则，选择将肌肉游离端在放松状态下迅速拉伸，并保持在一固定长度的阶

跃激励信号 $u(t)$。这相当于求解（式 1-72）在阶跃激励条件下的零状态响应。对（式 1-72）两边进行拉普拉斯变换可得

$$sF(s) + a_0F(s) = b_1sX(s) + b_0X(s) \qquad \text{（式 1-73）}$$

通过查表可得阶跃输入 $x(t) = u(t)$ 的拉普拉斯变换为 $X(s) = 1/s$，代入（式 1-73）得

$$(s + a_0)F(s) = b_1s \times \frac{1}{s} + b_0 \times \frac{1}{s} \qquad \text{（式 1-74）}$$

$$F(s) = \frac{b_1s + b_0}{s(s + a_0)} \qquad \text{（式 1-75）}$$

对（式 1-75）进行部分分式展开，得

$$F(s) = \frac{A}{s} + \frac{B}{s + a_0} \qquad \text{（式 1-76）}$$

其中，$A = \frac{b_0}{a_0}$，$B = \frac{b_1a_0 - b_0}{a_0}$。通过查知识拓展：常见拉普拉斯变换对二维码的表格可以获得（式 1-72）的拉普拉斯反变换，即系统零状态响应的时域表示。

$$F(t) = Au(t) + Be^{-a_0t} \qquad \text{（式 1-77）}$$

其中，A、B、a_0 是 3 个需要估计的参数。

如果模型输出 $F(t)$ 的形式和张力换能器测得的数据基本匹配 [例如 $F(t)$ 随时间的变化曲线，表现出随时间的增长渐进于一稳态值时，（式 1-77）表示的函数能够匹配这样的数据特征]，并且获得的数据需包含足够的信息可以估计模型假设中的所有未知参数，在满足上面两种特征的情况下，则可以初步认为该备选模型能够真实地描述目标系统，称为**结构可辨识（structural identifiable）或先验可辨识（prior identifiable）**。

在满足先验可辨识的基础上，接下来可以进行参数估计。在实际实验中观测到的力量 $F_o(t)$，是一个含噪声的力量信号在时间点 t_1，t_2，…，t_N 的离散采样值，可以表示为：

$$F_o(t_i) = F(t_i) + \varepsilon_i，\ i = 1，2，\cdots，N \qquad \text{（式 1-78）}$$

其中，ε_i 为误差或噪声，可能来源于测试误差、其他干扰对系统输出的影响以及模型误差。

在参数估计中，回归分析（regression analysis）是最常用的方法。通过调整参数，使得具备某特定参数的模型能够最佳拟合测试数据。如果在某个时间点 t_i，观测的数据点为 $F_o(t_i)$，可以计算实验观测值和模型预测值 $F(t_i)$ 之间的差异，称为残差（residual），即

$$res_i = F_o(t_i) - F(t_i) \qquad \text{（式 1-79）}$$

可以用残差平方和（residual sum of squares，RSS）作为模型拟合程度的度量，即

$$RSS = \sum_{i=1}^{N} [F_o(t_i) - F(t_i)]^2 = \sum_{i=1}^{N} res_i^2 \qquad \text{（式 1-80）}$$

因此，可以通过最小化 RSS 获得测试数据的最佳拟合，在本例中，即找到一组 A、B、a_0，使得 RSS 最小，这种方法称为**最小二乘法（least square method）**。

在本例中：

Note

$$F_1(t) + F_2(t) = (A_1 + A_2)u(t) + B_1e^{-a_{01}t} + B_2e^{-a_{02}t} \qquad \text{（式 1-81）}$$

$$F_{1+2}(t) = (A_1 + A_2)\,u(t) + (B_1 + B_2)\,e^{-(a_{01}+a_{02})t} \tag{式 1-82}$$

$$F_{1+2}(t) \neq F_1(t) + F_2(t) \tag{式 1-83}$$

由于指数函数的存在，参数并非都是线性的，因此无法像线性参数模型一样，获得最小二乘法的精确解，只能通过最优化数值方法，如牛顿法、Levenberg-Marquardt 法等，进行梯度下降，找到使得 RSS 最小的参数值，这些近似的最小二乘求解方法称为**非线性最小二乘法**。具体的最优化计算过程超出了本书的讨论范围，感兴趣的读者可参考机器学习、凸优化等相关专业书籍。实际使用中也可以采用 Matlab、Python 等程序语言中的曲线拟合工具快速获得模型参数的拟合结果。本例中的典型拟合结果如图 1-18（a）所示。

对比（式 1-78）和（式 1-79）可以发现，模型的残差对应于误差。成功的模型中，误差应主要源自测试误差和环境噪声，具备独立随机过程的特性，而不应源于模型假设的结构错误。因此，可以通过统计学假设检验方法，检测残差的独立性、同方差性、正态性等，也可以通过绘制残差随时间变化的图形进行可视化检验。对于较好的模型估计，残差将以不可预测的方式在其均值附近震荡，而均值应接近于零，如图 1-18（b）所示。而由于模型结构问题导致的残差，则长期在零的上方或下方，此时需分析考虑模型结构是否合理。

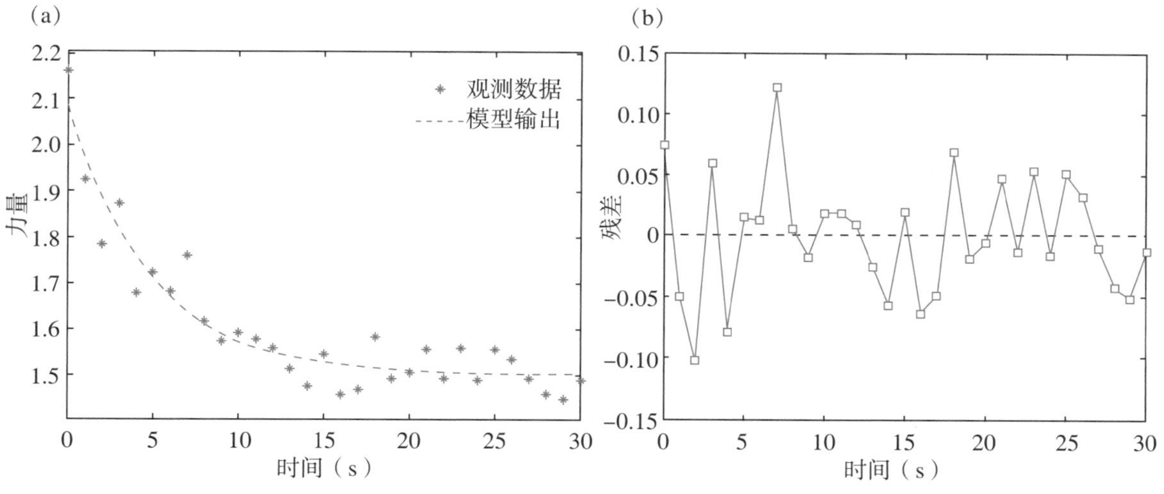

图 1-18　肌肉力学模型参数拟合结果及模型残差

需要注意的是，模型辨识和参数估计是涉及数学、统计学、计算机科学及建模相关领域知识的专业领域，多年来，该领域研究人员建立了系统且复杂的理论和相关技术。篇幅所限，只通过肌肉系统的被动力学模型，带领读者完整体验了参数模型的辨识和参数估计的全过程，并将其总结于图 1-19 中。在实际使用最小二乘法时，还可以对各时间点噪声的分布进行假设，根据假设对 RSS 进行加权，使得噪声干扰小的数据点具备较小的残差，噪声较大的数据点允许较大的残差。这种方法称之为加权最小二乘法。除了最小二乘法外，常见的参数估计方法还包括：通过最大化观测数据的概率的最大似然估计法（maximum likelihood estimation，ML）和通过考虑先验知识和观测数据联合来获得参数的后验分布的贝叶斯估计（Bayesian estimation）。这些方法和技术也是现阶段炙手可热的人工智能模型的重要基础。

Note

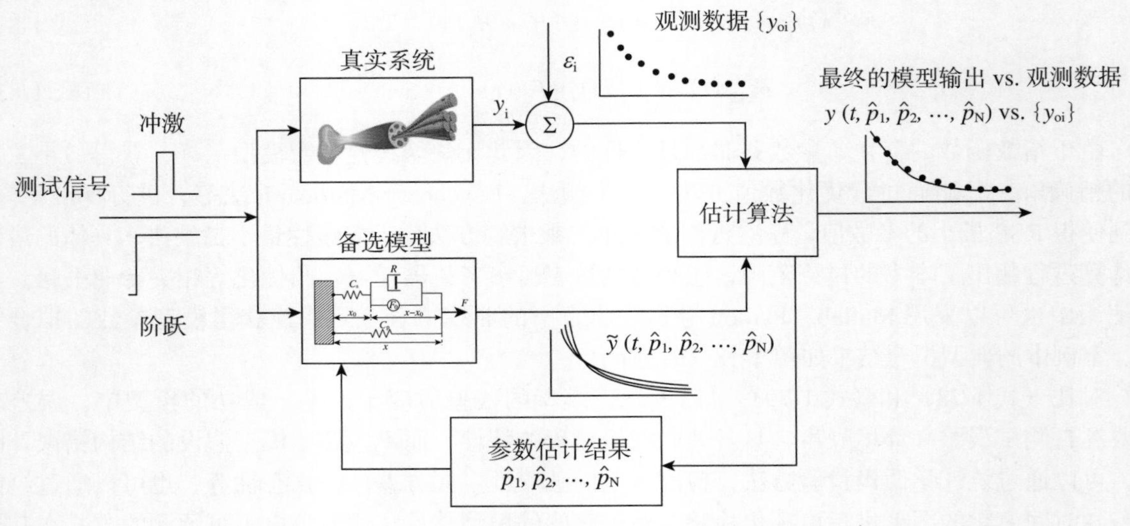

图 1-19　人体数学模型辨识及参数估计流程

第三节　典型生理系统建模

一、心血管血流模型

（一）心血管系统的血流

血液循环系统可以广义地分为：将血液从心脏通过血管、将富含氧气的血液输送到全身的各个组织和器官的体循环，以及将血液送往肺部进行气体交换的肺循环。图 1-20 为人体循环系统的示意图。其中，体循环的动脉显示在右侧，静脉显示在左侧，红色代表动脉血，蓝色代表静脉血。体循环将血液输送到各个器官，运输营养物质和氧气供器官使用并清除代谢废物。其中，冠脉循环将血液输送到心肌，并通过调节以确保在各种条件下心脏组织得到足够的供应。肺循环将血液通过肺部进行氧气和二氧化碳的交换。从主动脉流出的血液中，有 5% 流向冠状动脉供应冠状循环，剩下的 95% 形成全身循环，其中 20% 流向头部和颈部，25% 流向门静脉循环（脾、肠道和肝），20% 流向肾，剩下的 30% 流向肌肉、皮肤和骨骼。整个心血管系统协同工作，将血液输送至身体各部分并调节血液流动，满足各组织器官的需要。

血管网络结构非常复杂，具有多级分支和最终汇合的特点，这意味着每个分支的压力和血流特性也会影响其他分支，形成了一个相互依赖的导管系统。血管本身具有弹性，在压力下可以被动扩张。部分血管的血管壁还含有平滑肌，可以主动收缩血管。心脏通过改变搏动频率和收缩力度来满足机体不断变化的供血需求。血管的弹性和血流惯性对能量的存储和释放起着关键作用，是血流模型的重要参数。血管的弹性、血液的惯性以及心脏泵血的搏动特性，使得心血管系统中的血流与刚性管道中的水流存在显著差异。实际的血流受到多种因素的影响，包括心脏泵血、血管阻力、血液黏度等。

（二）血流流体力学和电子学的物理量类比

心血管系统由多种功能各异的结构组成，共同满足机体的循环需求。在病理状态下，血管可

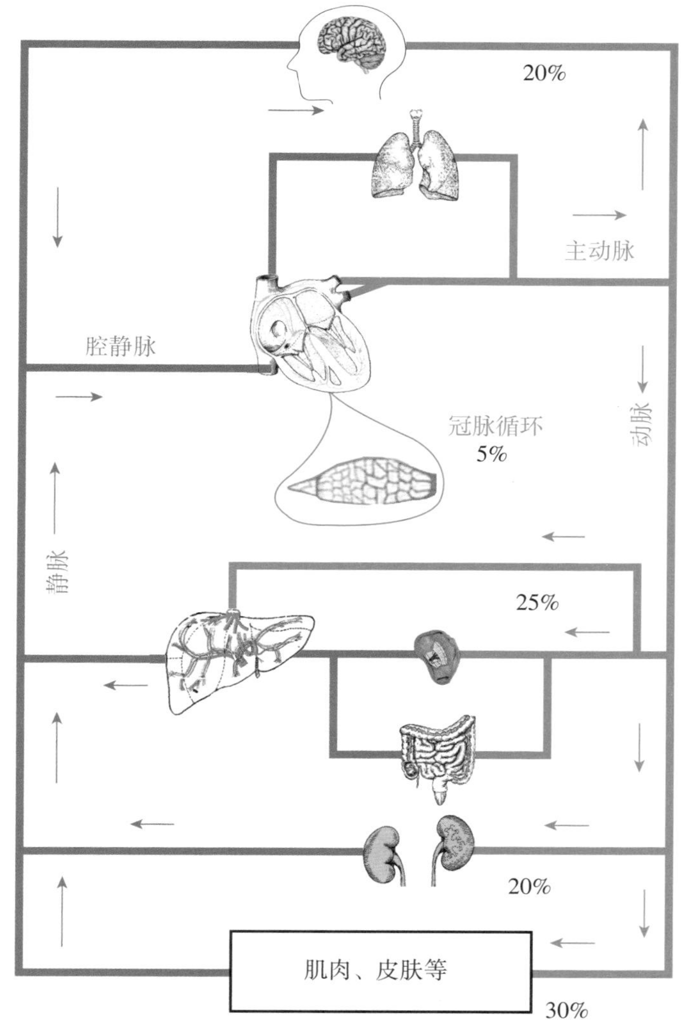

图 1-20　心血管系统示意图

能变得僵硬、失去弹性，或因沉积物堆积而狭窄，导致心血管系统输送血液的效率下降。因此，为了更好地研究心血管系统，有必要对其进行系统科学建模。在建模时，可以将流体管道与电路进行类比。电路类比有两个主要优势：首先，可以通过开发简单的线性系统模型进行数值模拟；其次，可以通过构建人们熟悉的电路系统来模拟复杂管道网络中流体的流动，甚至可以使用先进的电路模拟软件，如 PSpice、LTSpice、Simulink 等进行数值模拟。借助电路模型对心血管系统进行模拟，可以帮助我们探究动脉粥样硬化、高血压等病症的发生机制和发展规律，为疾病的预防和治疗提供新的思路和方法。

1．血管血流的电路类比　回顾表 1-2 电子系统、机械系统和流体系统的物理量类比的对应关系，考虑一个流体流经微管道的情况。假设流体为层流，并仅考虑流体的黏性阻力、惯性质量以及管道的弹性。将流体系统与电路系统进行类比，可得以下对应关系：流体的驱动压力 P 对应于电压 V，流量 Q 对应于电流 I，流体黏性阻力对应于电阻 R，管道顺应性对应于电容 C，流体质量 m（惯性）对应于电感 L。

图 1-21 所示为有限质量的流体分别流经刚性管路系统（左）和柔性管路系统（右）及其对应的电路系统类比。在电路类比中，输入电压 V_i 对应于输入压力 P_i，输出电压 V_o 对应于输出压力 P_o。因此，所考虑管道截面上的压力差为 $P = P_i - P_o$，对应于电压 $V = V_i - V_o$。在电路类比中，电势

差 V 有两个分量 V_1 和 V_2。其中，$V_1 = L\frac{\mathrm{d}I}{\mathrm{d}t}$ 是由电感引起的电压降，对应于流体的惯性。$V_2 = IR$ 是由电阻引起的电压降，对应于流体的黏性阻力。与刚性管道相比，弹性柔性管道会随着驱动压力的变化而膨胀或收缩。由于管道顺应性的存在，压力的变化不会完全反映在流量的变化上，部分能量会被存储在管道的弹性中。因此，如图 1-21 所示，右侧的电路等效模型包括电容器，满足 $I_c = C\frac{\mathrm{d}V}{\mathrm{d}t}$。需要注意，这里采用了**集总参数模型**的简化近似，如果想获得更为精确的模型，需要考虑管道在空间中的分布，在不同空间位置上，上述模型的参数会有所不同，需要采用分布参数模型进行精确求解。

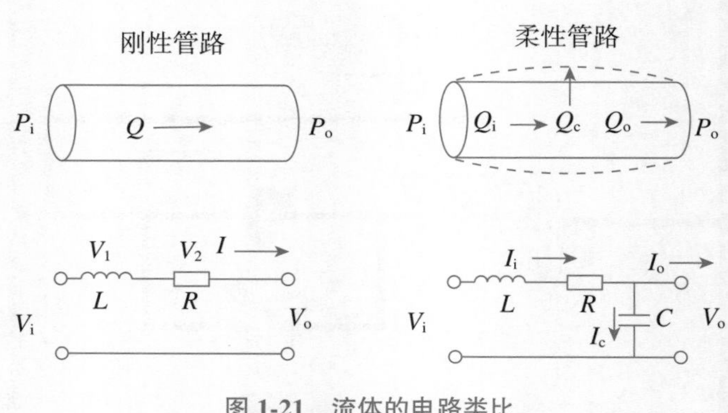

图 1-21 流体的电路类比

框 1-2 集总参数模型

集总参数模型（lumped parameter model，LPM）是一种将描述空间分布的物理系统行为简化为由离散元件组成的拓扑结构的模型。在特定假设下，这些离散元件可以近似模拟分布式系统的行为。LPM 在电力系统（含电子学）、机械系统、热传递和声学等领域有着广泛应用。与之相反，分布参数模型（distributed parameter model，DPM）认为系统的行为在空间上是分布的，而不是局部化的离散元件。从数学角度来看，LPM 将系统的状态空间简化为有限维度，并将物理系统的连续（无限维）时间和空间模型的偏微分方程（partial differential equation，PDE）转化为一组带有有限个参数的普通微分方程（ordinary differential equation，ODE）。

重症监护室 / 手术室中最常见和最严重的肺部并发症包括痰液过多导致气管导管堵塞、支气管内误插管、支气管痉挛、肺栓塞和肺水肿。这些并发症经常被误诊或忽视，并且难以区分。目前，用于识别和诊断这些并发症的技术是侵入性的（例如支气管镜、喉镜）、非特异性的（例如二氧化碳测量、气道压力）、需要额外的监测（例如 X 射线、声学反射、气管内压力）或是迟发性的（例如脉搏血氧饱和度、心电图监测）指标。集总参数模型可以克服这些局限性，在发病几分钟内实现快速、非侵入性地诊断肺部异常，并且只需要少量在重症监护室 / 手术室可以实时监测的生理指标（例如气道压力和流量）。

Note

2．心血管物理量的电子元件类比计算方法　假设血流是牛顿流体，符合线性层流条件，且血管是圆柱形管道。对于密度为ρ、黏度为μ的流体，流经长度为l、壁厚为h、弹性模量为E的血管，管腔的横截面积为$A=\pi(d/2)^2$，其中d为血管内径。则该血管的等效的电感L、电阻R和电容C分别为：

$$L=\frac{\rho l}{A} \tag{式 1-84}$$

$$R=\frac{8\pi\mu l}{A^2} \tag{式 1-85}$$

$$C=\frac{Ald}{Eh} \tag{式 1-86}$$

上述物理量的单位如表 1-3 所示。

表 1-3　流体系统单位

流体系统物理量	SI 单位	惯用单位
压力 P	Pa	mmHg = 133.32 Pa
流量 Q	m^3/s	L/min = 16.67×10^{-6} m^3/s
阻力 R	$Pa\cdot m^{-3}\cdot s$	—
惯性 L	$Pa\cdot m^{-3}\cdot s^2$	—
顺应性 C	$Pa^{-1}\cdot m^3$	—

血液循环系统是一个密闭的管道系统，血液从心脏射出依次流经动脉、微动脉、毛细血管、微静脉、静脉，最后回到心脏。大动脉，以主动脉为代表，具有较大的横截面和弹性壁，能够容纳大量血液，缓冲心脏射血产生的压力波动，并将血液输送到全身各处。接着是小动脉（small artery）和微动脉（arteriole），其壁内含有平滑肌，可以调节血管的直径，控制流向不同区域的血液量。毛细血管是血液循环系统的微循环部分，横截面积很小，单位体积的表面积较大，有利于缩短血液与组织细胞之间的距离，加快物质交换，促进氧气、营养物质和代谢废物的转运。血液最终被微静脉（venule）和静脉（vein）收集，汇入腔静脉（vena cava），最终回到右心房。右心房的压力较低，易于被动充盈，接受来自全身的静脉血。经过实验测得的数值（如正常人血液典型值为黏度$\mu=0.004$ Pa·s，密度$\rho=1.06$ g·cm^{-3}，动脉的杨氏模量$E=2\times10^6$ Pa）可以代入（式 1-84）到（式 1-86）中，估算血管系统不同部分的等效特性。表 1-4 中给出了体循环建模过程中所需考虑的血管典型尺寸参数及其电路类比。在这些参数中，大动脉是一种可变形管道，其内径较大，可以用电感、电阻和电容器来表示其电学等效。小动脉分支尺寸较小，血管壁顺应性相对较小，但具有平滑肌控制内径，因此可以表示为可变电阻。毛细血管是最小的血管，具有较大的电阻值，其电感和电容值可以忽略不计。类似地，静脉也可以被看作是纯电阻性的。

表 1-4　体循环建模典型血管尺寸和电路类比

血管类型	内径	壁厚度	长度	电路类比
大动脉	5 mm	1 mm	200 mm	电感、电阻、电容
小动脉	0.2 mm	0.1 mm	10 mm	可变电阻（平滑肌）
毛细血管	10 μm	5 μm	1 mm	电阻
小静脉	0.5 mm	50 μm	5 mm	电阻
大静脉	10 mm	1.5 mm	200 mm	电阻

小测试1-1：若以简单线性模型描述血管血流，可以得到一个RLC电路等效模型。考虑一小段动脉，其长度$l = 6$ cm、内径$d = 0.1$ mm、血管壁厚度$h = 0.05$ mm、$E = 2 \times 10^6$Pa。流体的黏度$\mu = 0.004$ Pa・s、$\rho = 1.0$g・cm^3。血管内有沉积物导致直径缩小为0.08 mm，血管壁厚度增加到0.06 mm，同时弹性模量E增加到2.5×10^6Pa。计算该段血管在正常状态和疾病状态下的电学等效模型。

（三）体循环建模

下面以体循环血流力学的简化集总参数模型，作为简单入门的示例。体循环始于左心室，将动脉血泵入主动脉，随后经过动脉的各级分支，流向全身器官的毛细血管。血液经过毛细血管壁，借助组织液与组织细胞进行物质和气体交换。完成交换后的血液由动脉血转变为静脉血，流经小静脉和中静脉，最终通过上腔静脉和下腔静脉回流至右心房。由于总心排血量大部分流向头部、内脏、肾和下肢，所以可将体循环的建模分为四个组成部分，每个部分接受总心排血量的 20% ～ 30%。图 1-22（a）展示了用于本小节建模的体循环简化概念图，相应的简化集总参数模型电路图如图 1-22（b）所示。结合表 1-4 的典型参数以及血液黏度μ、密度ρ、血管的杨氏模量E，可以通过（式 1-84）到（式 1-86）计算相应元件的等效参数。图 1-22（b）中，将所有毛细血管和静脉合并成一个电阻，四个部分对应的电阻标记为R_{head}、R_{splan}、R_{renal}和R_{legs}。其中，下肢循环和其他部位的模型略有差异。在站立时，由于身高的原因，重力会使血液产生流体静压（hydrostatic pressure），导致腿部的血压略高于上肢。血液从腿部返回心脏时，因为心脏处于较高位置，需要克服额外的压力。为了确保血液的顺利回流，人体通过骨骼肌的挤压作用帮助静脉中的血液向上流动。此外，静脉内还存在静脉瓣，用于防止血液倒流。在图 1-22（b）所示的电路模型中，使用恒压源P_{legs}表示流体静压；使用电压源$P_m(t)$表示骨骼肌的挤压作用；使用电流单向流动的二极管D_{legs}表示静脉瓣的作用。采用该等效电路模型，可以获得体循环主要分支的血压方程，如（式 1-87）到（式 1-92）所示。

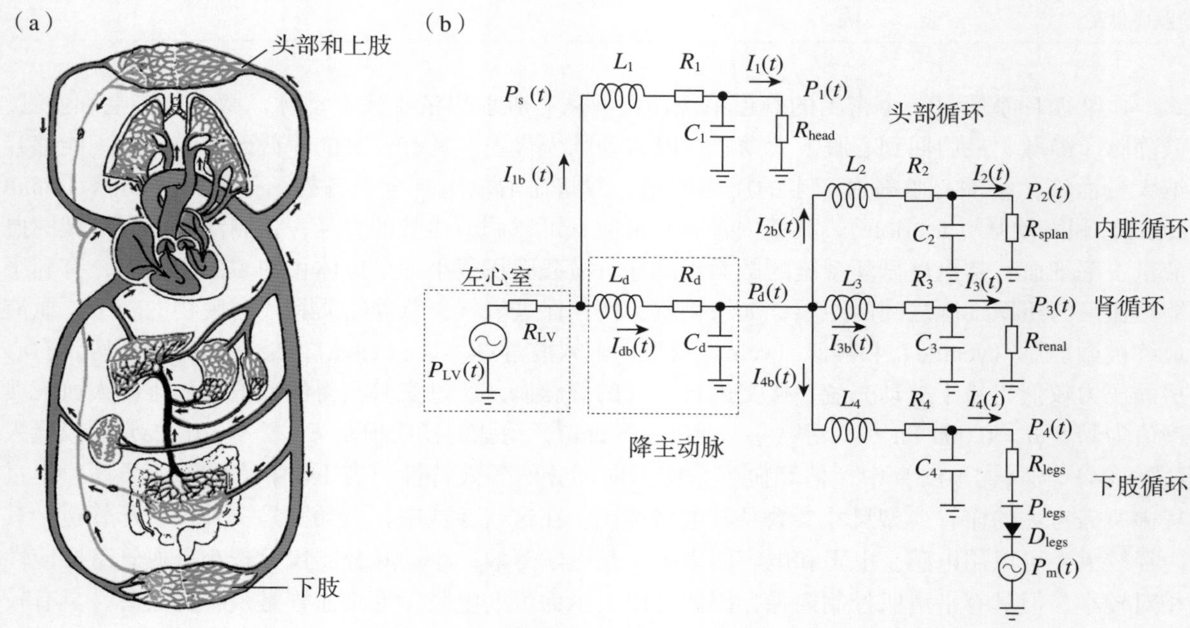

图 1-22 体循环简化示意及其集总参数电路模型

$$P_s(t) = P_{LV}(t) - R_{LV}[I_{1b}(t) + I_{db}(t)] \quad \text{（式 1-87）}$$

$$P_d(t) = P_s(t) - R_d I_{db}(t) - L_d \frac{d}{dt} I_{db}(t) \quad \text{（式 1-88）}$$

$$P_1(t) = P_s(t) - R_1 I_{1b}(t) - L_1 \frac{d}{dt} I_{1b}(t) \quad \text{（式 1-89）}$$

Note

$$P_2(t)=P_d(t)-R_2I_{2b}(t)-L_2\frac{d}{dt}I_{2b}(t) \tag{式 1-90}$$

$$P_3(t)=P_d(t)-R_3I_{3b}(t)-L_3\frac{d}{dt}I_{3b}(t) \tag{式 1-91}$$

$$P_4(t)=P_d(t)-R_4I_{4b}(t)-L_4\frac{d}{dt}I_{4b}(t) \tag{式 1-92}$$

同时也可以获得每个分支的血液流量的等效电流方程，如（式 1-93）到（式 1-97）所示。

$$I_{1b}(t)=\frac{P_1(t)}{R_{head}}+C_1\frac{d}{dt}P_1(t) \tag{式 1-93}$$

$$I_{2b}(t)=\frac{P_2(t)}{R_{splan}}+C_2\frac{d}{dt}P_2(t) \tag{式 1-94}$$

$$I_{3b}(t)=\frac{P_3(t)}{R_{renal}}+C_3\frac{d}{dt}P_3(t) \tag{式 1-95}$$

$$I_{4b}(t)=\frac{\left|P_4(t)-P_{legs}-P_m(t)\right|}{R_{legs}}+C_4\frac{d}{dt}P_4(t) \tag{式 1-96}$$

$$I_{db}(t)=I_{2b}(t)+I_{3b}(t)+I_{4b}(t)+C_d\frac{d}{dt}P_d(t) \tag{式 1-97}$$

（四）体循环模型的计算机仿真

对于（式 1-87）到（式 1-97）组成的常系数线性微分方程组，在仿真时可以通过前面介绍的欧拉法、龙格 - 库塔法进行时间步长的迭代数值求解，也可以采用变换域的解法进行求解，这里通过拉普拉斯变换进行求解。为了简化求解过程，接下来的讨论中不考虑 P_{legs}、D_{legs} 和 $P_m(t)$ 的影响。将（式 1-87）到（式 1-97）两边进行拉普拉斯变换并整理，可得压力及流量相关的拉普拉斯变换方程组。

$$P_s(s)=P_{LV}(s)-R_{LV}\left[I_{1b}(s)+I_{db}(s)\right] \tag{式 1-98}$$

$$P_1(s)=P_s(s)\frac{\dfrac{R_{head}}{(R_{head}+R_1)}}{1+\left(\dfrac{R_{head}R_1C_1+L_1}{R_{head}+R_1}\right)s+\left(\dfrac{L_1C_1R_{head}}{R_{head}+R_1}\right)s^2} \tag{式 1-99}$$

$$P_2(s)=P_d(s)\frac{\dfrac{R_{splan}}{(R_{splan}+R_2)}}{1+\left(\dfrac{R_{splan}R_2C_2+L_2}{R_{splan}+R_2}\right)s+\left(\dfrac{L_2C_2R_{splan}}{R_{splan}+R_2}\right)s^2} \tag{式 1-100}$$

$$P_3(s)=P_d(s)\frac{\dfrac{R_{renal}}{(R_{renal}R_3C_3+R_3)}}{1+\left(\dfrac{R_{renal}R_3C_3+L_3}{R_{renal}+R_3}\right)s+\left(\dfrac{L_3C_3R_{renal}}{R_{renal}+R_3}\right)s^2} \tag{式 1-101}$$

$$P_4(s)=P_{\mathrm{d}}(s)\frac{\dfrac{R_{\mathrm{legs}}}{(R_{\mathrm{legs}}R_4C_4+R_4)}}{1+\left(\dfrac{R_{\mathrm{legs}}R_4C_4+L_4}{R_{\mathrm{legs}}+R_4}\right)s+\left(\dfrac{L_4C_4R_{\mathrm{legs}}}{R_{\mathrm{legs}}+R_4}\right)s^2} \tag{式 1-102}$$

在工程上，（式 1-99）到（式 1-102）的形式称之为二阶低通滤波器，这种滤波器的作用是抑制高频信号，保留低频信号。从图 1-23 可以看出，降主动脉后分支的信号，即 $P_2(t)$、$P_3(t)$ 和 $P_4(t)$ 是降主动脉压力 $P_{\mathrm{d}}(t)$ 经过低通滤波后的结果，应该更加平滑。其中，降主动脉压力 $P_{\mathrm{d}}(t)$ 的拉普拉斯变换为

$$P_{\mathrm{d}}(s)=\frac{P_{\mathrm{s}}(s)-(R_{\mathrm{d}}+L_{\mathrm{d}}s)\left[I_{2\mathrm{b}}(s)+I_{3\mathrm{b}}(s)+I_{4\mathrm{b}}(s)\right]}{1+R_{\mathrm{d}}C_{\mathrm{d}}s+L_{\mathrm{d}}C_{\mathrm{d}}s^2} \tag{式 1-103}$$

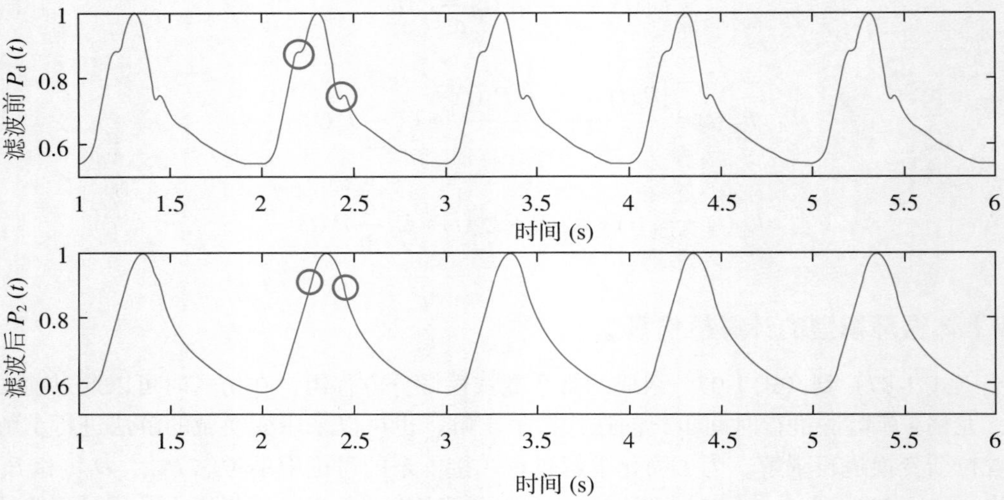

图 1-23 二阶低通滤波前、后的血压波形变化

同理，分支流量的拉普拉斯变换，可通过对（式 1-93）到（式 1-96）两端分别进行拉普拉斯变换。

$$I_{1\mathrm{b}}(s)=\left(\frac{1+R_{\mathrm{head}}C_1s}{R_{\mathrm{head}}}\right)P_1(s) \tag{式 1-104}$$

$$I_{2\mathrm{b}}(s)=\left(\frac{1+R_{\mathrm{splan}}C_2s}{R_{\mathrm{splan}}}\right)P_2(s) \tag{式 1-105}$$

$$I_{3\mathrm{b}}(s)=\left(\frac{1+R_{\mathrm{renal}}C_3s}{R_{\mathrm{renal}}}\right)P_3(s) \tag{式 1-106}$$

$$I_{4\mathrm{b}}(s)=\left(\frac{1+R_{\mathrm{legs}}C_4s}{R_{\mathrm{legs}}}\right)P_4(s) \tag{式 1-107}$$

Note

为了方便表示，可以将（式 1-100）到（式 1-102）写成通用的二阶传递函数表达式：

$$\frac{P_{\text{out}}(s)}{P_{\text{in}}(s)}=\frac{K}{1+s(2\zeta/\omega_{\text{c}})+s^2/\omega_{\text{c}}^2} \quad \text{（式 1-108）}$$

其中，$P_{\text{in}}(s)$、$P_{\text{out}}(s)$ 为每一分支的输入、输出血压，增益 K、截止频率 ω_{c} 和阻尼因子 ζ 可表示为：

$$K=\frac{R_{\text{organ}}}{R_{\text{organ}}+R_{\text{i}}} \quad \text{（式 1-109）}$$

$$\omega_{\text{c}}=\sqrt{\frac{R_{\text{organ}}+R_{\text{i}}}{R_{\text{organ}}L_{\text{i}}C_{\text{i}}}} \quad \text{（式 1-110）}$$

$$\zeta=\frac{R_{\text{organ}}R_{\text{i}}C_{\text{i}}+L_{\text{i}}}{2\sqrt{R_{\text{organ}}L_{\text{i}}C_{\text{i}}(R_{\text{organ}}+R_{\text{i}})}} \quad \text{（式 1-111）}$$

其中，不同分支血管的等效参数用下标“i”表示，R_{organ} 即 R_{head}、R_{splan}、R_{renal}、R_{legs} 中的一种。

当 $\zeta<1$ 时，系统被称为欠阻尼系统，阻尼因子越小，系统输出波形振动越明显。$\zeta>1$ 为过阻尼系统，系统输出波形更加平稳。因此，有经验的系统研究者可以预期动脉血压的波形呈现阻尼震荡的效应，存在多个波峰，这种多峰的震荡源于流体系统中的波反射（wave reflection）。医生也可以通过观测脉搏波的变化，评估心血管功能和疾病，如左侧颈总动脉的脉搏波降中峡（dicrotic notch）在动脉粥样硬化的进展过程中呈下降趋势。

在仿真过程中，上述标准形式可以转换为递推求解的形式，即通过前一个时间点的数据推导出后一个时间点的数据，因此可以通过输入压力循环推导出输出压力。这里省略了复杂的变换过程，转换后的递推式如下所示。

$$P_{\text{out}}[n]=\frac{K_1}{b_0}(a_0P_{\text{in}}[n]+a_1P_{\text{in}}[n-1]+a_2P_{\text{in}}[n-2])-\frac{K_1}{b_0}(b_1P_{\text{out}}[n-1]+b_2P_{\text{out}}[n-2]) \quad \text{（式 1-112）}$$

其中 n 代表时间点编号，$a_0=\omega_{\text{c}}^2$，$a_1=2\omega_{\text{c}}^2$，$a_2=\omega_{\text{c}}^2$，$b_0=\frac{4}{T^2}+\frac{4\zeta\omega_{\text{c}}}{T}+\omega_{\text{c}}^2$，$b_1=-\frac{8}{T^2}+2\omega_{\text{c}}^2$，$b_2=\frac{4}{T^2}-\frac{4\zeta\omega_{\text{c}}}{T}+\omega_{\text{c}}^2$。

类似地，每个时间点的流量也可以采用下面的方程递推求解：

$$I_{\text{ib}}[n]=\left[\frac{1}{R_{\text{organ}}}+C_{\text{i}}\right]P_{\text{i}}[n]+\left[\frac{1}{R_{\text{organ}}}-C_{\text{i}}\right]P_{\text{i}}[n-1]-I_{\text{ib}}[n-1] \quad \text{（式 1-113）}$$

其中下标 i = 1、2、3、4 分别代表头部、内脏、肾和下肢主干血管的流量。

通过（式 1-112）和（式 1-113），结合表 1-4 中的血管尺寸、血管壁杨氏模量、血液黏度和密度，可以对图 1-22（b）进行逐段的递推求解。由于本模型中未对心脏进行建模，因此驱动的压力源可以近似为主动脉瓣后的压力。心肌的强度也可以通过改变图 1-22（b）中的电阻 R_{LV} 进行模拟。图 1-24 给出了使用上述方法仿真得到的健康人各分支血压和血流量的结果。图 1-25 则给出了除头部动脉正常外，内脏、肾和下肢动脉狭窄（内径 d 减小）及血管硬化（杨氏模量 E 增加）时的波形。从（式 1-84）到（式 1-86）可以看出，相关血管的阻力 R、惯性 L 和顺应性 C 都会发生变化，导致（式 1-108）中滤波器特征参数发生变化。因此一些特定频率的信号被放大，压力波形出现新的特征峰。从图 1-25 还可以发现，虽然分支的血压升高了，但血流量并没有升高，反而出现了明显的下降。

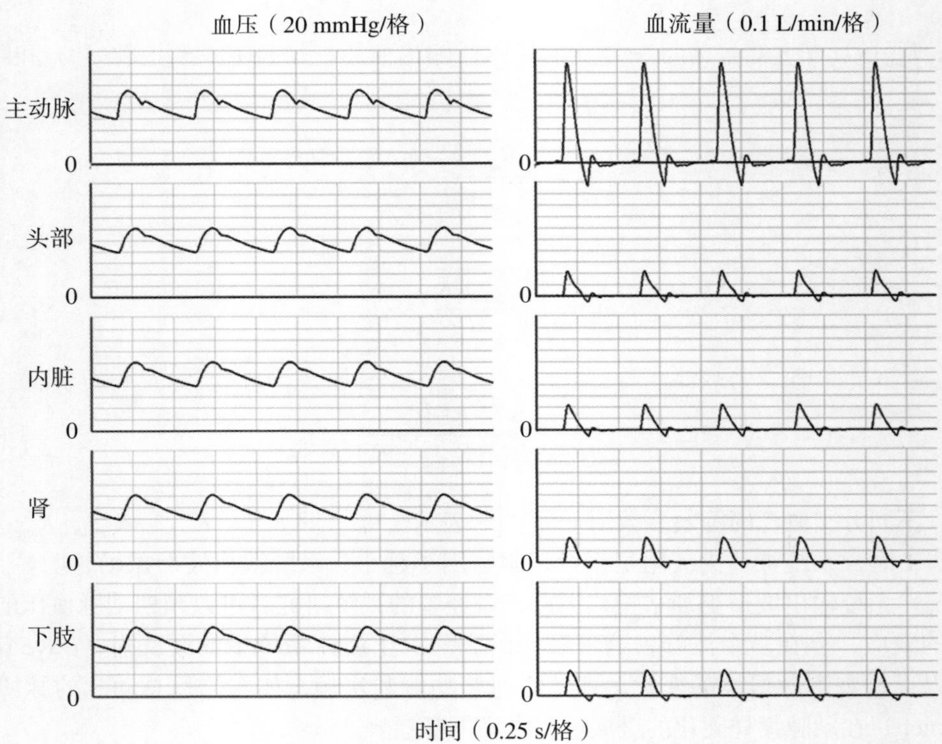

图 1-24　健康人各分支血压和血流量仿真结果

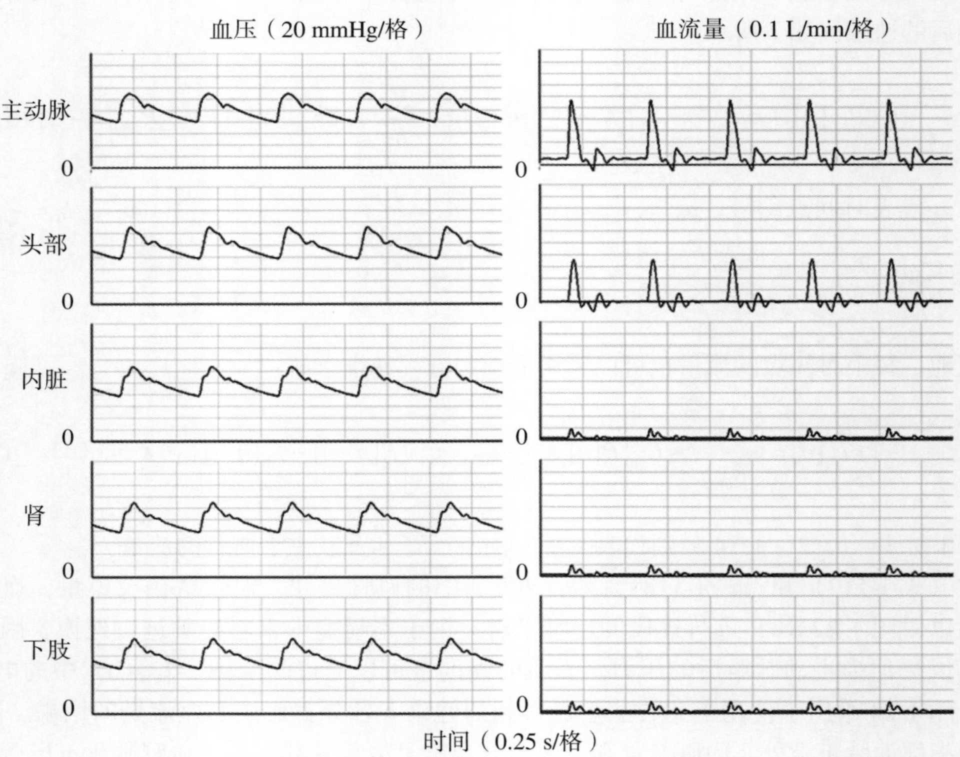

图 1-25　动脉狭窄及血管硬化患者各分支血压和血流量仿真结果

Note

（五）心血管血流模型的分类及应用简介

由于心血管系统是一个各组织器官相互影响的复杂网络，研发心血管计算数学模型，使我们能够更好地理解关键的生理机制，提高心血管疾病的诊疗能力，同时具备高度可重复、无创性和经济性等优势。

在实际应用中，心血管血流模型主要分为高维和低维两类。高维模型主要解决高分辨率、小范围内的问题。这类模型通常采用基于有限元分析（finite element analysis，FEA）和纳维 - 斯托克斯方程（Navier-Stokes equation）的三维计算流体动力学（computational fluid dynamics，CFD）进行计算，由于需要大量的计算资源，研究的问题通常限制在动脉或静脉树的局部区域，这种模型非常适合研究手术干预后的复杂几何结构，例如 Fontan 循环。Fontan 循环是一种用于治疗单心室心脏病的手术程序，通过将体静脉的血流直接引流到肺动脉，绕过心脏以改善氧合。然而，高维模型并不适用于模拟心血管系统中的长期或全身效应，并且只能模拟少数心动周期。

低维模型中的一维（1D）模型可用于预测感兴趣区域的压力和流体波动力学，与高维模型相比，其计算成本更低。与 CFD 模型类似，1D 模型的基础仍为 Navier-Stokes 方程，但通过轴对称假设将其简化为双曲型偏微分方程。该简化方程在径向方向上规定了如果血管半径小于特征波长，则压力是恒定的。1D 模型可研究多心动周期的问题，但是计算成本仍相对较高，不适合模拟人体各种血管直径和长度范围内的完整闭合回路循环动力学问题。

类似上面的集总参数模型，也称为 0D 模型，由于较低的计算需求和较高的准确性，已被证明适用于大规模、较长时间尺度的仿真模拟。这种方法首先由 Otto Frank 提出，又被称为 Windkessel 模型，源自于老式消防设备中的波动滤波器气室（wave-filtering air chamber）。在心血管研究领域，多室（multi-compartment）集总参数模型已被用于评估生理和疾病状态下的多个变量，如心排血量、中央主动脉压力和总外周阻力等。此外，这种类型的模型可以通过公共变量和其他器官构建多器官模型，已被广泛应用于模拟冠脉循环、先天性心脏病、高血压、动脉粥样硬化、微重力对心血管功能的影响，以及针对心力衰竭等疾病的医疗设备研发等方面。

尽管集总参数模型具有捕获压力和流量波形一般特征的能力，但从上文的分析可以看出，集总参数模型的准确性依赖于参数的设置，如何获得针对特定患者的模型参数，以提高其在临床中的相关性，是一个需要解决的问题。在非侵入性的前提下，获取这样的个体参数非常具有挑战性，因为需要准确的压力和流量数据来估算组件的阻力、惯性和顺应性值。虽然可以采用新型测量技术来应对这一挑战，例如 4D 流体 MRI，然而，由于目前成本较高，限制了其在临床应用中的普及。另外，也可以通过特定算法将简化的 Navier-Stokes 方程与 Windkessel 模型的元件进行耦合解析，弥补集总参数模型缺乏几何和力学效应的不足，在不采用侵入式测量的情况下，提高特定患者仿真的准确性。

二、呼吸系统模型

人体系统维持稳态依赖于能量的持续输入，这一能量输入只有通过持续供应氧气（O_2）和去除二氧化碳（CO_2）才能实现。呼吸系统的主要功能就是完成这一过程：通过与大气交换 CO_2 和 O_2，使循环系统能够向细胞提供足够的 O_2 并清除废弃的 CO_2。呼吸生理学主要研究以下四个部分。①肺通气（pulmonary ventilation）：肺部吸入及呼出气体的过程。②气体交换：血液在肺中充满 O_2 并排除废弃的 CO_2。③氧气和二氧化碳在组织和肺之间的运输。④通气调节：调节通气的快慢以满足人体对气体交换的需求。可以看出，要完整地构建呼吸系统模型，需要构建上述四个过程的子系统模型。鉴于篇幅所限，本部分内容借鉴了 Pulse 生理引擎中的呼吸系统模型架构，

Note

结合临床实际，重点介绍肺通气模型的构建。Pulse 生理引擎是基于 C++ 开发的开源跨平台生理模拟器，采用 0D 集总参数电路模型作为核心，对不同人体系统进行建模，并构建了反馈机制和系统间的相互作用。同时，根据真实患者变异性进行模型参数的反复优化，该引擎在实现快速实时仿真的同时，表现出较好的临床一致性。

（一）呼吸系统的解剖结构及肺通气原理

呼吸系统由上呼吸道、下呼吸道、肺和呼吸肌组成。通常称环状软骨（cricoid cartilage）上方的区域为上呼吸道，包括鼻腔、咽、喉；气管（trachea）和各级支气管（bronchi）为下呼吸道。肺由肺实质和肺间质组成，前者包括支气管树（bronchial tree）和肺泡（pulmonary alveoli）；后者包括结缔组织、血管、淋巴管、淋巴结和神经等。气管在气管隆嵴（carina）分为右侧和左侧主支气管，主支气管再分为更小的细支气管（bronchiole），细支气管继续分支达到 23 代，形成支气管树。0 ~ 16 代气道不参与气体交换，构成解剖无效腔（anatomical dead space），称为传导区（conducting zone）。参与气体交换的区域包括 17 ~ 23 代气道，称为呼吸区（respiration zone）。进入肺泡的气体也有部分由于血流分布不均不能与血液进行气体交换，这一部分肺泡的容量称为肺泡无效腔（alveolar dead space）。

肺通气相关的解剖结构如图 1-26（a）所示。

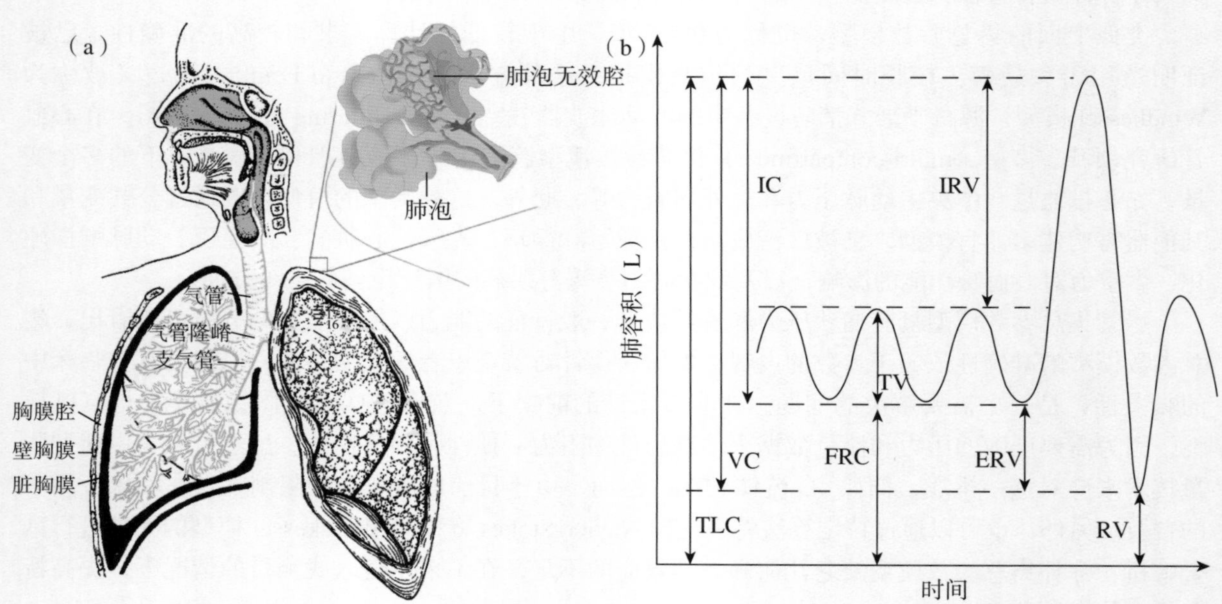

图 1-26 肺通气相关的解剖结构及呼吸参数示意

肺泡和毛细血管的气体交换通过肺通气来实现，而胸廓的节律性呼吸运动则提供了通气的动力。在这一过程中，膈肌是驱动吸气的主要肌肉。当膈肌收缩时，胸腔会扩大；同时，外肋间肌的收缩将肋骨向上、向外抬起，有助于扩大胸腔的容积。随着胸腔的扩大，肺内的压力降低，从而使空气进入肺部。此外，在胸腔容积较低的情况下，胸壁的弹性趋向于回弹至较高容积，也有助于胸腔的扩大。因此，吸气是由膈肌、外肋间肌和胸壁弹性共同驱动的结果。在**正常呼气**时，胸腔处于较大的容积状态。在吸气过程中，吸气肌将机械能存储在具有弹性的肺部和胸壁中。当吸气肌放松时，肺部和胸壁回弹，导致胸腔收缩，从而迫使空气从肺部排出，这种回弹过程是被动的。在**强制呼气**时，腹肌收缩压缩腹腔，从而减小胸腔体积并向下拉动肋骨。同时，内肋间肌收缩方向与外肋间肌相反，降低肋骨，增加胸腔压力，使呼气更加迅速。胸膜是一薄层浆膜，覆

Note

盖在胸壁内面、膈上面、纵隔两侧面以及肺表面等部位。胸膜可分为脏胸膜和壁胸膜两层，覆盖在肺表面的胸膜，称为脏胸膜（visceral pleura）或肺胸膜，而覆盖在胸壁内面、膈上面与纵隔侧面的称为壁胸膜（parietal pleura）。脏胸膜与壁胸膜在肺根处相互移行，形成胸膜腔（pleura cavity），胸膜腔充满液体。由于肺具有远离胸壁方向的回弹趋势，两层胸膜保持分开，使得胸膜腔内的压力保持负压（–5 ~ –3 cm H_2O）。由于肺泡内压力相对较高，这一负压使得肺部始终保持膨胀状态。

通过肺量计（spirometer），可以连续测量吸入和呼出空气的体积变化。如图 1-26（b）所示，肺量计有助于确定几种有用的肺容积（lung volume），具体如下。

1．潮气量（tidal volume，TV） 正常、安静呼吸过程中吸入和呼出空气的量，其典型值约为 0.5 L。潮气量的大小取决于个体的体型和代谢情况。

2．补吸气量（inspiratory reserve volume，IRV） 正常吸气结束后再作最大吸气动作时所能增加的吸气量。对于体型正常的年轻成年男性，其典型值约为 2 L。

3．补呼气量（expiratory reserve volume，ERV） 正常呼气结束后再做最大呼气动作时所能呼出的空气体积。对于体型正常的年轻成年男性，其典型值约为 1.1 L。

4．残气量（residual volume，RV） 最大呼气后，肺中剩余空气的体积。肺量计无法直接测量这种体积，但可以通过氦气稀释法和身体体积描记法来间接测量。残气量的典型值是 1.2 L。

在获得上述 4 种肺容积后，还可以定义以下 4 种临床常用的肺容量（lung capacity），即肺容积中两项或两项以上的联合气体量。

1．功能残气量（functional residual capacity，FRC） 正常呼气结束后肺部剩余空气的体积，是残气量 RV 和补呼气量 ERV 之和。对于体型正常的年轻成年男性，其典型值为 FRC = RV + ERV = 1.2 L + 1.1 L = 2.3 L。在呼吸周期中，FRC 是整个呼吸系统压力为零的点，此时肺的回缩力等于胸壁的扩张力。

2．深吸气量（inspiratory capacity，IC） 正常呼气后可以吸入的空气体积。深吸气量等于补吸气量 IRV 和潮气量 TV 之和，典型值为 IC = IRV + TV = 2.0 L + 0.5 L = 2.5 L。

3．肺活量（vital capacity，VC） 一次尽力吸气后，再尽力呼出的气体总量，即补呼气量 ERV、潮气量 TV、补吸气量 IRV 的和，典型值为 VC = ERV + TV + IRV = 1.1 L + 0.5 L + 2.0 L = 3.6 L。可以看出，肺活量是从最大吸气状态下可以呼出的最大空气体积。

4．肺总量（total lung capacity，TLC） 呼吸系统能够容纳的最大空气体积，是 4 个肺容积的总和，由于其中包括了残气量 RV，所以无法通过肺量计直接测定。对于年轻成年男子其典型值为：TLC = IRV + TV + ERV + RV = 2.0 L + 0.5 L + 1.1 L + 1.2 L = 4.8 L。

这些数值在实际应用中应考虑特定个体的年龄、性别和体型。

（二）肺通气的集总参数模型

肺通气的数学模型中，许多采用了集总参数模型。这种模型通过假设导气区为连接肺泡与大气的管道，并通过对气流施加阻力的方式，采用较少的未知数来表示整个通气过程。这种简化模型计算量小，运行速度快，尤其对于需要模拟多层次交互的人体生理系统仿真而言，具有重要意义。然而，集总参数模型由于假设元件的数量较多，可能导致模型具有大量参数需要估计。因此，准确辨识模型的关键特征和行为，在满足临床真实性的前提下，根据实际需求减少参数量就非常有必要。

在肺通气的集总参数模型中，最重要的参数是肺和胸壁组织的弹性参数及气道的阻力参数。从表 1-2 中可以看出，组织弹性顺应性可通过体积和压力变化率进行计算，即

$$C = \frac{\mathrm{d}V}{\mathrm{d}P} \tag{式 1-114}$$

Note

呼吸系统中，气体流动的阻力主要源自于传导区的气道阻力。假设气体是不可压缩的流体，则在气体流量较低、总横截面较大的情况下，气体满足层流条件。在正常的安静呼吸状态下，气体大多满足层流条件。该条件下流过气道的流量 Q 和气道两端的压力差 ΔP 呈线性正比，可以采用流体的欧姆定律类比，即

$$Q=\frac{\Delta P}{R} \tag{式 1-115}$$

Hagen-Poiseuille 方程描述了流经长度为 l、半径为 r 的圆柱管道中的压力降 ΔP 与流量 Q 的关系，即

$$\Delta P=\frac{8\mu l}{\pi r^4}Q \tag{式 1-116}$$

其中，μ 是黏性系数。因此流体力学阻力 R 可以定义为

$$R=\frac{8\mu l}{\pi r^4} \tag{式 1-117}$$

在 Pulse 生理引擎中，呼吸系统模型包括路径对象和节点对象。其中路径对象用于定义气体流量和元件属性，主要的元件属性包括气管阻力、支气管阻力、肺泡阻力、肺顺应性及胸壁顺应性；节点对象则用于定义容积和压力，包括气管隆嵴、解剖无效腔、肺泡无效腔、肺泡、脏胸膜及壁胸膜。该模型还包含一个表示呼吸肌压力源的压力信号发生器。根据表 1-2 的流体和电子物理量类比关系，可以得出该模型主体的电学等效，如图 1-27（a）所示。

为了方便说明该等效模型对应的系统传递函数，我们对该等效模型进行了进一步简化，如图 1-27（b）所示。将气道分为两大类，即较大的中央气道和较小的外周气道，其流体力学阻力分别为 R_C 和 R_P。进入肺泡的空气也以相同体积扩张了胸腔，因此可将肺顺应性 C_L 和胸壁顺应性 C_W 顺序连接。进入呼吸系统的空气的一小部分体积，由于中央气道的顺应性和气体的可压缩性（前文假设不可压缩），会在进入肺泡前分流出去。在正常呼吸情况下，这种分流体积非常小。然而，如果疾病导致外周气道阻塞（即 R_P 增加）或使肺部或胸壁变硬（即 C_L 或 C_W 减小），这种分流体积就会更加显著。这里通过引入分流顺应性 C_S，并与 C_L 和 C_W 并联来描述这种效应［图 1-27（a）中未画出］。图 1-27（b）中，各节点的压力分别为环境压力 P_e、中央气道压力 P_c、肺泡压力 P_a、胸膜腔压力 P_{pl} 和相对于环境压力的肌肉压力 P_m。如果将环境压力 P_e 设为 0，进入呼吸系统的空气流量为 Q，则可以建立 P_m 和 Q 之间的数学关系。

采用流体力学的电路类比，则可以将流量等效于电流，节点间的压力等效为电压，气体阻力等效为电阻，顺应性等效为电容。根据基尔霍夫电流定律，如果肺泡的流量为 Q_A，中央气道的流量为 Q，则分流流量为 $Q-Q_A$。根据基尔霍夫电压定律，即闭合回路中各段电压代数和为零，结合电容、电阻上电压和电流的关系，由 C_S、R_P、C_L、C_W 构成的回路满足以下关系式。

$$R_P Q_A+\left(\frac{1}{C_L}+\frac{1}{C_W}\right)\int Q_A\,\mathrm{d}t=\frac{1}{C_S}\int(Q-Q_A)\,\mathrm{d}t \tag{式 1-118}$$

由包含 C_S、R_C 和肌肉压力源的回路满足

$$P_m=R_C Q+\frac{1}{C_S}\int(Q-Q_A)\,\mathrm{d}t \tag{式 1-119}$$

Note

将（式 1-118）和（式 1-119），分别关于 t 求导并消除 Q_A，可以得到 P_m 和 Q 的关系方程。

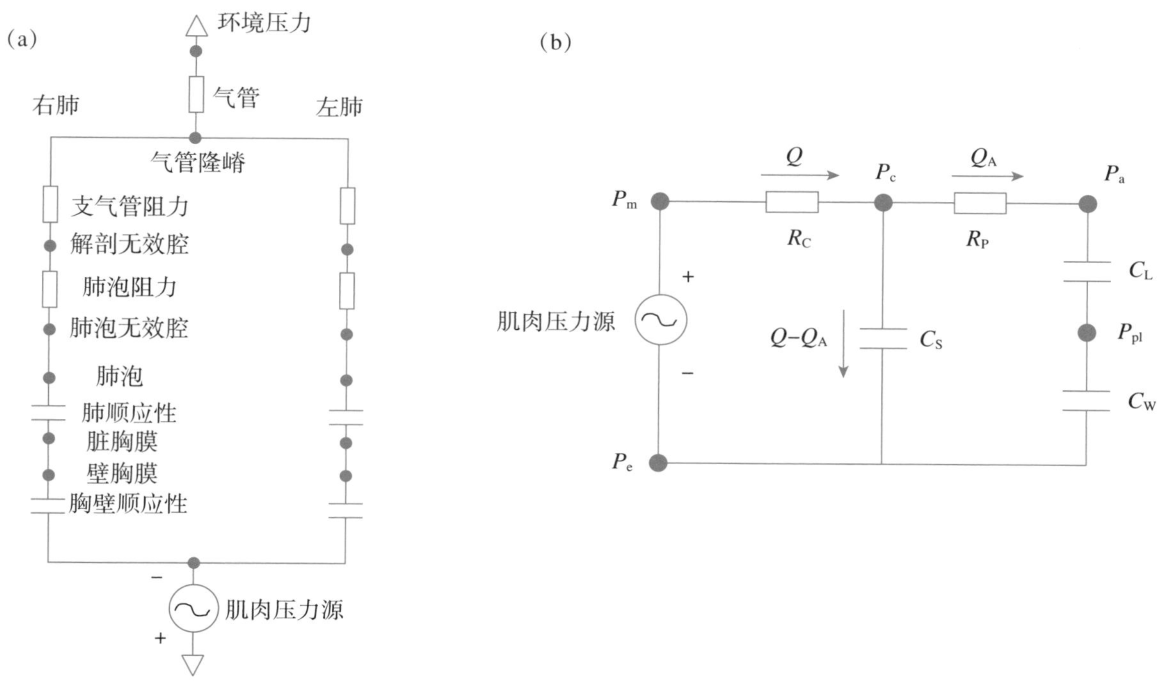

图 1-27　肺通气的集总参数电路模型及其简化模型

$$\frac{d^2P_m}{dt^2}+\frac{1}{R_PC_T}\frac{dP_m}{dt}=R_C\frac{d^2Q}{dt^2}+\left(\frac{1}{C_S}+\frac{R_C}{R_PC_T}\right)\frac{dQ}{dt}+\frac{1}{R_PC_S}\left(\frac{1}{C_L}+\frac{1}{C_W}\right)Q \tag{式 1-120}$$

其中，$C_T=\left(\frac{1}{C_L}+\frac{1}{C_W}+\frac{1}{C_S}\right)^{-1}$。

将正常人的呼吸系统参数设为 R_C = 1 cmH$_2$O · s · L^{-1}，R_P = 0.5 cmH$_2$O · s · L^{-1}，C_L = 0.2 L cmH$_2$O^{-1}，C_W = 0.2 L cmH$_2$O^{-1}，C_S = 0.005 L cmH$_2$O^{-1}，对（式 1-120）两边进行拉普拉斯变换，整理后可得如下传递函数：

$$\frac{Q(s)}{P_m(s)}=\frac{s^2+420s}{s^2+620s+4000} \tag{式 1-121}$$

如果将呼吸肌压力设置为幅度 2.5 cmH$_2$O、呼吸频率为每分钟 15 次的正弦波，将这一正弦波作为输入应用于上述模型，可得如图 1-28 所示的仿真结果。其中，体积 V 是流量 Q 的时间积分。

$$V(t)=\int_0^t Q(t)\,dt \tag{式 1-122}$$

（三）慢性阻塞性肺疾病情况下的简化模型仿真

慢性阻塞性肺疾病（chronic obstructive pulmonary diseases，COPD）是一种阻塞性肺疾病，其特征是肺部气流长期受限。COPD 的症状通常包括呼吸频率增加、潮气量减少、吸呼气时间比（inspiration to expiratory ratio，IER）减少、呼气流速下降及氧饱和度降低。COPD 的发病机制涉及肺部小气道和肺泡膜的损伤。当组织损伤主要发生在气道时，称为慢性支气管炎（chronic bronchitis）；而当组织损伤主要发生在肺泡时，称为肺气肿（emphysema）。

在模型层面，可以通过增加电路模型的下呼吸道阻力来模拟慢性支气管炎的严重程度。肺气肿的严重程度可以通过增加肺泡顺应性来体现。肺泡膜的损伤会减少气体交换的有效表面积，从

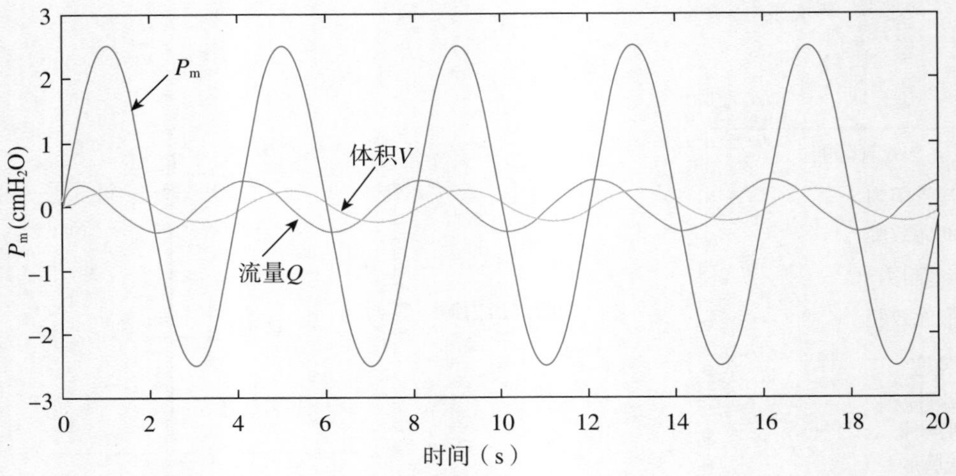

图 1-28 正常人肺通气模型仿真结果（呼吸肌压力源为正弦信号）

而影响 O_2 和 CO_2 的交换。此外，慢性炎症会导致肺部毛细血管的破坏，在模型中表现为肺毛细血管阻力的增加。由于肺部阻力增加，心脏必须更加努力地泵血以克服这一增加的阻力，从而引起动脉血压升高。在构建心肺耦合模型时，需要准确地体现这种情况。

采用如图 1-27（b）所示的简化模型模拟肺气肿患者在正常静息状态下的呼吸情况。由于该简化模型仅为机械通气模型，不包含心肺耦合和血气平衡的反馈环路，因此这里仅通过增加下呼吸道阻力和肺顺应性来反映 COPD 的病理特征。同时减少吸呼气时间比，增加呼吸频率(实际情况中，呼吸频率通过化学感受器感知血气水平并进行反馈调节)。对于中度 COPD 患者，将外周气道阻力从 $R_P = 0.5$ cm $H_2O \cdot s \cdot L^{-1}$ 提高到 $R_P = 6.7$ cm $H_2O \cdot s \cdot L^{-1}$，肺顺应性从 $C_L = 0.2$ L cm H_2O^{-1} 提高到 $C_L = 0.3$ L cm H_2O^{-1}。正常呼吸的呼吸肌压力源可采用（式 1-123）所示的分段函数构建。

$$P_m = \begin{cases} P_{min} \cdot \sin\left(\dfrac{\pi}{2} \cdot \dfrac{t}{t_1}\right), & 0 < t \leqslant t_1 \\ P_{min}, & t_1 < t \leqslant t_2 \\ P_{min} \cdot \sin\left(\dfrac{\pi}{2} \cdot \dfrac{t + t_3 - 2t_2}{t_3 - t_2}\right), & t_2 < t \leqslant t_3 \\ 0, & t_3 < t \leqslant t_4 \end{cases} \qquad \text{（式 1-123）}$$

其中，将健康人和 COPD 患者的最小肌压力设为 $P_{min} = -3.8$ cm H_2O，吸气时长 T_{in} 和呼气时长 T_{ex} 为：

$$T_{in} = t_2，\ T_{ex} = t_4 - t_2 \qquad \text{（式 1-124）}$$

t_1 和 t_3 分别为吸气和呼气的中点时间。另外，可得 IER 为：

$$\mathrm{IER} = \frac{T_{in}}{T_{ex}} \qquad \text{（式 1-125）}$$

设健康人的呼吸频率为 30 次 / 分，IER 为 0.5；COPD 患者的呼吸频率为 60 次 / 分，IER 为 0.22。仿真结果如图 1-29 所示。可以看出，COPD 患者的中央气道流量和潮气量均显著小于健康人，同时正常呼吸时的波形也发生了明显的改变。

Note

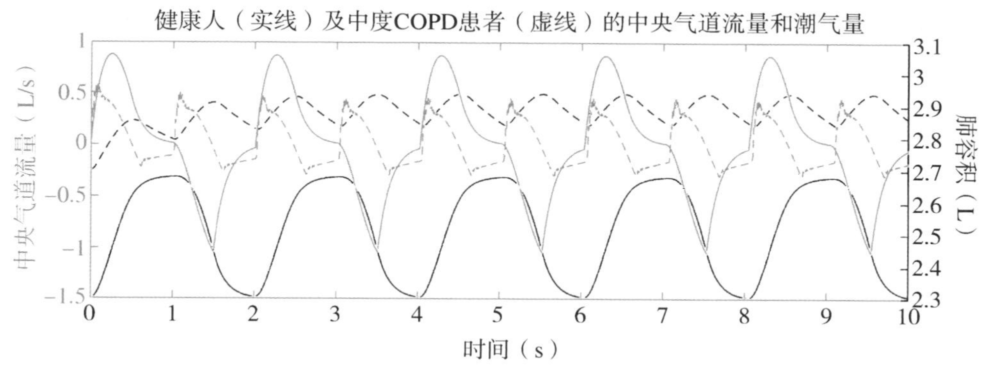

图 1-29　健康人及中度 COPD 患者中央气道流量和潮气量仿真结果

（四）基于临床实际的模型参数选择——以 Pulse 系统为例

图 1-27（a）是 Pulse 生理引擎中呼吸系统模型的基础骨干模型。为了使仿真结果更接近临床实际，该生理引擎中还考虑了以下主要因素。

1．个体基础参数设定　从前文可知，常见的肺活量指标因人而异。在 Pulse 系统中，通过个体的身高 h 进行理想体重 w 的换算。再通过理想体重换算出基础功能参数，包括功能残气量（FRC）、肺总量（TLC）、残气量（RC）、潮气量（TV）和肺泡表面积（ASA）。具体计算方法如下。

$$w[\text{kg}]=\begin{cases}50+2.3(h[\text{in}]-60)\text{，男性}\\45.5+2.3(h[\text{in}]-60)\text{，女性}\end{cases}\tag{式 1-126}$$

$$\text{FRC [ml]} = 30w\ [\text{kg}]\tag{式 1-127}$$

$$\text{TLC [ml]} = 80w\ [\text{kg}]\tag{式 1-128}$$

$$\text{RV [ml]} = 16w\ [\text{kg}]\tag{式 1-129}$$

$$\text{TV [ml]} = 37w\ [\text{kg}] - \text{FRC [ml]}\tag{式 1-130}$$

$$\text{ASA [m}^2\text{]} = \frac{70\,\text{TLC [L]}}{6.17}\tag{式 1-131}$$

其他肺容量的数值可通过前述的肺容量公式进行计算得出。

图 1-27（a）中的元件参数的基础数值如表 1-5 所示。

表 1-5　健康人体肺通气参数基础数值

参数	基础数值	参数	基础数值
肺顺应性	0.1 L cm H_2O^{-1}	胸壁顺应性	0.1 L cm H_2O^{-1}
气管阻力	1.125 cm $H_2O \cdot s \cdot L^{-1}$	支气管阻力	0.45 cm $H_2O \cdot s \cdot L^{-1}$
肺泡阻力	0.35 cm $H_2O \cdot s \cdot L^{-1}$	右肺容积比	0.525

2．动态顺应性设定　Pulse 生理引擎的呼吸系统模型中，左、右胸壁和肺，存在左、右各 2 个顺应性，如图 1-27（a）所示。研究者们已经对肺部在吸气和呼气过程中的压力和容积之间的关系进行了广泛、深入的研究。根据经验性肺压力 - 容积曲线（pressure-volume curve，P-V curve）

数据，可得左肺、右肺的两组 S 型曲线。图 1-30 展示了健康标准个体的右肺压力 - 容积曲线，也称肺顺应性曲线。通过（式 1-42）对该曲线求导，可得胸壁和肺部的瞬时组合顺应性。在模型仿真中，使用该曲线得到的瞬时顺应性，并通过线性电路的求解，可获得在自主呼吸和正压通气条件下均更为符合实际的仿真结果。

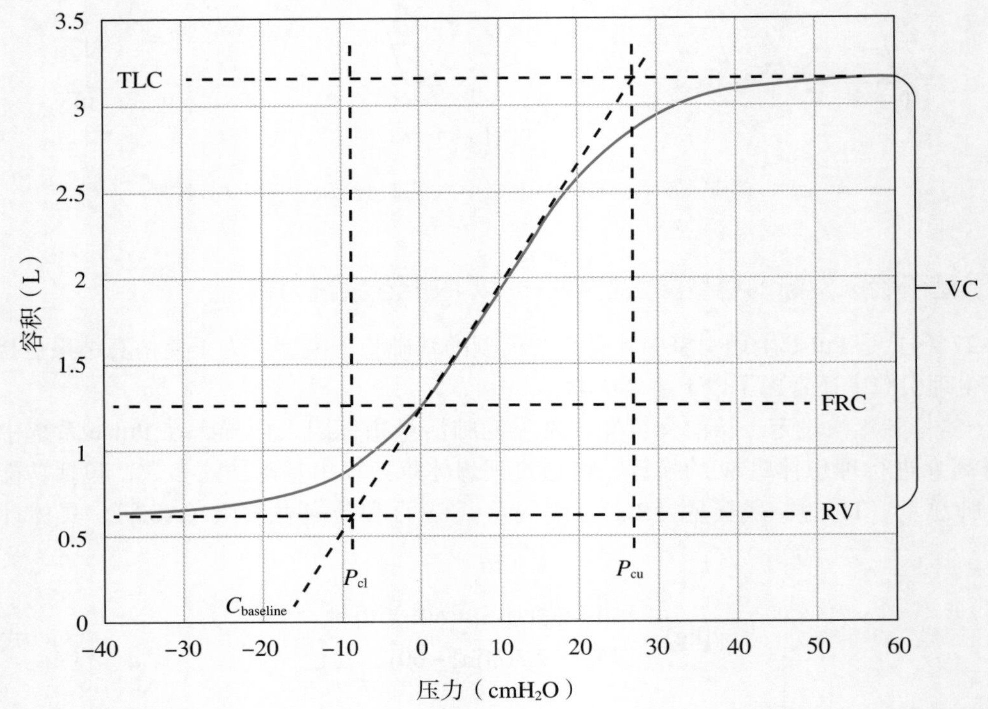

图 1-30　Pulse 生理引擎健康标准个体的右肺顺应性曲线

图 1-30 的 S 型曲线可由以下数学关系定义。

$$V = RV + \frac{VC}{1 + e^{-(P-c)/d}} \tag{式 1-132}$$

$$P_{cl} = c - 2d \tag{式 1-133}$$

$$P_{cu} = c + 2d \tag{式 1-134}$$

在每个仿真时间步骤中，瞬时胸壁顺应性均可根据给定体积，使用该曲线予以确定，并相应地调整电路参数。与此同时，肺顺应性则设为常数值，并根据具体的病理生理条件进行相应调整。采用这种时变的顺应性，仿真能够准确地反映出预期的吸气和呼气时肺压力 - 容积曲线的迟滞效应。

3．呼吸肌压力源　呼吸系统与其他生理系统相互作用，接收反馈信息并调节自主呼吸以实现稳态。为了在各种生理和病理条件下准确模拟呼吸反应，Pulse 生理引擎中采用了一种基于化学反馈机制的时间相关呼吸肌压力源，作为图 1-27（a）中的肌肉压力源。该压力源能够模拟中枢和外周化学感受器对血气水平的感知，从而影响呼吸。其正常状态下的波形如图 1-31 所示，反映了呼吸肌产生的时变压力情况。

类似于（式 1-123）的压力源，在正常吸气过程中，呼吸肌收缩产生负压，故压力源被设为负值。肺部和胸壁之间的机械相互作用产生负的胸膜内压。正常呼气过程是肺和胸壁被动回弹的

Note

过程，因此在呼气结束时，压力源被设定为零，此时肺泡压力等于大气压力，使得空气不再流入肺部，此时在电路模型中，肺容积被初始化为功能残气量 FRC。同时，模型还设有正的呼气压力源，仅在有意识的强制呼气过程中使用，例如使用雾化器、肺活量计等情况。

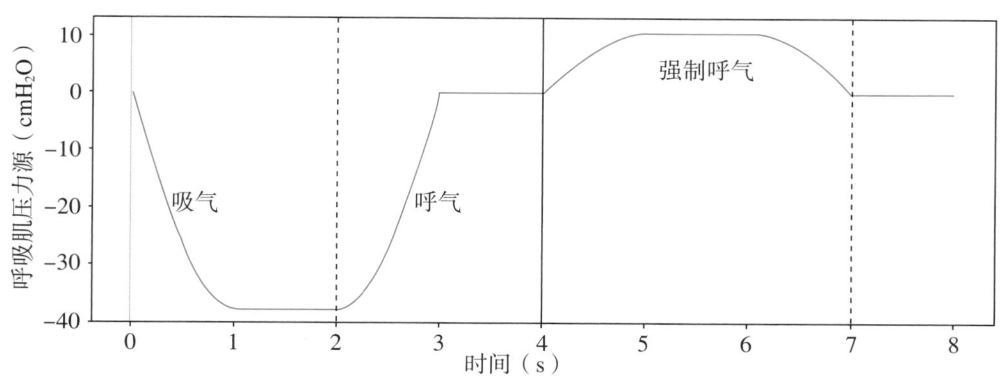

图 1-31　正常状态下呼吸肌压力源波形

图 1-30 所示曲线由以下分段函数确定。

$$
P_{\text{mus}}=\begin{cases}
P_{\min}\cdot\sin\left(\dfrac{\pi}{2}\cdot\dfrac{t}{t_1}\right), & 0<t\leqslant t_1\\
P_{\min}, & t_1<t\leqslant t_2\\
P_{\min}\cdot\sin\left(\dfrac{\pi}{2}\cdot\dfrac{t+t_3-2t_2}{t_3-t_2}\right), & t_2<t\leqslant t_3\\
0, & t_3<t\leqslant t_4\\
P_{\max}\cdot\sin\left(\dfrac{\pi}{2}\cdot\dfrac{t-t_4}{t_5-t_4}\right), & t_4<t\leqslant t_5\\
P_{\max}, & t_5<t\leqslant t_6\\
P_{\max}\cdot\sin\left(\dfrac{\pi}{2}\cdot\dfrac{t+t_7-2t_6}{t_7-t_6}\right), & t_6<t\leqslant t_7\\
0, & t_7<t\leqslant t_{\max}
\end{cases}
\qquad \text{（式 1-135）}
$$

其中，$P_{\min}$ 是吸气过程中最大负压值，$P_{\max}$ 是强制呼气过程中最大正压值。其中 $P_{\min}$ 和目标潮气量 TV 的关系为

$$
P_{\min}=\frac{-TV+FRC}{C_{\text{total}}} \qquad \text{（式 1-136）}
$$

其中，FRC 即功能残气量，C_{total} 是呼吸系统的整体顺应性，可由左胸壁 C_{LCW}、左肺 C_{LL}、右胸壁 C_{RCW}、右肺 C_{RL} 的顺应性计算得到，即满足

$$
C_{\text{total}}=\frac{1}{\dfrac{1}{C_{\text{LCW}}}+\dfrac{1}{C_{\text{LL}}}}+\frac{1}{\dfrac{1}{C_{\text{RCW}}}+\dfrac{1}{C_{\text{RL}}}} \qquad \text{（式 1-137）}
$$

此外，呼吸肌压力源的每一时间段都设为完整呼吸周期的一部分，其中吸气部分 $T_{in} = t_1$ 占到总呼吸周期 T_{tot} 的比例可由呼吸肌驱动频率 f_v 确定。

$$\frac{T_{in}}{T_{tot}} = 0.0125\ (f_v\ [bpm] + 4) + 0.125 \tag{式 1-138}$$

呼气部分 $T_{ex} = t_3 - t_2$ 占总呼吸周期 T_{tot} 的比例可由下式确定。

$$\frac{T_{ex}}{T_{tot}} = T_{tot} - T_{in} \tag{式 1-139}$$

4．血气反馈调节 Pulse 生理引擎除了采用预先选择通气频率的机制来模拟各种生理和病理条件外，还通过引入化学反馈，体现了血气水平对呼吸系统的调节作用。研究人员已经得到了肺泡通气量与外周及中枢感受器感受到的血气分压之间的经验关系，即：

$$\dot{V}_A = G_p e^{-0.05P_{aO_2}} \max\ (0,\ P_{aCO_2} - I_p) + G_c \max\ (0,\ P_{aCO_2} - I_c) \tag{式 1-140}$$

其中，$\dot{V}_A$ 为肺泡通气量，P_{aO_2} 和 P_{aCO_2} 分别为动脉血氧分压和二氧化碳分压。I_p 和 I_c 是截止阈值常数，而 G_p 和 G_c 则分别是外周和中枢控制器的增益常数。

在压力源中使用的呼吸肌驱动频率 f_v 值对应于为了保证血气水平必须达到的目标呼吸频率。Watson 等的研究给出了 f_v 与分钟通气量 $\dot{V}_E$ 以及目标潮气量 TV 的线性关系，即

$$f_v = \dot{V}_E / TV \tag{式 1-141}$$

$\dot{V}_E$ 和 $\dot{V}_A$ 的关系可通过下式确定。

$$\dot{V}_E = \dot{V}_A + \dot{V}_D \tag{式 1-142}$$

其中，$\dot{V}_D$ 是无效腔通气量，等于无效腔容积乘以呼吸频率。通过上述 3 个公式，可以实现通过血气水平对呼吸频率、目标潮气量进行反馈调节。关于这部分内容的更深入讨论将在本章的“生理系统的稳态分析”部分给出。

5．病理状态及正压通气条件下的参数设定 在 Pulse 生理引擎中，通过修改各种系统参数来模拟病理状态和人工干预情况。在模拟慢性疾病之前，会将系统调整到一个新的稳态点（homeostatic point）。Pulse 生理引擎采用严重程度的连续函数来映射疾病状态下的系统参数，包括指数变化和线性变化两种函数：

$$y = 10^{1\log\left(x\frac{b}{a}\right)+\log(a)} \tag{式 1-143}$$

$$y = (b - a)\ x + a \tag{式 1-144}$$

其中，x 为严重程度（范围为 0 ～ 1），y 为参数乘数。当函数为递增函数时，将 a 定义为 1，b 定义为最大乘数；当函数为递减函数时，将 a 定义为 1，b 定义为最小乘数。因此，当严重程度为 0 时（健康状态下），参数不发生变化。这样的设计确保了严重程度可以连续调节系统参数。需要根据文献报道的实验结果，确定每个特定参数的最大乘数和最小乘数。此外，在应用正压通气时（例如使用呼吸机或麻醉机），会改变呼吸系统的阻力和顺应性。表 1-6 根据文献给出了急性呼吸窘迫综合征（acute respiratory distress syndrome，ARDS）、慢性阻塞性肺疾病（COPD）以及正压通气情况下的部分系统参数。其中，轻微、中度和重度对应的 x 分别为 0.3、0.6 和 0.9。

Note

表 1-6　呼吸系统疾病和正压通气情况下部分系统参数值

参数	标准健康人	正压通气	ARDS				COPD			
			严重程度映射	轻微	中度	重度	严重程度映射	轻微	中度	重度
肺泡无效腔（L）	0	0	指数增长	0	0.03	0.15	线性增长	0.3	0.6	0.9
气道阻力（$cmH_2O \cdot s \cdot L^{-1}$）	1.125	12.375	N/A	1.125	1.125	1.125	N/A	1.125	1.125	1.125
支气管阻力（$cmH_2O \cdot s \cdot L^{-1}$）	0.45	0.45	N/A	0.45	0.45	0.45	线性增长	1.7	6.7	25.8
肺顺应性 $L/(cm \cdot H_2O)$	0.1	0.04	指数增长	0.07	0.05	0.04	指数增长	0.1	0.11	0.14
吸呼气时间比 IER	0.5	0.5	线性增长	0.7	1.1	1.5	线性衰减	0.35	0.22	0.12
扩散面积（m^2）	68	68	指数衰减	34	17	9	指数衰减	39	22	12

注：灰色为特定情况下改变后的系统参数值。

三、生理系统的稳态分析

正如前文所述，内环境的稳态是人体系统运行的核心主题。在正常情况下，生理系统通常在一个相对狭窄的范围内运行。例如，健康人体温大约维持在 37 ℃；静息情况下，动脉血二氧化碳分压 P_{aCO_2} 接近 40 mmHg；心排血量通常为 5 L/min。本部分内容首先通过介绍在工程控制系统中如何使用反馈控制来达到目标调定点，作为简单的引入。然后通过肌牵张反射和呼吸系统中的化学反馈作为例子，引导读者学习和思考生理闭环控制系统如何通过负反馈使其工作在稳定状态。

（一）开环系统和闭环系统

假设需要设计一种暖气控制方案来调节房间的温度。图 1-32（a）展示了**开环控制**方案。首先，假设两个子系统分别是暖气和房间，均具有线性时不变特性。其中，暖气子系统对于控制输入电压具有恒定的增益 G_C（单位 $J \cdot s^{-1} \cdot V^{-1}$）。因此，如果设定参考输入电压为 x_0（单位 V），则产生热量的速率为 Q_0（单位 J/s），x_0 和 Q_0 的关系为

$$Q_0 = G_C x_0 \qquad (式 1\text{-}145)$$

对于房间子系统，以恒定速率向外散热。当产热速度和散热速度达到平衡，即均为 Q_0 时，房间温度恒定不变，等于 y_0。y_0 和 Q_0 的关系为

$$y_0 = G_P Q_0 = G_C G_P x_0 \qquad (式 1\text{-}146)$$

如果输入电压发生变化，变化幅度为 Δx，得到的稳态室温将变为

$$y = G_C G_P (x_0 + \Delta x) \qquad (式 1\text{-}147)$$

将（式 1-147）减去（式 1-146），可以发现室温的变化 Δy 为

$$\Delta y = G_C G_P \Delta x \qquad (式 1\text{-}148)$$

该方程表明输出变化量相对于输入变化量的增益，称为开环增益（open-loop gain），即

$$G_{OL} = G_C G_P \qquad (式 1\text{-}149)$$

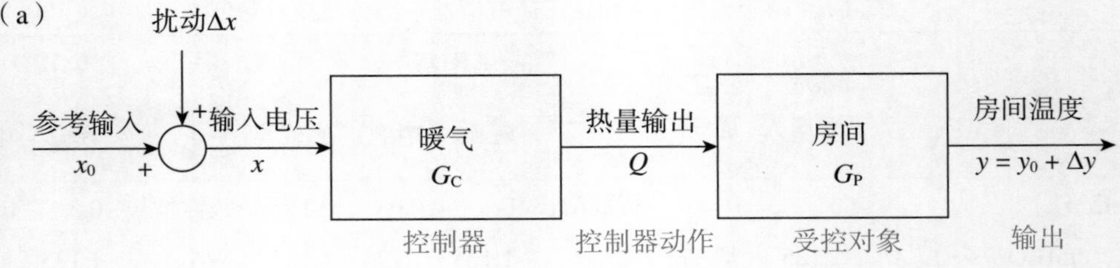

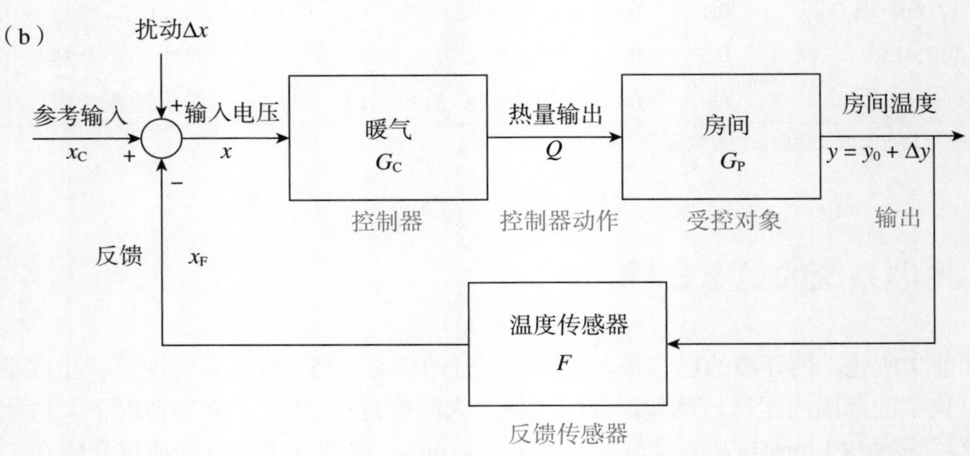

图 1-32　开环系统与闭环系统框图

如果采用**闭环控制**方案，如图 1-32（b）所示，通过温度传感器测量房间温度并将其转换为反馈电压 x_F，则在温度设定点时的净输入电压 x 变为 $x_C - x_F$。此时，暖气的热量产生率 Q_0 和开环情况下类似，可表示为

$$Q_0 = G_C(x_C - x_F) \quad \text{（式 1-150）}$$

因此，设定温度 y_0 和驱动电压之间的关系为

$$y_0 = G_C G_P(x_C - x_F) \quad \text{（式 1-151）}$$

假设房间温度 y_0 和反馈电压 x_F 呈线性比例关系。

$$x_F = F y_0 \quad \text{（式 1-152）}$$

将（式 1-152）代入（式 1-151），整理可得

$$y_0 = \frac{G_C G_P}{1 + G_C G_P F} x_C \quad \text{（式 1-153）}$$

如果此时输入电压发生扰动，扰动幅度为 Δx，产生的房间温度变化为 Δy，可得如下结果。

$$y_0 + \Delta y = \frac{G_C G_P}{1 + G_C G_P F}(x_C + \Delta x) \quad \text{（式 1-154）}$$

将（式 1-154）减去（式 1-153），可以发现闭环系统的室温变化 Δy 为

$$\Delta y = \frac{G_C G_P}{1 + G_C G_P F} \Delta x \quad \text{（式 1-155）}$$

Note

因此，可定义反馈系统的闭环增益（closed-loop gain）为：

$$G_{CL}=\frac{G_C G_P}{1+G_C G_P F} \tag{式 1-156}$$

由于 G_C、G_P 和 F 均为正数，比较 G_{OL} 和 G_{CL} 可以发现，闭环增益始终小于开环增益。这意味着系统如果采用负反馈控制，可以减小扰动对系统的影响，使得闭环系统具有比开环系统更好的保持受控变量在窄范围内变动的能力。从（式 1-156）中可以发现，因子 $G_C G_P F$ 越大，扰动对系统的影响就越小，称该因子为环路增益（loop gain）。如果希望受控变量更好地保持稳态，可以增大环路增益中的任何一个环节，并不局限于增大反馈增益 F。另外，（式 1-156）也说明，除非环路增益无穷大，否则扰动的影响就一直存在。因此，在具有比例负反馈的闭环系统中，新的稳态工作水平，与设定点之间始终存在稳态误差。

（二）生理系统的稳态调定点

在暖气控制的例子中，房间的温度调定点 y_0 是直接依赖于参考输入电压 x_C 的函数。与工程控制系统不同，生理系统通常没有显式的控制设定点和参考输入量，但生理系统的受控变量仍会被控制在相对较窄的范围内波动，并会受到许多周期性事件（如昼夜节律）和其他生理器官系统的影响。实际上，生理系统变量从未达到真正的静态平衡，而是动态地适应新的情况并达到新的稳态。

1．牵张反射的稳态调定点　为了理解生理系统的稳态调定点，首先回顾第二节中肌牵张反射的实例（图 1-7）。这里我们忽略模型的动态部分，并假设已知肌梭、脊髓反射中心和股四头肌的稳态特性。如前文所述，肌梭感受肌肉的长度产生传入神经信号。假设肌梭产生的传入神经放电频率 f_a 与肌肉长度 L 呈比例。

$$f_a=G_S L \tag{式 1-157}$$

在脊髓反射中心，传入神经放电频率 f_a 可通过线性增益转变为传出神经的放电频率 f_e。

$$f_e=G_C f_a \tag{式 1-158}$$

传出神经放电频率 f_e 增加导致股四头肌收缩，从而抵消初始的肌肉拉伸。因此，虽然没有可以被明确确定为比较器的生理组织，但是仍可以将其视为闭环控制系统的负反馈输入位置。因此，股四头肌组件的增益应为负，即随着 f_e 增加，肌肉长度 L 变短。假设肌肉的收缩量和传出神经放电频率呈正比，肌肉的稳态特性描述为：

$$L=L_0-G_M f_e \tag{式 1-159}$$

其中，L_0 表示传出神经静息情况下的肌肉长度。

已知上述 3 个组件的控制特性，在没有明确参考输入的情况下，如何确定该系统的稳态调定点是接下来要解决的问题。显然，（式 1-159）将肌肉长度 L 表示为 f_e 的函数，通过观察（式 1-157）和（式 1-158），我们可以得到 L 关于 f_e 的另外一个函数，即

$$L=\frac{f_e}{G_C G_S} \tag{式 1-160}$$

因此，可以将两个 L 关于 f_e 的函数绘制在相同的坐标轴上，如图 1-33 所示。这两条函数线的交点即为该系统的稳态调定点，因为只有在交点处，肌肉、肌梭和脊髓反射中心的函数关系才同时满足。通过将（式 1-159）和（式 1-160）联立，并消除 f_e，得到 L 的平衡解为

Note

$$L_s = \frac{L_0}{1 + G_M G_C G_S} \tag{式 1-161}$$

将其分别代入（式 1-157）和（式 1-158）也可得到传入和传出神经放电频率的平衡解，即

$$f_{as} = \frac{G_S L_0}{1 + G_M G_C G_S} \tag{式 1-162}$$

$$f_{es} = \frac{G_C G_S L_0}{1 + G_M G_C G_S} \tag{式 1-163}$$

上述图解分析法对于线性系统求解非常简单，但是大多数生理系统组件呈现非线性，用代数方法求解较为困难。此外，在多组件系统中存在更多的函数关系，每一函数关系就代表多维空间中的一根曲线，很难将这些曲线在多维空间中画出并求交点。在这些情况下，使用数值迭代的仿真方法就很有必要。

还是以肌牵张反射为例，如果肌肉长度 L 和传出神经放电频率 f_e 满足如下非线性关系。

$$L = 1 - \frac{f_e^3}{0.5^3 + f_e^3} \tag{式 1-164}$$

肌梭产生的传入神经信号频率 f_a 和肌肉长度 L 满足另外一个非线性关系。

$$f_a = 0.7\, L e^{0.6L} \tag{式 1-165}$$

脊髓反射中枢满足简单线性增益 $f_e = f_a$。如图 1-34 所示，虽然我们仍能和前面一样通过图解法绘制出肌肉、肌梭和脊髓反射中心的联合曲线，并得出交点坐标，即稳态调定点为（$f_{es} = 0.49$，$L_s = 0.52$），然而通过代数方法求解（式 1-164）、（式 1-165）的 3 个参数的稳态调定点已经相对困难。

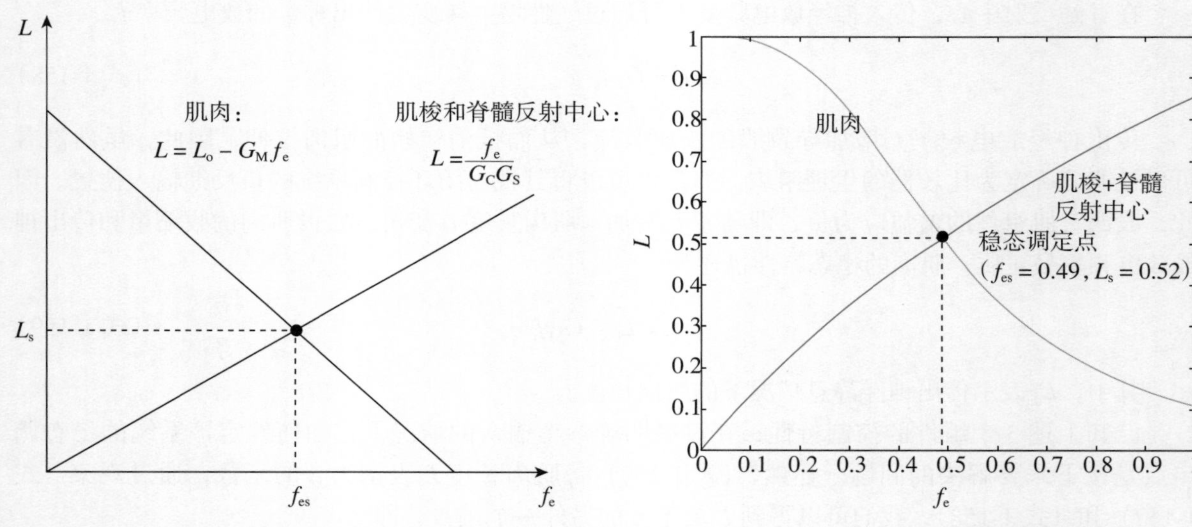

图 1-33　牵张反射的稳态调定点图解分析（线性系统）

图 1-34　牵张反射的稳态调定点图解分析（非线性系统）

稳态调定点也可以通过**数值仿真**的方式进行求解。图 1-35 展示了使用 Matlab Simulink 仿真软件构建的牵张反射系统。我们将肌梭、脊髓反射中枢和肌肉进行闭环连接，并设置相应函数特性。在 Simulink 框图中，（式 1-164）中肌肉长度 L 和传出神经发放率的关系 f_e 表示为：

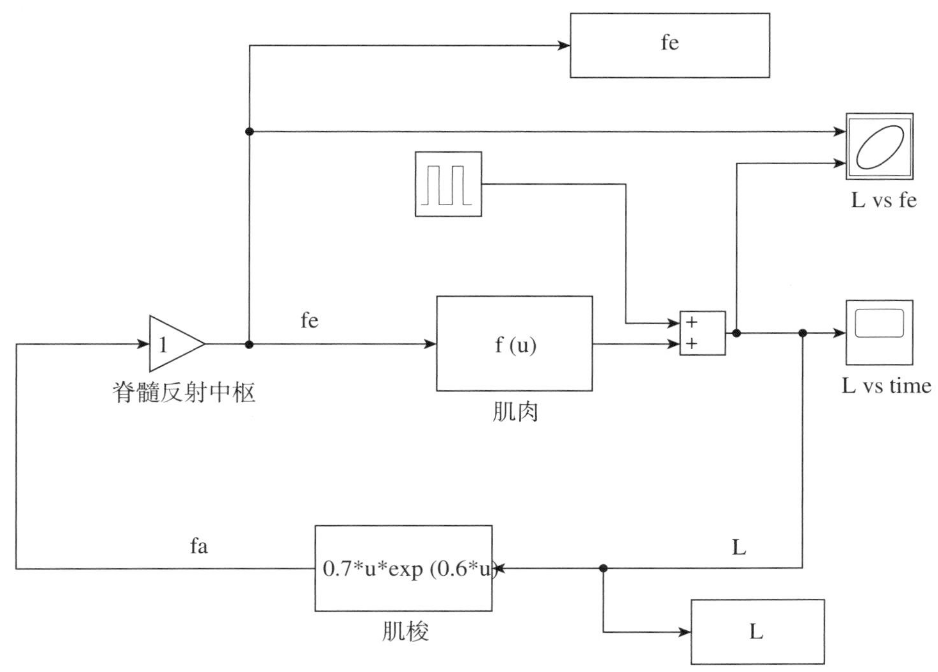

图 1-35　牵张反射稳态调定点 Simulink 数值仿真系统图

$$f(u) = 1 - u^3/(0.5^3 + u^3) \quad \text{（式 1-166）}$$

其中，u 代表肌肉特性函数 $f(u)$ 的输入量，在这里即 f_e。类似地，肌梭特性的 Simulink 表达式为：

$$0.7 \cdot u \cdot \exp(0.6 \cdot u) \quad \text{（式 1-167）}$$

在数值仿真中，Simulink 通过迭代求解（式 1-164）和（式 1-165）。首先给系统加入一个扰动输入，这里我们使用脉冲信号来进行扰动，类比锤子敲击膝部肌腱。为了观察仿真细节，这里设置了一个周期为 3 s，脉冲宽度较长为周期的 75% 的脉冲输入序列进行展示。总的模拟时长设为 10 s，在 0.5 s 时引入第一个脉冲，Simulink 会对每个时间步长进行方程求解，仿真结果如图 1-36 所示。可以观察到，每个脉冲开始后（相当于锤子敲击延长肌腱），系统快速从初始长度开始，迅速恢复并收敛到稳态调定点（$f_{es} = 0.49$，$L_s = 0.52$），数值解与通过图解法求得的稳态调定点结果一致。

2．肺通气的化学稳态调定点　前文已经介绍了 Pulse 生理引擎中采用的呼吸系统的血气反馈调节方法。本小节将深入讲解这种化学反馈调节的稳态调定点求解问题，以更好地展示在多系统变量条件下的稳态调定点求解，并为那些需要处理多系统（例如，血液系统和呼吸系统）信息交互的整合生理学仿真打下基础。

调节呼吸系统的重要化学因素包括动脉血的二氧化碳分压（P_{aCO_2}）、氧分压（P_{aO_2}）和 pH。由于 37 ℃时，pH、P_{aCO_2} 及［HCO_3^-］浓度（单位：mM）之间的关系，由 Henderson-Hasselbalch 方程确定，即：

$$pH = 6.10 + \log\left(\frac{[HCO_3^-]}{0.0308P_{aCO_2}}\right) \quad \text{（式 1-168）}$$

上式说明，血液 CO_2 浓度升高，P_{aCO_2} 增加，pH 下降。Shock 和 Hastings 通过经验数据构建了 P_{aCO_2} 和 pH 的线性关系式。因此，肺泡通气量可以简化为 P_{aCO_2} 和 P_{aO_2} 的函数。实际上，在正

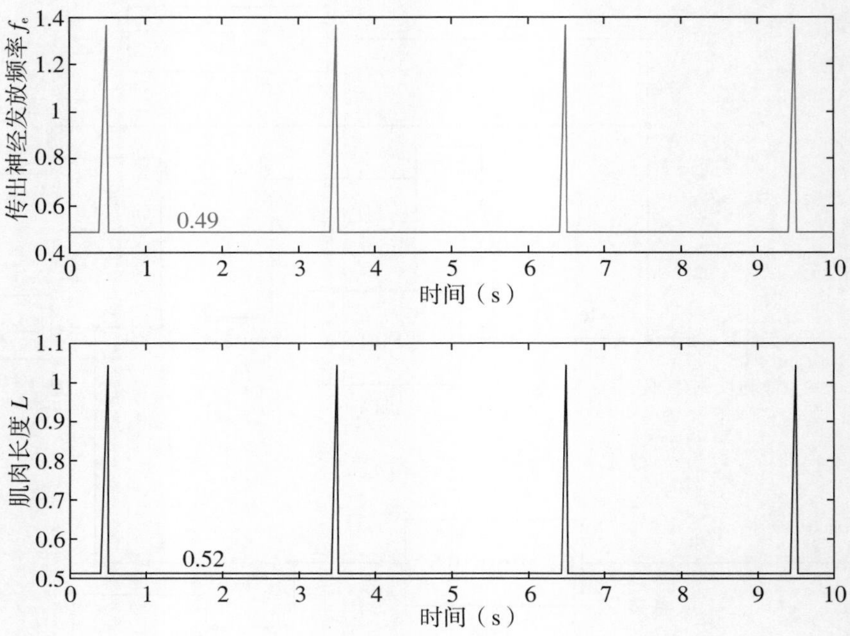

图 1-36　牵张反射稳态调定点数值仿真结果

常空气含氧条件下，通气量对于 P_{aCO_2} 非常敏感。当 P_{aCO_2} 从其正常水平 40 mmHg 升高 1 mmHg，通气量会增加静息水平的 1/3。在高海拔缺氧条件下，当 P_{aO_2} 降低到 70 mmHg 以下时，通气水平明显增加。由于氧气消耗速率和二氧化碳的排除速率在正常情况下保持相对恒定，更高的通气量会导致 P_{aO_2} 增加、P_{aCO_2} 降低，从而降低通气量。这种负反馈在肺部的气体交换特性中得以体现，图 1-37 展示了该系统的简化框图。接下来将分别讨论图 1-37（a）中的肺部气体交换部分和呼吸调节系统部分。

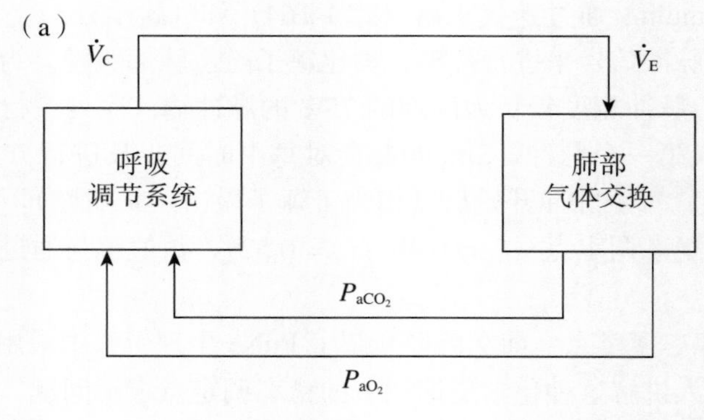

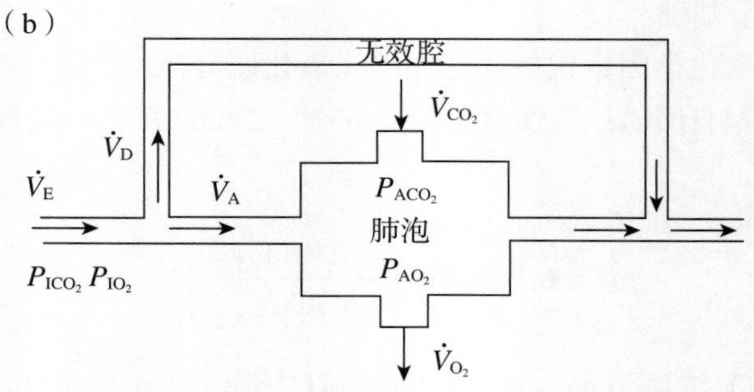

图 1-37　肺通气的化学调控系统框图及肺部气体交换示意图

Note

（1）**肺部的气体交换**：人体中的气体交换涉及肺、血管和组织中的多个环节，作为近似，这里只关注发生在肺部的气体交换，即图 1-37（a）的右侧部分。该气体交换器的工作过程可简化为图 1-37（b）。将进入肺部的总通气量（total ventilation）$\dot{V}_E$ 分为参与气体交换的肺泡通气量（alveolar ventilation）$\dot{V}_A$ 和不参与气体交换的无效腔通气量（dead space ventilation）$\dot{V}_D$，满足：

$$\dot{V}_E = \dot{V}_A + \dot{V}_D \tag{式 1-169}$$

代谢产生的 CO_2 流量应等于 CO_2 从肺循环输送至肺部的流量 $\dot{V}_{CO_2}$。在稳态条件下，根据质量平衡条件，流入肺部的 CO_2 净流量应等于单位时间内肺泡内增加的 CO_2 含量减去肺泡外的 CO_2，即应该等于肺泡内和肺泡外的二氧化碳体积分数之差 $F_{ACO_2} - F_{ICO_2}$ 乘以肺泡通气量 $\dot{V}_A$。CO_2 的质量平衡方程为：

$$\dot{V}_{CO_2} = k\dot{V}_A\,(F_{ACO_2} - F_{ICO_2}) \tag{式 1-170}$$

由于通气流量（如 $\dot{V}_A$）通常以正常体温、标准大气压、水蒸气饱和条件下（生理条件，body temperature pressure saturated，BTPS）的单位表示，而二氧化碳产生、消耗流量 $\dot{V}_{CO_2}$ 通常以环境温度 0 ℃、标准大气压、充分干燥条件下（标准条件，standard temperature pressure dry，STPD）的单位表示。因此，（式 1-170）存在系数 k 代表单位换算，表达式为：

$$k = \frac{V_{STPD}}{V_{BTPS}} = \frac{P_B - 47}{863} \tag{式 1-171}$$

其中，P_B 代表进行气体交换过程的气压，海拔高度为 0 时，$P_B = 760$ mmHg，随着海拔升高，P_B 减小。

（式 1-170）中的体积分数 F_{ACO_2} 和 F_{ICO_2} 可通过道尔顿定律（Dalton law）转化为对应的气体分压，即：

$$P_{ACO_2} = F_{ACO_2}(P_B - 47) \tag{式 1-172}$$

$$P_{ICO_2} = F_{ICO_2}(P_B - 47) \tag{式 1-173}$$

将两式代入（式 1-170）中，可得肺泡二氧化碳分压 P_{ACO_2} 和肺泡通气量 $\dot{V}_A$ 的双曲线关系。

$$P_{ACO_2} = P_{ICO_2} + \frac{863\dot{V}_{CO_2}}{\dot{V}_A} \tag{式 1-174}$$

采用类似的质量平衡分析，可得肺泡氧分压 P_{AO_2} 和 $\dot{V}_A$ 的关系。

$$P_{AO_2} = P_{IO_2} - \frac{863\dot{V}_{O_2}}{\dot{V}_A} \tag{式 1-175}$$

从（式 1-175）中的负号可以看出，氧气从肺部进入血液，因此肺泡氧含量始终低于吸入的氧气含量，体现在 $P_{AO_2} < P_{IO_2}$。

在气体交换简化模型中，进一步假设动脉血气分压和肺泡气体分压完全相等，即：

$$P_{aCO_2} = P_{ACO_2} \tag{式 1-176}$$

$$P_{aO_2} = P_{AO_2} \tag{式 1-177}$$

实际上，对于氧气而言，在肺泡和动脉之间存在大约 5 mmHg 或更多的压差。然而，在某些肺部疾病的患者中，因为通气 - 灌注不匹配，血液和气体的有效交换受到影响，这会导致肺泡和动脉之间的气体分压差进一步增加。

Note

此外，（式 1-174）和（式 1-175）似乎表明 CO_2 和 O_2 之间的气体交换是相互独立的，但实际上存在这两种气体之间的相互作用。因此，为了更准确地建立模型，必须考虑 CO_2 和 O_2 的血液气体解离关系，并考虑到人体组织层面的气体交换。例如，CO_2 可以影响氧气与血红蛋白结合的亲和力（波尔效应，Bohr effect），而氧气的结合水平则会影响在特定分压下的血液 CO_2 浓度（霍尔丹效应，Haldane effect）。在细胞代谢层面，对于特定的 O_2 消耗速率，CO_2 的产生速率取决于被氧化的营养物质类型。

（2）**呼吸调节系统**：呼吸反馈调节系统由位于颈动脉体和主动脉体的化学感受器，位于脑桥、延髓等部位的产生呼吸节律的神经回路和呼吸肌构成。该控制系统在生理范围内对 CO_2 的响应是线性的。在无意识状态下（如睡眠期间），当 P_{aCO_2} 低于清醒时的正常水平时，呼吸调节系统的输出迅速降为零，即发生中枢性呼吸暂停。如果处于缺氧环境，当 P_{aO_2} 低于 100 mmHg，系统对 CO_2 响应的斜率增加，呼吸调节系统的输出增加。因此，呼吸反馈调节系统在 CO_2 和 O_2 水平上存在强相互作用。考虑上述因素，Cunningham 将呼吸反馈调节建模为一个 P_{aCO_2} 的独立项与一个包含缺氧和高碳酸血症（hypercapnia）相互作用的乘积项的和。

$$\dot{V}_C = \left(1.46 + \frac{32}{P_{aO_2} - 38.6}\right)(P_{aCO_2} - 37)\text{，}P_{aCO_2} > 37 \qquad \text{（式 1-178）}$$

$$\dot{V}_C = 0\text{，}P_{aCO_2} \leqslant 37 \qquad \text{（式 1-179）}$$

其中，$\dot{V}_C$ 为呼吸调节系统的输出，即血气反馈控制的目标通气量。这里需要注意，在（式 1-178）中，当 P_{aO_2} 下降接近 38.6 时 $\dot{V}_C$ 会变成无限大，使得模型失效。因此，在仿真中需要设定阈值，确保 P_{aO_2} 不会降至超过合理生理范围的下界。细心的读者还会发现，（式 1-178）、（式 1-179）和 Pulse 生理引擎采用的血气反馈模型（式 1-140）形式类似，但在细节上有所不同。这也说明，研究人员可以根据实际应用场景不断优化模型的表达形式，以期获得最符合临床实际的仿真结果。

（3）**肺通气稳态调定点仿真**：如图 1-37（a）所示，在闭环情况下，呼吸调节系统的输出 $\dot{V}_C$ 等于总通气量 $\dot{V}_E$，以驱动 CO_2 和 O_2 的气体交换，满足实际生理需求。为了获得闭环系统的稳态调定点，如果使用代数法或图解法求解，就必须同时求解（式 1-169）、（式 1-174）、（式 1-175）、（式 1-178）和（式 1-179）。这里同时涉及 3 个主要变量，即 $\dot{V}_E$（$\dot{V}_C$）、P_{aCO_2}（P_{ACO_2}）和 P_{aO_2}（P_{AO_2}），使用代数方程和图解法求解就会相当繁琐，而且二维图解方法也很难描述三维变量的变化状态。因此，这里使用和前文牵张反射类似的数值方法求解。

图 1-38 给出了 Simulink 仿真模型的结构图。使用线性增加序列 VdotE，从 $\dot{V}_E$ = 4 L/min 开始逐步提高总通气量。初始较低的 $\dot{V}_E$ 值，会产生较高的 P_{aCO_2}［（式 1-174）］和较低的 P_{aO_2} 水平［（式 1-175）］，从而导致控制器输出较高的 $\dot{V}_C$ 值［（式 1-178）］。随着 $\dot{V}_E$ 的增加，化学反馈刺激水平下降，从而降低 $\dot{V}_C$。这一过程持续进行，稳态调定点逐渐在 P_{aCO_2} 和 P_{aO_2} 的交互中建立，直到 $\dot{V}_E = \dot{V}_C$，仿真自动停止。在模型中，设置了 P_{aO_2} 的阈值范围为［40 ~ 150 mmHg］，以防止（式 1-178）的呼吸调节系统中 P_{aO_2} 依赖项出现负值或无穷大的情况，此外也将 $\dot{V}_C$ 的取值范围限制在了［0 ~ 20 L/min］。

图 1-39 给出了两种空气含氧量条件下的仿真结果。图 1-39（a）中，设置 P_{IO_2} = 150 mmHg，P_{ICO_2} = 0.3 mmHg，模拟正常海拔高度下氧气占空气 21% 的情况。由于初始较低的 $\dot{V}_E$ 值，由（式 1-174）和（式 1-175）计算得到的 P_{aCO_2} = 67 mmHg，P_{aO_2} = 66 mmHg，由（式 1-178）计算得到的 $\dot{V}_C$ 高于 20 L/min。随着 $\dot{V}_E$ 的增加，P_{aCO_2} 降低，P_{aO_2} 升高，$\dot{V}_C$ 下降，直至 $\dot{V}_E = \dot{V}_C$，模拟终止，最后仿真得到的调定点为 $\dot{V}_E = \dot{V}_C$ = 6 L/min，P_{aCO_2} = 40 mmHg，P_{aO_2} = 100 mmHg。图 1-39（b）中，设置 P_{IO_2} = 107 mmHg，P_{ICO_2} = 0.3 mmHg，模拟高原环境缺氧条件，氧气占空气的 15%。和第一

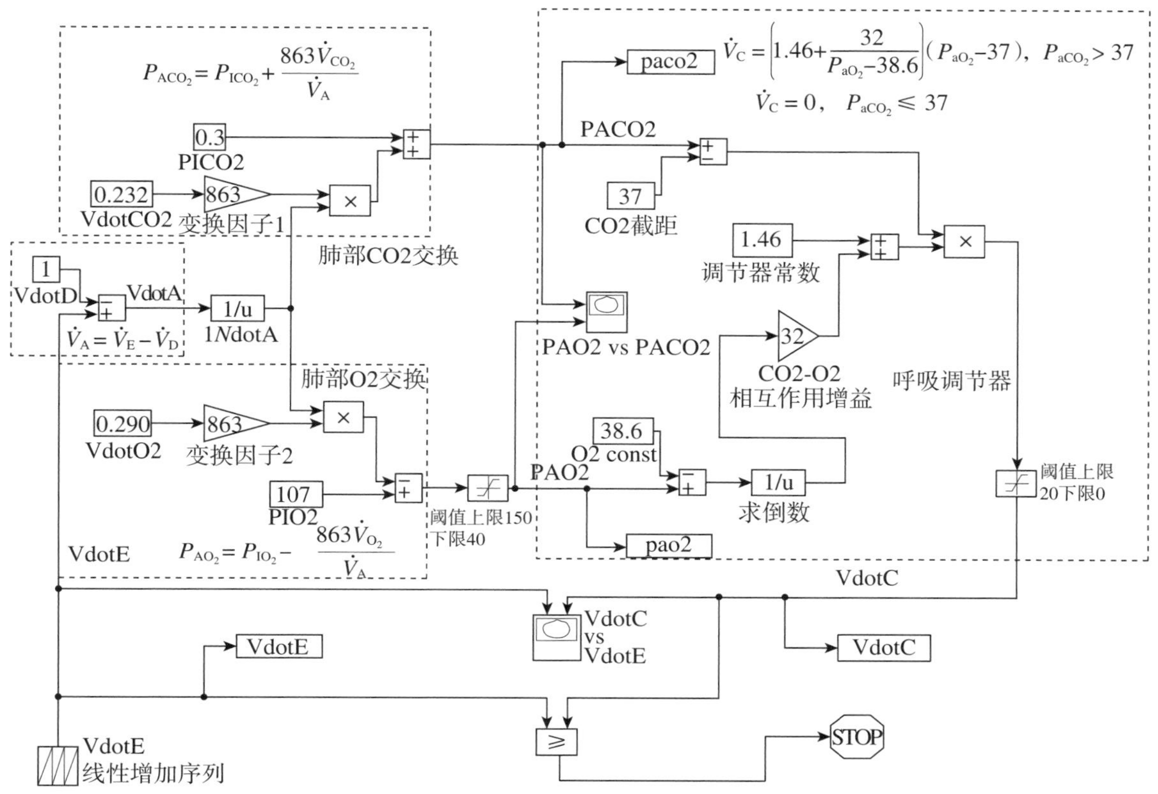

图 1-38　肺通气的化学稳态调控 Simulink 仿真系统图

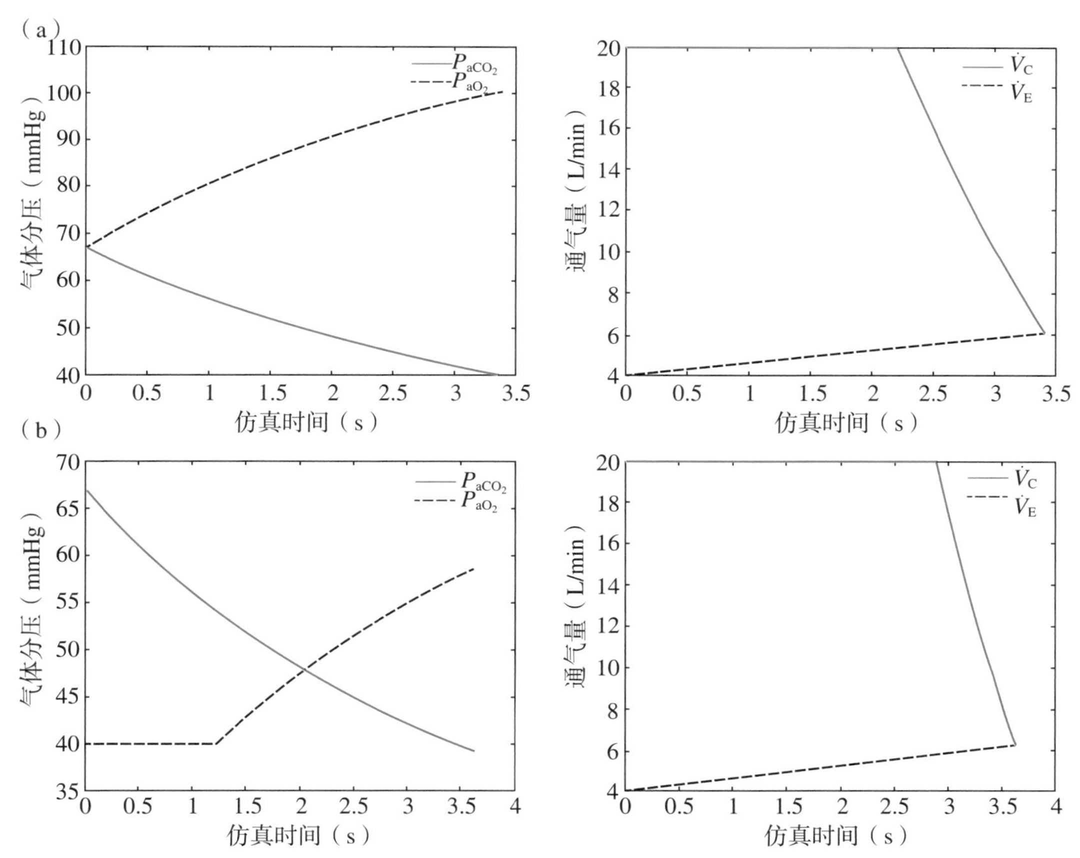

图 1-39　正常及高原缺氧情况下的呼吸系统稳态调定点仿真结果

种情况类似，计算得到的初始 $P_{aCO_2} = 67$ mmHg，而 $P_{aO_2} < 40$ mmHg，而由于 P_{aO_2} 阈值模块的作用，设定为 $P_{aO_2} = 40$ mmHg。随着 $\dot{V}_E$ 的增加，P_{aCO_2} 降低，P_{aO_2} 升高，直到仿真结束，获得的稳态调定点为 $\dot{V}_E = \dot{V}_C = 6.2$ L/min，$P_{aCO_2} = 39$ mmHg，$P_{aO_2} = 59$ mmHg。

上述两种条件的仿真结果均反映了呼吸调控系统的负反馈特性。在缺氧条件下，低氧会产生额外的呼吸驱动力，但增加的通气会导致更多的 CO_2 排出，随着 P_{aCO_2} 的降低，较低的 P_{aCO_2} 水平会抵消低氧产生的呼吸驱动力，结果是通气水平仍然接近正常水平 6 L/min。

小　结

本章系统性地探讨了人体系统运行的基本原理以及构建相关数理模型的方法，分为三个主要部分。第一节着重介绍了人体机能研究的还原论与系统论方法，明确了系统的概念，并深入探讨了人体系统运行的核心原理。通过阐述人体系统的复杂性，强调了对系统进行数理模型构建的重要性。第二节系统介绍了人体系统模型的基本分类和典型模型，并详细讲解了人体系统数学建模的基本方法和流程。以人体系统线性时不变模型为例，讲解了不同物理系统的广义描述方法、微分方程的构建，以及微分方程的时域和变换域解法。最后，以骨骼肌系统黏弹性模型为例，引导读者了解模型辨识和参数估计的基本方法。第三节以心血管血流模型和呼吸系统模型为例，详细介绍了人体系统集总参数模型的构建和计算机仿真方法。通过对比健康和疾病状态下的仿真结果，强调了建模在临床实践中的重要性。最后，以肌牵张反射和肺通气的化学调节为例，通过构建闭环负反馈模型，说明了如何通过建模仿真人体系统的稳态调定点。

整合思考题

1．系统论和还原论的基本概念是什么？它们分别强调什么？在研究方法和视角上有何不同？试举例说明人体系统通过复杂的组件间相互作用产生的新属性。

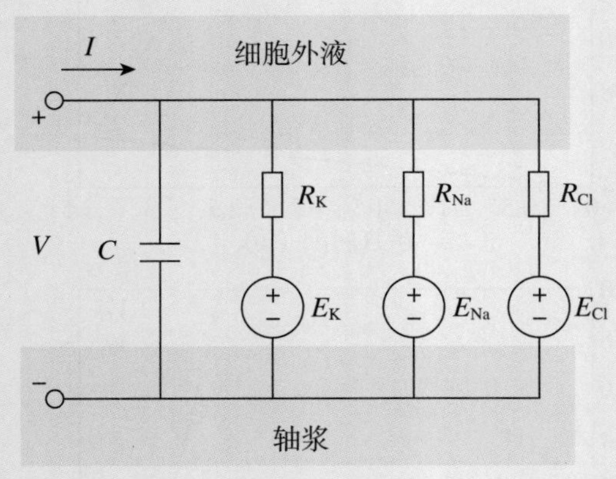

图 1-40　Hodgkin-Huxley 等效电路模型

2．什么是内环境的稳态？为什么说内环境的稳态是人体系统运行的核心主题？人体系统是如何达到内环境的稳态的？试举例说明。

3．通过自主查阅资料，简述体温调节系统的数学建模过程。（关键词：human heat transfer，temperature regulation）

4．图 1-40 给出了 Hodgkin-Huxley 神经模型中，乌贼轴突的等效电路模型。图中的 3 个电压源分别表示 Na^+、K^+ 和 Cl^- 离子的 Nernst 等效电位；电阻则与这 3 种离子的膜电导呈反比关系；C 代表膜电容。

（1）按照图中所示模型，推导 Hodgkin-Huxley 方程，即通过膜的静电流 I 与膜电压 V 的微分方程。

（2）画出该电路模型的等效机械模型，并解释元器件采用并联或串联的方式放置的原因。

5．图 1-41 给出了压力感受器反射（baroreflex）调控的简化闭环模型示意框图。当血压下降时，压力感受器反射会增加心率和心脏收缩力，两者的综合效应增加了心排血量。心排

Note

血量的提升随后通过欧姆定律使血压上升：心排血量 × 全身血管阻力 = 动脉血压。而当血压升高时，则发生相反的效应。图 1-41（a）中的心血管力学模块表示血液循环系统的力学特性；图 1-41（b）给出了压力感受器反射及心血管循环系统的稳态调定点的图解表示。

（1）模型中的压力感受器反射和心血管力学模块，分别可能由图 1-41（b）A、B、C 中的哪条线表示？

（2）假设通过恒定的静脉输注给药，导致外周血管扩张，从而降低全身血管阻力。请根据图 1-41（b）提供的信息，确定在输注前和输注后的情况下心排血量和动脉血压的数值（请明确哪一组数值代表输注前，哪一组代表输注后），并说明理由。

（3）利用图 1-41（b）中的信息，如果注射的药物不仅降低血管阻力［阻力改变情况和（2）相同］，还阻断了压力感受器对血压变化的反应，估算动脉血压将下降多少，并说明理由。

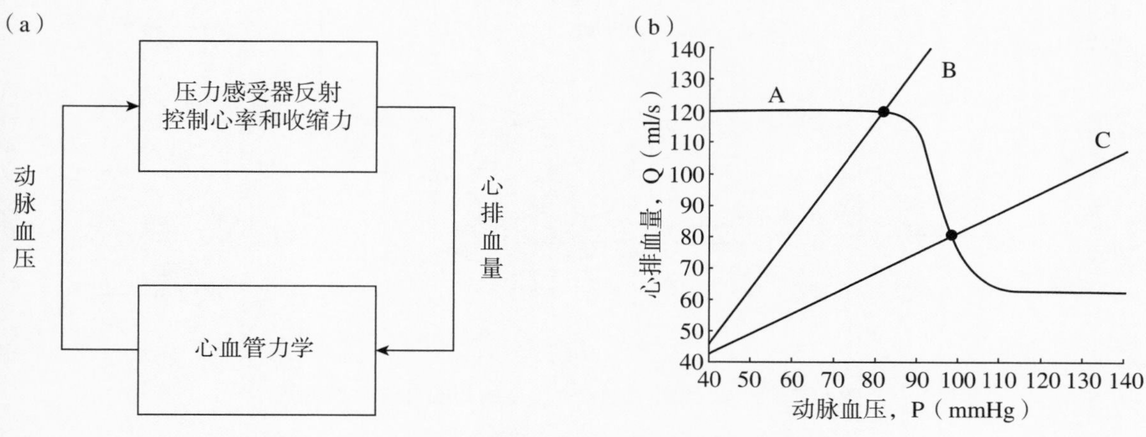

图 1-41　压力感受器反射的简化闭环模型及稳态调定点

6．根据图 1-27（b）中肺通气集总参数简化模型构建的 Simulink 仿真程序框图如图 1-42 所示。如果考虑中央气道的气体惯性效应（在模型中增加 $L_C = 0.01\ cmH_2O \cdot s^2 \cdot L^{-1}$），保持其他元件参数不变。试对呼吸肌压力源 P_m 采用 15、60、120、240 次 / 分的正弦信号时的潮气量和流量的变化情况进行仿真。并对肺气肿患者（将肺顺应性 C_L 增加到 $0.4\ L \cdot cmH_2O^{-1}$，外周气道阻力 R_P 增加到 $7.5\ cmH_2O \cdot s \cdot L^{-1}$）同样采用上述呼吸频率进行仿真，并比较肺气肿患者和正常人的潮气量和流量波形变化。

第一章整合思考题解析

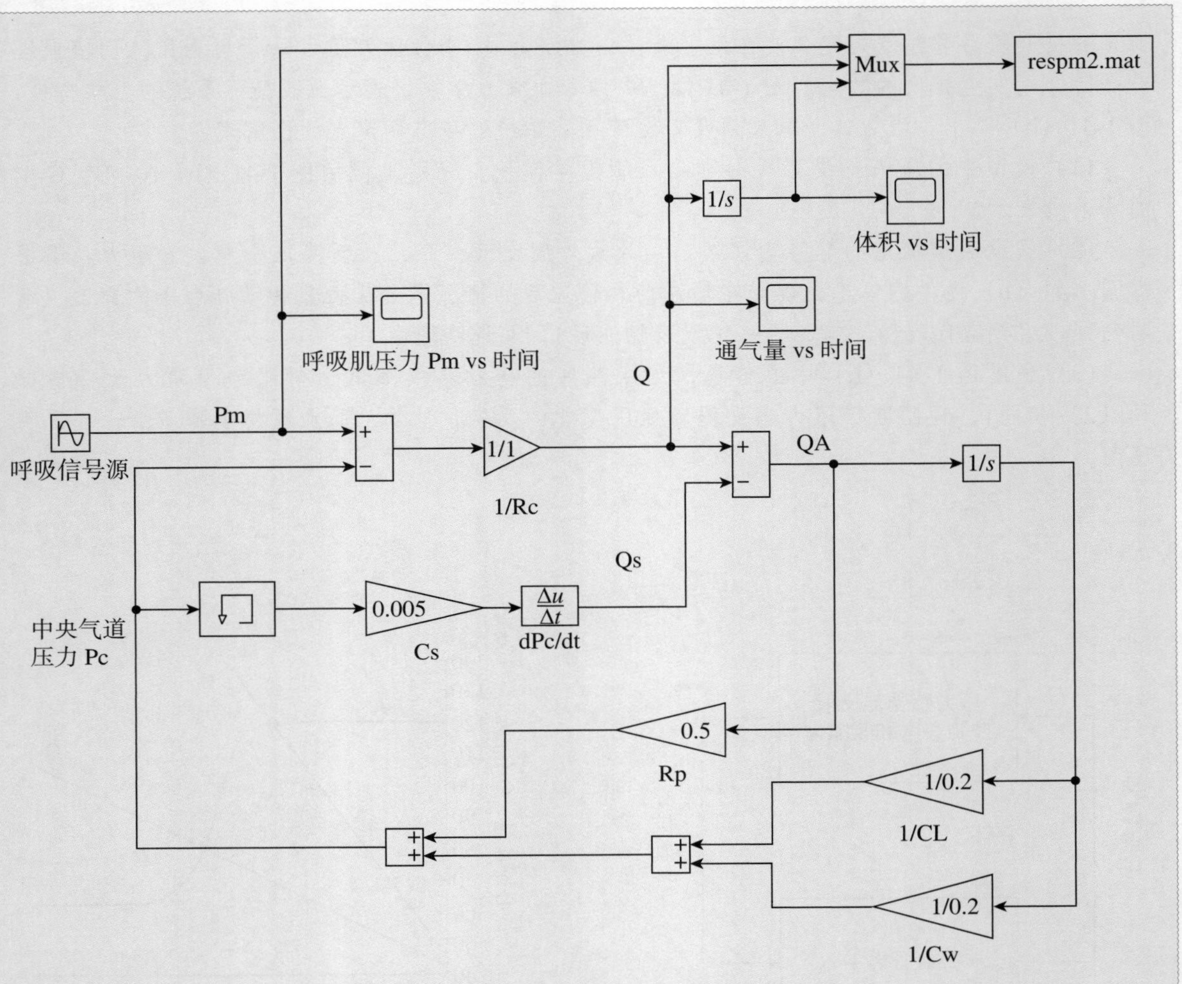
Mux
respm2.mat
1/s
体积 vs 时间
呼吸肌压力 Pm vs 时间
通气量 vs 时间
Q
Pm
+
−
1/1
1/Rc
呼吸信号源
QA
1/s
Qs
0.005
Cs
Δu
Δt
dPc/dt
中央气道
压力 Pc
0.5
Rp
1/0.2
1/CL
1/0.2
1/Cw

图 1-42　肺通气集总参数简化模型的 Simulink 程序框图

（高兴亚　周宇轩）

Note

第二章 人体信号的检测与医学仪器原理

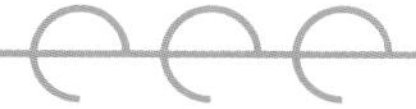

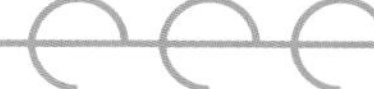

导学目标

通过本章内容的学习，学生应能够：

※ **基本目标**

1. 理解人体信号的特征和检测方法、人体信号检测的基本原则和医学仪器的一般结构，理解医学仪器设计和开发的基本流程和原则，能够描述医学仪器的整体设计和基本组成并进行举例。
2. 了解基本生命体征的分类和测量原理，能够列举典型的基本生命体征检测技术和临床意义。理解生物电信号的测量原理，了解相关仪器的基本原理和应用，会对简单的生命体征检测仪器进行初步的需求分析和设计。
3. 理解和分析血液、尿液和典型生化检测技术的基本原理和相关医学仪器的结构和功能。能够对血常规、尿常规、临床生化检测的结果结合人体系统仿真进行初步的分析。理解医学康复类仪器的基本原理和临床应用。

※ **发展目标**

1. 使用生物医学检测技术对人体信号进行检测，对相关医学仪器的基本原理、开发过程和临床应用有基本的了解，能运用所学知识对临床需求进行分析，提出初步的设计方案。
2. 能够使用人体信号检测技术对正常人体信号进行采集与分析，对疾病状态下特定人体系统进行信号的采集和分析，判读人体系统的状态以及干预原则。

案例 2-1

检测是检出和测量的总称。检出被定义为指示某些特殊量的存在，但无需提供量值的过程；测量则被定义为以确定被测对象量值为目的的全部操作。因此，传感器检测技术是应用传感器将被测量信息转换成便于传输和处理的物理量，进而进行变换、传输、显示、记录和数据处理的技术。

案例 2-1 解析

问题：

人体信号采用传感器进行检测，试从生物医学传感的角度分析获取人体生理病理信息的关键技术。

第一节　引　言

一、人体信号的类型及特征

人体信号涉及各层次的物理、化学和生物信号，如心电、脑电、肌电、眼电等生理电信号；心磁、脑磁、眼磁等生理磁信号；血压、体温、呼吸、血流、脉搏等非电磁生理信号；血糖、尿蛋白、血气等生物化学信号；酶、蛋白、抗体、抗原等生物信号。在临床诊断过程中，人体信号的获取直接关系到诊断结果的准确性。随着现代医学仪器的不断进步，对于人体信号的获取日趋方便与准确。在现代化的诊疗流程中，第一步往往是针对患者的实际症状，采集对应的人体信号，如测量体温、血压、脉搏、心率、心电图、血常规和尿常规等，并以此为依据进行初步诊断。如有需要，还可进一步采集其他信息作为诊断结论的支持与佐证，例如采用超声波、红外线和 X 射线等获取人体组织、器官的图像信息。

人体信号检测主要用于提取待研究的生物系统信息。提取信息的过程可以像在手腕上感觉人的脉搏一样简单，也可以像通过超声波扫描仪分析内部软组织的结构一样复杂。

人体信号的一般特点是信号微弱、随机性强、背景噪声和干扰强、动态变化且个体差异大，因此要求传感器和检测系统的灵敏度高、噪声小、抗干扰能力强、分辨力强、动态特性好。针对不同的人体信号，需要根据被测信号的特点，运用特定的方式进行采集。在运用这些信息分析人体的生理状态时应当注意，实际所采集到的信息通常只是人体系统中庞大信息的一小部分，人体生理信息的动态化、系统化及精确测量仍是生物医学传感技术的重要发展方向。人体信号有多种类型和来源，具体如图 2-1 所示。

1．生物电信号　通常是由神经细胞和肌肉细胞产生的，其基本来源是细胞膜电位。在特定条件下细胞膜去极化产生动作电位。生物电信号的典型例子包括心电、脑电和肌电信号等。生物电信号是生物系统所特有的。

2．生物声信号　提供了有关生物医学现象的潜在信息。典型的例子包括：血液在心脏中通过心脏瓣膜的流动、空气在呼吸过程中通过气道和肺部产生的典型声音信号。

3．生物力学信号　涉及生物系统特定机械功能所产生的信号。这类信号包括各种运动和位移信号、压力和流量信号等。胸壁在呼吸活动中的运动即为生物力学信号的一个典型例子。

4．生化信号　通过对活体组织或实验室分析样本进行化学测量而获得的信号称为生化信号。这类信号的典型例子包括测量二氧化碳分压、氧分压以及血液中各种离子的浓度等。

5．生物磁信号　各种器官如大脑、心脏和肺中的动态电流产生了微弱的磁场。这些磁场信号的测量提供了通过其他类型的检测技术如生物电测量，难以获取的生物信息。典型例子如脑磁图、心磁图等。

6．生物光信号　可以是生物体自然产生的，也可以是测量过程中人为产生的光学特性。例如，血氧合可以通过测量来自组织的不同波长的透射 / 反向散射光来进行估计。

7．生物阻抗信号　组织的阻抗提供了关于其成分、血液分布和血容量等重要信息的来源。通过在组织中引入正弦电流并测量由组织产生的电压降，可以获得生物组织的阻抗信号。典型应用案例如基于生物阻抗技术的呼吸频率测量。

人体信号具有复杂性和特殊性，对传感器和检测系统的可靠性和安全性提出了特别严格的要求，通常比一般工业检测技术要求复杂且严格。目前，生物物理和化学传感器大多已经实现了成熟的商品化，而生物传感器大多数仍处于实验研发阶段。随着微电子学、光电子学、量子化学、

Note

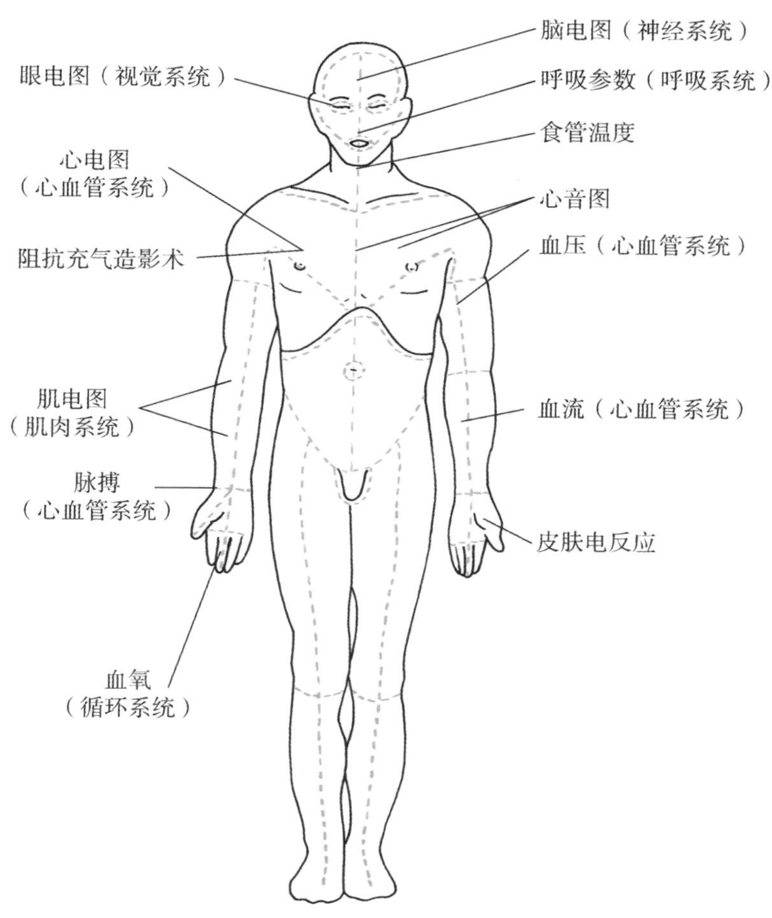

图 2-1　人体信号的来源

分子生物学与传统传感技术的结合，用于检测复杂人体信号的生物传感器的研究将展现广阔的前景。生物医学传感技术也将继续朝着微型化、多参数和实用化的方向发展。微电子和微加工技术以及纳米技术的进步，将推动集成微传感器、微处理器和微执行器于一体的微纳传感芯片系统的进一步发展和应用。

二、人体信号检测的基本原理

人体信号检测技术是工为医用的典型范例，其基本原则首先是明确定义临床问题和目标，然后有针对性地设计解决方案，开发相应的生物医学仪器。图 2-2 展示了生物医学仪器各个组件的通用框图，并提供了不同传感器、滤波器和数据采集系统的示例。我们通常希望获取体内的准确信号，而更容易为人所接受的是非侵入性测量，这也意味着必须通过间接方式进行信号测量。因此，如何提高测量信号的保真度是一个必须考虑的问题，涉及去除外部来源的干扰信号，如其他无需关注的生理过程，这些生理过程可能产生比目标测量信号大很多的噪声。由于许多人体信号的幅度非常低，如脑电图通常在微伏范围内，心电图在毫伏范围内，血压传感器测量的内部压力在千帕数量级，葡萄糖传感器测量的人体电流在微安到毫安的范围内。此外，人体信号属于低频信号，通常在直流到数千赫兹的范围。这意味着医疗设备的硬件需要设计用于低频滤波和放大的电路。然而，当植入传感器时，需要使用高频信号（通常在 400 MHz 左右）将体内信息发送出来，因此必须将高频电路集成到这些医疗设备中。

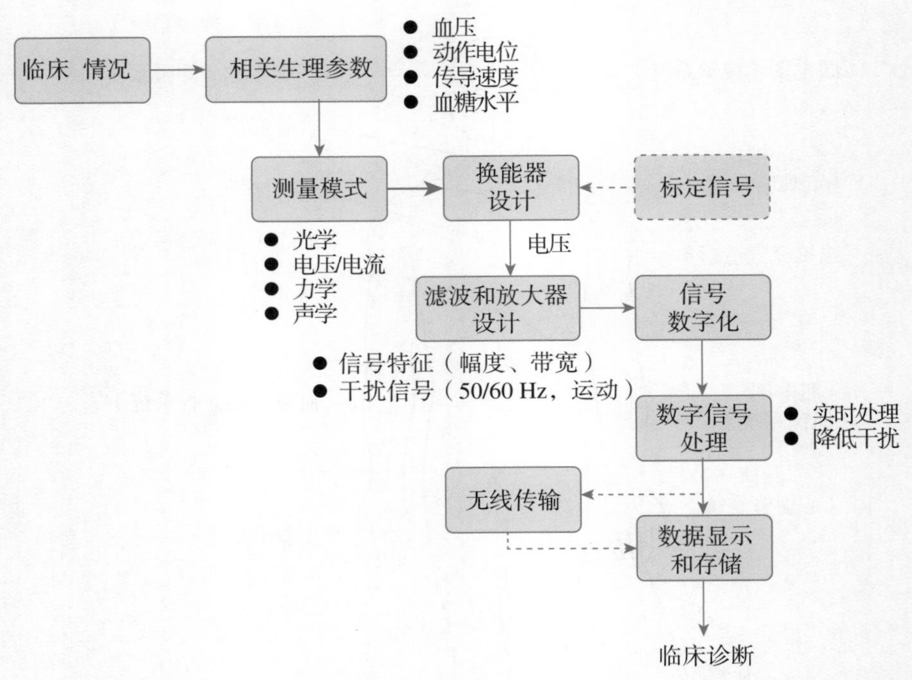

图 2-2　生物医学仪器的模块化通用框图
虚线表示仅存在于部分仪器中的特殊模块

人体信号的检测前端涉及传感器的工作原理、敏感技术、传感器结构及其制造加工技术等。传感器工作包括两个基本过程：首先是敏感元件和外界环境之间通过发生物理或化学相互作用产生相应的信号，称为**敏感效应**；接着传感器内部将由敏感效应产生的信号**转换为有用信号**，该信号记录了外界和敏感元件相互作用的信息。由于检测对象存在多样性，因此需要采用不同的敏感材料和传感器结构，传感器的敏感技术、工作原理以及结构呈现多种形式。但对于不同的检测对象，传感器加工制作工艺是相同的和相近的。值得注意的是，在采用不同原理和针对不同检测对象的传感器中，所采用的检测技术和其性能的评价方法存在共通性。从传感器 / 换能器获得的信号通常是电流强度、电压水平、相对于基准的频率或信号相位偏移等。其中，电压测量是相对简单的方法，来自传感器的微弱电压信号可以直接通过具有高输入阻抗的放大器进行放大。然而，大多数传感器产生电流信号，可以通过设计使用适当反馈的运算放大器将电流信号转化为电压信号。

为了准确测量电压，**放大器的输入阻抗必须大于信号源的输出阻抗**，减少信号源能量损失在源阻抗上。相反，对于电流源信号，需要源输出阻抗大于放大器的输入阻抗。具有零输入阻抗的放大器可理想地放大电流信号，而不会产生干扰，因此，高阻抗电流信号源比低阻抗电流信号源更易于放大处理。

另外，检测系统的**频率响应需要与被测信号的频率范围兼容**。为了不失真地处理信号波形，检测系统的频率必须覆盖对信号强度产生显著影响的所有频率范围。实际应用中，可通过傅立叶变换确定信号的频率范围。在电子仪器中，通频带通常被定义为介于上半功率频率和下半功率频率之间的范围，以确保在此频带内信号得到有效处理。

电信号通常伴随着与正在研究的现象无关的信号成分。这些无关的信号成分即为噪声，可以在系统通频带内的任何频率出现。仪器的设计**需要最大限度地减少噪声，以实现准确、灵敏的测量**。为了从噪声信号中获取有用信息，提高信噪比至关重要。为此，已经发展出许多方法来实现生物医学信号的降噪，其中最简单的方法包括减少通频带带宽或对特定频带进行滤波。

Note

数字技术的最新进展使得医疗仪器在硬件和软件方面相对于传统模拟系统具备更高效、灵活的数字处理能力。数字化技术有以下优点。

1．性能强大　数字化技术能够轻松实现复杂的算法，使得医疗仪器能够有效地处理和分析大量数据。

2．稳定性强　数字化仪器的性能受组件老化和温度等的影响较小，而在传统的模拟设备中，这些因素可能导致性能下降并产生不可预测的效果。

3．灵活的设计参数　数字技术允许仪器的大多数参数可以通过软件修改，而无需进行硬件更改。

医疗仪器的测量结果通常以模拟仪表或数字显示器的形式进行显示。数字显示器不仅以数字列表的形式呈现信息，还能通过优雅的字符、图形，甚至采用三维彩色的方式进行显示。拥有数字显示器的仪器能够直接呈现测量结果，相较于传统的模拟显示器，这种显示方式使得被测参数更易于辨识。数字显示器由于具有更高的分辨率、精度和更强的耐用性，成为医疗仪器的首选显示方式。

键盘是最常见的数据输入的设备之一，具有通用的连接接口，主要发挥医疗器械中的处理和控制功能。键盘通常为带有功能键的数字键盘，类似计算器和打字机的键盘，具备适用于计算机数据输入的相关控制键。大多数键盘上的按键都配备了单触点开关，其后连接到编码器，将按键闭和的动作转换为美国信息交换标准代码（American Standard Code for Information Interchange，ASCII），用于与微处理器的信息交互。

智能技术正广泛应用于包括医疗仪器在内的现代社会的各个领域。在这一趋势下，智能医疗设备的目标是通过提供最佳的医疗保健服务，确保人们享有高质量的生活。医疗单位如今配备了越来越多的仪器，用于获取人体信号和影像数据，通过对人体系统的精细化建模，提高诊疗质量。随着医疗决策活动日趋繁杂，需要将患者的一些通用信息整合成简明的形式，并对这些信息提供准确的解释。高性能的微处理器、微控制器和个人计算机为医疗专业相关工作人员提供了强大的应用工具，使他们能够以智能、高效的方式监控和管理患者。

医疗设备可通过测量人体的生理参数，并且在特定情况下，通过施加刺激或能量，实现诊断和治疗的闭环。在医疗测量仪器设计时需要考虑的因素除了上文所述的测量范围和频率范围外，还有下述重要因素需要考虑。

1．信号源难以触及　从信号源进行测量的主要问题之一是从人体系统内部直接获取生理参数通常存在困难。例如，要直接测量颅内压，需要放置侵入式颅内传感器，这是一项相当复杂的任务。此外，许多传感器的物理尺寸会限制可使用的测试区域。显然，这种难以接近的生理信号源必须通过间接手段进行测量。例如，使用基于袖带的柯氏音法，对肱动脉血压进行间接测量。此外，间接测量法通常需要对数据进行标定和动态修正。

2．生理参数的变异性　人体生理信号通常属于非确定性的时变信号。即使在相似检测条件下，患者的测量结果也存在显著的个体差异。因此，需要借助经验性的统计概率分布函数来描述特定生理参数的特性。

3．生理系统之间的相互影响　生理系统之间存在多个反馈回路，它们之间的相互作用导致生理信号具有固有的可变性。换句话说，对人体系统的某个部分施加的刺激通常以某种方式影响系统的所有其他部分。此外，与其他复杂系统不同，人体系统具有连续工作、不可关闭的特性，即在测量过程中不可通过关闭系统中的部分功能，以达到防止其干扰待测生理信号的目的。

4．传感器对测量系统的影响　所有测量系统在某种程度上都会受到测量传感器的影响。在活体系统上进行测量时，传感器的物理存在可能会显著影响检测结果，这一问题在生物系统测量过程中变得更加复杂。此外，一个系统中换能器的存在也可能会影响其他系统的响应。因此，在设计测量系统时需要充分考虑这个问题，以确保换能器的负载效应对测量变量源的影响最小。

5．干扰信号　是指与测量的生理变量无关的信号。常见的干扰信号包括 50 Hz 的工频干扰和测量仪器内部产生的噪声。此外，由于许多换能器对运动敏感，受试者运动产生的伪信号，也是医疗器械中的一种主要干扰源。有时这些伪信号可能足以掩盖待测信号，这种情况对测量系统的信号调节模块提出了很高的要求。

6．施加能量的安全水平　大多数生物医学测量需要在人体组织上施加一定形式的能量。例如，超声成像技术需要外部施加超声能量到人体。确定人体受试者对各种能量的安全水平是具有挑战性的，设计医疗器械需要参考大量研究确定的施加能量的不良影响阈值。

7．患者安全注意事项　医疗器械在与患者进行物理连接时必须谨慎操作。对于电气或电子设备，若未在设计中采取足够的安全措施，存在触电风险。此外，使用这些设备的医疗人员的安全需求也需要得到保障。国家和国际组织均制定了详尽的指导方针，以确保用于人体的医疗装置在安全性和有效性方面符合标准。

8．可靠性　对于类似除颤器等紧急救生设备，其无法正常运行或提供所需输出可能对患者构成潜在的生命威胁。因此，这类设备必须确保高度可靠、操作简单，并能够承受在医院或救护车内运输以及暴露在腐蚀性化学品中可能造成的物理损害。

9．人为因素　随着医疗设备和系统的日益复杂，对使用这些设备的医生和辅助医疗人员的要求也不断增加。设备与用户之间需要大量的信息交互，以监测和控制系统的功能。此外，医务人员在处理复杂技术系统方面通常缺乏经验，他们有可能无法充分掌握每项任务所需的设备操作。这种不足可能增加错误的发生概率，降低临床程序的质量和可靠性。由于人机交互不足，可能导致整个系统无法达到预期性能。因此，在医疗设备的开发中，良好的用户界面设计变得愈发重要。

10．政府法规　政府对医疗设备的设计、测试和销售的相关法规日益完善，以确保医疗设备能够达到预期功能并确保其操作规范且安全。因此，医疗器械的设计者应熟悉并遵循国家和国际机构关于特定产品或系统的法规。

除此之外，在医疗器械开发中还需要考虑一些一般性因素。这些因素包括信号因素，如传感器类型、灵敏度、范围、输入阻抗、频率响应、精度、线性、可靠性、差分或绝对输入。同时，还需考虑环境因素，包括温度、压力、湿度、加速度、冲击、振动、辐射等方面仪器的稳定性。医疗因素方面，需考虑有创或无创技术、患者不适、辐射和散热、电气安全、材料毒性等。经济因素也是需要考虑的，包括初始成本、耗材成本等。总之，工程设计团队与医疗专业人员积极的沟通和合作对项目的成功至关重要。这种沟通不仅在开发过程中发挥重要作用，而且在临床试验阶段也具有重要意义。

第二节　医学仪器的一般结构与整体设计

一、医学仪器的基本组成与工作方式

（一）医学仪器的基本组成

医学仪器的基本组成可以分为必要功能组件和可选功能组件。必要功能组件包括：传感器、信号调理、输出显示和电源 4 个部分。测量过程中，主要信息流是从左向右的，如图 2-3 中箭头所示。

Note

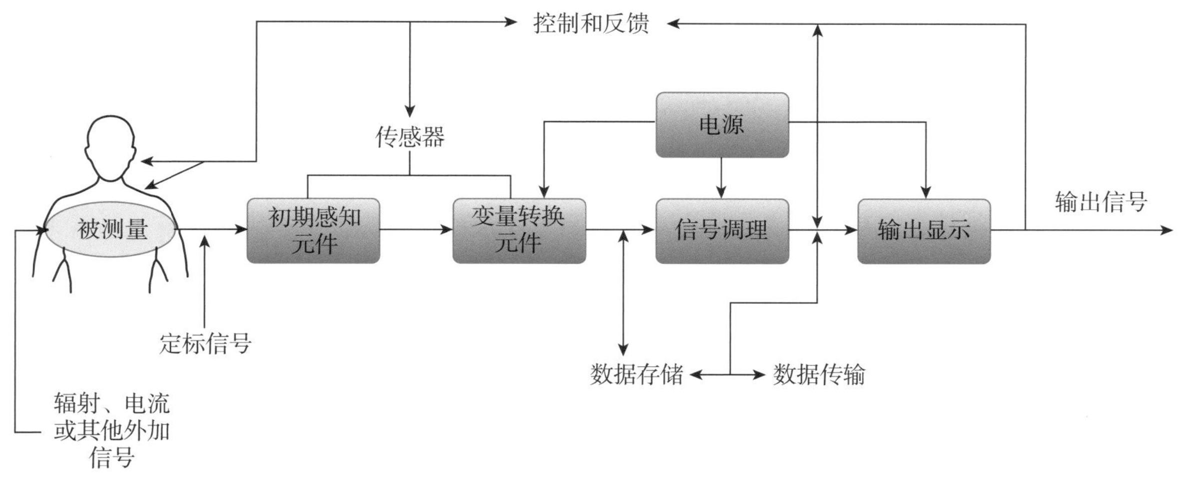

图 2-3　医学仪器的基本组成结构

医学仪器的被测对象是人体系统或其子系统，如心血管系统、呼吸系统等，与普通仪器的最大区别在于信号源，即被测量的不同。医学仪器的信号源是活体组织，或是施加于活体组织上的能量。人体作为测量对象可能遇到的问题会在后续章节进行详细的介绍。图 2-3 中定标信号、数据存储和数据传输等部分是可选功能组件，根据具体设计目标和功能要求进行选择。这些科学组件和相互关系在图中以虚线表示。下面我们对被测量、传感器、信号调理、输出显示和电源这 5 个必需组件做具体介绍。

被测量（信号源）是在仪器系统中需要测量的物理量、特性和状态的通称。医学仪器的被测量可能是体内的（如血压）、体表的（如心电图）、从体内散发出来的（如红外辐射），或者来源于人体的组织样品（如血液样品）等。医学中最重要的被测量主要包括：生物电位、压力、流量、尺寸、位移、阻抗、温度和化学物质浓度等。

传感器是将能量从一种形式转换为另一种形式的器件，通常将物理被测量转换为电信号输出。传感器应当只响应被测量中包含的能量形式，而不响应其他的能量形式。传感器与人体接触时，要求尽可能少从系统中提取能量，同时测量方式要尽量是无创或微创。许多传感器有初级敏感元件（如膜片，将压力转换成位移）和变量转换元件（如应变计，将位移转换为电压）。通过改变初级敏感元件，可在很宽范围内调整传感器的灵敏度。

通常情况下，传感器输出不能直接与显示装置耦合连接，需要进一步加工和处理。简单的**信号调理**主要包括信号放大和滤波，或者对传感器和放大器之间进行阻抗匹配。传感器输出信号转换成数字形式，用专用的数字电路或微型计算机进行处理，必须以操作人员能够感知的形式进行显示。显示形式可以是数字的或是图形的，离散的或连续的，永久的或临时的，取决于具体被测量以及操作人员如何运用这些被测量信息。

医学仪器是与人体直接接触的测量设备，除了对其性能和精度的高要求外，对所使用的工作电源的安全性也有非常严格的规定。由于医学测量技术属于强干扰背景下的低频弱信号检测，为了保证设计出的医学测量设备能具备良好的性能指标，实现高性能测量，其供电的医学电源需具备优良的性能，如低纹波系数、高共模抑制比等。医用电源与普通电源的主要区别在于对安全性的要求非常高，对绝缘、漏电流、剩余电压等指标也有明确规定。医疗电源既要满足高安全性和隔离性的要求，同时对电磁兼容性也有明确规定，要满足医疗设备的相关传导放射和辐射放射标准，如针对电磁干扰的 EN 55011 标准。

（二）医学仪器的工作方式

现代医学仪器技术跨度很大，产品种类繁多。目前市场上有40000多种医学仪器。按工作方式不同，可分为七大类：医学影像设备、医学电子设备、医学分析仪器、医用光学仪器、人工器官仪器、放射治疗设备以及新型医疗仪器。

医学影像设备具有直观、形象、信息丰富、便于观察和存储的特点。典型设备包括X射线计算机断层成像（X-Ray computed tomography，X-CT）装置、磁共振成像（magnetic resonance imaging，MRI）装置、超声成像（ultrasonography，US）装置和正电子发射断层成像（positron emission tomography，PET）装置等。这类设备在临床上应用最为广泛，对疑难疾病的确诊基本都要依赖影像学的检查。

医学电子设备技术上的特点主要表现为微电子化、智能化、组合化和遥测化，产品具有自动化、小型化和多功能化的特征。典型设备主要包括生物电测量仪器、血压测量仪器、监护设备、可穿戴电子装置等。其中，监护设备在临床上应用最为广泛，在重症监护病房（intensive care unit，ICU）、手术室等环境下均能见到它们的身影。

医学分析设备的特点是快速、微量、自动、准确和多功能化。典型设备包括生化分析仪、化学分析仪、血液分析仪、病理检测仪等。血气分析仪器除检测pH、PO_2、PCO_2外，还能检测出血红蛋白、血细胞比容等。组合化和自动化是现代医院分析设备的特点，如自动生化分析仪是一种模块化集成仪器，可以将生化分析中的取样、加试剂、混合、保温、比色、结果计算、书写报告等功能模块部分或全部集成到单台仪器上。

医用光学仪器主要分为眼科光学仪器、显微镜、医用内窥镜和医用激光仪器四大类。其中，医用内窥镜是在光纤技术出现后迅速发展起来的，广泛应用于消化科、泌尿科、呼吸科、妇科、五官科、骨科等科室的诊断和治疗中。装有电荷耦合器件（charge-coupled device，CCD）摄像机的内窥镜又称电子内窥镜，可实时显示脏器内的图像。

人工器官仪器主要用于部分或全部替代病损的自然器官。典型设备包括心脏起搏器、脑起搏器、人工肺等。其中，心脏起搏器是一种植入体内的电子治疗仪器，通过脉冲发生器来发放电脉冲，使心肌收缩，从而达到治疗心脏功能障碍的目的。人工器官仪器的发展趋势包括从“暂时替代”向“长期替代”或“永久替代”发展，从“体外应用”向“体内植入”发展，以及从“装饰性”向“功能性”发展。

放射治疗设备是治疗癌症的有效手段，常见设备包括深部X射线治疗机、钴60治疗机、医用电子直线加速器和伽马刀等。新型放射治疗设备有π介子治疗机、中子治疗机、质子和重离子等粒子束放射治疗机。

近年来，随着技术的发展，市场上先后出现多种新型医疗仪器，如达芬奇手术机器人、胰岛素给药系统、体内肿瘤追踪全球定位系统（global positioning system，GPS）等。简单来说，达芬奇手术机器人是一种更先进的腹腔镜系统，美国食品药品监督管理局（Food and Drug Administration，FDA）已批准达芬奇手术机器人系统用于成人和儿童的普通外科、胸外科、泌尿外科、妇产科以及心脏手术等领域。

二、医学仪器的主要性能参数和技术特性

（一）医学仪器的主要性能参数

Note

为了便于比较现有仪器的性能和评价新仪器的设计，需要定义评价仪器性能的量化标准，即

医学仪器的主要性能参数。根据输入信号的频率特性，可将仪器工作特性分为静态特性和动态特性。静态特性描述的是当输入信号是直流或低频时的仪器性能，而动态特性描述仪器对高频输入信号的反应，常借助于微分和积分方程表达。下面介绍几个主要的静态指标。

1．准确度（accuracy）

$$k=\left[\frac{\Delta A}{A_{\max}-A_{\min}}\right]\times 100\% \tag{式 2-1}$$

上式中，ΔA 为仪器在满刻度范围内的最大绝对允许误差，$A_{\max}$ 和 $A_{\min}$ 分别为仪器上、下限对应值。准确度通常在被测量的规定范围内变化，对于多量程仪器来说，准确度会随着满刻度值的减小而降低。准确度是在不考虑误差类型或来源的情况下，对总误差的一种量度。准确度可表示为读数的百分数、满刻度的百分数、数字显示时末位数字的变化量等。如果准确度只是简单地标为百分数，那么通常采用满刻度的百分数。有时，一些设备制造商只标明仪器在一定期限内的准确度。

2．精密度（precision） 表示测量结果可以分辨的最小读数。例如，能显示 2.434 V 读数的电压表，就比能显示 2.43 V 读数的电压表的精密度高。需要注意的是，高精密度并不意味着高准确度，因为精密度并没有与真实值进行比较。

3．分辨率（resolution） 是能够实际测量出的最小增量，表示仪器能够区分几乎相等量值的程度。如果被测量是从零开始的，阈值和分辨率具有相同的意义。

4．重复性（repeatability） 仪器在某一时期内，对于所加的相同输入量，能提供相同输出量的能力称为重复性。重复性好并不意味着准确度高。例如，一个停走的钟表，每次测量的重复性都是好的，但每天只有两次在停止的那一时刻能够准确表示时间，其准确性就很低。

5．零点漂移（zero drift） 仪器的输入量在恒定不变（或没有输入信号）时，输出量往往会偏离原来起始值而上下波动，这种缓慢变化的现象称为零点漂移。零点漂移通常是由于环境温度及湿度的变化、滞后现象、振动、冲击和不希望的对外力的敏感性、生产制造上的误差等因素引起的，其中温度影响尤为突出，因此有时零点漂移又称为温漂。

6．输入阻抗（input impedance） 由于生物医学传感器和仪器通常是把非电量转化为电压和电流，因此引入了广义输入阻抗的概念。输入阻抗对医学仪器设计非常重要，医学仪器的输入阻抗与被测对象的阻抗特征、所用电极、传感器的类型以及生物体接触界面等相关。通常把外加输入变量与响应变量之比称为仪器的输入阻抗。

$$Z=\frac{X_1}{X_2} \tag{式 2-2}$$

上式中，Z 为输入阻抗，X_1 和 X_2 分别为输入变量和响应变量。输入变量可以是电压、力、压强等，响应变量对应电流、速度、流量等。由于生物体能提供的能量十分有限，为了减少功率消耗，应尽可能地提高输入阻抗，从而使被测参数尽可能不发生畸变。应用体表电极的仪器，要考虑到体阻抗、电极 - 皮肤接触阻抗、皮肤分泌液阻抗，以及电极极化电位等因素的影响。一般信号输入回路的阻抗主要取决于电极皮肤接触阻抗。接触阻抗因人而异，与分泌情况、皮肤的清洁程度都有关系，在生物电信号频率范围内，其等效阻抗一般在 2 ～ 150 千欧。引线和保护电阻之间一般是 10 ～ 30 千欧。在低频情况下，忽略电容的影响，则体表电极的等效阻抗可以达到 10 ～ 150 千欧。因此，生物电放大器的输入阻抗应比该值大 100 倍以上才能满足要求，故一般要求仪器的输入阻抗为 5 兆欧以上。

7．信噪比（signal to noise ratio，SNR） 除被测信号之外的任何干扰都可称为噪声。这些噪声有来自仪器外部的，也有电路本身所固有的。外部噪声主要来自电磁场的干扰，内部噪声主要

Note

来自电子器件的热噪声、粒子散射噪声和 $1/f$ 噪声。仪器中的噪声和信号是相对存在的。在具体讨论放大电路放大微弱信号的能力时，常用信噪比来描述其性能。信噪比定义为信号功率 P_s 与噪声功率 P_w 之比，通常以分贝（dB）为单位来表示。对检测生物信号的仪器，通常要求有较高的信噪比。有时，为了便于对信噪比做定量比较，常以输入端短路时的内部噪声电压作为衡量信噪比的指标。

$$SNR = 10\lg\frac{P_s}{P_w}\ (\text{dB}) \qquad (式\ 2\text{-}3)$$

8．共模抑制比（common mode rejection ratio，CMRR） 在差分放大电路中，有两个输入端，当在这两个端子上分别输入大小相等、相位相反的信号，放大器能产生很大的放大倍数，这种信号称为差模信号，这时的放大倍数称为差模增益（A_d）。如果两个输入端分别输入大小相等、相位相同的信号，如上一级由于温度变化而产生的信号（温漂信号），称之为共模信号，这时的放大倍数称为共模放大倍数（A_c）。为了说明差分放大电路抑制共模信号及放大差模信号的能力，常用共模抑制比作为一项技术指标来衡量，定义为差模增益与共模增益的比值。

$$CMMR = 20\lg\frac{A_d}{A_c}\ (\text{dB}) \qquad (式\ 2\text{-}4)$$

上式中，A_d 和 A_c 分别为差模增益和共模增益。共模抑制比主要由电路的对称程度和元器件本身决定。共模抑制比是衡量诸如心电、脑电、肌电等生物电放大器对共模干扰抑制能力的一个重要指标。在医学测量中，我们希望设备的共模抑制比越高越好，例如心电测量时，共模抑制比要求 60 dB 以上。而测量脑电时，由于脑电比心电信号更加微弱，所以共模抑制比要超过 80 dB。各种提高共模抑制比的方法将在接下来学习具体仪器时做详细介绍。

（二）医学仪器的技术特性

医学仪器测量的对象是人体，而人体是由分子、细胞、器官和功能系统等各层次组成的复杂系统，人们根据具体需求设计出了针对不同生物学测量范围，涵盖分子水平、细胞水平、器官水平和系统水平的不同层次的医学仪器。一些典型的医学仪器的生物学测量特征如表 2-1 所示。

表 2-1　典型医学仪器的生理参数测量特征

参数或测量技术	信号测量范围	信号频率范围 /Hz	标准传感器或方法
脑电图（EEG）	5 ~ 300 μV	DC ~ 150	头皮电极
心电图（ECG）	0.5 ~ 4 mV	0.01 ~ 250	皮肤电极
脑皮质电图	10 ~ 5000 μV	DC ~ 150	脑表面电极
胃电图（EGG）	0.5 ~ 80 mV	DC ~ 1	胃表面电极
肌电图（EMG）	0.1 ~ 5 mV	DC ~ 10000	针状电极
眼电图（EOG）	0 ~ 900 μV	DC ~ 50	接触式电极
胃部酸碱度	3 ~ 13 pH units	DC ~ 1	pH 电极、锑电极
动脉直接血压	20 ~ 300 mmHg	DC ~ 40	键合半导体换能器、电容式压力换能器等
动脉间接血压	20 ~ 300 mmHg	DC ~ 5	低频麦克风
静脉直接血压	−5 ~ 20 mmHg	DC ~ 40	高灵敏度压力传感器
心率	25 ~ 300 次 / 分	25 ~ 300	源自心电图、动脉血压波形或光电体积描记图
呼吸速率	0 ~ 50 次 / 分	DC ~ 50	热敏电阻、CO_2 探测器、应变计传感器等
体温（口腔）	36.3 ~ 37.2 ℃	DC ~ 1	热电偶、电阻温度计、热敏电阻、硅二极管

Note

通常情况下，人体生理电信号的幅度在微伏到毫伏区间，其生物医学测量在技术特性上属于强干扰背景下的低频微弱信号测量。医学仪器的技术特征主要包含以下五个方面的内容。

1. 生物医学信号属于低频微弱信号　生物医学信号属于强噪声背景下的低频微弱信号，是由复杂生命体发出的不稳定的自然信号。由于受到人体诸多因素的影响，因而具有一般信号所没有的特点，如信号弱、噪声强。此外，频率范围一般较低，除心音信号频谱成分稍高外，其他电生理信号频谱一般较低，属于低频微弱信号。由于生物医学测量面向的对象是人体，被测量表现为强度微弱、信噪比低、能量有限，所以对测量系统的灵敏度、分辨率、输入阻抗、噪声和干扰抑制能力都有非常高的要求。这一特点在进行生物电、生物磁等信号的测量时表现得尤为突出。

2. 医学仪器的噪声对测量有直接影响　人体是一个极其复杂的系统，往往是多种生理信号交织到一起，因此如何有效地从人体中提取出被测信号就成为了生物医学测量的重要问题。在使用医学仪器测量时，首先要明确何为信号、何为噪声。例如，在心电测量时，心电是有用信号，肌电是噪声干扰；但在脑电测量时，心电却变为噪声。所以要充分认识人体噪声的性质和特点，采取有效措施，从人体噪声中提取有用的测量信号。

3. 医学仪器在测量时容易引入外界环境干扰　医学仪器在信息测量过程中容易引入外界环境的干扰，主要包括周围环境干扰和外部刺激对测量过程的干扰两部分。其中周围环境干扰主要包括电场、磁场和高频电磁场干扰。电场干扰是通过电容耦合方式产生的，最常见的电场干扰是工频（50 Hz）干扰；磁场干扰是通过磁耦合的方式产生的，如变压器、电动机和荧光灯的镇流器周围产生的交流磁场；高频电磁场干扰是由空中传播的电磁波，经测量系统与人体连接的导线，耦合到系统中所产生的干扰。

另外，外部刺激也会在测量过程中产生干扰。外部刺激干扰主要是通过人体的感觉器官进入体内，引起生理状态异常改变，造成测量结果的不稳定或产生伪差。例如，在心电测量时，如果在记录过程中突然出现刺激性的大分贝噪声，被测者的心率就会突然变快，从而对测量造成干扰。

4. 医学仪器的许多重要变量不能直接测量　在生命系统中，许多重要的变量是难以直接测量的，因为在不破坏系统的情况下不能获得合适的被测量与传感器之间的测量界面。这是生命系统所具有的特殊性。例如，在测量过程中不能使人体循环系统停止运转。在实际测量某一个参数时，即使能够避免来自其他生理系统的干扰，由于受限于传感器的实际大小等因素，也会最终导致无法对其进行直接测量。对于这些难以直接测量的变量，我们必须采用间接测量方法，或必须对测量过程中受到影响的数据予以修正。如心排血量这一非常重要的生理参数，通常难以被直接测量。

5. 医学仪器的被测变量具有变异性　从人体或动物身上测得的变量很少是确定的，即使所有可控因素都是固定的，大多数的测量值也是随时间变化的；即使条件相似，许多医学测量在个体之间的差异也很大。大量研究已经证明这种内在的变异性，它在分子和器官水平，甚至整个身体水平上都广泛存在。正如不同患者的外部形态不同一样，他们的内部解剖结构也存在着显著差异，许多生理系统之间的相互作用也会导致生理测量出现很大的偏差。此外，生理系统中存在许多反馈回路，而我们对这些内部关系却知之甚少，因此控制或消除其他系统对被测量的影响是很难做到的。在设计与使用医学仪器时我们需要谨记，只要涉及对人体进行生理测量，无处不在的变异性都应纳入考量。

三、生物医学测量中的噪声、干扰与信号放大

（一）生物医学测量的干扰与干扰耦合途径

由于生物医学信号是微弱信号，测试系统具有较高的灵敏度，医学仪器在测量时容易引入各

Note

种干扰信号。工频 50 Hz 干扰往往落在生物电信号频带范围之内，且生物体本身属于电的良导体，难以屏蔽，所以容易接受各类外部干扰。

干扰和噪声是两个不同的概念。干扰是用来描述一个系统受另一个系统的影响而在该系统中产生误差电压和电流的现象，通常采取的消除干扰的措施有合理的电路设计和良好的屏蔽接地等。噪声是指被测信号中加入的随机扰动，其来自测量系统的内部，是由构成测量系统的材料及元器件所产生的。尽管噪声不能精确预测也不能完全消除，但可适当加以控制。生物医学信号测量是强干扰和噪声背景下的微弱信号测量。

干扰源指能对测量电路正常工作造成影响的电磁能量源，包括自然界宇宙射线和太阳辐射产生的周期性电扰动，以及周围普通电气电子设备产生的放电现象。干扰的耦合引入方式主要包括内部相互耦合和外部电磁场辐射两种。内部相互耦合是指测量系统本身的不同部分之间相互干扰的情况。例如，在测试系统内部各单元电路之间或两种测试系统之间存在公共阻抗，当电流流经公共阻抗时，会形成压降造成干扰，称为公共阻抗耦合干扰现象。来自外部电磁场辐射的干扰是最常见且危害严重的一种干扰形式。这种干扰的耦合途径包括电场和磁场两种。场的特性取决于场源的性质、周围的介质以及观察点与场源间的距离。电磁场辐射干扰包括以下两种耦合形式。

1．电容性耦合　电子系统的导线与导线之间以及导线与元件、结构件之间都存在分布电容。一个导体上的电压或干扰成分通过分布电容使其他导体上的电位受到影响的现象，即为电容性耦合。

减少电容性耦合干扰的措施主要包括：提高电路的输入阻抗；增大两导线间的距离，尽量避免两导线并行，以减小分布电容 C；采用屏蔽导线，尽量缩短信号线伸出屏蔽层的长度，并使屏蔽层可靠接地等方法。

2．电感性耦合　干扰电流产生的磁通随时间而变化，在闭合回路中产生干扰电压（图 2-4）。在系统内部，线圈或变压器的漏磁和闭合回路是形成干扰电压的主要原因，图 2-4（a）即为系统内部形成干扰电压的示意图。在系统外部，多数是由于两根导线在长距离平行架设中形成干扰电压，图 2-4（b）即为系统外部形成干扰电压的示意图。

减小电感性耦合的主要措施包括：远离干扰源；采用绞合线方式，即每个绞合微小面积所引起的感应电压大体相等，方向相反，相互抵消；尽量减小耦合通路等方法。图 2-4（c）即为减小电感性耦合通路的示意图。

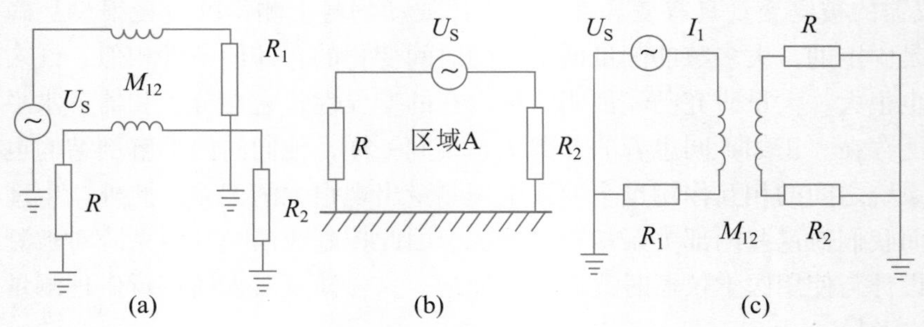

图 2-4　电感性耦合示意图

一般生物医学测量属于低频测量系统，其接地采用串联、并联结合的一点接地方式。从整体系统考虑，应首先区分低电平电路、高电平电路以及功率相差很多、干扰电平相差很大的电路，其地线均应分别接地，即系统中至少要有 3 个分开的地线：**低电平信号地线**；**功率地线**，包括继电器、电动机、大电流驱动电源等大功率电路及干扰源的地线，又称为干扰地线；**机壳地线**，包括机架、箱体，又称为金属件地线，与交流电源零线相接。3 套地线分别自成系统，最后汇集于

Note

接地母线。

（二）生物医学测量的噪声和低噪声放大器

噪声指测量系统内部由器件、部件的物理因素产生的自然扰动（电压或电流）。噪声是电路内固有的，不能用诸如屏蔽、合理接地等方法消除，内部噪声为测量精度的主要限制性因素。测试系统的噪声虽然不可能完全消除，但是通过对噪声过程的分析，进行合理的低噪声电路设计，可以使噪声降到最低限度，从而使信号在传输过程中保持较高的质量。

噪声具有随机性，没有确定的时间函数，不能准确地预测未来某时刻噪声电压的幅度或波形。然而，噪声服从统计规律，可以通过噪声过程的概率密度函数 $P(u)$ 来表示噪声电压落在某一范围的概率。大多数噪声属于平稳随机过程，其噪声电压（或噪声电流）的概率密度服从高斯（正态）分布。噪声基本特性用统计平均量描述：概率密度表示噪声在幅度域里的分布密度；均方值表示噪声的强度；功率谱密度表示噪声在频率域里的特性。

生物医学测量中主要噪声类型有：$1/f$ 噪声（低频噪声，是一种功率谱密度与频率呈反比关系的噪声）、热噪声和散粒噪声。凡两种材料不完全接触，形成起伏的电导率便产生 **$1/f$ 噪声**，如有源器件、电阻、导体连接处，都存在 $1/f$ 噪声；$1/f$ 噪声是低频噪声，频率范围一般在 500 ~ 2000 Hz。由于生物信号的频带范围大都位于低频、超低频段，所以 $1/f$ 噪声会造成生物信号提取的困难。

热噪声是由导体中载流子的随机热运动引起的。热噪声电压均方值与温度、工作频带和阻值呈正比。温度越高，导体内自由电子的热运动越激烈，噪声电压就越高，温度降低，热噪声减小。在微弱信号检测的低噪声电子设备中，常利用超低温技术来减小热噪声。此外，在保证信号不失真的情况下，应尽量减小测量系统的通频带宽度，或者选择尽可能小的传感器电阻，避免增加额外的热噪声。

散粒噪声与流过半导体 PN 结势垒的电流有关，所以三极管、二极管中都存在散粒噪声的电流噪声；在这些器件中，由于电子流经半导体材料的势垒，导致电流的随机波动，形成散粒噪声。而在简单导体中没有势垒，因此没有散粒噪声。

通常在讨论运算放大器噪声性能时，采用理想运算放大器加上其等效噪声参数 U_N、I_N 来描述。

图 2-5 中 U_N、I_N 为放大器产生的噪声，Z_I 为输入阻抗；U_S 为信号源，R_S 为信号源内阻，U_{NS} 为电阻 R_S 的热噪声电压。放大器输出端噪声 U_{NO} 是由输入端噪声共同产生的。

$$U_{NI}^2 = \left(\frac{U_{NO}}{A'}\right)^2 = U_{NS}^2 + U_N^2 + I_N^2 R_S \quad \text{（式 2-5）}$$

上式中，A' 为运算放大器对信号 U_S 的电压增益。放大器输入用信号 U_S 和等效输入噪声 U_{NI} 表示。为了确定运算放大器输入某一噪声水平，可以改变源电阻 R_S 进行测量。

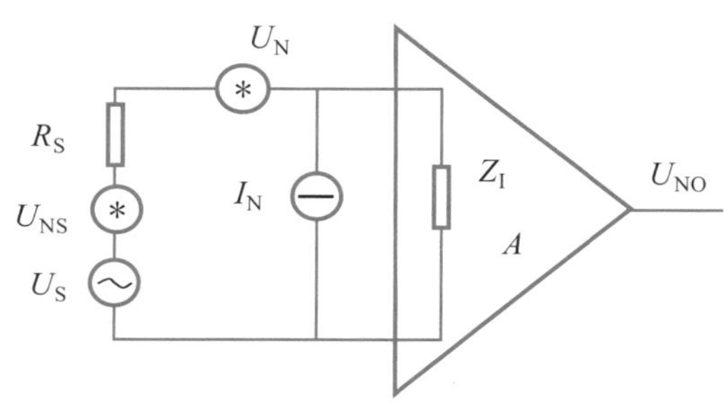

图 2-5　运算放大器示意图

低噪声放大器在设计时应严格选择低噪声器件，关注噪声性能指标，进行噪声匹配，遵循多级放大器的低噪声设计原则。首先，根据噪声要求及源阻抗特性确定输入级电路，包括器件选择及噪声匹配等。接下来根据放大器要求的总增益、频率响应、动态范围、稳定性等指标设计后续电路，确定放大级数及电路结构等。

四、医学仪器设计的原则、过程及产品化

（一）医学仪器设计的原则

当代医学仪器技术正朝着便携式、提供床边或家庭护理的方向发展。下一代监测、显示、诊断和治疗设备的开发正朝着更加紧凑、准确和通用的目标进行设计。这些系统面向以预防为导向、消费者驱动的医疗保健模式，其中包括可以自我“思考”的智能设备、定制的可穿戴设备、电子病历和无线互联网链接系统等创新。这些仪器设备有望在医院和家中提供更方便、用户友好、智能的医疗保健服务。

目前医学仪器设计原则在已有的基础上致力于让患者不再完全依赖医生，让他们有机会自己进行简单的生物医学测量，在积极参与医疗保健的同时过上更正常的生活。已经上市的患者可穿戴产品涵盖了心脏起搏、疼痛管理、药物输送、血液化学监测（血压、血糖、血氧）、听觉治疗、神经监测和刺激等方面。例如，患者监护仪（patient monitor）已能实现消除患者与床边 12 导联心电图监护仪之间的导线和电缆而进行监测，采用双向蓝牙无线电传输患者的心电图和呼吸数据，并用一次性导联电缆替代导线。当今的植入式医疗电子设备包括心脏起搏器、植入型心律转复除颤器（implantable cardioverter defibrillator，ICD）、药物泵、监护仪、人工耳蜗和神经刺激器等。助听器和心脏起搏器是两种最常见的植入式设备，其中最先进的助听器将最新的数字信号处理器（digital signal processor，DSP）技术与低功耗模拟放大技术结合在一起，而心脏起搏器也能利用复杂的微处理器技术来监测、分析和控制心律。

用于诊断和患者护理的其他医学仪器也在逐渐从医院急诊室向患者身边便携化发展。例如，自动体外除颤器（automated external defibrillator，AED）是一种小型便携式设备，可分析心脏节律，并在确定需要时提示用户进行除颤电击。一旦开启，AED 通过提供语音和（或）视觉提示来指导用户完成除颤过程的每个步骤。目前在办公室、机场和飞机中等很多场所都已经安装有 AED 设备。

目前，半导体生物芯片是开发便携式诊断测试和即时监测仪器等医学仪器的核心技术。微阵列芯片实验室的应用使得医生可以在办公室内即时分析液体、细胞甚至 DNA 结构。目前大量的研究正在开发基于活性半导体基板的器件，在其上进行分子的片上合成以及片上电化学检测，该技术可应用于核酸、蛋白质和小分子的检测。又例如植入式微电子设备也被用于监测、控制和治疗关节、臀部、腿部和脊柱的植入物和人工假体。这些微电子植入物监测温度、压力和应变，为整形外科医生提供愈合和假体功效的实时数据。除了简单监测和报告某些临床参数外，目前研究人员还在开发能够同时测量、监测、诊断和治疗特定疾病的新型医学仪器，前文所述的自适应起搏器和 AED 就是很好的例子，又例如可穿戴的药物泵可以实现对患者的血糖水平实时监测，并自动给予适当水平的胰岛素。

（二）医学仪器设计过程与产品化

医学仪器的设计过程主要包括以下关键步骤：生理模型建立、系统设计、实验样机研制、动物实验研究、临床试验以及仪器认证与注册等（图 2-6）。

Note

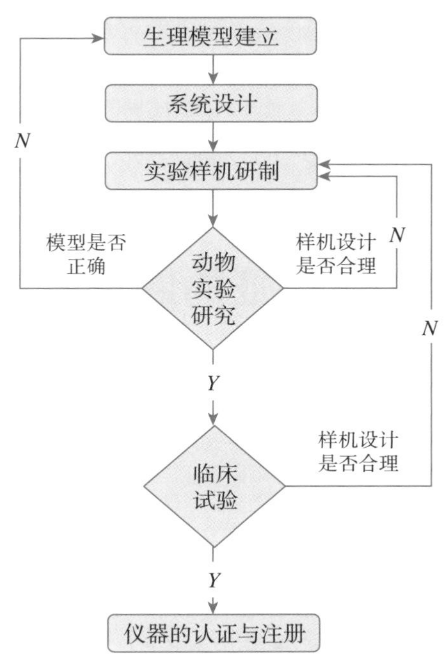

图 2-6 医学仪器设计过程示意图

医疗仪器不同于其他电气设备，它是对人体疾病进行诊断和治疗的特殊产品。医疗仪器作为直接用于人体的一类特殊仪器，在产品开发完成后，并不能直接进入市场，需要通过产品注册才能上市销售。医疗器械注册要通过一系列严格的测试和试验。主要的测试和试验内容包括医疗仪器的电器安全评估、生物安全评估以及临床研究。在产品研发阶段，应该对相关的法规和标准有深入理解，并将其融入到方案设计和产品开发的全过程。否则，开发出的产品可能由于不能通过相关的测试而无法取得产品注册证，导致产品无法上市销售。

我国和世界上许多国家一样，都有十分严格健全的医疗器械认证管理体制。2000 年，国务院发布第 276 号中华人民共和国国务院令，颁布了《医疗器械监督管理条例》(旧版《条例》)，标志着我国医疗器械管理进入了依法行政和监督的新阶段。旧版《条例》对于加强监管、确保安全、促进发展方面发挥了重要作用，也出现了一些不适应新形势的问题。2014 年，我国对旧版《条例》进行了全面修订，发布了新版《医疗器械监督管理条例》(新版《条例》)，于 2014 年 6 月 1 日正式实施。

根据新版《条例》，医疗器械，是指直接或者间接用于人体的仪器、设备、器具、体外诊断试剂及校准物、材料以及其他类似或者相关的物品，包括所需的计算机软件；其效用主要通过物理作用的方式获得，如磁、声、光、热等作用方式，而不是通过药理学、免疫学或者代谢的方式获得，或者虽然有这些方式参与，但是只起辅助作用。目的是：疾病的诊断、预防、监护、治疗或者缓解；损伤的诊断、监护、治疗、缓解或者功能补偿；生理结构或者生理过程的检验、替代、调节或者支持；生命的支持或者维持；妊娠控制；通过对来自人体的样本进行检查，为医疗或者诊断目的提供信息。

我国对医疗器械实行分类管理，按照风险程度共分为三类。第一类：风险程度低，实行常规管理可以保证其安全、有效的医疗器械。第二类：具有中度风险，需要严格控制管理，以保证其安全、有效的医疗器械。第三类：具有较高风险，需要采取特别措施，严格控制管理以保证其安全、有效的医疗器械。

新版《条例》把一类医疗器械由原来的注册管理改为备案管理，二类、三类医疗器械继续实行注册，做到分类管理，宽严有别。旧版《条例》规定二类、三类医疗器械注册，均需进行临床

Note

试验。新版《条例》借鉴了国际经验，规定了 3 种情形可免于临床试验，从而可节省生产企业临床试验时间，降低其研发成本。旧版《条例》规定，境内医疗器械企业应先取得医疗器械生产企业许可证，再进行产品注册申请。新版《条例》鼓励医疗器械的研究与创新，明确实施“先产品注册，后生产许可”的新监管模式。可减少生产企业浪费，有利于激发其产品创新的积极性。

第三节　基本生命体征的测量原理及相关仪器

一、人体的体温、血压、呼吸、脉搏参数的特征

（一）人体的体温特征

在临床诊断中，体温是十分常见的被测量参数。人类属于恒温动物，通过热生理调节机制来维持中央部位的体温稳定。人体温度分布并不均匀，随着测量位置的改变，体温的数值也在发生变化。临床通常所说的体温指位于人体中央部位深部组织的温度，也称体核体温（core temperature）或深部体温。体核体温在临床上可以从口腔、腋窝、直肠处测量。人体在较长时间（6 小时）的睡眠后醒来，尚未进行任何活动之前所测量到的体温称为基础体温（basal body temperature，BBT）。

正常情况下，人体的体核体温保持在 36.8 ± 0.6 ℃，会随时间及运动状态发生变化，通常清晨和冬季体温最低，剧烈运动时体核体温升高。遇到机体病理或生理变化时，体核体温绝大多数情况处于 35 ~ 40 ℃的区间，少数情况下会超出此范围，如接受治疗或产生高热症状时。

在体温测量中，对于体核体温的测量精度需达到 0.1 ℃，对于基础体温的测量精度有时需要达到 0.05 ℃。实际临床应用中，0.1 ℃的绝对精度大多数情况下是可以被接受的。

为了评估人体与周围环境的热量交换，在临床诊断与生理学研究中常采用平均体表温度 $\overline{T}_S$，其数值等于人体各部分皮肤平均温度的加权平均，计算公式为：

$$\overline{T}_S = \sum_j (A_j \overline{T}_{Sj} / A_b) \tag{式 2-6}$$

其中，A_j 表示区域皮肤面积，$\overline{T}_{Sj}$ 表示该区域皮肤平均温度，A_b 表示人体皮肤总面积。

在实际应用中，通常采用 3 ~ 15 个位置的皮肤温度进行加权平均来近似表示 $\overline{T}_S$，依据不同取样位置分配不同的权重 W：

$$\overline{T}_S = \sum_j W_j \overline{T}_{Sj} \tag{式 2-7}$$

在环境温度控制较宽松的范围内，大多数体温测量设备能满足 1 ℃的温度精度。

与体核温度不同，体表温度随体核温度与环境温度的变化而变化，人体的许多生理过程对体表温度也有着直接的影响。例如，皮肤出汗会引起体表温度下降，有时甚至导致体表温度低于环境温度，最低可低至露点（固定气压下，通过降温使一定含水量的空气凝结出液态水时的温度）。此外，直接对人体外部加温或降温也可改变体表温度，如阳光直射或冰块冷敷。因此，体表温度的变化区间较宽，测量体表温度的仪器也应具有较大量程。依据用途的不同，对于体表温度需要不同的测量精度。

在外部环境适宜且人体处于正常状态时，体表温度具有稳定的分布规律。临床监护中通常以拇指作为体表温度测量点，用于监护外周循环。当生理循环陷入异常时，可用热成像仪观察到体

Note

表温度分布的异常。热像图中应包括体表温度范围的全域，并具有足够的分辨率以便于观察异常温度分布的位置与范围，从而确定病灶位置，如炎症、肿瘤等。

（二）人体的血压特征

血压（blood pressure）是指血管内的血液在血管壁单位面积上垂直作用的力。在数值上表示血液对血管壁绝对压力与大气压之差，也称指示压力，常用单位为毫米汞柱（mmHg），表示 1 mm 高度的汞液柱所产生的压强，静脉测量时常采用毫米水柱（mmH_2O）。在标准地心引力下，单位换算关系如下。

$$1\ \text{mmHg} = 133.322\ \text{Pa}$$

$$1\ \text{mmHg} = 13.6\ \text{mmH}_2\text{O}$$

$$1\ \text{mmHg} = 1330 \times 10^{-5}\ \text{N/cm}^2$$

血压由血液在血管中的流动产生，人体血液循环系统是一个基本封闭的管道系统，由心脏、血管相互串联而成。心脏在其中起到搏出血液并维持血管中压力的作用。心脏脉动性地搏出血液，导致血管各部产生脉动性的内压，这一现象在动脉中尤为明显。

依据心脏运动状态的不同，血压包括收缩压、舒张压两个部分，即民间通常所说的“高压”与“低压”。我国健康青年人在平静状态下的收缩压为 100 ～ 120 mmHg，舒张压为 60 ～ 80 mmHg。此外，平均血压也常用来表示动脉血压的大小，主动脉首端平均压为 100 mmHg，最小的动脉在首端动脉压为 85 mmHg，毛细血管首端约为 30 mmHg，静脉首端约为 10 mmHg。平均血压计算方法为：

$$\text{平均血压} = \text{舒张压} + \text{脉压}/3 \qquad \text{（式 2-8）}$$

其中，脉压是指收缩压与舒张压之间的差值。为维持血液循环系统正常运行，血管中需要保持一定的压力梯度（图 2-7）。从左心室输出的压力为 100 mmHg（A 点），经毛细血管流回到右心房的压力降到 3 mmHg（B 点），经右心室搏出后压力增高到 20 mmHg（C 点），经肺后的压力降为 7 mmHg（D 点）。

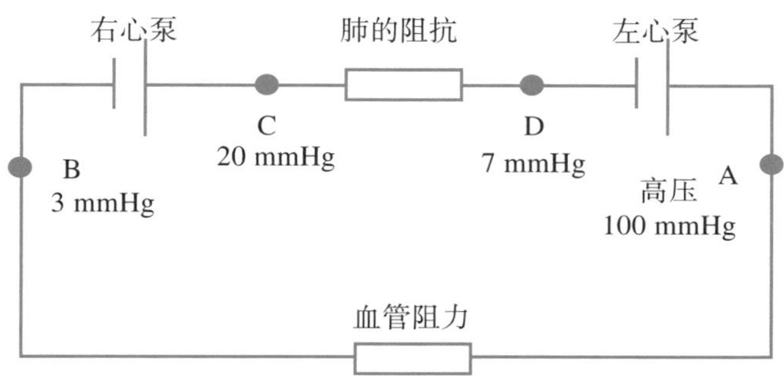

图 2-7　血液循环模型示意

图 2-7 中血流阻力 R 取决于血液的黏滞性 η 与血管半径 r，L 表示血管长度，三者关系可表示为：

$$R = \frac{8L}{\pi} \cdot \frac{\eta}{r^4} \qquad \text{（式 2-9）}$$

临床中可以通过测量压差与心排血量求得血流阻力，可以作为表征血液循环系统是否通畅的生理指标。动脉硬化、斑块等症状会导致局部血流阻力的提高。另外，了解血液循环系统整体情况是否正常、局部器官供血是否良好都需要测量血压值。

（三）人体的呼吸特征

呼吸（respiration）指机体与外界环境进行气体交换的过程。人体呼吸的全过程包括三个环节：外呼吸、气体在血液中的运输、内呼吸。

外呼吸指血液通过肺部与外界环境进行气体交换的过程，也称肺呼吸。其中肺与外界交换气体的过程称为肺通气，肺泡和血液交换气体的过程称为肺换气。肺通气与肺换气两个过程共同组成外呼吸。气体在血液中的运输是指完成气体交换后，富含氧的动脉血从肺静脉流入心脏后向周身组织运输氧的过程。内呼吸指血液或组织液和组织细胞进行气体交换的过程，也称细胞呼吸或组织呼吸。因此，衡量人体呼吸特征的指标除了描述外呼吸状态的物理量外，还包括描述体内气体交换状态的化学量，如血氧浓度等。部分呼吸相关指标还存在明显的性别差异。

呼吸的主要作用是满足身体组织的供氧需求，实现气体的代谢交换，主要包括 O_2 与 CO_2 的交换。

气体与液体表面接触时，无数气体分子随机不断地撞击液体表面，部分气体分子进入液体内部，溶解于液体。同时已溶解的气体分子在液体中不断运动，部分气体分子突破液体表面逸出为气体。气体分子从溶解的液体中逸出的力称为溶解气体的张力，每一种气体在混合气体总压力中所占的压力称为该气体的分压。某一气体溶于液体的量与其在混合气体中的分压呈正比关系。正因存在肺泡气、静脉血、动脉血与组织间气体分压的差异，O_2 与 CO_2 的交换才能正常进行（表 2-2）。因此在临床应用中，测量 O_2 与 CO_2 的分压十分必要。

表 2-2　O_2 与 CO_2 在不同部位的分压　　单位：mmHg

	肺泡气	静脉血	动脉血	组织
PO_2	102	40	100	30
PCO_2	40	46	40	50

（四）人体的脉搏特征

狭义上的脉搏是指心脏收缩时泵出血液引起的动脉振动，脉搏数等同于心脏搏动的次数。平静状态下，健康成年人的脉搏为每分钟 60 ～ 100 次，运动、药物、情绪变化均可影响脉搏的频率。脉搏可从靠近体表的浅层动脉位置接触测量，如桡动脉、颈动脉、锁骨下动脉等，其中以桡动脉处（腕脉）测量最为普遍。正常动脉波形如图 2-8 所示，包括三个部分：上升段，表示主动脉因射血而压力迅速上升；下降段，表示射血期后动脉内压力下降；在下降段中，由于血管的回弹，动脉压再次稍有上升，在下降段中形成一个小波，因呈峡谷状而称之为降中峡。

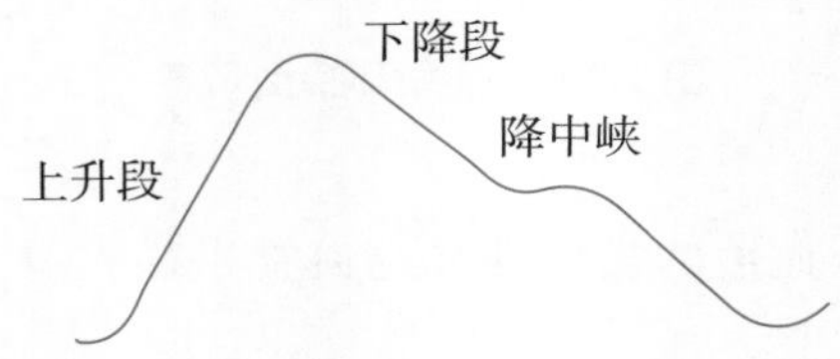

图 2-8　动脉波形示意

Note

动脉波的形状与频率可以反映人体血管及心脏相关功能是否正常，依据形状的变化可以判断患者是否出现动脉硬化、脉瓣开闭异常等症状，依据频率可以判断患者心脏相关功能的情况。在中医研究领域，对于脉搏有着更加细致的分类，其对于“脉象”的研究更加深入，依据频率、振幅等因素有着繁复的分类，这就在设计仪器采集脉搏信息时需要对其灵敏度等参数提出更高要求。

脉搏的广义内容包括心尖搏动波、动脉波、静脉波。其中，心尖搏动波是由心脏收缩时心尖部位撞击胸腔壁产生的振动波，常与心音、心电信息结合分析。

二、温度传感器及体温计

大多数物理过程或现象都会受到温度的影响，这为温度传感器提供了广泛的换能方式，故温度传感器的种类十分丰富，可依据不同用途选择不同精度或不同换能方式的温度传感器。温度传感器在临床最普遍的应用是测量与监测体温。下面介绍一些常用的测温原理。

（一）热膨胀效应与汞体温计

在外压强基本不变的情况下，大多数物质具有在升温时体积增大、降温时体积缩小的性质。物质热膨胀的性能与物质的基本结构、热容、结合能等物理性质有关。外界条件相同时，气体膨胀最明显，液体次之，固体膨胀程度最小。温度的本质是组成物质的基本粒子热运动的剧烈程度，温度越高，粒子热运动越剧烈，粒子平均动能越大，粒子间距也越大，在宏观上表现为物质的体积增大。由于固、液、气体粒子平均动能的大小存在显著差异，导致其表现出不同的热膨胀性能。但仍有少部分物质并不具备“热胀冷缩”的性质，反而表现出“热缩冷胀”的特性。利用热膨胀效应，可以将不便直接观测的温度量转换为可被肉眼观察的体积数据，从而方便地显示温度的高低以及变化情况。

在毛细玻璃管内注入汞，封口后按照不同温度对汞柱升高的位置进行标定，就得到了临床最为常用的汞体温计，具有使用简便、快速精确、价格低廉的优点，在临床应用已有很长的历史。当前临床常见的汞体温计底部为盛装汞的玻璃泡，上端是较长的玻璃三棱柱，具有凸透镜的放大效应，更便于观察汞柱的具体位置，使用前应轻轻甩动，使汞柱回落至刻度线以下。与之具有相同原理的还有将汞替换为煤油的煤油温度计，但由于其精确度达不到体温测量的要求，通常用于测量精确度要求不高的环境温度。

由于汞易挥发，且汞蒸气具有强烈的生物毒性，破碎的汞体温计需要谨慎处理，相对安全的处理方式是开窗通风，并在散落的汞液珠上铺撒硫磺粉，使之表面反应生成硫化汞固体，抑制进一步挥发。我国自 2026 年 1 月 1 日起，将全面禁止生产含汞的体温计和血压计产品。未来的临床体温测量将采用其他体温测量工具以填补汞体温计的空缺。

（二）热敏电阻与热电偶

1．热敏电阻（thermistor） 根据材料的不同包括金属热电阻、半导体热敏电阻。基于金属热电阻的温度传感器测量范围一般远超出人体体温变化范围，在医用体温测量领域以基于半导体热敏电阻的温度传感器为主。

半导体热敏电阻是由锰、钴、镍、铁、铜等金属氧化物通过不同配方高温烧结而成的半导体温度敏感元件，应用于体温测量的半导体热敏电阻通常具有负的温度系数，即温度越高阻值越低，典型值为 −0.04/K。半导体热敏电阻具有灵敏度高、热容量小、分辨率高、响应速度快等特点。

热敏电阻的伏安特性曲线呈现为对数曲线形式，为保障电阻 - 温度间较好的线性关系，通常将测量温度约束在一较窄的范围内，有利于提高测量的准确度。体温计中使用的热敏电阻阻值在

Note

1 MΩ 级别，稳定性方面应保证低漂移，100 天平移 0.1 mK 的漂移水平已能够满足临床应用要求。

2. 热电偶　将两种不同种类的金属接触并连接成电路，若金属两结点间存在温差，则会在两结点间产生电势，电势大小与两结点间温差大小有关，温差越大产生电势越大。这种现象称为塞贝克效应（Seebeck effect），基于塞贝克效应设计出的能够对温差产生响应的电路结构称为热电偶（图 2-9）。

对于两种金属构成的热电偶电路，可作如下改进（图 2-10）。

如图 2-10 所示，以 T_1 作为标准参考温度并保持恒定，将第三种金属 C 同时与 A、B 金属相连，则只要这两个新的结点具有相同的温度 T_2，电路将提供相同的电势，而与第三种金属的材料无关。采用图 2-10 的电路还可使因参考结点温度（T_2）的变化引起的参考电位的变化得以自动补偿，从而降低了对参考结点温度（T_2）恒定的要求。

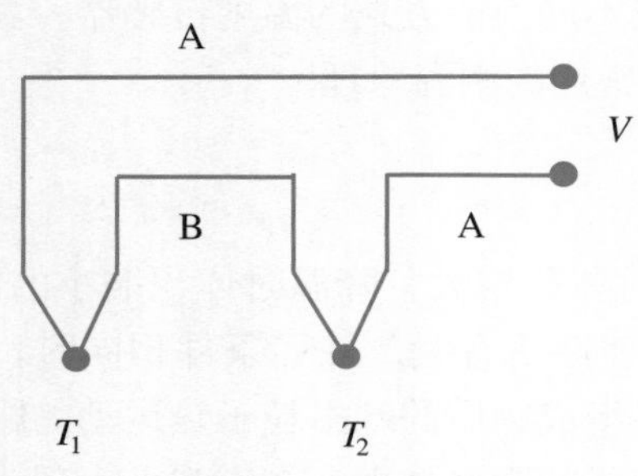

图 2-9　热电偶电路示意

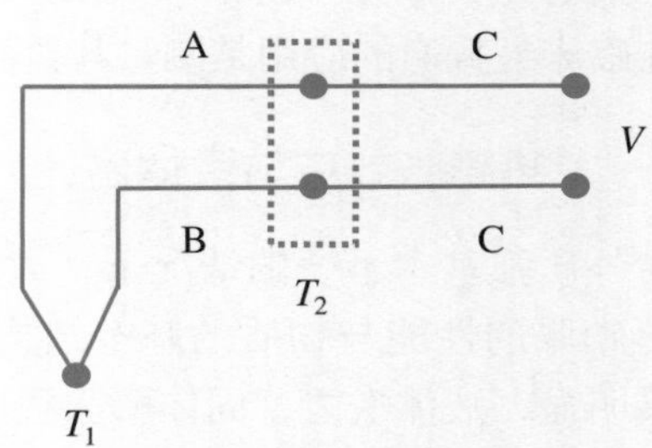

图 2-10　热电偶电路改进

常见的电偶材料包括：铜 / 康铜、铬镍合金 / 镍基铝锰合金、铂 / 铂铑等。热电偶传感器具有构造简单、易于加工、线性度高、量程较宽、可直接与被测表面接触的优点，但与其他传感器相比，热电偶传感器输出信号微弱，且较依赖标准参考温度，灵敏度不高。

热电偶在实际测量中，除了热电偶部分外，还包括导线与连接的测量装置，若导线接入点温度相同且导线材质相同，则不会对热电偶产生的电势造成影响，否则会在导线连接处产生塞贝克效应，形成电势差，影响热电偶的测量结果。连接热电偶部分应使用特殊的补偿导线，不能随意取用导线。热电偶冷接点（标准参考温度）也会受到周边环境的影响，需要采取补偿措施，如外接电桥，以提高热电偶输出信号的稳定性。

（三）基于 PN 结的温度传感器

PN 结的伏安特性受到温度影响，当 PN 结的正向偏置电流满足恒流条件时，在较宽的温度范围内，跨 PN 结电压随温度的变化表现出良好的线性关系，且温度系数为负。在此基础上可将二极管、三极管等半导体元器件制作成固态温度传感器。临床上可用于非侵入式体温测量。

对于三极管，将基极与集电极短接，利用基 - 射 PN 结，当施加在 PN 结上的电流呈固定比例变化时，PN 结两端电压变化的差值与绝对温度呈比例。如图 2-11 所示，此处展示一种基于三极管 PN 结实现测温功能的电路结构。

图 2-11 中，Q_1 与 Q_2 参数一致，并具较大的放大倍数，其集电极电流相等，且对 Q_3、Q_4 集电极电流起约束作用；Q_3 与 Q_4 基 - 射极结面积之比为 r，Q_3 射极输出电压为 V_T，Q_4 射极跟随输出电压为 0，有：

$$R \cdot I = (kT/q) \ln r \qquad (式 2\text{-}10)$$

Note

根据左右两路电流与绝对温度 T 呈比例，可进行温度测量。

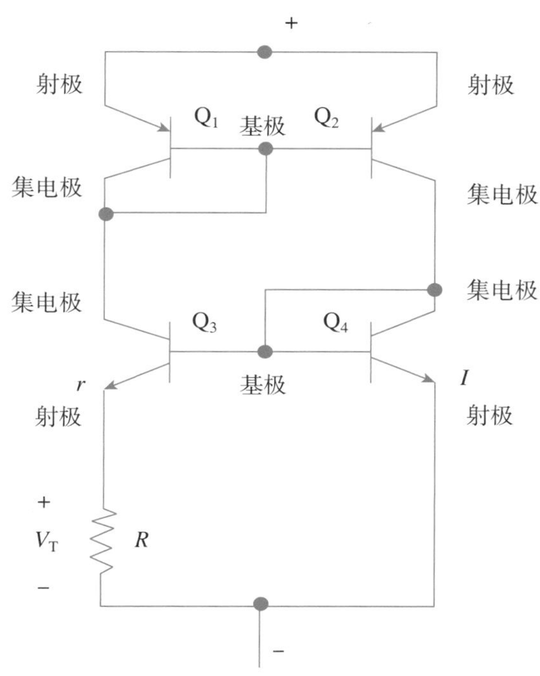

图 2-11　一种基于三极管的测温电路

（四）非接触式温度测量

人体表面会自发向外散发远红外段热辐射，基于这一特性可以制作红外辐射检测装置用于人体体温的测量。红外辐射温度计由红外滤光镜、透镜、热敏元件组成，直接接收的辐射包括来自人体表面的辐射与来自周围环境的背景辐射。人体表面辐射 97% 的能量落在波长为 8 ～ 14 μm 的范围内。

记采集到总辐射为 W，有：

$$W=\varepsilon P(T_s)+(1-\varepsilon)P(T_a) \quad \text{（式 2-11）}$$

式中，ε 为人体表面的辐射率，T_s 和 T_a 分别为人体表面和周边环境的辐射温度。根据普朗克公式，对于绝对温度 T 的物体的辐射能量为：

$$P(T)=\int \frac{C_1\lambda^{-5}}{\exp(C_2/\lambda T)-1}d\lambda \quad \text{（式 2-12）}$$

λ 为波长，C_1、C_2 为普适常量。

当波长变化时，$P(T)$ 变为在波长范围内的定积分，若人体表面辐射率 ε 与周边环境辐射温度 T_a 已知，则 $P(T)$ 可求出，再结合测得的 W，可计算人体表面温度 T_s。

由于测量时通常选择人耳鼓膜处，红外辐射温度计也被称为“耳温枪”。额温枪原理与之类似。

三、压力传感器及血压计

人体内的生理压力分布广泛，从循环系统到呼吸系统，从眼内到胃肠道，生理压力是维持人体功能正常运转的重要保障。人体内压力的来源除了器官与组织产生的生理性压力外，还有来自重力与大气压力的非生理性压力，部分指标在测量中需要区别考虑。

大气压力在人体内的分布相对均匀，测量相对压力量时可以忽略不予考虑。但测量绝对压力量时，需要将生理压力与大气压区分开来，在测量途中应随时记录大气压力的数值与变化。重力因素的影响效果与测量时人体所处的体位有关，作用效应比较复杂，需结合实际情况讨论。如测量血管中两处血流的压力差，忽略阻力与动力的影响，则两点间血流压差基本与重力势差相等。

对于人体生理压力的测量主要分为两种类型：直接测量与间接测量。对于不同的测量方式，采用的传感器类型也不相同。

直接测量法又称侵入式测量法或有创测量法，对于体外放置传感器的直接测量方式，常用的传感器有：应变电阻膜片、差动变压器、可变电感器、可变电容器、压电晶体（声表面波器件）、光电子耦合器件等；对于体内放置传感器的直接测量方式包括：电阻应变片、硅压敏电阻器、光纤传感器等。

间接测量法也称非侵入式测量法或无创测量法。需要依靠一些方法将无法直接测量的量转化为其他可被体外测量的量，例如测量血压的柯氏听诊法。

（一）压变与压阻式传感器

压力传感器的基本原理是将要测量的压力施加到柔性隔膜上，柔性隔膜会因施加在其上的压力而变形。然后，通过电信号测量隔膜的运动。最简单的形式是圆形的薄平板隔膜，其边缘牢固地连接在容器的壁上。典型的隔膜材料有不锈钢、磷青铜和铍铜。导体产生机械形变时，其电阻值随之发生变化，称为**压变效应**。对于一段电阻丝，单位应变所引起的电阻变化被称为灵敏系数K。灵敏系数受两方面因素的影响，一是受力后材料几何尺寸的变化，二是受力后材料电阻率的变化。大量实验表明，在电阻丝拉伸极限内，灵敏系数 K 是一个常数。

在使用压变片测量压力时，被测对象受外力作用产生微小机械形变，压变片随之产生相同形变，引起电阻值的变化。结合材料力学相关知识，应力大小正比于应变大小，压变片的应变大小正比于电阻变化，故作用于被测对象的应力大小正比于压变片的电阻变化。由此可以通过压变片的电阻变化计算应力与应变大小。

基于压变效应的电阻式压力传感器已被应用于静脉闭塞体积描记术（venous occlusion plethysmography，VOP）和一次性血压计中。VOP 是一种用于评估患者血管功能的技术，也可用于测量全身给药（如血管舒张剂）的效果。在 VOP 中，将小腿周围的袖带（也可以使用前臂）充气至约 40 mmHg 的压力，这样流入小腿的动脉血流不会受到影响，但静脉血流会停止，如图 2-12 所示。因此，腿的体积增加，体积增加的速率等于血流量。小腿周围放置了一根精细的弹性软管，软管填充有镓铟合金，两端密封，带有铂触点，共同构成应变仪。体积的增加反映在应变仪电阻的变化上，应变仪集成到惠斯通电桥电路中，小腿体积的变化可以直接与血液流动相关。压阻应变仪也用于心血管和呼吸系统的组织体积和尺寸（如血管直径）的测量。此外，压阻式传感器也广泛用于一次性血压传感器，如图 2-13 所示。

压阻效应是指半导体受到外力作用后，电阻率发生变化的现象。半导体材料压阻效应产生的原理是半导体内部由于掺杂形成 P 型与 N 型半导体，在外力作用下迫使原子点阵排列结构产生偏移，导致载流子浓度及迁移率变化，引起电阻率改变。其灵敏系数通常比金属应变片大很多。

半导体材料具有各向异性，原子晶体在不同方向上的排列情况并不相同，因此常用压阻系数 π_1 表征半导体电阻率随材料沿某晶向应力变化的速率。压阻系数与半导体的温度、掺杂浓度、晶向均有关联。

（二）压电式传感器

Note

某些晶体在受到一定方向的外力作用时，内部会出现极化现象，在某两个表面间带上符号相

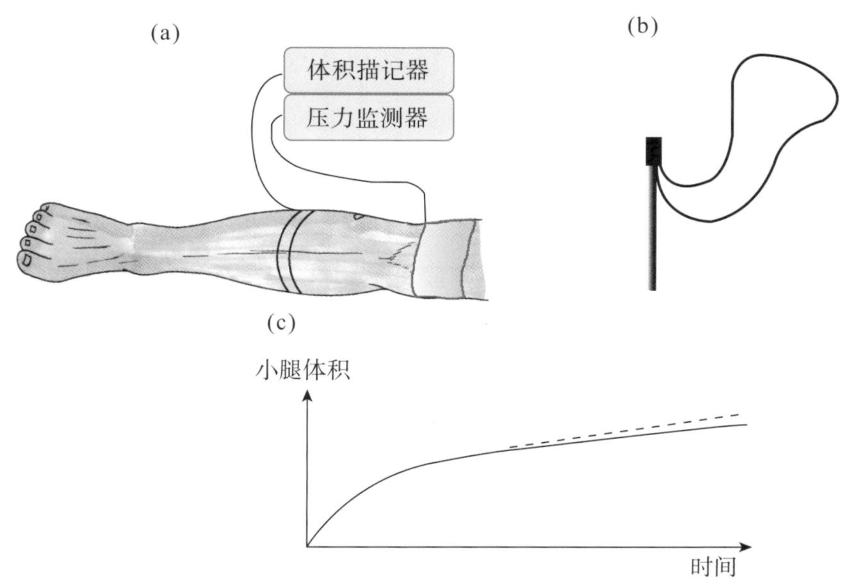

图 2-12　基于压变效应的电阻式压力传感器的基本原理

（a）静脉闭塞体积描记术的基本原理，用于测量小腿肌肉中的血流。（b）线基应变仪的照片。（c）血流量可以根据小腿体积随时间增加的曲线图的线性部分来估计

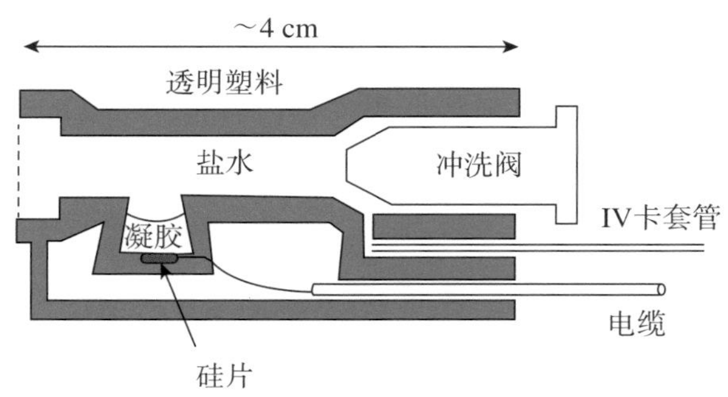

图 2-13　一次性血压传感器的示意图

该传感器与静脉盐水袋并排放置，可防止凝血。硅芯片具有集成惠斯通电桥配置，具有保护功能，在应用心脏除颤的情况下覆盖所有电连接的凝胶

反的电荷，形成电势差，而外力消失后又恢复成不带电的状态；且晶体受力时产生电荷量的多少与受到外力的大小呈正比。以上这种现象被称为**压电效应**。能够产生压电效应的晶体在受到外部交变电场的作用时也会产生对应的机械形变，这种现象称为逆压电现象，也称电致伸缩现象。

压电晶体是各向异性的，在不同方向上表现出的性质并不相同，包括长度受压型、厚度受压型、体积变形等多种压电效应形式。在压电晶体弹性变形的范围内，压电晶体表面电荷密度与作用力存在线性关系。常见的压电晶体材料包括石英晶体、压电陶瓷、聚偏二氟乙烯等。

1．石英晶体　石英晶体的成分为二氧化硅单晶，是一种六角形晶体，具有各向异性。在传感器中应用的石英为 α-SiO_2，这种晶相在 573 ℃时会转变为 β-SiO_2，并失去压电效应的特性。如果对石英晶片施加应力，当沿着 X 轴施加时，将在垂直于 X 轴的表面上产生电荷，这种现象即纵向压电效应（longitudinal piezoelectric effect）。沿着 Y 轴施加应力时，电荷仍出现在与 X 轴垂直的表面上，即横向压电效应（transeverse piezoelectric effect）。当沿着既垂直于 Z 轴又垂直于 Y 轴反向上施加剪切力时，在垂直于 Y 轴的表面上产生电荷，这种现象即是切向压电效应（reverse piezoelectric effect)。纵向压电效应产生的电荷量及电压值与晶片的几何尺寸无关，而在横向压电效应中，产生的电荷量及电压值与晶体几何尺寸有关。在石英晶体中，通常同时存在纵向、横向和切向压电效应，如图 2-14 所示。

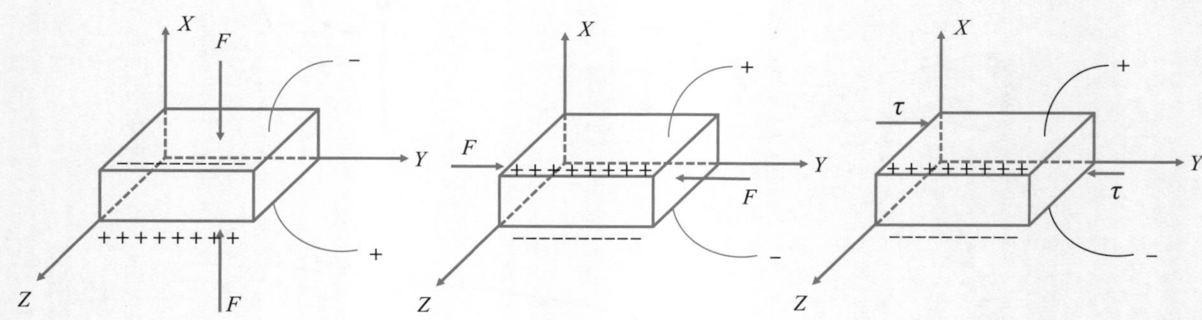

图 2-14　石英晶体不同方向压电效应示意

2．压电陶瓷　是一种人工制备的具备压电效应的陶瓷材料，目前使用较多的压电陶瓷主要成分为铁钛酸铅。依据不同的性能要求，不同压电陶瓷的制备配方与工艺有很大区别。相较于石英晶片，压电陶瓷具有压电系数大的特点，用于传感器时具有较高的灵敏度，但其对于温度的稳定性较差，不适用于温度变化较大的场合。

3．聚偏二氟乙烯（polyvinylidene fluoride，PVDF）薄膜　是半晶质聚合物，由重复的 CF_2—CF_2 长链组成。PVDF 原材料经过一系列复杂的极化处理之后具有压电特性，是良好的压电材料。与其他的压电材料相比，PVDF 具有许多优势，例如：压电常数非常大，比石英高 10 多倍；柔性和加工性能好，可制成 5 μm 到 1 mm 厚度不等、形状不同的大面积薄膜，适用于制造大面积的传感阵列器件；并且具有质量轻的特点。

（三）光纤传感器

光纤传感器是伴随着光纤及光通信技术的发展而逐步形成的一种新型传感器，具有不受电磁干扰、体积小、重量轻、可挠曲、灵敏度高、便于遥测等特性。可用于温度、压力、应变、位移、速度、加速度、磁、电、声和 pH 等多种物理量的测量。其测量原理是利用光纤本身的特性把光纤作为敏感元件，被测量对光纤内传输的光进行调制，使传输的光的强度、相位、频率或偏振态等特性发生变化。再通过对被调制过的信号进行解调，从而得出被测信号。

（四）血压测量的常用方法

血压是反映心血管系统功能的重要指标，也是临床诊断中最为重要的人体压力参数之一。对于血压的测量临床应用最广的是采用间接测量法的绷带血压计。

传统绷带血压计在测量时利用绷带内充气压力与血管内实时血压平衡，通过人耳监听血管中的湍流音来确定收缩压与舒张压的范围，并将绷带内充气压力实时反映在带刻度的汞柱上。这种传统血压计具有操作简单和成本低廉的优点，在临床上得到广泛使用。随着电子传感器技术的发展，血压计也从人工操作转变为依靠压力传感器的自动测量。电子血压计克服了传统测量中人耳监听容易产生主观误判的缺点，正越来越多地在临床推广普及。

血压的间接测量最早起源于柯氏听诊法，之后出现了依靠充气袖带和压力传感器的“示波法”血压自动测量技术。这两种目前临床接受程度最高的方法核心都是依靠外力经臂部组织向动脉血管施力，从而实现血压测量。后续虽有其他间接测量法被相继提出，但没有一种方法得到临床的完全认同。连续无创的血压测量对于危重症患者的监护、麻醉监护等具有重要的临床意义，

Note

仍有待进一步完善与发展。此外，脉搏波传导速率，即脉搏波由动脉的特定位置传播至另一特定位置所经过的距离除以脉搏波在这两个位置之间的传播时间，目前也被用于间接计算血压，进而评估一个人的实时血压状况，同时也是评估动脉血管硬度的重要指标，该指标越高表示动脉血管的弹性越低。

对于血压的直接测量可通过两种方法实现：一是通过导管将血管内压力通过液体传导至体外的压力传感器进行直接测量；二是将体积很小的压力传感器置于导管前端，插入循环系统内部进行直接测量。

此外，在不需要测得血压绝对值，只需了解全身血液的相对流动状态的情况下，可以采用光电式传感器，利用反射与透射的原理测量血压的相对变化。

四、呼吸功能监测及仪器

对于呼吸系统功能的监测覆盖面比较广泛，包括对于呼吸幅度、频率、换气量等物理量的测量以及对呼出气体组分、血氧浓度含量等化学量的测量。

（一）肺量计

肺量计是一种用于测量由肺部吸入及呼出气体量的装置，是测量呼吸系统功能的主要仪器。测量肺活量时采用记录法，通过磁电式传感器测量通过管道的气体流速，对流速积分可计算换气量。

肺是人体进行呼吸作用的器官。肺容积（lung volume）是指不同状态下肺所能容纳的气体量，随呼吸运动而变化，可以反映肺部通气情况。测定肺容积时，应选择平静状态下和最深呼吸时肺的进出气量来测定（图 2-15）。

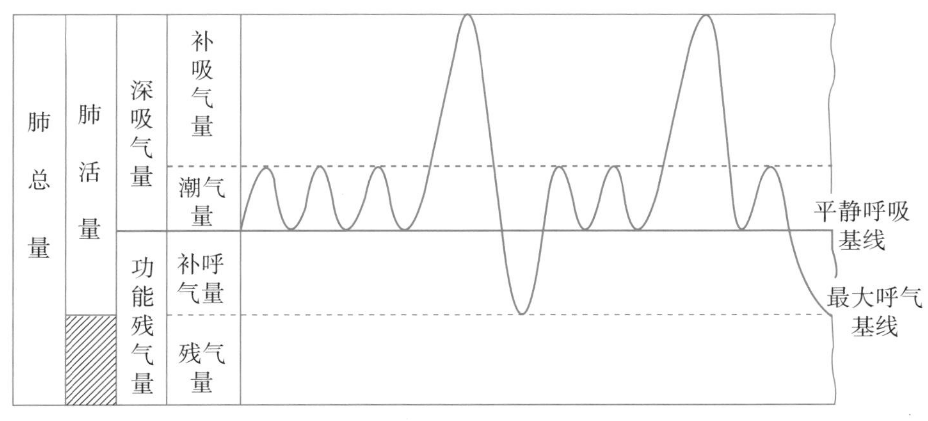

图 2-15 呼吸曲线与各名词对应区间示意

用测量仪器记录平静呼吸时肺容积的变化曲线，将各呼气终点相连，可得到一条基本水平的直线，称其为呼吸基线。将最大呼气终点连成一直线，此线称为最大呼气基线。它反映膈肌上升幅度、胸廓弹性阻力和细支气管关闭状态等因素的状况，也能反映腹水、妊娠、肺气肿及支气管痉挛等情况。正常情况下，对某一个体而言，呼吸基线是一项相当稳定的指标，不会轻易变化。

平静呼吸时每次吸入或呼出的气体量称为潮气量（tidal volume，TV），正常成年人的潮气量为 400 ~ 500 ml，潮气量的大小与年龄、性别、身材、习惯等因素相关。在平静吸气后，再做最大吸气时，所能增添吸入的气量称为补吸气量（inspiratory reserve volume，IRV），正常人为 1500 ～ 3000 ml。同理，在平静呼气后再做最大呼气时所再能呼出的气量称为补呼气量，正常人为 900 ～ 1200 ml。

尽力吸气后能够呼出的气体量称为肺活量（vital capacity，VC），健康成年男性的肺活量均值为 3.47 L，健康成年女性的肺活量均值为 2.44 L。将第 1 s、第 2 s、第 3 s 末所呼出气量占肺活量的百分数，称为时间肺活量。最大呼气后残留在肺内的总容量称为残气量（residual volume，RV），男性平均值为 1.53 L，女性平均值为 1.02 L。肺活量与残气量之和称为肺总量（total lung capacity，TLC），也称最大容气量，健康成年男性的值为 3.61 ～ 9.41 L，健康成年女性的值为 2.81 ～ 6.81 L。

潮气量与呼吸频率的乘积称为每分通气量，表示每分钟进出肺部的气体量。当以尽快的速度和尽可能深的幅度进行呼吸时，得到的每分通气量称为最大通气量。测量时由于考虑到被测者的身体负担，一般只测量 15 s 内的通气量，然后将测得值乘以 4 计算得到每分钟最大通气量。

最大通气量与时间肺活量存在密切关系，在已知后者时可以依靠数学关系计算前者，公式如下。

$$\text{最大通气量} = 0.0302 \times \text{第一秒时间肺活量} + 10.85 \qquad \text{（式 2-13）}$$

最大通气量与通气贮量百分比是一般肺功能检测中常用的生理指标，是评价肺部通气功能好坏的量化参数。通气贮量百分比的计算方法如下。

$$\text{通气贮量百分比} = \frac{\text{最大通气量} - \text{每分钟平均通气量}}{\text{最大通气量}} \times 100\% \qquad \text{（式 2-14）}$$

肺是柔软且富有弹性的器官，正常人安静时呼吸频率为 12 ～ 18 次 / 分，每分通气量为 6 ～ 8 L，而从事剧烈运动时通气量可大幅提高，可达 70 L 以上。肺的弹性可以通过换气量与胸腔压力的比值测定，其中换气量为对呼吸时气体流速的积分，胸腔内压采用食管内压代替。

肺的顺应性（compliance）是表征肺扩张难易程度的生理指标，大小通常用单位压力变化下所能引起的肺容量变化来表示，即：

$$\text{顺应性} = \frac{\Delta V}{\Delta p} \ (\mathrm{L/cmH_2O}) \qquad \text{（式 2-15）}$$

式中，ΔV 表示肺容量的变化，Δp 表示肺泡内压与胸膜腔内压差（跨肺压）。正常人平静状态下肺的顺应性约为 0.2 $\mathrm{L/cmH_2O}$。

（二）红外分光光度计及质谱仪

红外分光光度计是一种光电传感器，基于光谱测量原理，可以识别混合气体中不同气体的成分与浓度。由于不同多原子分子具有各自独特的振动频率与振动方式，其对红外线的吸收情况各不相同，通过红外线吸收曲线的特征峰值可以准确、高效地从混合气体中确定对应的气体成分，并计算其具体含量。

质谱仪可以根据气体分子重量测定气体成分及含量，检测速度较快，一台质谱仪可同时满足多个患者的同时检测，也能实现对呼吸气体组分的逐拍测定。

在实际测量中，有时只需测量某一单一气体成分的相关指标，如 CO_2。此时运用物理或化学方法将混合气体中其他无关成分除去，对主要指标单独测量，避免其他气体成分的影响，提高测量准确性。例如，CO_2 测定仪，将其他气体成分除去后，利用红外分光光度法测定 CO_2 的相关指标。

Note

（三）呼吸监护仪

呼吸监护仪通常使用阻抗式传感器实现。人体呼吸运动时，胸壁肌周期性张弛，胸廓交替变形，人体组织的电阻抗也随之交替变化，变化量为 0.2 ～ 3 Ω，称为呼吸阻抗，也称肺阻抗。呼吸阻抗与肺容量存在一定的关系，肺阻抗随肺容量的增大而增大。阻抗式呼吸测量就是根据肺阻抗的变化而设计的，其测量电极安放位置与心电测量电极相同，在实际应用中往往由一个电极同时测量呼吸与心电两项指标。

呼吸监护仪是一种多参数监护仪器，可以同时测量肺容量、换气量、呼吸频率、血氧浓度等多种参数。

五、多参数监护仪器

人体是一个相互联系的整体，生理信息错综复杂。在临床实际应用中，单一测量某一生理指标往往不能说明具体问题，需要多参数集中测量，才能更加真实地反映人体所处的生理状态。多参数监护仪器的研制使得实时动态监护成为可能。

（一）多参数监护仪

监护仪是放置在患者床边，直接通过传感器及连接电缆实现对受试者的生命信息进行实时监测的医疗设备，并具备报警、数据存储等功能，根据具体的应用科室可细分成手术室、重症监护室、急诊室以及门诊等专用监护仪。

监护仪的基本原理是，通过与人体接触的传感器和信号传输路径，将监测到的人体生命特征信号传递至模拟处理电路，经过模数转换后传送至微处理器，使用软件和相关算法来获取人体生命特征的参数、相关指标和波形等信息。多参数监护仪实现了对人体生命特征信息的实时监控，包括特征识别、参数计算、自动诊断、数据显示、存储、回顾分析、传输和记录等功能。常用于监护仪的生理指标测量方法包括：

基于直接电耦合的电生理信号测量及计算与识别方法；

基于直接力耦合的血压信号测量及计算方法；

基于振荡波和袖带压力耦合的间接无创血压测量方法；

基于光谱吸收的间接脉搏血氧信号测量及计算方法；

基于直接高频载波耦合的阻抗呼吸信号测量及计算方法；

基于直接热传导的体温信号测量及计算方法；

基于直接光谱吸收的呼气末二氧化碳信号测量及计算方法。

1．基本组成　监护仪的基本构成包括四个主要功能模块，分别是生命体征测量模块、主机和系统、生命体征测量模块与主机之间的连接接口，以及传感器、连接电缆与生命体征测量模块之间的接口。图 2-16 为典型的多参数监护仪的硬件组成框图。

生命体征测量模块主要用于测量心电、呼吸、体温、血压、脉搏血氧饱和度、呼气末二氧化碳等人体生命体征。其中，传感器、连接电缆、模拟电路和模数转换电路发挥了信号采集的作用，而模块软件和相关算法负责实现对信号的实时监测、特征辨识和参数计算等功能。

主机及系统主要包括主控板、显示器、键盘、记录仪、运行软件以及其他外部扩展设备。主控板在运行软件的控制下完成信号的采集、显示、存储、分析和处理、警报、记录以及外部传输等任务，并能够对外部远端系统（例如，另一床边监护仪或中央信息系统等）进行数据访问和显示，从而实现对监测对象的信号和特征的实时展示和高级处理。

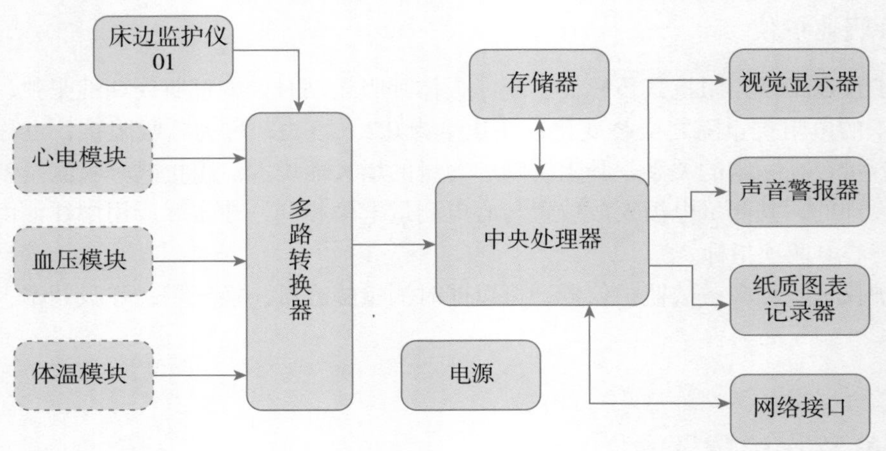

图 2-16　多参数监护仪组成框图

生命体征测量模块与主机之间的连接接口是建立多参数监护仪的关键接口，是用于实现生命体征测量部件信息传输至主机的通道。这一接口需要满足多方面的要求，包括可靠性、实时性和自动识别等方面。由于生命体征测量模块有多个，因此需要为每个生命体征测量模块设置识别特征，以方便主机能够识别并执行有针对性的操作。

传感器是与被监测人体直接或间接接触的关键器件，并通过连接电缆实现与生命体征测量模块的连接。

2．监测指标与功能

（1）心电：心率、ST 段、心律失常分析（停搏、室颤或室速、二连发室性早搏、三个或四个连发室性早搏、室性早搏二联律、室性早搏三联律、R-on-T、单个室性早搏、室上性心动过速、心动过缓、心动过速、室性节律、漏搏）、起搏信号检测。

（2）呼吸：呼吸率、窒息识别报警。

（3）体温：中心体温、体温差。

（4）无创血压：静态压力、收缩压、舒张压、平均压、脉率。

（5）有创血压：静态压力、收缩压、舒张压、中心静脉压、脉率。

（6）心血管参数：心排血量、血温、注射液温。

（7）脉搏参数：脉搏血氧饱和度、脉率、灌注指数。

（8）呼吸参数：呼气末二氧化碳、吸入二氧化碳、实时二氧化碳、呼吸率。

（二）中央监护系统

使用床边监护仪设备，结合有线或无线网络技术、强大的中央处理器资源、可扩展的外部设备，以及监护应用系统软件，可以构建中央监护系统（图 2-17）。中央监护系统允许对多个床边监护仪的所有信息进行中央监控，实现大规模监护数据的存储、传输、回放和重新分析。同时，它还提供对每台床边监护仪的独立控制，包括报警设置和监护参数设置等功能。

Note

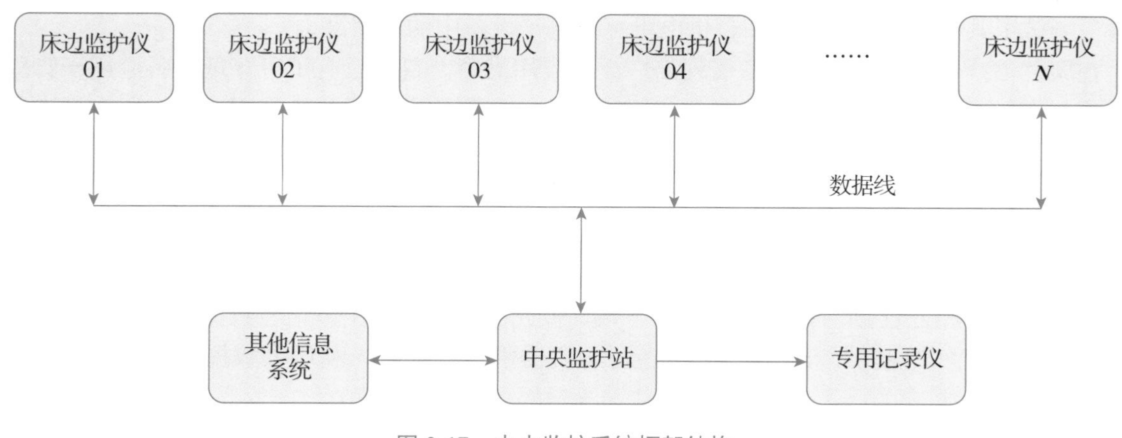

图 2-17 中央监护系统框架结构

六、可穿戴传感器及智能仪器前沿

（一）可穿戴传感器及智能仪器的发展趋向

近年来，可穿戴式医疗电子设备表现出多维度、快速发展的趋势。监测信号范围已从生理扩展到生化领域，传感材料已由固态发展到柔性材料，处理电路从分立元件向集成系统过渡，功能实现逐渐由单一变得更加丰富，设备形式也从独立器件演化成了可穿戴网络。

随着对可穿戴式医疗电子设备的要求不断提高，尤其是在长时间、连续、实时监测慢性疾病方面，这些设备需要满足各方面性能要求，包括安全性、不干扰性、个性化、节能和鲁棒性。网络化已成为可穿戴式医疗电子设备的趋势，需要确保个人健康信息的安全传输。此外，长期实时监测要尽量减少对佩戴者正常活动的干扰，因此需要根据使用者的特点进行个性化设计。这些设备还需要具备低功耗特性，并在复杂的使用环境下保持稳定性和准确性，以满足不同情境下的需求。

可穿戴式医疗电子设备通常由三个主要层次构成：**传感器层、处理层和应用层**。传感器层通常与用户的身体表面接触，其中皮肤接触的传感器用于实时连续监测用户的生理信号。处理层负责收集来自不同传感器的信号，提取信号特征，并对这些信号进行分类，并为应用层提供结果。应用层根据具体的应用和用户需求，提供反馈或信息输出。这三个层次协同工作，使可穿戴式医疗电子设备能够实现有效的生物监测和应用。

可穿戴式医疗电子设备的一个关键技术挑战是实现一体化设计和集成，将传感器层、处理层和应用层融合在一个设备中。这种技术结合了微机电系统（micro-electro-mechanical system，MEMS）和先进的电子封装技术，允许将复杂的电子系统和机械结构共同制造在单个半导体芯片中，以满足可穿戴式医疗电子设备的小型化和低功耗要求。

（二）可穿戴设备发展前沿

随着生物医学传感技术的快速发展，传感器逐渐变得更轻便、更准确、更高效。可穿戴设备作为生物医学传感的一个重要发展方向，目前正逐渐走进千家万户。从普通家庭智能手表、手环的心率、睡眠监测功能，到住院患者所佩戴的便携式多参数监测装置，可穿戴设备展现出了极大的发展潜力。

设备对电池的依赖是目前商用可穿戴设备面临的一项重大挑战，目前主要的突破方向包括降低设备平均功耗、采用大容量电池、研发自供电设备等，其中自供电设备的研发备受关注。科研人员研发了一种由 PVDF 和普通纤维纱线组成的自供电混合型织物电子器件，并在各种湿热环境条件下测试了其性能，证明了其在自供电可穿戴电子设备中的应用潜力。

在康复治疗领域，可穿戴设备展现出广泛的应用潜力。目前已有了可穿戴设备应用于脚踝损伤治疗与康复的案例，在功能性恢复及减轻肿胀程度方面均发挥了积极作用。已有研究报道了一种过渡金属碳化物与氮化物材料，具备优良的柔韧性、导电性与溶液加工性，可以制备为功能性纱线或纤维，用于吸收环境与穿戴者身体发散的热辐射，为穿戴者提供良好的被动加热效果。这一材料有望应用于可穿戴热疗设备或智能纺织品领域。

可穿戴设备与物联网的结合形成了全新的健康物联网（internet of health things，IoHT），依靠多种不同传感器相互连接与补充形成网络，共享彼此测量产生的生理信号数据，以实现对患者身体状况的多维度实时监护。此外，IoHT 还可与机器学习相结合，利用大数据模型训练算法演算生理数据与健康状态的关系，为疾病的预防与诊治提供了新的方向。

第四节　生物电信号的测量原理及相关仪器

一、生物电信号的类型及基本特征

生物医学信号通常指由生理过程自发或者诱发产生的信号，包括生物电信号和非电生物信号两大类。其中生物电信号是指有活性的细胞或组织，在静止状态或活动状态下，自发或诱发产生的与生命状态密切相关的有规律的电现象，主要包括心电（electrocardiography，ECG）、脑电（electroencephalography，EEG）、肌电（electromyography，EMG）、胃电（electrogastrography，EGG）、眼电（electrooculography，EOG）等。

（一）生物电信号的本质

生物电信号自细胞膜上产生，通过神经传导在细胞和神经中枢之间传递。生物电信号的产生与传播并不依赖于电子，而是主要依赖于带正电的离子。生物电信号的基础是生物电位，生物电位包括静息电位和动作电位，其本质是离子的跨膜流动。

静息电位（resting potential，RP）：神经和肌肉细胞在静息状态下，存在于细胞膜内、外两端的电位差，称为静息电位或跨膜静息电位。这种电位差是由于细胞膜两侧的钠离子和钾离子分布不均匀造成的。静息状态下，细胞膜内钾离子（K^+）浓度和有机负离子浓度高于膜外，而细胞膜外钠离子（Na^+）浓度高于膜内，而静息状态下细胞膜对 K^+ 的通透性远大于 Na^+ 和有机负离子的通透性，因此细胞膜内的 K^+ 会大量外流，使得细胞膜外的电势高于膜内。生理学中定义膜外电位为零电势，因此此时膜内电位为负。不同细胞的静息电位有所不同，常见细胞的静息电位有：神经细胞 −86 mV，心室肌细胞 −90 ～ −80 mV，浦肯野纤维 −100 ～ −90 mV，窦房结细胞 −70 ～ −40 mV。静息电位又称为极化（polarization）状态。

动作电位（action potential，AP）：当神经或肌肉细胞受到外界刺激而兴奋时产生的可传播的电位变化称为动作电位。受到刺激部位的神经或肌肉细胞的膜电位将发生一系列短暂的变化，包含迅速的**去极化**（depolarization）和**复极化**（repolarization）两个过程（图 2-18）。去极化指细胞受到刺激时，细胞膜对 Na^+ 的通透性发生变化，大量 Na^+ 迅速进入膜内；当 Na^+ 的通透性大于 K^+ 时，膜内电位迅速上升，超过膜外电位。测量数据表明，去极化过程不仅会把原本的极化状态抵消，甚至会短暂地建立起一种相反的极化状态，这一过程称为超射。复极化指随着时间推移，当去极化的电位达到峰值后，Na^+ 通透性逐渐降低而 K^+ 通透性逐渐升高，K^+ 外流增加抵消了 Na^+

Note

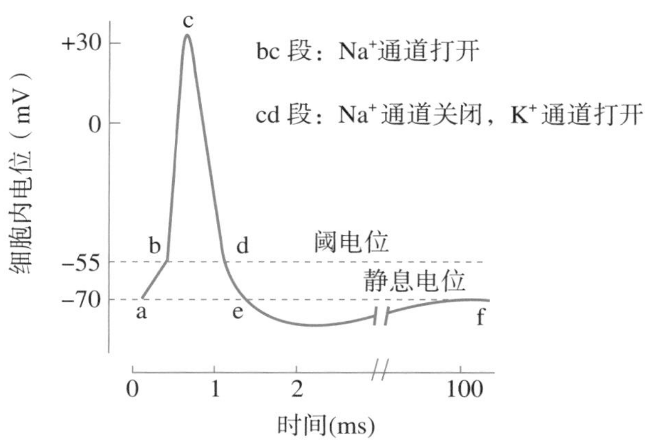

图 2-18　某神经纤维动作电位模式图

内流形成的去极化趋势，神经或肌肉细胞的膜电位会逐渐恢复到静息状态。

（二）典型生物电信号

1．心电信号　心脏在每次心动周期（cardiac cycle）中产生的可以控制心房或心室等部位收缩的电激动称为心电信号。心电信号在传播至全身各处时会产生强弱、方向不同的电位，通过心电图机把这种变动着的电位连续描记成的曲线称为心电图。心电图的组成包括 P 波、QRS 波群和 T 波（图 2-19），偶见 U 波（表 2-3）。据此我们可以将一个心电图周期分为 PR 间期，QT 间期等波段。

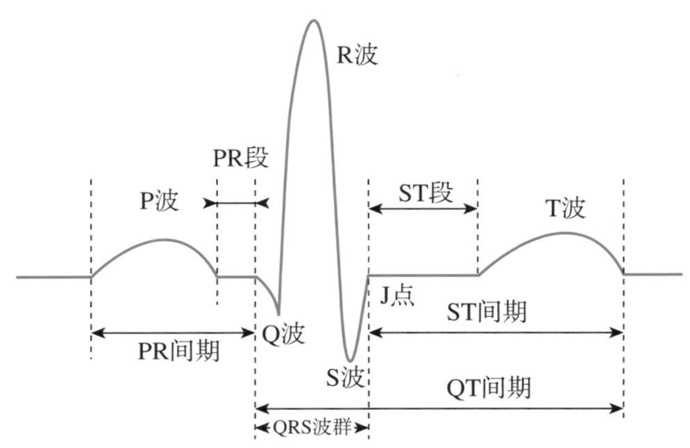

图 2-19　典型心电周期

表 2-3　心电图波段及其对应心电活动

心电图波段	对应心电活动
P 波	最早出现的幅度最小的波，反映心房去极化过程
PR 间期	实质是 PQ 段，反映心房的复极化过程及房室结和房室束的电活动，始于心房开始除极、止于心室开始去极化
QRS 波群	反映心室去极化过程
ST 段	QRS 波群之后基线上的一个平段，代表心室复极化的缓慢期
T 波	ST 段之后的出现的波，代表心室复极化的快速期
U 波	意义尚不明确，推测可能与复极化有关
QT 间期	心室去极化到完全复极化的时间

2．脑电信号　是脑神经细胞电生理活动在大脑皮质或头皮表面的总体反映。利用精密仪器，从头皮部位将大脑皮质的自发性生物电位加以放大和记录而获得的图形称为脑电图，反映了脑细胞群的自发性、节律性电活动。脑电按照波频和幅值大致可以分为Delta波、Theta波、Alpha波（α波）和Beta波（β波）四种波形（表2-4），在不同的生理活动状态下占据优势地位的波形不同，因而呈现的脑电图形状也有所不同，据此也可以识别当前被测量大脑的活动状态以及脑部是否存在病理性活动（图2-20）。

表2-4　常见脑电图波形、参数及对应生理活动

波形	频率/Hz	幅值/μV	对应生理活动
Delta波	0.5～4	20～200	成人深度睡眠 婴幼儿非睡眠
Theta波	4～8	20～100	深度放松、浅睡眠 儿童心情沮丧或即将睡醒
Alpha波	8～13	20～60	闭目养神
Beta波	13～30	2～20	精神紧张、精力高度集中

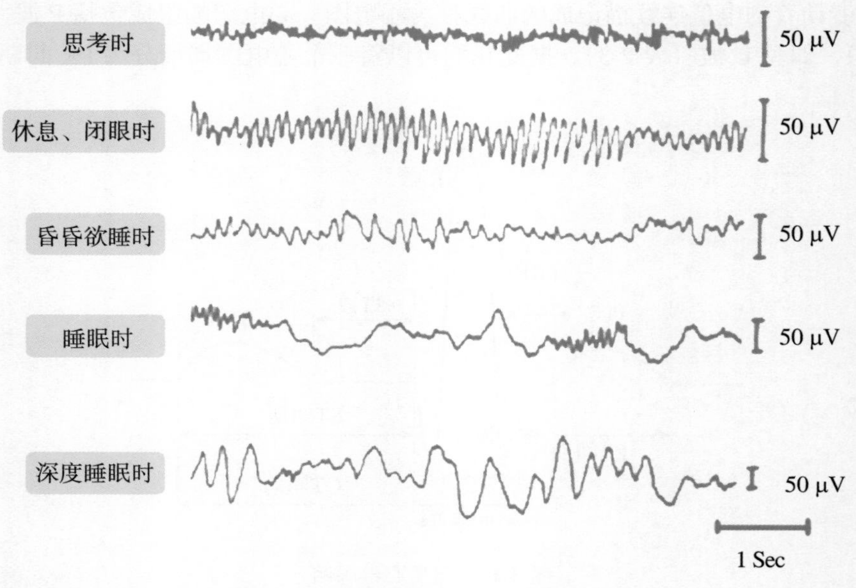

图2-20　不同生理活动状态下的脑电图

3．肌电信号　肌肉收缩时会产生微弱电流，浅层肌肉和神经干的电活动在皮肤表面产生的综合效应叫做表面肌电，可以在一定程度上反映神经肌肉的活动。在皮肤的适当位置附着电极测定的身体表面肌肉电信号强度随时间变化的曲线称为肌电图。肌电信号主要应用在康复医学和体育科学两大领域，常被用于检查神经、肌肉兴奋及传导功能等，以此确定周围神经、神经元、神经肌肉接头及肌肉本身的功能状态。肌电检测中常用的指标包括积分肌电图、平均振幅和幅谱、功率谱密度函数及其衍生的平均功率频率和中心频率等，可应用于区别损伤是神经源性还是肌源性的，诊断急性脊髓前角灰质炎、慢性脊髓前角灰质炎、运动神经元疾病、神经根及周围神经病变等，在诊断神经的损伤部位、严重程度、扩散范围和预后情况时也有一定的应用价值。

Note

（三）生物电信号基本特征与应对方法

人体生物电信号的主要特点如下。

1. 信号强度弱　这里的“强度”主要指信号的幅值，直接从人体中检测到的生理电信号其幅值一般比较小，大部分信号仅有 μV 量级，如从母体腹部探测到的胎儿心电信号仅为 10 ~ 50 μV；自发脑电信号为 5 ~ 150 μV；脑干听觉诱发响应信号不足 1 μV；体表心电信号相对较强，但最大幅值也只有约 5 mV。因此，在处理各种生物电信号之前要配置诸如仪器放大器（instrumentation amplifier）在内的各种高性能放大器。

2. 干扰强　干扰是一切会对所研究对象信号造成干扰的其他信号。在生物电信号的研究过程中，常见的干扰包括信号采集过程中由于肢体动作、精神紧张等产生的生物电信号；诱发生物电信号中伴随着的较强的自发生物电信号；胎儿生物电信号混合的较强的母亲的生物电信号。除此之外，在电信号的测量和提取过程中由于电力系统固有性质会产生 50 Hz（部分国家和地区为 60 Hz）的工频干扰（mains frequency interference），对于生物电信号而言也是一种很强的干扰。为了减小干扰对于所研究生物电信号造成的影响，可采用滤波电路，滤除不需要频段的信号；增加屏蔽装置；改变电路拓扑结构；信号处理时采用滤波算法等方式。

3. 频率范围较低　通过对于各种生物电信号的频谱分析可知，常见电生理信号的频谱相较于其他非电生物信号较低，例如心电的频谱为 0.01 ~ 250 Hz，脑电的频谱分布在 DC ~ 150 Hz 区间。因此，在生物电信号的获取、放大和处理时要充分考虑信号的频谱特性。

4. 随机性强　生物电信号的随机性是指其通常无法用单一、确定的数学函数来描述，各类生物电信号的规律需要从大量统计结果中呈现出来，并借助一定的统计处理技术来检测、辨识随机信号并估计它的特征。绝大部分生物电信号是非平稳的，即信号的统计特征（如均值、方差等）随时间变化。因此，在处理生物电信号时可以进行相应的理想化和简化，例如可以把变化不强的信号视作分段平稳的准平稳信号来处理，或者把具有一定重复规则且随机变异不强的信号作为周期平稳的重复性信号来处理。另一种目前通用的方法是采用自适应处理技术，使估计的参数特征自动跟随信号而改变。

二、细胞动作电位的测量

动作电位是指可兴奋细胞或神经纤维受到刺激时，在静息电位的基础上产生的可传播的电位变化过程。动作电位由快速去极化上升支和快速复极化下降支构成的锋电位以及电位缓慢变化的后电位组成。下面将分别介绍动作电位的传导原理、细胞膜离子通道测量方法以及神经纤维的动作电位的测量方法。

（一）动作电位的传导原理与特点

以神经元为例，动作电位沿神经元轴突的传导是通过跨膜的局部电流实现的。处于兴奋状态的膜与周围处于静息状态的膜相比，在膜内以及膜外均存在电位差。因此，处于兴奋状态的膜与周围处于静息状态的膜之间会发生电荷的定向移动，即产生了局部电流。在膜外侧，电流方向是从静息部位流向兴奋部位；而在膜内侧，电流方向是从兴奋部位流向静息部位。这样的局部电流会使得静息部位膜内侧电位升高而膜外侧电位降低，即发生了去极化。当去极化使静息膜的膜电位达到阈值电位水平时，大量钠通道被激活，引起动作电位。在神经纤维上发生并传导的动作电位称为神经冲动。

动作电位的传导实质上是兴奋部位沿着细胞膜或者神经纤维向前移动的过程。据此，可以归

Note

纳出动作电位具有以下三个特点。

1. 动作电位具有“全或无”的特性　只有刺激强度大于或等于阈值（threshold）才能引发动作电位，且刺激强度与动作电位的最终幅值无关，即任意强度的阈上刺激引起的动作电位幅值是相同的，动作电位一旦产生就是一个完整的全过程，这被称之为“全或无”的特性。

2. 动作电位相互之间不会产生影响　考虑到动作电位具有“全或无”的特性，因此两个或多个动作电位之间不可能产生任何意义上的叠加、总和或者抵消。

3. 动作电位的不衰减性传导　细胞膜或神经纤维上的任意一点如果产生动作电位，则在完整的细胞膜或神经纤维上都会产生一次完全相同的动作电位，每一点的动作电位的形状与幅值均不会产生任何变化，仅有时间上的先后。

（二）细胞膜离子通道测量（膜片钳记录技术）

动作电位是由于细胞膜外高浓度的钠离子经由细胞膜上的钠离子通道从细胞外向细胞内扩散而产生的；动作电位的消退也是由于钠离子通道关闭，钠离子停止内流，同时钾离子通道被激活打开，钾离子顺着浓度梯度从细胞膜内流向细胞膜外而产生的。为了记录通过离子通道的离子电流，从而反映细胞膜上一个或多个离子通道分子的活动，膜片钳记录技术（patch-clamp recording technique）应运而生。

膜片钳记录技术是将特制的玻璃微吸管吸附于细胞表面，以千兆欧姆量级的阻抗使之封接，使得与电极尖开口处相接的细胞膜的小区域在电学上与其周围区域分隔（图 2-21）。被孤立的小膜片面积为 μm^2 量级，区域内仅有一个或几个离子通道。随后对该膜片实行电压钳位，可测量单个离子通道开放产生的 pA（10^{-12}A）量级的电流。利用膜片钳观测单个通道开放和关闭的电流变化，可直接得到各种离子通道开放的电流幅值分布、通道开放概率、开放时长分布等功能参量，并分析这些参数与膜电位、膜内外离子浓度之间的关系。

自从 1976 年德国马普生物物理化学研究所的 Neher 和 Sakmann 发明膜片钳记录技术并首次在青蛙肌细胞上测定膜电位之后，膜片钳已被广泛应用于金属离子对细胞膜行为的作用研究、细胞膜离子通道的性质鉴定及其动力学研究、细胞分泌和信号转导的分子生物学研究、新型药物研究与高通量筛选等多个领域。

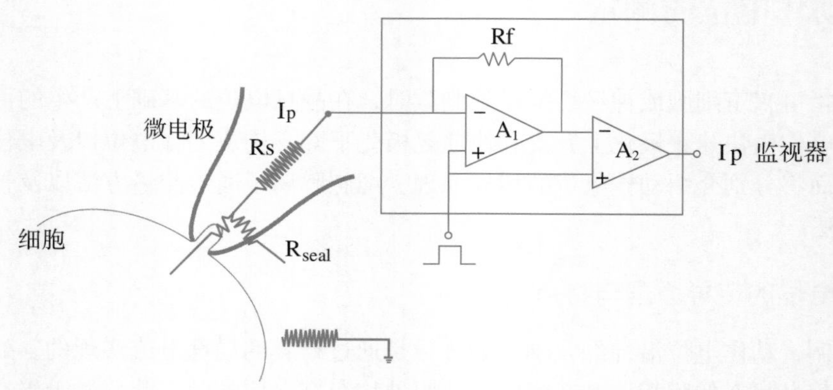

图 2-21　膜片钳记录技术及其电路示意图

（三）神经纤维的动作电位测量

对于单个神经纤维上动作电位的测量，可将电压表的两个电极放在同一个神经纤维的外侧（图 2-22a），随后在神经纤维上任意点给予一个阈值以上强度的刺激，通过观察电压表指针偏转情况来测定两个电极处是否存在电位差。如果电压表指针发生了偏转，则说明两个电极之间存在电势差，进而证实动作电位的存在。通常情况下，位于同一个神经纤维上的两个电极在一次刺激中可以观察到大小相等、方向相反的两次偏转，间接证实了动作电位的“全或无”特性以及不衰减性传导的特点。

对于两个神经纤维之间的动作电位测量，可以将电压表的两个电极放在两个相邻神经纤维的外侧（图 2-22b），观察电压表指针偏转情况。在前一个神经纤维上给予一个足够强度的刺激，当两个神经纤维可以正常传递信息时，我们可以在电流表上观察到两次大小相等、方向相反的偏转；在后一个神经纤维上给予一个足够强度的刺激，则只能在电流表上观察到一次偏转。实验结果表明动作电位在神经纤维之间的传递具有单向性。

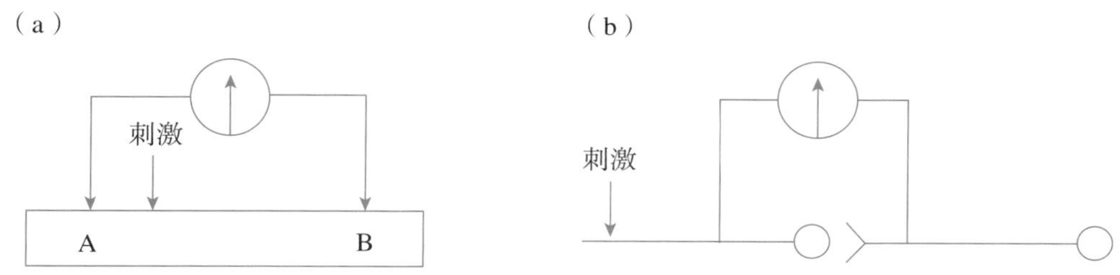

图 2-22　神经纤维上动作电位的测定
（a）单个神经纤维的动作电位测定；（b）两个神经纤维之间的动作电位测定

（四）局部电位

通过前面的学习，我们已经知晓只有大于等于阈值的刺激才能诱发动作电位。阈下刺激虽然不能触发动作电位，但同样会引起少量的 Na^+ 内流，从而产生仅限于受刺激部位很小程度的去极化。这种产生于受刺激部位、较小幅度的去极化称为局部电位。与动作电位不同，局部电位具有以下几个特点：呈衰减性传导，局部电流的强度小于动作电位，且会随着传播距离的增大而迅速减小；局部电位没有“全或无”的特性，局部电位随着阈下刺激强度的增加而增加；局部电位有总和效应，多个阈下刺激在时间尺度或空间尺度上可以叠加，如果总和后产生的去极化强度超过阈值电位，则会进一步诱发动作电位。

三、体表生物电测量原理

（一）体表生物电测量原理的容积导体电场解释

为了合理地解释人体表面电信号现象，采用容积导体来等效模拟产生和传导生物电信号的人体。我们把导体中电场分布恒定、电流充满整个导体的导电方式称作容积导电，该导电体称为容积导体，导体中分布的电场称为容积导体电场。把人体电场视作一个容积导体电场时，以电解质溶液为主要成分的体液即为容积导体，而产生兴奋的细胞或神经纤维即为生物电信号源，其作用类似于一个恒定电流信号源。

以神经纤维的兴奋为例，假设生物电信号源是一根单独的神经纤维，容积导体是神经纤维周围很大范围内的组织（相对于神经纤维可视作无限大范围），则发源于纤维的电流在容积导体中传播时电流流动趋势与电荷分布一致。假设动作电位在神经纤维上的传播速度函数 $v(t)$ 是可知的，那么动作电位的波形函数 $V(t)$ 可以变换为与沿神经纤维方向的轴距相关的立体分布函数 $V(z)$。实验证明，若干条神经纤维共同被激活后得到的容积电场与单一纤维得到的结果叠加后完全一致，证明了细胞外电位是神经中多条纤维叠加电场形成的信号，且该电位随着容积导体电阻系数增大或体积减小而增大。

考虑到人体并不是一个体积无限大、导电性能均匀的导体，实际情况下人体内电位具有非常复杂的分布。尽管如此，建立容积导体电场来分析人体体表电信号依然是直观且易于理解的。进一步实验证明，人体任意两点间的电信号大小与人体的几何性状有关。

（二）生物电极

体表生物电信号的测量与刺激大多需要通过各种电极来实现，因此对生物电极的性质及其效应有充足的了解才能更好地完成各种电生理仪器的设计与制造。

生物电极是经过一定处理的导电材料制成的，与人体通过导电膏、汗液或组织液接触，可以将人体内离子电流转换为电路中电子电流。根据电化学理论，当两种不同的材料（固体或液体）相互接触时，在其交界面处会产生一个与所用材料、离子浓度和环境温度相关的接触电位。当金属制成的生物电极与溶液接触时，在极性水分子的作用下会有金属离子离开电极进入溶液并停留在靠近电极的位置，称为水化（hydration）作用，从而使得电极本身带负电；这种趋势会抑制金属的进一步水化，直至电极上离子溶解作用和沉积作用达到化学平衡状态，此时电极 - 溶液系统处于稳定状态。在这种情况下，电极与溶液之间存在电荷的差异性分布，即产生了电位差。

图 2-23 展示了一种常见的体表生物电极模型及其等效电路。图中 E_{hc} 为生物电极的半电池电位，R_d 和 C_d 分别是生物电极的等效电阻、电容，R_s 是导电膏的等效电阻，E_{se} 是接触电位，R_e 和 C_e 分别是表皮的等效电阻和电容，R_m 是真皮和皮下层的等效电阻，E_p、R_p、C_p 分别是汗腺、汗管及其分泌的汗液 / 组织液的等效电势、电阻、电容。

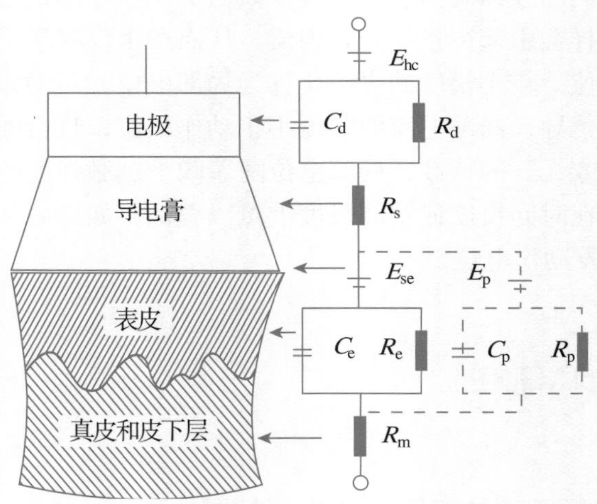

图 2-23　体表生物电极及其等效电路

（三）人体生物电阻抗

由于人体内电解质离子在移动过程中需要穿过具有一定黏度系数的介质和狭小的通道，因此呈现一定的电阻抗特性。在低频电流的情况下，对通过细胞电流 - 电压关系的研究表明，细胞膜的变阻作用可以等效于一个具有非线性、对称的电流 - 电压关系的元件，而细胞膜的整流作用可以等效于一个具有非线性、非对称的电流 - 电压关系的元件。

Note

考虑到细胞膜相互之间有一定距离且充满了体液，人体也会呈现出电容性质。这种性质一方面会起到储存电能的静态电容作用，另一方面根据频率不同也有极化电容的特性。

最新研究结果还表明，人体可能具有微弱的电感特性，在离体神经细胞所处细胞外液成分发生变化时，观测到了正性电抗成分。

四、心电图仪

1903 年，荷兰生理学家威廉·爱因霍文应用弦式电流计在感光片上记录下世界上最早的心电图。1906 年，心电图首次用于记录临床患者的心电，并成功用作抢救的参考，在当时的医学界引起了很大的轰动。威廉·爱因霍文本人也因此在 1924 年荣获诺贝尔生理学或医学奖。随后的一个世纪里，心电图技术逐渐成熟，性能逐渐增强，已成为临床诊断中不可或缺的关键仪器。

心电图的记录需要至少两个体表电极，通过导联线将电极记录的心电信号，经过心电图机加以准确地放大描记。这种电路连接方法被称为心电图导联。在进一步了解心电图仪结构之前，先对心电图导联进行初步介绍。

（一）常用心电图导联

1. 双极导联心电图　威廉·爱因霍文发明了双极标准（肢体）导联，又称为Ⅰ、Ⅱ、Ⅲ导联。其中第Ⅰ导联记录左腕和右腕之间的电位差；第Ⅱ导联记录左足与右腕之间的电位差；第Ⅲ导联记录左足与左腕之间的电位差。这种方法称为 Einthoven 三角形法（图 2-24），其中 Einthoven 三角形的三个顶点是右手、左手和左脚，据此可分别得到三组导联的电位，即通常意义上的双极标准导联心电图。

由于人体各部分电阻并不均匀，因此 Einthoven 三角形法是一个近似测量方法。

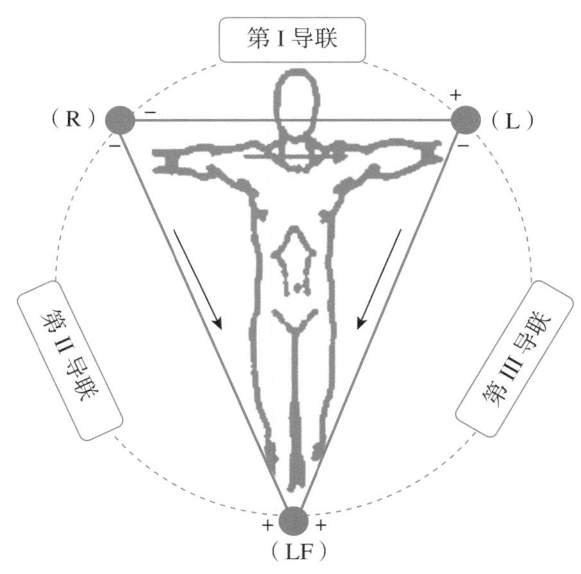

图 2-24　Einthoven 三角形标准导联法

2. 单极导联心电图　1932 年，美国物理学家威尔逊（Wilson）在 Einthoven 三角形的基础上进一步延伸出了单极导联方法以反映每个独立顶点的心电电位变化情况。单极导联法需要设置一个 Wilson 网络，即在 Einthoven 三角形的三个顶点上分别接入一个等值电阻，将三个电阻另一端连接起来视为中性点（Wilson 网络中心点），随后测定胸部某些点位到中性点之间的心电电位，称为单极胸导联心电图。单极胸导联心电图一般在胸部选取 6 个导联点，分别记为 V_1、V_2、V_3、V_4、V_5、V_6。其中 V_1 和 V_2 为反映右心室活动的心电图，V_5 和 V_6 为反映左心室活动的心电图，而 V_3 和 V_4 则代表了过渡区（transitional area）的心电图，即自右心室向左心室过渡部位的心电图。

单极胸导联心电图的优势在于它能真实地反映心电状况，但是其劣势在于获得的心电信号幅度小于真实值。戈德伯杰（Goldberger）在 Wilson 网络的基础上提出了加压单极肢体导联法（图 2-25），方法是在记录某一点的单极导联时，便把该点到中性点之间的连接电阻断开，其他条件不变。这种方法也称为增广肢体导联，对应导联分别称 aVR、aVL 和 aVF。

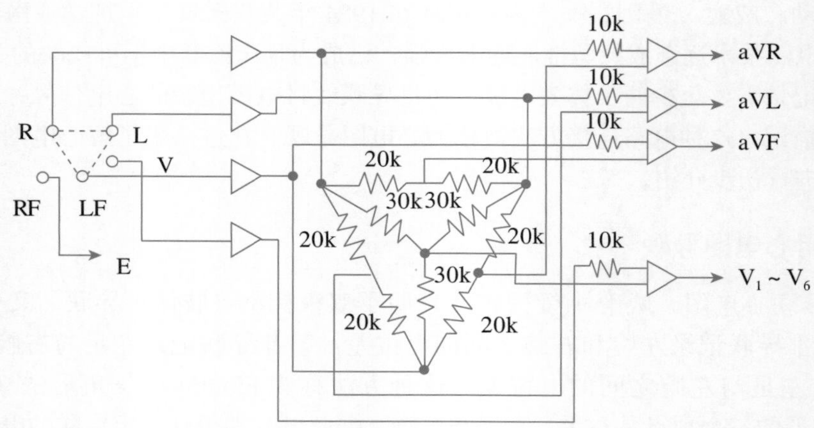

图 2-25　单极肢体导联法电路示意图

综上可知，自 20 世纪 40 年代开始便有了沿用至今的十二心电导联，即 3 个标准导联，3 个 aV 肢体导联及 6 个胸前导联（$V_1 \sim V_6$）。需要注意的是十二导联只有 10 个电极，包括 3 个肢体电极、6 个胸前电极和 1 个右腿驱动电极。这十二个导联的心电信号可以有效地反映人体心脏某个部位的健康状况，在临床诊断和治疗方面有着极其重要的应用价值。

（二）心电图仪的结构

最早的心电图仪是弦线电流计式结构，现如今历经数次电子技术飞跃革命，已经发展到微处理器控制式结构。但是无论是模拟式心电图仪还是数字式心电图仪，虽然型号与种类繁多，但是基本结构相对稳定，通常包括滤波保护电路、导联选择器、前置放大器、隔离电路和驱动放大器 / 主放大器五个基本部分。两类心电图仪的区别在于，模拟式心电图仪没有微处理器控制，并且需要功率放大（即驱动放大），而数字式心电图仪虽然不需要功率放大，但需要 A/D 变换将模拟信号变换成数字信号，两者的记录方式也有所不同。两类心电图仪的基本结构，如图 2-26 所示。

自 21 世纪以来，心电图仪充分利用高速发展的无线网络技术，提高了系统报警的及时性和全面性；采用 DSP 以及 ARM 嵌入式处理器作为处理核心，省去大量模拟硬件电路，为更好地处理心电信号提供了强大的运算能力；采用图形化操作系统，为用户提供了友好且直观的界面；存储器容量逐渐加大，为医院和用户保存数据提供了方便；深入应用低功耗技术，不仅大大延长了系统的工作时间，更减少了能源的消耗；将其他生理参数监护集成到动态心电监护系统中，实现了“一机两用”甚至多用，方便为有特殊需求的患者提供全面的监护；人工智能分析系统的引入促进了动态心电监护系统的智能化，极大地减少了人工计算分析的劳动量。

Note

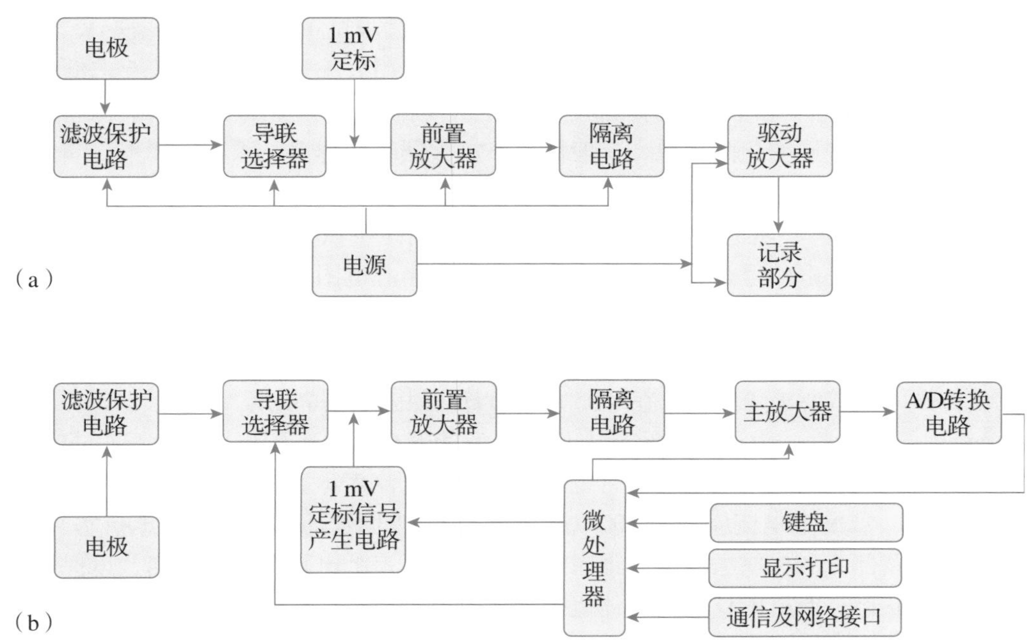

图 2-26　两类心电图仪的基本结构
（a）模拟式心电图仪结构；（b）数字式心电图仪结构

（三）心电图仪的主要参数

心电图仪的主要参数包括如下内容。

1．输入电阻　即前置放大器的输入电阻。输入电阻越大，因电极接触电阻不同而引起的波形失真越小，共模抑制比越高。输入电阻一般要求大于 2.5 MΩ。

2．灵敏度　是指输入 1 mV 标准电压时，记录波形的幅度。通常用 mm/mV 表示，用来反映心电图仪整机放大器放大倍数的大小。心电图机标准灵敏度为 10 mm/mV，除此之外也有 20 mm/mV 或 5 mm/mV 等不同挡位。

3．共模抑制比（common mode rejection ratio，CMRR）　心电图机一般采用差动式放大电路，这种电路对于同相信号（又称共模信号，例如周围的电磁场所产生的干扰信号）有抑制作用，而对异相信号（又称差模信号，如需采集的心电信号）有放大作用。共模抑制比被用来反映心电图机的差模信号（心电信号）放大倍数 A_d 与共模信号（干扰信号）放大倍数 A_c 之比，可以用来表示心电图仪抗干扰能力的强弱。一般来说心电图仪的 CMRR 要求大于 80 dB。

4．抗极化电压　人体与心电电极接触的是电解质溶液（导电膏、汗液或组织液等），从而会构成一个金属 - 电解质溶液界面，因电化学的作用，在二者之间会产生一定的电位差，称之为极化电压。极化电压最高可达数十 mV 乃至上百 mV，产生的基线漂移等现象对于心电图测量的干扰很强。尽管心电图机使用的电极已经采用了特殊材料，但是由于温度变化以及电场和磁场的影响，电极仍会产生 200 ～ 300 mV 的极化电压。因此要求心电图机要有一个抗极化电压的放大器和记录装置，一般来说抗极化电压应当大于等于 300 mV。

5．时间常数　电容器在直流电流中的充电电流并不是一个常量，而是一个与时间有关的函数。基于上述原理，心电图仪的时间常数是指在直流输入时，心电图机描记出的信号输出幅度自 100% 下降至 37% 左右所需的时间。一般要求心电图仪的时间常数大于 3.2 s，若过小则幅值下降的过快，甚至会使输入的方波信号变成尖峰信号，会使得心电图波形产生严重的失真。

6．内部噪声与漂移　内部噪声指心电图机内部元器件工作时，由于电子热运动产生的噪声，而不是因使用不当或外来干扰形成的噪声。内部噪声使心电图机没有输入信号时仍有微小的杂乱波输出，这种噪声如果过大，不但影响图形美观，而且还影响心电波型的正常显示，因此要求内部噪声越小越好。内部噪声大小可以用折合到输入端的作用大小来计算，一般要求低于相当于输入端加入几 μV 至几十 μV 以下信号的影响，国际上规定内部噪声应当≤ 15 μV。漂移是指输出电压偏离起始点而上下缓慢变化的现象，一般情况下放大器级数越多，漂移越严重。晶体管参数随温度的变化和电路元件的老化也会产生不同程度的漂移现象。

7．频率响应　人体心电波形并不是单一频率的，而是可以分解成不同频率、不同比例的正弦波成分，也就是说心电信号含有丰富的高次谐波。由于心电图仪中放大器对不同频率的信号的放大能力并不一定完全一样，描记出来的波形会有一定的失真。心电图仪输入相同幅值、不同频率的信号时，其输出信号幅度随频率变化的关系称为频率响应特性，主要取决于放大器和记录器的频率响应特性。通常要求频率响应在 0.05 ～ 150 Hz 范围内保持恒定。

8．绝缘性与安全性　为了保证医务人员和患者的安全，心电图仪应具有良好的绝缘性。绝缘性常用电源对机壳的电阻来表示，有时也用机壳的漏电流表示。一般要求电源对机壳的绝缘电阻不小于 20 MΩ，或漏电电流应小于 100 μA。为此，心电图仪通常采用“浮地技术”，即将与患者直接相连的电路部分和主放大电路、记录器驱动电路、走纸电路等部分隔离，以保证患者与大地之间处于绝缘状态。心电图仪是与人体直接连接的电子设备，从安全方面考虑，心电图机可分属 B 型、BF 型和 CF 型（详情参考中华人民共和国国家标准 GB 10793-89《心电图机和使用安全要求》）。

五、脑电图仪

法国学者 Berger 于 1924 年首次记录了人体的脑电信号活动，并精准描述了脑电中的 α 波和 β 波，确立了脑电信号发源于大脑的基本理论。现代科学把这种由大脑皮质神经元产生的自发性、节律性电位变化称为自发脑电信号；机体因为接收到外界给予的某种刺激而产生脑电信号的改变称为诱发脑电电位。根据脑电信号与刺激之间的时间关系，诱发脑电电位又可以分为非特异性诱发电位和特异性诱发电位两类。其中，非特异性诱发电位是大脑接收到不同刺激时产生相同的反应，无特定意义，在临床上没有应用价值；特异性诱发电位是大脑接收到刺激后经过一段潜伏期，在特定区域出现的电位变化，临床上常用于检测神经系统的功能和病变。通常情况下，我们把特异性诱发电位简称为诱发电位（evoked potential，EP），EP 又可以分为内源性与认知功能相关电位和外源性与感觉和运动功能相关电位。现阶段，医学领域常用的 EP 包括模式翻转视觉诱发电位（pattern reversal visual evoked potential，PR-VEP）、脑干听觉诱发电位（brain stem auditory evoked potential，BAEP）以及短潜伏期躯体感觉诱发电位（short-latency somatosensory evoked potential，SLSEP）等，它们都是外源性的诱发电位。

（一）脑电电极与导联

根据脑电图的国际标准“10 ～ 20 系统”电极安放标准方法（图 2-27），电极的放置是基于头骨解剖标志的 20% 和 10% 的标准化测量值，主要沿前后正中线（FP_z ～ O_z）、冠状线（A_1 ～ C_z ～ A_2）以及侧连线（FP_z ～ T_3/T_4 ～ O_z）3 条线，按照 10% 和 20% 理论来确定脑电电极安放位置。例如，第一个纵向圆周测量是在矢状面上，位于头骨中线，从鼻根到头顶（头部最高点）再到枕骨粗隆。将这个距离算为 100%，可标记以下 5 个点位：FP_z（距鼻根 10%）、F_z（距离 FP_z 20%）、C_z（距离 F_z 20%）、P_z（距离 C_z 20%）和 O_z（距离 P_z 20% 并且距离枕骨粗隆 10%）。

目前通用的导联连接方式有双极导联法和单极导联法两种。

1．双极导联法　是将头皮部位两个作用电极分别与差动放大器两个正负输入端连接的方法，

Note

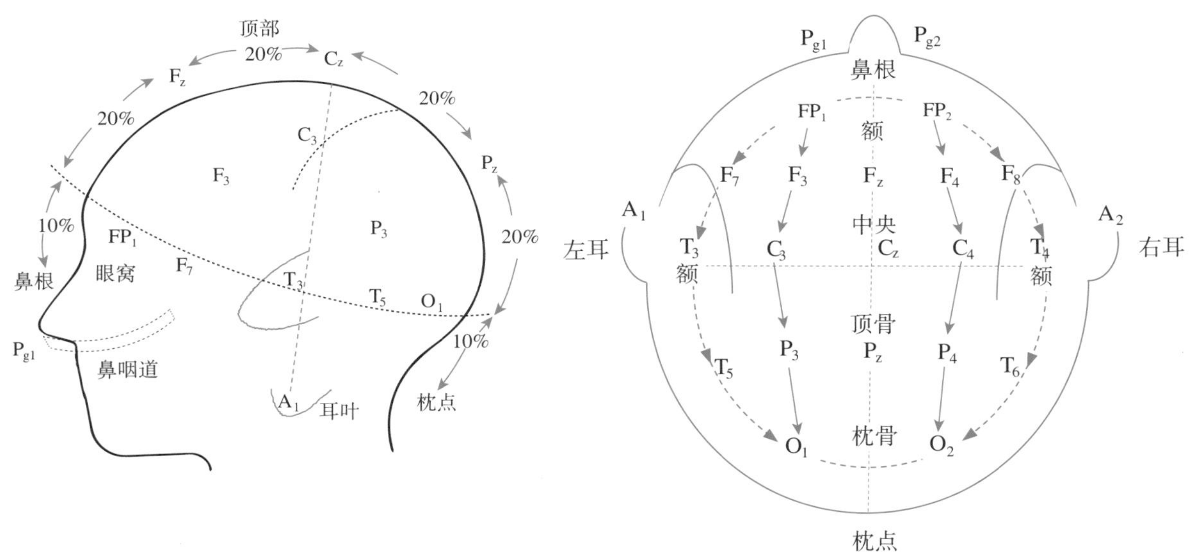

图 2-27　脑电图“10 ～ 20 系统”示意图

这种方法可以记录到两个电极之间的电位差，两个电极通过横向或纵向连接的方式连通一个导程，习惯性把前侧（或左侧）电极连通到放大器正端，后侧（或右侧）电极连通到放大器负端。这种方法的优点在于无关电极产生的误差和来源于其他器件的误差与干扰较小，可以更加精准地定位，但是波形幅度较低，稳定性也略差。

2．单极导联法　是由一个放置于头皮表面的作用电极和一个距离待检查脑组织部位尽可能远（通常取人耳）的中性电极构成导联的方法。由于其只能描述来自一个作用电极的电位改变，所以若观测到某点脑电波形或频度出现异常电位变化，可能提示该处存在组织病变。这种方法可以记录到波形幅度较大的脑电信号且能够明显地提示异常脑电信号，但是噪声和干扰较大。

（二）脑电图仪工作原理

脑电图仪由输入部分、放大电路部分、数据记录与分析部分、电源部分和辅助部分五大部分组成。其中，输入部分包括电极盒、头皮电极电阻抗测量电路、导联选择器、电极电阻检测装置和标准电压信号发生装置等结构；放大电路部分包括前置放大电路、增益调节器、时间常数调节器、高频滤波器、后级电压放大器和功率放大电路等结构；数据记录与分析部分包括记录器、记录控制传动结构、走纸等。脑电图仪的结构示意图如图 2-28 所示。

1．输入部分　脑电信号测量电极通过导线末端的插头接入电极盒，将脑电电极测得的信号进行传输；头皮电极电阻抗测量电路用于检测电极和头皮接触阻抗是否因为使用者的呼吸或身体动作而发生明显改变，导致脑电图出现伪影差值，便于操作者及时掌握电极接触情况；导联选择器用于选择脑电信号被输送至哪个放大器进行后续放大操作；标准电压信号发生装置用于脑电图仪在记录脑电图之前的定标，使得各通道记录器的灵敏度相同，保证各个部位的脑电图之间可以进行相互比较。

2．放大电路部分　前置放大电路是采用场效应管结构的差分放大器，可以有效提高整体电路的输入阻抗和共模抑制比；增益调节器是调节放大倍数的装置；时间常数调节器用于调整放大器的过渡特性和低频响应性能参数，数值越大则放大器下限频率越低，越有利于记录慢波；高频滤波器用于改变放大器频率的高频特性曲线，与高频衰减相关；后级电压放大器是对输出信号的进一步增幅，与前级电压放大器合称前置放大电路，用于确保末级功率放大器输出的功率足够大。在数字化脑电图仪中，后级放大器将信号放大至模数转换器（analog-to-digital converter，

ADC）的转换电压范围区间，ADC 负责将模拟信号转换为数字信号，以便后续的数字信号处理和显示；功率放大器用于推动记录器偏转，还可以通过引入负反馈改变记录器阻尼和电流负反馈，降低记录器线圈电阻变化对于记录灵敏度的影响。

3．数据记录与分析部分　脑电信号经过放大和滤波后，会被记录并转换成数字信号，再被存储在媒介上或传输到计算机上，进行进一步的分析和处理，如观察脑电图的形态和频率特征，为临床诊断或基础研究提供辅助信息和重要研究证据。

4．电源部分　脑电图仪各部分电路均需要由稳压电源供电以显示电压震荡或环境温湿度变化对电子电路工作状态的不利影响，是保障脑电图仪工作正常的基础。

5．辅助部分　临床上有时候需要刺激方法来引起大脑皮质产生诱发电位，因此需要诱发电位仪来检测神经系统的诱发电位。

对于典型的现代医学脑电图仪而言，脑电信号从输入电极盒开始到送至记录器，经过导联选择电路、放大电路、滤波电路等电路的信号调理。上述功能电路均由 CPU 处理并发送控制指令。

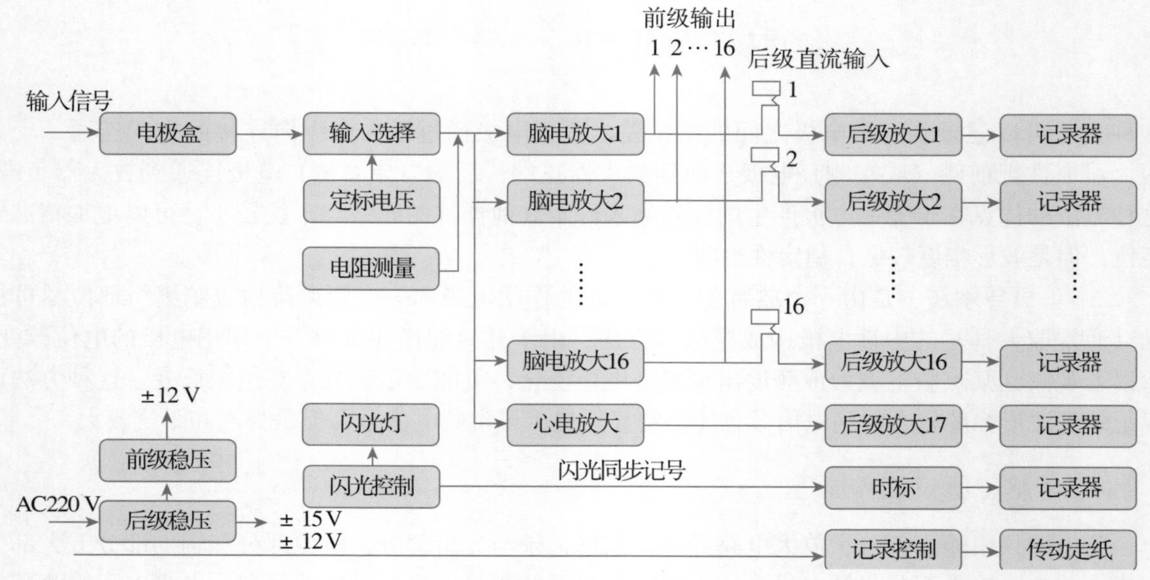

图 2-28　脑电图仪的结构示意图

（三）脑电图仪参数设计要求

脑电信号的频率集中在 0 ～ 30 Hz，平均幅度约 50 μV（老年人约 20 μV，婴幼儿可达 100 μV 以上），因此对于脑电图仪的设计要求有：

灵敏度在 2 ～ 50 μV/div 范围内且可以自由调整；

交流带宽约 150 Hz；

输入阻抗大于等于 200 MΩ；

共模抑制比大于等于 80 dB；

系统噪声不大于 5 μVrms；

头皮电极接触阻抗小于等于 5 kΩ；

安全要求符合国家标准 GB 9706.1-1995。

Note

六、肌电图仪

肌电图用于反映人体肌肉 - 神经系统的生物电活动，判断神经肌肉系统的功能与形态变化，并且为神经肌肉系统的相关研究和临床诊断提供数据，肌电图也成为医学物理诊断领域的重要参考工具。肌肉动作电位是在运动神经末梢传递神经冲动或者人为给予的刺激到达突触时产生的最终电位，引起肌纤维去极化和电位扩散等一系列生物物理和化学变化。实际观测到的肌电是众多运动单位共同作用产生的结果。

（一）临床肌电常规检测

临床肌电图主要用于检测骨骼肌的不同状态，包括松弛状态、骨骼肌轻度收缩及用力收缩状态、被动牵张状态。具体的测量项目包括以下几种电位。

1．插入电位（insertion potential） 是针电极插入、移动或被叩击时电极对肌纤维的刺激诱发的电位，正常状态下持续约 100 ms，即转为静息电位。

2．静息电位（resting potential，RP） 是完全松弛状态下的肌肉内肌纤维无动作电位的状态，在肌电图仪上表现为一条直线。

3．运动单位电位（motion unit potential，MUP） 其波形包含单相、双相、三相、四相乃至多相，时间长度为 3 ～ 15 ms，电压一般为 100 ～ 2000 μV。由于 MUP 的参数受年龄、体态位置等因素的影响，差异较大，因此，应当在一块肌肉的多个点位上重复测量。

4．被动牵张肌电（passive stretch electromyography） 是肌肉放松时关节被动运动时产生的肌电信号，可以用来了解肌张力亢进状态。

5．随意收缩肌电（voluntary contraction electromyography） 是骨骼肌分别做轻度、中度或最大用力收缩时随着参与发力的运动单位增多而出现的肌电波形，包含单纯相、混合相和干扰相等多个相态。

肌电检测在神经源性、肌源性疾病以及结缔组织病的鉴别诊断方面，以及对神经病变的部位、程度和预后状态判断方面有很大的应用潜力。

（二）诱发肌电图

研究中可以应用各种方法刺激周围神经引起肌肉收缩产生动作电位，从而测定神经的传导速度、神经的兴奋性和肌肉的兴奋反应等。为了更好地了解周围神经和肌肉的机能状态，了解大脑、脑干和脊髓的功能状态以及疾病情况，临床上多用运动神经传导速度（motor nerve conduction velocity，MCV）、感觉神经传导速度（sensory nerve conduction velocity，SCV）、F 波（F-wave，FWV）、H 反射（H-reflection，H-R）和重复刺激（repetitive stimulation，RS）等参数来描述诱发肌电图。

1．运动神经传导速度 常被用来研究神经在传递冲动过程中的生物电活动。利用一定强度的矩形脉冲电刺激神经干，在该神经支配的肌肉上，用电极记录所诱发的动作电位，然后根据刺激点与记录电极之间的距离、发生肌收缩反应与脉冲刺激后间隔的潜伏时间来推算在该段距离内运动神经的传导速度。MCV 是一种用于定量检查神经功能的比较客观的方法。其中，潜伏期是运动神经把在近端受刺激的冲动传向远端，使受控肌肉产生诱发电位所需的时间。若在某一运动神经的两个部分加刺激，在同一肌肉得到诱发电位，可得两个潜伏期数值，两值之差称为两个刺激点之间的神经传导时间。

2．感觉神经传导速度 在周围神经病变早期，即患者主诉无运动障碍或肌萎缩，而只有感觉障碍时，具有重要的参考价值。常规用于测量感觉神经传导速度的方法包括顺行法（正流法）

和逆行法（逆流法）。

3．F 波　刺激周围神经干引发的直接运动诱发动作电位 M 波后经过 20 ～ 30 ms 的潜伏期后出现的第二个诱发电位称为 F 波。F 波是由电刺激运动神经纤维所伴随的逆行冲动到达脊髓产生的，其幅度不随刺激强度的变化而变化，但是刺激过强时 F 波会消失。

4．H 反射　在电刺激外周围神经干时，出现在肌电 M 波之后会伴随出现 H 波，这是一种反射波，源于脊髓引起的单突触反射肌电信号。H 反射是检测脊髓前角细胞兴奋程度的关键指标。

5．重复刺激　对人的周围神经干施加重复电刺激时，随着电刺激频率不同，肌电信号存在着一定的规律，因此可以使用不同频率电脉冲刺激周围神经并记录肌肉动作电位来检测是否患有神经肌肉疾病。

（三）典型肌电诱发电位仪

肌电诱发电位仪是一种实时获取和测量自发肌电与诱发肌电信号的仪器，其基本原理框图如图 2-29 所示。

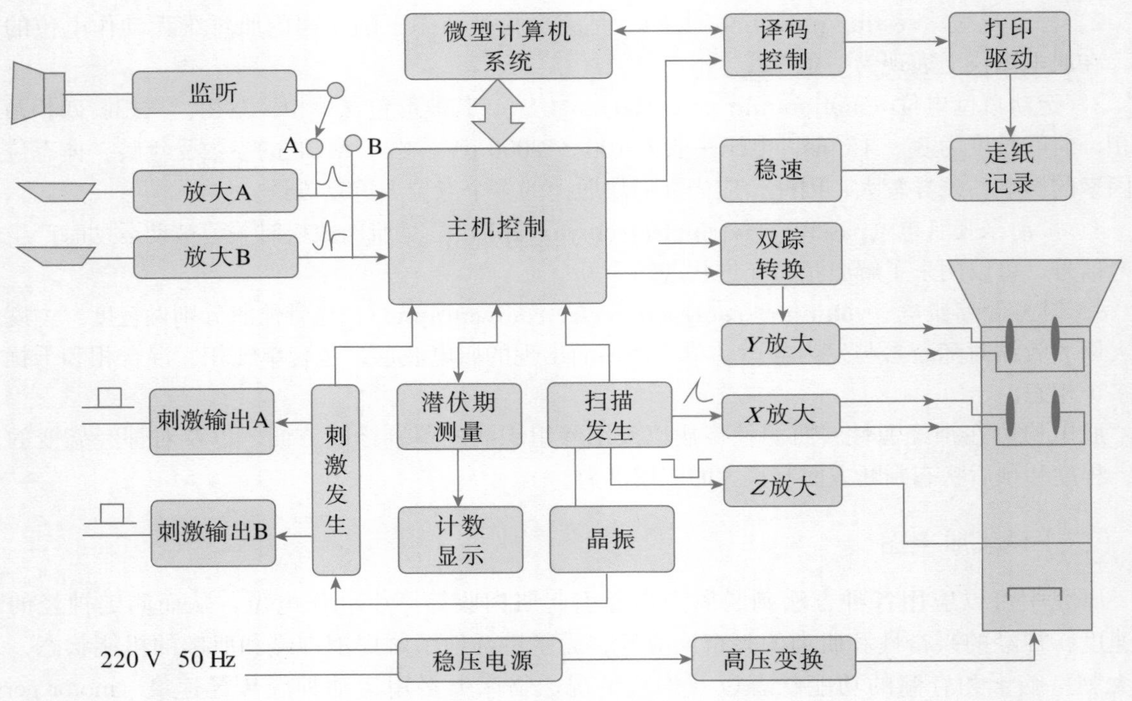

图 2-29　肌电诱发电位仪工作原理框图

在实时测量时，电极记录肌肉任意自发收缩所产生的自发肌电信号，经肌电信号放大器放大后送到示波器放大并推动 *Y* 轴偏转，同时输送到扬声器进行监听；扫描发生器在同步触发信号控制下产生锯齿波扫描信号和示波器的增辉信号，锯齿波经轴放大推动示波器轴 *X* 轴偏转，而增辉信号经 *Z* 轴放大后调制示波器辉度，因而在示波管上出现轴扫描线。当该系统应用于刺激诱发信号时，可以记录在电刺激情况下的肌电图，由刺激发生器将产生的刺激脉冲作用在人体上，同时发出同步脉冲信号去同步扫描使得计算机系统工作；计算机系统除了将模拟信号经 A/D 变换、CPU 运算、D/A 变换后送至示波器显示外，还能将数字信息通过转换接口送至打印系统打印测量的内容和结果；该肌电图仪还可根据需要在记忆、叠加、延迟等状态下工作。除 CPU 具有单独的时钟外，其他部分均采用晶体振荡器作为时钟信号发生器。该肌电图仪的性能指标应满足：前置放大器噪声小于等于 5 μV，灵敏度、扫描速度、刺激频率、刺激脉宽、刺激幅度、叠加次数、记录速度、记录内容和计算机功能按照实际需求可调且测量得到的数据误差在合理范围内。

第五节　血液常规检测

一、血常规检测指标、参数和基本特征

血细胞常规检验（临床简称为“血常规”）一般包括常用的24项全血细胞计数（complete blood count，CBC）结果，是一种常规的临床实验室检测技术，用于分析患者的血液样本，以获取有关不同血液成分的数量和特性。这种检测通常使用自动化仪器或手工计数的方式，分析血液样本中不同细胞类型的数量和特性，包括白细胞、红细胞和血小板的数量，以及其他相关的血液参数。血常规有重要的临床和诊断意义，提供了关于患者的整体健康状况和各种疾病的信息（图2-30），主要体现在如下方面。

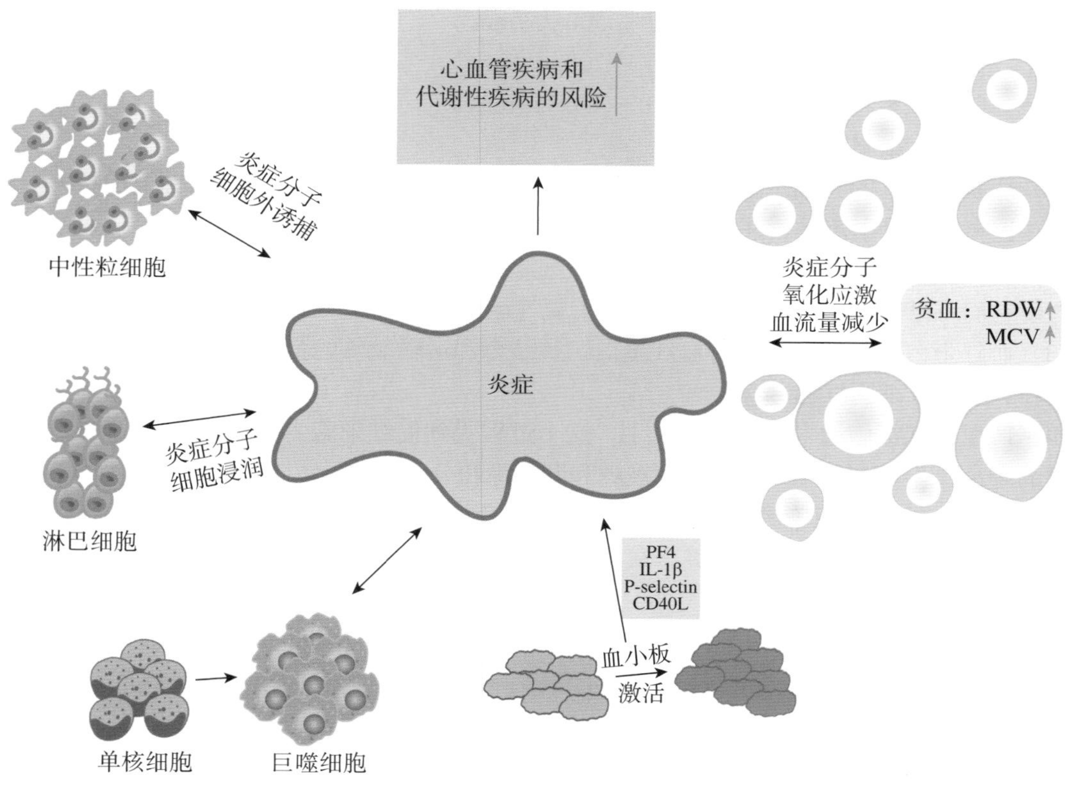

图 2-30　CBC 成分与疾病之间的病理生理学示意图

诊断和监测疾病：血常规可用于诊断各种疾病，包括贫血、感染、白血病、出血障碍和炎症性疾病等。通过检查红细胞、白细胞和血小板的数量和特性，医生可以获得关于疾病类型和严重程度的线索。

监测治疗效果：在治疗某种疾病后，血常规可用于监测治疗的效果。例如，白细胞计数可用于评估感染是否在治疗后有所改善。

评估全身健康：血常规也可用于评估患者的全身健康状况，提供关于免疫系统功能、氧气运

输和凝血能力的信息。

指导手术：在手术前和手术后，医生可能会进行血常规检查，以确保患者的血液参数处于安全范围内，减少手术风险。

筛查：血常规有时也用于常规健康检查和疾病筛查，以发现潜在的健康问题。

总之，血常规是一项重要的检查，用于帮助医生诊断疾病、监测治疗和评估患者的全身健康状况。这种测试通常是医疗诊断的常见起点之一。

血常规的检测指标多达 24 项，它们的具体参数和基本特征如下。

1. 红细胞计数（erythrocyte count） 红细胞（erythrocyte/red blood cell，RBC）是人体内数量最多的一类细胞，主要生理功能是通过细胞内所含有的血红蛋白进行氧与二氧化碳的交换。红细胞的寿命约为 120 天，每天都有许多红细胞因衰老而死亡，另外又有许多新生的红细胞取代衰老的红细胞，维持红细胞数量的动态平衡，以保持身体新陈代谢的正常需要。有多种原因可造成红细胞生成和破坏的平衡失调，结果一方面使红细胞数量减少或增多，引起贫血或红细胞增多症；另一方面使红细胞在质量上发生改变。通过对红细胞数量、形态学及生化改变的检查，对鉴别和诊断某些疾病，如贫血、红细胞增多症等血液系统疾病具有重要的临床意义。

【正常参考值】

男性：（4.5 ～ 5.5）$\times 10^{12}$/L（450 万～ 550 万 /mm^3）

女性：（4.0 ～ 5.0）$\times 10^{12}$/L（400 万～ 500 万 /mm^3）

婴儿：（6.0 ～ 7.0）$\times 10^{12}$/L（600 万～ 700 万 /mm^3）

儿童：（4.2 ～ 5.2）$\times 10^{12}$/L（420 万～ 520 万 /mm^3）

以下是有关红细胞的一些基本特征。

（1）形状：正常的红细胞通常呈双凹形，像一个扁平的圆盘，中间稍微凹陷，这种形状有助于它们在狭窄的血管中流动，并提供更多的表面积以容纳氧气。

（2）细胞结构：红细胞是非核的，不包含细胞核，也缺乏许多其他细胞器，如线粒体和内质网。这使它们可以容纳更多的血红蛋白，用于氧气运输。

（3）血红蛋白：红细胞内含有血红蛋白，是结合和运输氧气的蛋白质。每个红细胞包含大量血红蛋白，赋予红细胞红色。

（4）产生：红细胞通常在骨髓中产生，这个过程受到促红细胞生成素的调控。红细胞通常具有有限的寿命，为 100 ～ 120 天，然后被脾和肝清除和分解。

（5）氧气运输：红细胞的主要功能是运输氧气到全身的组织和细胞，以满足身体的代谢需求。它们通过血红蛋白中的铁原子结合氧气，然后将其运送到身体各处。

（6）红细胞指标：与红细胞有关的一些血液指标包括红细胞计数、血红蛋白浓度、血细胞比容和平均红细胞体积等，这些指标可以提供关于红细胞数量、大小和功能的信息。

2. 血红蛋白（hemoglobin/haemoglobin，Hb） 血红蛋白的存在使血液呈红色，在红细胞内承担着运输氧气的重要任务，由珠蛋白和血红素组成，其珠蛋白部分是四聚体结构，由两对不同的珠蛋白链（α 链和 β 链）组成。血红蛋白含量与红细胞计数的临床意义近似，血红蛋白的升高和降低可参考红细胞升高与降低的临床意义。现在多统一采用国际单位制，以每升血液中有血红蛋白多少克为准。

【正常参考值】

男性：120 ～ 165 g/L（12.0 ～ 16.5 g/dl）

女性：110 ～ 150 g/L（11.0 ～ 15.0 g/dl）

新生儿：180 ～ 190 g/L（18 ～ 19 g/dl）

儿童：120 ～ 140 g/L（12 ～ 14 g/dl）

血红蛋白的一些基本特征如下。

Note

（1）结构：血红蛋白是四聚体蛋白质，由 4 个子单位组成。每个子单位包含 1 个铁原子，可以结合 1 个氧分子。因此，1 个血红蛋白分子最多可以结合 4 个氧分子。

（2）颜色：血红蛋白因其红色而得名。这是因为血红蛋白分子中含有铁原子，结合氧气时形成氧合血红蛋白，呈鲜红色。当没有结合氧气时，血红蛋白呈蓝紫色，称为脱氧血红蛋白。

（3）功能：血红蛋白的主要功能是运输氧气。在肺部，血红蛋白结合氧气，并将其运送到身体的各个组织和细胞，以满足身体的代谢需求。同时，携带体内产生的二氧化碳，将其运送回肺部，通过呼吸排出体外。

（4）数量：血液中的血红蛋白浓度通常以克 / 分升（g/dl）或克 / 升（g/L）来表示。正常成人的血红蛋白浓度通常在 12 ～ 16 g/dl。这一范围可以因年龄、性别和其他因素而有所不同。

（5）影响因素：血红蛋白浓度受多种因素影响，包括饮食、遗传、健康状态和生理因素。低血红蛋白水平可能与贫血相关，而高血红蛋白水平可能与多种疾病，如多发性骨髓瘤、慢性肺疾病和肾病相关。

（6）测量：血红蛋白浓度通常通过血液检查测量，常用的方法包括血红蛋白电泳、血红蛋白色谱和自动化血液分析仪检测等。

3．血细胞比容（hematocrit，HCT） 是指一定量的抗凝全血经离心沉淀后，测得下沉的红细胞占全血的容积比，是一种间接反映红细胞数量、大小及体积的简单方法。结合红细胞计数和血红蛋白含量，可计算红细胞平均值，有助于贫血的形态学分类。表示血液中红细胞的比例。

【正常参考值】37% ～ 52%。

血细胞比容是影响血液黏度的重要因素，血液黏度随血细胞比容的增加而迅速增高，反之则降低。通过测定血细胞比容，可以了解血液的浓缩程度，可作为大量呕吐、腹泻、大面积烧伤后有大量创面渗出液等情况下，血液浓缩程度的评估指标。真性红细胞增多症的血细胞比容有时可高达 80% 左右。继发性红细胞增多症系体内氧供应不足引起的代偿反应，在如新生儿、高原地区居住者及慢性心肺疾患的个体中可见。相反，贫血或者各种血液稀释会导致血细胞比容减少。在各种贫血类型中，红细胞计数与血细胞比容的降低不一定呈比例，因此可以根据血细胞比容、红细胞计数与血红蛋白含量三者的平均值，进行贫血的鉴别和分类。

4．平均红细胞体积（mean corpuscular volume，MCV） 是一项用于血液学检查的生物指标，通常用来评估红细胞的大小。MCV 表示红细胞的平均体积，通常以立方微米或飞升（fl）为单位表示。

【正常参考值】80 ～ 100 fl。

不同的 MCV 水平可以提供关于患者血液健康状况的信息。具体如下。

（1）高 MCV：高于正常范围的 MCV 值表明红细胞较大。这可能是由于维生素 B_{12} 或叶酸缺乏、骨髓问题或其他血液疾病引起的贫血。

（2）低 MCV（微细胞）：低于正常范围的 MCV 值表明红细胞较小。这可能是由于铁缺乏性贫血或某些慢性疾病引起的。另外，红细胞体积分布宽度异常、球形以及椭圆形红细胞有可能是贫血、遗传性或其他疾病的表现。

（3）正常 MCV：正常范围内的 MCV 通常表明红细胞的大小正常，但仍需要考虑其他血液参数以全面评估患者的血液健康。

MCV 的测定对于诊断和监测与贫血和其他血液疾病相关的情况非常重要。作为 CBC 的一部分，可与其他参数一起使用，如血红蛋白浓度、红细胞计数和红细胞体积分布宽度，以更全面地了解患者的血液状况。需要注意的是，日常的饮食、锻炼、高原居住或者晨间测量等都会导致 MCV 的生理性波动。

5．平均红细胞血红蛋白含量（mean corpuscular hemoglobin，MCH） 指每个红细胞内所含血红蛋白的平均量，以皮克（pg）为单位。MCH 的计算公式为：MCH = Hb 含量 / 红细胞百万

Note

数。在临床上，MCH 常用于对贫血进行形态学分类。在同一抗凝血标本中同时计数红细胞数量，测定血红蛋白量和血细胞比容，通过这 3 个参数可进一步间接计算出平均红细胞血红蛋白含量。

【正常参考值】男性：26 ～ 38 pg；女性：26 ～ 38 pg；新生儿：26 ～ 38 pg。

MCH 降低时可能表明患者存在单纯小细胞性贫血、小细胞低色素性贫血，也见于缺铁、慢性失血、口炎性腹泻、胃酸缺乏妊娠、地中海贫血、铁粒幼红细胞贫血、巨幼红细胞贫血等情况。MCH 升高可能提示存在大细胞性贫血，见于恶性贫血、叶酸缺乏、长期饥饿、网织红细胞增多症、甲状腺功能减退以及再生障碍性贫血。

6．平均红细胞血红蛋白浓度（mean corpuscular hemoglobin concentration，MCHC） 指每升血液中平均所含血红蛋白浓度，以 g/L 表示。计算公式为：

$$MCHC = Hb\,(\mathrm{g/L}) / HCT\,(\mathrm{L/L}) \qquad \text{（式 2-16）}$$

式中，*Hb* 表示每升血液中血红蛋白量，*HCT* 表示每升血液中血细胞比容。

MCHC 适用于各种贫血病的诊断和治疗，MCHC 降低主要见于小细胞低色素性贫血。

【正常参考值】320 ～ 360 g/L（32 ～ 36 g/dl）。

低于 320 g/L 时，判断为小细胞低色素性贫血，如慢性失血性贫血、珠蛋白生成障碍性贫血、缺铁性贫血等。MCHC 在 320 ～ 360 g/L 时，提示存在大细胞性贫血（缺乏叶酸、维生素 B_{12}，如巨幼细胞贫血、营养性巨幼细胞贫血、妊娠期等）、正常细胞性贫血（如急性溶血性贫血、再生障碍性贫血、白血病）和单纯小细胞性贫血（慢性感染、中毒等，如尿毒症、肝病、风湿性疾病、恶性肿瘤等）。

7．红细胞体积分布宽度（red blood cell volume distribution width，RDW）-CV 值（RDW-CV） 是反映红细胞体积大小异质性的参数，即反映红细胞大小不等的客观指标。一般通过结合 RDW 和 MCV 这两个参数进行贫血的形态学分类，尤其对缺铁性贫血的早期诊断、球蛋白生成障碍性贫血的鉴别等方面具有重要意义。

【正常参考值】男性：10% ～ 16%；女性：10% ～ 16%；新生儿：10% ～ 18%。

8．红细胞体积分布宽度 -SD 值（RDW-SD） 即红细胞分布宽度标准差，缺铁性贫血时红细胞分布宽度的标准差会增大，小细胞低色素贫血的鉴别诊断、贫血种类的分类也可以用红细胞分布宽度的标准差来帮助判断。

【正常参考值】39.0 ～ 51.5 fl。

9．血小板计数（platelet count，PLT） 血小板因其形状呈两面微凹、椭圆形或圆盘形而得名。血小板是血细胞中最小的一种，比红细胞和白细胞小得多，直径只有 2 ～ 4 微米，由骨髓巨核细胞的细胞质脱落片段形成。在受伤或者其他的原因引起血管破损时，大量血小板会立即聚集在血管破损处，聚集成团，形成血栓，阻塞血管裂口；此外，血小板还会释放出促使血管收缩和血液凝固的物质，防止血液从破损的地方流出去。血小板计数是指单位体积血液中所含的血小板数目，正常人血液中的血小板数量会维持在一定的水平。某些疾病原因可导致血小板数量的减少或增多，血小板计数有助于临床上止血和血栓性疾病的诊断和鉴别诊断。

【正常参考值】（100 ～ 350）$\times 10^9$/L（10 万～ 35 万 /ml）。

以下是有关血小板的一些基本特征。

（1）细胞结构：血小板是非细胞核的小细胞片状结构，其形状类似于圆形或椭圆形碎片。它们缺乏细胞核，但包含有各种细胞器和细胞结构，包括颗粒和细胞器。

（2）起源：血小板产生于骨髓中巨核细胞。这些巨核细胞经历一系列分化和分裂，最终产生成千上万的血小板并释放到血液中。

（3）功能：血小板在体内起着至关重要的作用，主要涉及止血和凝血。当血管受伤时，血小板会迅速黏附到受伤部位，形成血小板血栓，以帮助止血。

Note

（4）凝血过程：血小板在凝血过程中的作用是激活血液中的凝血因子，帮助形成纤维蛋白，从而加强和稳定血栓。

（5）血小板功能障碍：某些疾病或药物可能导致血小板功能障碍，从而影响止血和凝血能力。例如，血小板功能障碍可能导致出血倾向。

（6）血小板活化：血小板可以被多种刺激因素激活，包括伤口、血管损伤、炎症和凝血因子。一旦激活，它们会释放凝血因子和生长因子，进一步促进凝血和愈合。

（7）血小板疾病：有些疾病与血小板功能或数量异常有关，如血小板减少症（血小板减少）和血小板功能障碍。这些疾病可能导致出血问题或过度凝血问题。

（8）血小板指标：与血小板有关的一些血液指标包括平均血小板体积（mean platelet volume，MPV）和血小板体积分布宽度（platelet distribution width，PDW），它们提供了关于血小板大小和分布的信息。

10．血小板体积分布宽度（PDW） 即血小板分布宽度，是反映血液内血小板体积变异性的参数，以测得的血小板体积大小的变异系数（CV%）表示。PDW 在正常范围内表明血小板体积均一性高。血小板体积分布宽度（PDW）越大说明血小板体积大小越不均匀，个体间相差悬殊，常见于急性髓系白血病、巨幼细胞贫血、慢性粒细胞白血病、脾切除、巨大血小板综合征、血栓性疾病等。

【正常参考值】电阻法：15% ～ 20%；激光法：42% ～ 75%。

11．平均血小板体积（mean platelet volume，MPV） 是采用自动化血细胞分析仪后得到的一项临床检测指标，MPV 的变化有助于鉴别血小板减少的原因。一般情况下，周围血小板破坏增多导致血小板减少者 MPV 增高，由骨髓病变使血小板减少者 MPV 减低。在感染患者中，局部炎症时 MPV 正常或增大，败血症时则有约一半的患者 MPV 减低。如果 MPV 随血小板数量持续下降，则为骨髓衰竭的征兆，MPV 越小，提示骨髓抑制越严重。

【正常参考值】9.0 ～ 13 fl。

在原发性血小板减少性紫癜、骨髓增生异常综合征、急性白血病缓解期、妊娠晚期、巨幼细胞贫血、血栓病等情况下中，MPV 表现为增加。在急性白血病化疗期、再生障碍性贫血、脾功能亢进等情况下 MPV 减少。

12．大血小板比例（platelet large cell ratio，P-LCR） 指大血小板（直径大于 3 μm）占总的血小板的比例，即 12 fl 或更大的体积的大血小板的比例。血小板是由“产血小板型巨核细胞”的细胞质裁剪脱落而形成的，“大血小板”就是没有被充分裁剪的血小板。

【正常参考值】男性：18.5% ～ 42.3%；女性：17.5% ～ 42.3%。

大血小板的基本特征如下。

（1）大小：大血小板通常比正常血小板更大，其平均直径明显增大。这一特征是通过测量血小板的平均血小板体积 MPV 来确定的。

（2）形态：大血小板通常呈圆形或椭圆形，与正常血小板的形状相似，但它们的直径更大。

（3）数量：大血小板的数量通常在血液中是有限的，占所有血小板数量的一小部分。它们通常与正常大小的血小板混合存在。

（4）产生：大血小板的产生通常是骨髓中的某些疾病或异常造成的。这些疾病包括骨髓疾病、感染、炎症、药物反应或其他因素。

（5）功能：虽然大血小板与正常血小板在止血和凝血过程中都具有相似的功能，但其止血能力可能受到影响，因为它们的大小和形状可能导致它们在形成血栓或血小板凝块时不如正常血小板有效。

（6）临床意义：大血小板的存在通常是血液疾病或其他基础疾病的标志。P-LCR 低于 17.5%，多见于局部出血，而高于 42.3% 可能与原发性血小板增多症，或者是巨核系细胞白血病有关。

13．血小板压积（plateletcrit，PCT） 是血小板平均体积（MPV）与血小板计数（PLT）的乘积。PCT 受到血小板平均体积（MPV）和血小板体积分布宽度（PDW）的影响。

【正常参考值】0.11% ～ 0.23%。

14．白细胞计数（white blood cell count，WBC） 白细胞是人体血液中一类重要的血细胞，具有吞噬异物、产生抗体、促进机体损伤愈合、抵御病原体入侵等能力。白细胞可以细分为五种类型，使用仪器或人工方法对这五类细胞分别计数，被称为白细胞分类计数。这五类白细胞中，嗜中性粒细胞占 0.5 ～ 0.7，淋巴细胞占 0.2 ～ 0.4，单核细胞占 0.03 ～ 0.08，嗜酸性粒细胞占 0.01 ～ 0.05，嗜碱性粒细胞不超过 0.01。白细胞是免疫系统的重要组成部分，用于抵御感染。

【正常参考值】

成人：(4.0 ～ 10.0) $\times 10^9$/L（3500 ～ 9500/mm^3）

儿童：(5.0 ～ 12.0) $\times 10^9$/L（5000 ～ 12000/mm^3）

婴儿：(10 ～ 22.0) $\times 10^9$/L（10000 ～ 22000/mm^3）

白细胞的一些基本特征如下。

(1) 类型：白细胞分为不同的类型，包括中性粒细胞、淋巴细胞、单核细胞、嗜酸性粒细胞和嗜碱性粒细胞。每种类型都具有不同的功能和特征。

(2) 形态：白细胞的形态（外观）在显微镜下展现出细微的差异，这些差异在临床上有助于鉴别不同类型的白细胞。

(3) 起源：白细胞通常产生于骨髓，然后分布到全身的循环系统中。不同类型的白细胞可能经历不同的分化途径。

(4) 功能：白细胞的主要功能是抵御感染，清除细菌、病毒、真菌和其他致病微生物。它们还在免疫反应、炎症过程和伤口愈合中起着重要作用。

此外，白细胞是免疫系统的核心组成部分，免疫系统包括自然免疫（非特异性免疫）系统和获得性免疫（特异性免疫）系统。淋巴细胞是获得性免疫的主要参与者，而中性粒细胞等是自然免疫系统的主要成员。异常的白细胞计数可以提示潜在的健康问题。白细胞过多可能表示感染、炎症或其他疾病，而白细胞过少可能与免疫系统问题或骨髓疾病有关。

15．淋巴细胞计数（lymphocyte count） 是指外周血中淋巴细胞的绝对数量。淋巴细胞是白细胞的一种，由淋巴器官产生，是机体免疫应答的重要细胞成分。

【正常参考值】

成人：(1.684 ± 0.404) $\times 10^9$/L

学龄前儿童：(3.527 ± 0.727) $\times 10^9$/L

淋巴细胞（lymphocyte）是一种白细胞（白血球），是免疫系统的重要组成部分。它们具有以下基本特征。

(1) 小型细胞：淋巴细胞通常是较小的细胞，其大小与红细胞相当，通常比其他白细胞（如中性粒细胞）要小。

(2) 大核细胞：淋巴细胞的细胞核相对较大，通常占据整个细胞的大部分空间。核通常呈圆形或卵圆形，不像其他白细胞那样有多个分叶。

(3) 免疫功能：淋巴细胞是免疫系统的核心成员，它们在抵御感染、维持免疫平衡和监测异常细胞等方面起着关键作用。淋巴细胞有不同的亚型，包括 B 淋巴细胞、T 淋巴细胞和自然杀伤细胞（NK 细胞），每种亚型都有不同的功能。

(4) 抗体产生：B 淋巴细胞是主要的抗体产生细胞，它们分泌抗体，这些抗体能够识别和中和感染，帮助免疫系统抵抗细菌、病毒和其他病原体。

(5) T 淋巴细胞介导免疫：T 淋巴细胞通过调节和协助免疫反应，以及直接与异常细胞互动来维持免疫平衡。它们在抵御细胞因子引起的感染和癌症中发挥着重要作用。

Note

（6）循环：淋巴细胞循环于血液和淋巴液中，寻找感染和异常细胞。它们也存在于淋巴结、脾和其他淋巴器官中，以执行其免疫功能。

淋巴细胞的功能对于维持机体的健康和抵抗疾病至关重要。它们对感染、免疫系统疾病、白血病等各种健康问题具有重要的临床和诊断意义。淋巴细胞计数和淋巴细胞亚型的分析可以帮助医生评估免疫系统的状态和诊断疾病。例如，淋巴细胞计数偏高多见于流行性病毒感冒、麻疹、风疹、水痘等感染性疾病，白血病、淋巴瘤等血液系统疾病，以及监测器官移植排斥反应等。此外，一些非疾病因素也会造成淋巴细胞计数偏高，如婴儿、4 ～ 10 岁儿童人群、女性月经期等生理性偏高和使用某些药物等药源性偏高。

16．单核细胞计数（monocyte count） 是指检查出来的单核细胞的数量。单核细胞计数通常通过血液样本进行，这个过程包括采集少量血液，然后使用自动计数器或显微镜来计算单核细胞的数量。计数结果通常以每立方毫米（mm^3）或每微升（μl）的形式报告。

【正常参考值】手工法：（0.12 ～ 0.8）$\times 10^9$/L；仪器法：（0.30 ～ 0.76）$\times 10^9$/L。

单核细胞（monocyte）是一种白血细胞（白细胞）亚型，具有以下基本特征。

（1）细胞核：单核细胞的细胞核通常呈不规则形状，可以是马蹄形、环状或波浪形。这种特殊的细胞核形状是单核细胞的识别标志之一。

（2）大尺寸：单核细胞相对较大，通常比其他白细胞（如中性粒细胞或淋巴细胞）要大。

（3）细胞内包含：单核细胞包含大量的细胞质，其中包括各种细胞器和颗粒。这些细胞内结构使它们能够履行各种生物学功能。

（4）免疫系统：单核细胞是免疫系统的一部分，主要分布在血液中，但它们也能够进入组织，其中它们分化为巨噬细胞。这些细胞在免疫反应中发挥着重要作用，包括吞噬和分解细菌、病原体、细胞垃圾和其他异物，以及产生炎症反应。

（5）免疫调节：单核细胞也参与免疫调节和炎症过程，它们能够产生细胞因子和介素，以调控免疫反应和炎症。

（6）循环：单核细胞循环于血液中，但它们也能够离开血液，进入组织，特别是在感染、炎症和组织修复时。一旦它们进入组织，它们将转化为巨噬细胞，继续履行吞噬和免疫调节的任务。

单核细胞在抵抗感染、清除废物和支持免疫系统的功能中发挥重要作用。它们是免疫系统中的关键成员之一，帮助维持机体的免疫平衡。单核细胞的数量和活性受到免疫系统的调控，它们在感染、炎症和其他疾病中的变化通常具有临床意义。因此，单核细胞的特征和功能对于理解免疫反应和疾病诊断至关重要。例如，单核细胞计数升高通常提示患者可能存在感染、血液病、结缔组织病和胃肠道疾病等。

17．中性粒细胞计数（neutrophil count） 中性粒细胞是一类白细胞，用于抵御细菌感染。

【正常参考值】50% ～ 70%。

中性粒细胞是免疫系统的一部分，它们主要在抵抗感染和清除细菌、病原体和其他异物方面发挥作用。中性粒细胞的特点如下。

（1）分叶细胞核：中性粒细胞的细胞核通常有 2 ～ 5 个分叶。

（2）弥漫性细胞质：中性粒细胞的细胞质包含各种颗粒，这些颗粒包含一些能够杀伤细菌和分解异物的酶和蛋白质。

（3）吞噬功能：中性粒细胞具有吞噬、消化细菌和异物的能力，它们也参与调节免疫反应和炎症过程。

（4）炎症标志：中性粒细胞数量和活性的变化通常与炎症过程相关，它们在感染、炎症和组织受伤时增多。

中性粒细胞的数量和百分比的变化通常在感染、免疫系统疾病和其他疾病中具有临床意义。医生通常会将这些参数与其他临床信息一起考虑，以帮助诊断和治疗疾病。

18．嗜酸性粒细胞计数（eosinophil count） 用嗜酸性粒细胞稀释液将血液稀释一定倍数，红细胞和其他白细胞被破坏，而嗜酸性粒细胞被染成红色，然后滴入计数池内计数，通过手工方法（在显微镜下观察和计数）或自动方法（使用自动血液分析仪）进行计数。通常，以每立方毫米（mm³）或每微升（μl）的形式报告。

【正常参考值】(0.04 ~ 0.40) × 10^3/μl。

其基本特征如下。

(1) 核形态：嗜酸性粒细胞通常具有双叶状的细胞核，这是它们的主要识别特征。

(2) 细胞颗粒：嗜酸性粒细胞包含大量的嗜酸性颗粒，这些颗粒含有一种称为嗜酸性粒细胞碱性蛋白酶（alkaline proteinase）的蛋白质，以及其他生物活性分子。这些颗粒在过敏和炎症反应中发挥作用。

(3) 免疫反应：嗜酸性粒细胞在过敏反应和某些寄生虫感染中发挥关键作用。它们可以释放嗜酸性粒细胞碱性蛋白酶，对抗寄生虫和其他病原体。

(4) 细胞调控：嗜酸性粒细胞参与免疫调控，通过分泌细胞因子和介素来调控免疫反应。

嗜酸性粒细胞百分比通常在正常免疫功能下保持在较低水平，但在过敏和炎症情况下，它们的数量可能会显著增加。嗜酸性粒细胞在过敏性疾病（如过敏性鼻炎、哮喘）的发病机制中起着重要作用。当嗜酸性粒细胞百分比异常高时，这可能与过敏反应或某些炎症疾病有关。

19．嗜碱性粒细胞计数（basophil count） 嗜碱性粒细胞计数通常是通过自动血液分析仪完成的。这种机器可以自动计算不同种类的白细胞，包括嗜碱性粒细胞。该机器使用化学或电子方法来检测并计数这些细胞。通常，以每立方毫米（mm³）或每微升（μl）的形式报告。

【正常参考值】(0.01 ~ 0.3) × 10^3/μl。

其基本特征如下。

(1) 核形态：嗜碱性粒细胞通常具有多叶状的细胞核，这是它们的主要识别特征。

(2) 细胞颗粒：嗜碱性粒细胞包含大量的嗜碱性颗粒，这些颗粒含有碱性蛋白酶和其他生物活性分子。这些颗粒在炎症和过敏反应中发挥作用。

(3) 免疫反应：嗜碱性粒细胞参与炎症反应，通过释放颗粒内的酶和分子来调节免疫反应。它们也可以对抗某些寄生虫感染。

嗜碱性粒细胞百分比通常在正常免疫功能下保持在较低水平，但在某些情况下，它们的数量可能会增加，特别是在过敏和炎症情况下。嗜碱性粒细胞在过敏性疾病、哮喘和其他过敏反应的发病机制中起着重要作用。当嗜碱性粒细胞百分比异常高时，这可能与过敏反应或某些炎症疾病有关。

20．淋巴细胞百分比 表示在血液中淋巴细胞所占的百分比。它是通过测量淋巴细胞的数量与总白细胞计数之间的比例来计算的。该指标升高一般提示急性感染，降低常为特殊药物、放射损伤或免疫缺陷性疾病所致。

【正常参考值】20% ~ 40%。

21．单核细胞百分比 表示在血液中单核细胞所占的百分比。它是通过测量单核细胞的数量与总白细胞计数之间的比例来计算的。当机体发生炎症反应或其他感染性、血液性疾病时，单核细胞百分比会升高。

【正常参考值】1% ~ 10%。

22．中性粒细胞百分比 表示在血液中中性粒细胞所占的百分比。它是通过测量中性粒细胞的数量与总白细胞计数之间的比例来计算的。该指标升高常见于各种急性感染、炎症及恶性肿瘤。该指标降低多见于感染尤其是病毒感染、血液病及自身免疫疾病等。

【正常参考值】40% ~ 75%。

Note

23．嗜酸性粒细胞百分比 表示在血液中嗜酸性细胞所占的百分比。它是通过测量嗜酸性粒细胞的数量与总白细胞计数之间的比例来计算的。该指标升高多见于寄生虫感染、支气管哮喘、过敏性皮炎、多发性骨髓瘤、淋巴瘤、嗜酸性粒细胞白血病等。

【正常参考值】0% ～ 5%。

24．嗜碱性粒细胞百分比　表示在血液中嗜碱性细胞所占的百分比。它是通过测量嗜碱性粒细胞的数量与总白细胞计数之间的比例来计算的。该指标升高可能是过敏性疾病、慢性粒细胞白血病、恶性肿瘤等原因引起。该指标降低可能是由细菌或病毒感染、严重炎症、免疫系统异常和过敏反应等原因引起。

【正常参考值】0% ～ 5%。

二、血细胞计数原理

血细胞计数是通过实验室测试，用于确定血液样本中不同类型的血细胞数量和比例的方法。包括白细胞计数、红细胞计数和血小板计数。血细胞计数通常使用计数室或自动血液分析仪进行，这些设备使用不同的方法来测量血细胞数量。

1．光学方法　也称为光散射细胞计数原理（图 2-31），基于细胞引起的光偏转。这种方法对血样中的血细胞进行照射，通过它们对光的散射或吸收使光发生偏转，偏转光的强度和散射角取决于细胞类型。光度计检测偏转，给出给定样本体积中存在的细胞数量。另一种光学方法进行细胞计数时应用了鞘流（shear flow）技术，采用一毛细管对准小孔管，细胞混悬液从毛细管喷出，同时与四周流出的鞘液一起流过敏感区，保证细胞混悬液在中间形成单个排列的细胞流，四周被鞘液围绕。由于其中细胞是流体动力学定向的，所以鞘流的应用有助于提高检测效率。

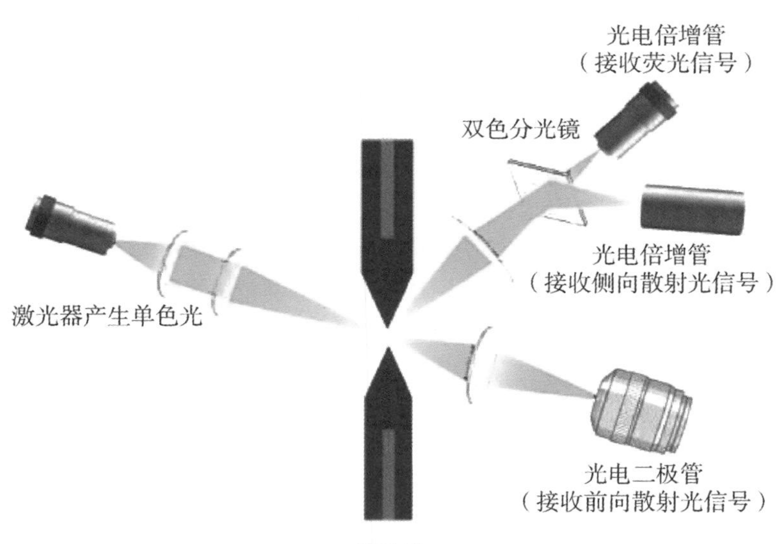

图 2-31　光学法血细胞计数原理

2．电阻抗法　这种方法涉及将血样通过一个微细管道，测量电流的电阻（图 2-32）。血细胞通过管道时会产生微小的电阻变化，这种变化与血细胞数量呈正比。

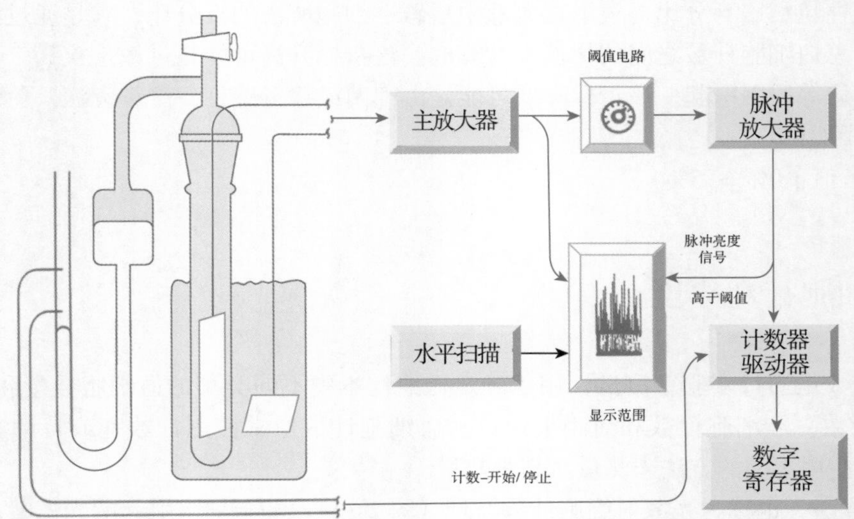

图 2-32　电阻抗法血细胞计数原理

三、血红蛋白测定原理

血红蛋白（hemoglobin/haemoglobin，Hb）测定是一种用于确定血液中血红蛋白浓度的常见实验室测试，它提供了有关患者贫血和血液健康状况的重要信息。血红蛋白的浓度通常是通过光学方法测量的，其中光通过血红蛋白溶液时的吸光度与其浓度呈正比。这种测量通常使用分光光度计或血红蛋白分析仪来进行。以下是测定原理。

1．血红蛋白吸收　血红蛋白对不同波长的光下呈现不同程度的吸收。通常情况下，血红蛋白在波长为 540 nm 的光下吸收最强。

2．比色法　分光光度计或血红蛋白分析仪会发送光束通过血红蛋白样本，然后测量透射光的强度。根据比色法原理，样本中的血红蛋白浓度越高，透射光的吸光度就越高。

通过比色法测量的吸光度数据与已知的血红蛋白标准曲线进行比较，以计算血红蛋白的浓度。这个浓度通常以克 / 分升（g/dl）为单位表示。正常的血红蛋白浓度因性别和年龄而异，但通常在成人中为 12.0 ～ 15.5 g/dl。异常的血红蛋白浓度可能表明与贫血或多血症等疾病相关。

四、血细胞分析仪

血细胞分析仪（blood cell analyzer）是一种用于自动化分析血液样本中不同类型的血细胞数量和特性的设备（图 2-33）。这些仪器是临床实验室中非常常见的工具，用于进行血常规检查，以帮助诊断疾病和监测患者的血液状况。

下面是血细胞分析仪的一些关键特征和工作原理。

1．关键特征

（1）自动化：血细胞分析仪是自动化的，能够快速、准确地分析大量的血液样本，并在短时

Note

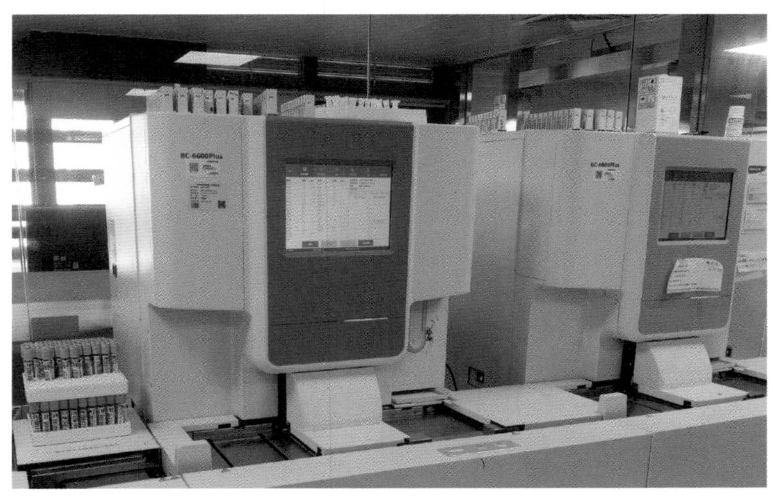

图 2-33 商业化血细胞分析仪

间内提供详细的血液参数，减少了人工操作的需求。

(2) 多参数分析：这些仪器可以测量多种血细胞参数，包括白细胞、红细胞、血小板的数量，以及其他参数如血红蛋白浓度、红细胞体积等。

(3) 高精度：血细胞分析仪提供高度精确的结果，可以检测微小的细胞差异，有助于早期诊断和治疗。

(4) 速度和效率：这些仪器通常能够在短时间内分析多个样本，提高了诊断的速度和效率。

(5) 多样本处理：大多数血细胞分析仪具有多样本处理能力，可以连续分析多个样本，适用于繁忙的实验室环境。

2. 工作原理

(1) 样本准备：血液样本通常需要稀释，以确保在仪器中的分析是准确的。稀释后的样本通常被装入试剂盘或样本管中。

(2) 自动分析：样本被送入血细胞分析仪，然后通过自动化的处理流程，包括混匀、洗涤、染色和检测。这些步骤可用于分析不同类型的血细胞和参数。包括光学测量（如通过光学散射和吸光度来测量红细胞和血小板的数量以及血红蛋白的浓度）；电化学测量（使用电化学方法来测量血糖、电解质浓度等特定的血液化学参数）。

(3) 数据处理：仪器生成的数据通过内置的计算机系统进行处理，计算出各种血细胞参数的结果。

(4) 结果输出：最终结果以数字形式显示，包括白细胞计数、红细胞计数、血小板计数、血红蛋白浓度等，这些结果通常会被打印或传输到医院信息系统，以供医生和医疗专业人员参考。

(5) 应用领域：血细胞分析仪在临床医学、实验室医学和研究中广泛应用。它们是常规体检和疾病诊断的重要工具，也用于监测治疗效果和疾病进展。

总的来说，血细胞分析仪是一种关键的医疗设备，用于自动分析和诊断患者的血液状况，帮助医生进行疾病诊断和监测治疗效果。它在医疗实验室中扮演着不可或缺的角色。

五、血液检测技术发展前沿及应用

血液检测技术一直在不断发展，以提高准确性、效率和多功能性。以下是一些血液检测技术的前沿发展和应用领域。

1．单细胞分析 单细胞分析技术已经取得了重大进展，使研究人员能够分析单个血液细胞的基因表达、蛋白质表达和代谢特征。这有助于更好地理解血液中不同细胞类型的功能及其在疾病中的变化。

2．液体活检 液体活检技术允许通过血液样本检测肿瘤DNA、细胞和其他分子，以诊断和监测癌症。这一技术减少了对传统组织活检的需求，提高了患者的舒适性和安全性。血液中的生物学标志物，如肿瘤标志物、炎症标志物和心血管标志物，在疾病的早期诊断和治疗监测方面发挥重要作用。此外，还可以用于监测治疗的效果，包括肿瘤治疗、抗凝血治疗、免疫疗法等。

3．微流控技术 允许在微小芯片或器件上进行高通量的血液分析。这种技术通过将血液样本引入到微流控芯片中，可以在微小的空间快速、自动化地处理大量样本，适用于大规模筛查、药物筛选和疾病监测。微流控芯片的优势在于能够同时进行多个参数的检测，而且样本消耗低、操作简便快速。目前已被用于血细胞分类计数、病毒和细菌检测、基因分析等多个领域，极大提高了检测效率和准确性。

4．生物传感技术 利用纳米材料开发的高灵敏度生物传感器，通过将特定的生物识别元件与换能器结合，可以检测低浓度的生物分子。血液科检验的一些项目，如血糖、血脂、肝功能等，都可以利用生物传感器进行检测。此外，生物传感器还可以检测特定肿瘤标志物或药物浓度，为肿瘤治疗提供辅助信息，这对于早期疾病诊断和个性化医疗非常有潜力。

5．基因组学和蛋白质组学 基因组学和蛋白质组学技术的进步使得人们可以更深入地研究血液中的基因和蛋白质。通过识别与疾病相关的特定标志物，可以了解个体的遗传状况及相关疾病的风险。例如，基因检测可以早期发现一些遗传性疾病，如遗传性贫血和遗传性癌症等，为患者提供早期干预和治疗的机会。此外，基因检测还可以用于肿瘤的预后评估和个体化治疗方案的制订。患者可以根据其基因型和生物学标志物选择最佳治疗方法，提高治疗效果。

6．人工智能和机器学习 人工智能和机器学习技术被应用于分析大规模的血液数据，以帮助快速和准确地识别疾病特征，如白血病诊断、药物反应预测等。此外，在早期疾病筛查中人工智能技术也扮演着关键的角色，特别是心血管疾病、癌症、糖尿病和神经退行性疾病的早期诊断。

7．微生物组研究 血液中的微生物组分析正在兴起，用于研究与健康和疾病相关的微生物。这有助于理解免疫系统和疾病之间的关系。人体内存在大量的微生物，包括细菌、真菌和病毒等。这些微生物与人体的健康和疾病密切相关。通过分析血液样本中微生物的组成和数量，可以帮助医生确定感染性疾病的诊断和治疗方案。微生物组分析不仅可以检测已知的致病微生物，还可以发现新的微生物与疾病的关联，为疾病的早期诊断和治疗提供新的线索。

总的来说，血液检测技术的发展前沿包括了许多新兴领域和应用，有助于提高医疗诊断和治疗的准确性和个性化水平。这些技术有望在未来改善医疗保健的效率和效力。

（吴春生）

第六节 血气分析及血液凝固分析

一、血气、血凝分析指标的类型及特征

（一）血气分析指标

Note

血气分析是诊断患者的酸碱平衡状态及含氧状态的主要检测项目，主要指基于血气分析仪

并通过离子选择电极测量血液样本中酸碱值（pondus hydrogenii，pH）、二氧化碳分压（partial pressure of carbon dioxide，PCO_2）、氧分压（partial pressure of oxygen，PO_2）、血氧饱和度（oxygen saturation，SO_2）、实际血液碳酸氢盐（HCO_3^-）、二氧化碳总量（total carbon dioxide，TCO_2）、剩余碱（base excess，BE）等一系列参数，这些参数可直接测量或按照计算公式得出。

1．动脉血氧分压（PO_2） 可用于测定血浆中溶解的 O_2 量，是判断缺氧程度及呼吸功能的重要指标。正常情况下，人体 100 ml 血中溶解 0.3 ml 的氧。动脉血氧分压的正常参考范围为 80 ～ 100 mmHg，静脉血氧分压为 30 ～ 50 mmHg。计算公式如下。

$$O_2\ (\text{mEq/L}) = 0.01014 \times PO_2 \qquad \text{（式 2-17）}$$

PO_2 不反映血液中携带的 O_2 总量，大多数 O_2 会与血红蛋白结合，而并非参与到 PO_2 的检测中。O_2 总量浓度取决于血红蛋白总量及携氧能力、体温、血液 pH、红细胞中 2,3- 二磷酸甘油酸浓度和 PO_2。PO_2 是影响血氧饱和度（SO_2）的重要因素，即血红蛋白与氧结合的程度取决于 PO_2 的大小，是反映血氧饱和度的一个重要指标。

PO_2 由 100 mmHg 降至 60 mmHg 时（图 2-34），处于曲线斜率平缓变化的区域，显示 SO_2 无明显下降，说明机体对耐受低氧有巨大潜力。PO_2 继续下降至 60 mmHg 以下时，处于曲线的斜率显著变化的区域，显示 SO_2 不呈比例地明显下降，其生理意义在于说明机体缺氧到一定程度时，血氧亲和力明显下降，有利于氧迅速从血液弥散至组织中，保证氧供给。PO_2 低于 30 mmHg 时存在生命危险，低于 20 mmHg 时达到维持生命的极限。因此，临床上将 PO_2 作为判断有无缺氧和衡量缺氧严重程度的依据。此外，PO_2 的大小还受到肺泡通气量、环境（如高原、缺氧及药物引起的呼吸功能增加与呼吸肌疲劳等）、肺泡水平气体交换等因素的影响。

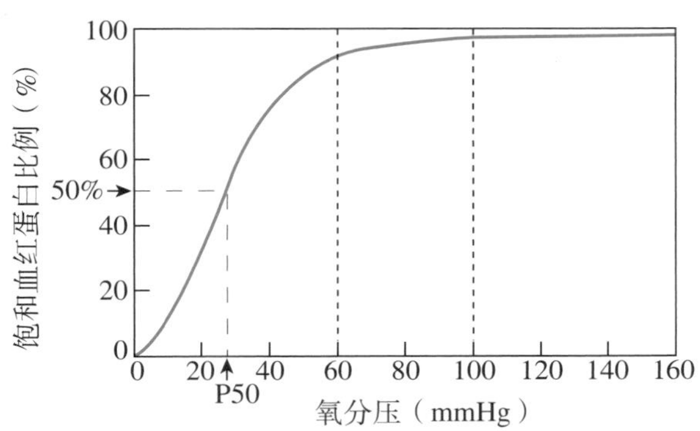

图 2-34　动脉血氧分压与饱和血红蛋白比例的关系曲线图

2．二氧化碳分压（PCO_2） 是指血液内物理溶解的混合气体中 CO_2 所产生的压力。正常人动脉血 PCO_2 参考值为 35 ～ 45 mmHg（4.65 ～ 5.98 kPa），静脉血 PCO_2 略高于动脉血，为 42 ～ 52 mmHg（5.6 ～ 7.0 kPa）。PCO_2 与血浆中溶解的 CO_2 呈正比。且溶解的 CO_2 与碳酸（H_2CO_3）达到平衡，如下式所示。

$$H_2CO_3\ (\text{mmol/L}) = 0.03 \times PCO_2 \qquad \text{（式 2-18）}$$

故 PCO_2 既是血气指标，又是酸碱指标，起着双重作用，是人体血气和酸碱平衡的关键环节。PCO_2 还反映着转运二氧化碳的能力，其主要靠肺功能进行调节，说明呼吸功能对酸碱平衡的调节。此外，PCO_2 是肺泡通气量的衡量标准。肺泡通气量减少会增加 PCO_2（高碳酸血症），而通气量增加则会降低 PCO_2（低碳酸血症）。因此，PCO_2 也是衡量呼吸性酸中毒和呼吸性碱中毒的唯一标准。

PCO_2 受呼吸与代谢的双重影响，虽然 PCO_2 能较准确地反映呼吸功能状态，但其异常不一定都是呼吸道问题引起的。有时，即使肺功能反应良好，也可能因代谢性酸碱中毒发生代偿而导致 PCO_2 上升或下降，故在判断酸碱中毒的性质（呼吸性或代谢性）时，必须结合 PCO_2 和 H_2CO_3 的改变来综合判断。

3．酸碱度（pH） 血液 pH 是指在隔绝空气、使用肝素抗凝的状态下，血液的酸碱度，实际上是未经分离血细胞的血浆 pH。而健康人体的血液通过蛋白质、磷酸盐和碳酸氢盐缓冲系统，能够将 pH 维持在健康的狭窄范围内（7.35 ～ 7.45）。

血液的酸碱度可用 H^+ 浓度（$[H^+]$）的负对数（$pH = -\log[H^+]$）表示，人体内的大多数化学反应都是在体液环境中进行的，因此血液酸碱度对生理活动至关重要。血液 pH ＜ 7.35 为酸血症，即发生酸中毒，pH ＞ 7.45 为碱血症，即发生碱中毒。血液 pH 只能表明血液酸碱度变化，不能作为酸碱失衡的评测标准，还需参考其他酸碱平衡参数，如 PCO_2、血中电解质等来判定是否酸碱失衡。

4．碳酸氢盐（HCO_3^-） 血气分析仪报告两种 HCO_3^- 计算值，分别为实际 HCO_3^- 和标准 HCO_3^-。实际碳酸氢盐（actual bicarbonate，AB）是在实际 PCO_2 和 SO_2 条件下测得的血浆 HCO_3^- 浓度，正常人参考值范围为 22 ～ 26 mmol/L。实际碳酸氢盐的变化反映了代谢性酸碱平衡紊乱，但其值受到呼吸因素的影响，如 PCO_2 和 SO_2 的影响。HCO_3^- 浓度由 pH 和 PCO_2 所得，根据亨德森 - 哈塞尔巴尔赫方程（Henderson-Hasselbalch equation）计算。

$$pH = 6.1 + \log[HCO_3^- \div (0.03 \times PCO_2)] \quad \text{（式 2-19）}$$

$$pKaHCO_3^- = 6.1 \quad \text{（式 2-20）}$$

而标准碳酸氢盐（standard bicarbonate，SB）是指隔绝空气的血浆在 37℃、SO_2 为 100%、PCO_2 为 40 mmHg 标准条件下测得的 HCO_3^- 含量。因为已排除了呼吸因素的影响，故为判断代谢性酸碱失衡的重要指标之一。正常参考值为 21.3 ～ 24.8 mmoL/L。标准碳酸氢盐在代谢性酸中毒时降低，代谢性碱中毒时升高。

SB 和 AB 的区别在于 SB 不受呼吸因素影响，而 AB 受到呼吸因素的影响。正常人 AB = SB。因此，AB 与 SB 的差值反映了呼吸因素对酸碱平衡的影响，即呼吸对 HCO_3^- 含量的影响。通过同时比较 AB 与 SB 值，有助于判断酸碱失调的类型。若呼吸有障碍，大量 CO_2 积存，导致呼吸性酸中毒，则 AB ＞ SB。反之，换气过度引起呼吸性碱中毒时，则 AB ＜ SB。在代谢性酸中毒情况下，AB = SB，且均低于正常范围。

5．剩余碱（BE） 指在 37 ℃、PCO_2 为 40 mmHg、SO_2 为 100% 的情况下，用酸或碱将 1000 ml 的全血或血浆滴定至 pH = 7.40 时所用的酸或碱的量。正常人全血或血浆 BE 参考区间为 −3.0 ～ +3.0 mmol/L。BE 反映代谢性酸碱紊乱的情况，BE 大于 0 表示代谢性碱中毒，需用酸滴定，表明受测血样缓冲碱量高，碱剩余，用正值（即 +BE）表示。BE 低于 0 表示代谢性酸中毒，需用碱滴定，表明受测血样缓冲碱量低，碱缺失，用负值（即 −BE）表示。

6．血氧饱和度（SO_2） 是指血红蛋白被氧饱和的百分比，即血液在一定的 PO_2 下，血液中的氧合血红蛋白（HbO_2）占血红蛋白总量（氧合血红蛋白 + 游离血红蛋白，即 HbO_2 + Hb）的百分比，是 Hb 氧亲和力的指标。SO_2 的影响因素有 Hb 的含量、PO_2 的大小、氧解离曲线等，且 PO_2 与 SO_2 之间具有正相关关系。其正常参考范围：动脉血为 95% ～ 99%，静脉血为 65% ～ 75%。可用下式计算。

$$SO_2\% = \frac{HbO_2}{HbO_2 + Hb} \times 100\% \quad \text{（式 2-21）}$$

此外，血红蛋白 50% 氧饱和度时的氧分压（P50）是分析检测中极其关键的一个参考指标，

Note

它既可以反映 S 形的氧解离曲线的左右移，又可说明血液运输氧的能力和血红蛋白对氧的亲和力。P50 增加，氧解离曲线右移，Hb 和氧的亲和力降低，氧气容易从 Hb 上释放出来，有利于组织摄氧；P50 减少，氧解离曲线左移，Hb 和氧的亲和力上升，氧气不易从 Hb 上解离出来。故当 P50 较大时，即使 SO_2 偏低，细胞组织并无明显缺氧。

影响氧与血红蛋白亲和力的因素很多，如 pH、PCO_2、体温、血红蛋白结构、红细胞内 2,3-二磷酸甘油酸（2,3-DPG）等。PCO_2 上升、pH 降低、温度升高及 2,3-DPG 增加，均可使 P50 变大，曲线右移。低碳酸血症、碱血症等可使 P50 减少，曲线左移。PCO_2 下降、pH 上升、温度降低及 2,3-DPG 减少，均可使 P50 变小，曲线左移。

其中，2,3-DPG 有氧释放的缓冲剂之称，其作用机制为：2,3-DPG 是一个带有高负电荷的分子，而 Hb 疏水性“口袋”中有许多带正电荷的基团，2,3-DPG 与之结合后，Hb 构成去氧形式，导致氧解离曲线右移，促进氧气释放。

7．电解质　电解质检测常用来评估水、电解质代谢紊乱，临床测量的电解质主要包括 Na^+、K^+、Cl^- 和 HCO_3^-。血清是电解质分析的最佳样品，也可以使用肝素化血浆。电解质仅存在于血清的水相中，约占健康血清的 96%。血清非水相（脂血症和高蛋白血症）的增加不会影响检测结果(但是，使用稀释样品会影响检测结果)。

钠离子是维持体液渗透压和酸碱平衡的重要离子，同时也参与神经肌肉的兴奋性调节。血清钠的正常值为 135 ～ 145 mmol/L，该指标高于 145 mmol/L 为高钠血症，常见于摄入水分不足、失水、尿崩症、渗透性利尿、钠排泄障碍等原因。若低于 130 mmol/L，则为低钠血症，常见于使用排钠利尿剂造成的高渗脱水、抗利尿激素分泌异常、脑耗盐综合征等。

钾离子是维持细胞内外电位差和神经肌肉兴奋性调节的重要离子。其正常值为 3.5 ～ 5.5 mmol/L。该指标高于 5.5 mmol/L 时，表现为微循环障碍甚至心搏骤停，常见原因为摄入过多含钾药物、肾排钾功能减退及细胞内钾离子外流等。若低于 3.5 mmol/L，表现为四肢无力、呼吸困难等，常见原因为钾离子摄入不足、呕吐腹泻导致钾丢失过多以及钾离子内流等。

氯离子是维持体液渗透压和酸碱平衡的重要离子，同时也参与胃酸的分泌和肾的排泄。其正常范围为 98 ～ 108 mmol/L。Cl^- 过高常见于肾功能不全、呼吸性碱中毒、高渗性脱水等情况。而其浓度过低常见于呕吐、腹泻，胃液、胰液或胆汁大量丢失，低氯血症等情况。此外，维持骨骼和牙齿的健康、神经肌肉的兴奋性调节和血液凝固所需的 Ca^{2+} 正常范围为 2.1 ～ 2.55 mmol/L。高钙血症常见于甲状腺功能亢进、维生素 D 过多、肿瘤转移等情况。而低钙血症常见于急性胰腺炎、肾功能障碍等情况。

（二）血凝分析指标

血凝四项是当前广泛用于标注凝血过程的四个重要相关指标，它们是凝血酶原时间（rothrombin time，PT）及由其衍化出的国际标准化比值（international normalized ratio，INR）、活化部分凝血活酶时间（activated partial thromboplastin time，APTT）、纤维蛋白原（fibrinogen，Fbg）以及凝血酶时间（thrombin time，TT）。

1．凝血酶原时间（PT）及由其衍化出的国际标准化比值（INR）　PT 是指在缺乏血小板的血浆中加入过量的组织凝血活酶和钙离子，凝血酶原转化为凝血酶，导致血浆凝固所需的时间。通过检测可以知道在患者体内对于凝血因子（如凝血因子Ⅴ、Ⅷ与Ⅹ）有无抑制作用；以及外源性凝血系统功能有无障碍。INR 是 PT 衍生的指标，其计算方法是：

$$INR = (\text{患者}\ PT / \text{标准}\ PT)^{ISI} \quad \text{（式 2-22）}$$

其中，国际标准化比值 ISI 的校正值通常为 1。

2．活化部分凝血活酶时间（APTT）　通过过筛试验，检测患者是否有内源性凝血因子，对于内源性凝血因子缺陷及相关抑制物的检测有着重要意义。此外，因为内源性凝血途径是肝素的作用方式，所以 APTT 也可用作检测肝素效果的指标之一。

3. 纤维蛋白原（Fbg） 是由肝细胞合成和分泌的一种糖蛋白（α2β2γ2），是参与凝血和止血过程中的重要蛋白。纤维蛋白原含量升高，血液处于高凝状态，血流速度减慢，血液黏滞性增加，易于产生血栓。因此，Fbg 是检测血凝的重要指标之一。

4. 凝血酶时间（TT） 在样品中加入标准化的凝血酶原后直到出现纤维蛋白的时间即凝血酶时间。若 TT 延长，则反映体内抗凝物质增多，纤维蛋白溶解系统亢进。TT 缩短目前没有临床意义。

除上述指标外，血凝仪也常用于检测凝血因子、抗凝血酶Ⅲ（AT-Ⅲ）、胞浆素原、α2- 抗胞浆素、肝素、蛋白 C、活化蛋白 C 与狼疮抗凝物质等指标。

二、血气测量原理及血气分析仪

（一）血气测量原理

水、电解质及酸碱平衡是维持人体内环境稳定的重要因素。临床检验常通过测定体液标本中电解质浓度和血气指标的变化，作为评价机体通换气能力、体液酸碱平衡及电解质紊乱的重要指标。离子选择电极（ion selective electrode，ISE）是一种化学传感器，能将溶液中某种特定离子的活度转变成电位信号，通过测量膜电位并与标准曲线相比较，来计算样品溶液中待测成分的浓度。血气分析的核心在于离子选择电极，因此电极测定的原理也是血气分析的基本原理。

ISE 大多属于膜电极，电极膜和电极内充溶液均含有与待测离子相同的离子，膜的内表面与具有相同离子的固定浓度溶液接触，其中插有内参比电极，而膜的外表面则与待测离子接触。基于膜和溶液界面的离子交换反应，当电极置于溶液中时，离子交换和扩散作用改变了二相中原有的电荷分布，因而形成双电层，其间产生一定的电位差即膜电位。由于电极内充溶液中有关离子的浓度恒定，内参比电极的电位固定，所以离子选择电极的电位 E 只随待测离子的活度不同而改变，符合能斯特（Nernst）方程式：

$$E = K \pm \frac{RT}{n\mathrm{F}} \ln ai \qquad \text{（式 2-23）}$$

上式中，ai 为离子活度，± 号对阳离子为正号、阴离子为负号，n 为离子电荷数，R 为理想气体常数，T 为绝对温度，F 为法拉第常数，K 值因不同的电极而异，它包括膜内表面电位、内参比电极电位及不对称电位等。测定时如条件控制一致，K 可视为常数。

ISE 的 E 值不能直接测定，必须将 ISE 与参比电极浸入被测溶液中组成原电池。然后通过测量电动势来测定 E 值。参比电极通常为负极，常用的有甘汞电极和银 - 氯化银电极。ISE 为正极，若测定的为阴离子 R^{2-} 的活度，则电池的电动势（$E_{电池}$）为

$$E_{电池} = \left(K - \frac{RT}{n\mathrm{F}} \ln a_{\mathrm{R}}^{2-}\right) - E_{参} \qquad \text{（式 2-24）}$$

令 $K' = K - E_{参}$，则为

$$E_{电池} = K' - \frac{RT}{n\mathrm{F}} \ln a_{\mathrm{R}}^{2-} \qquad \text{（式 2-25）}$$

Note

因此，待测离子为 M^{2+}，则电池的电动势为

$$E_{电池} = K' + \frac{RT}{n\mathrm{F}} \ln a_{\mathrm{M}}^{2+} \tag{式 2-26}$$

在一定条件下，原电池的电动势与被测离子活度的对数呈线性关系。因此，只要通过测量电池电动势即可求得离子活度。

（二）血气分析仪

血气分析仪是利用离子选择电极对人体血液中的酸碱度（pH）、二氧化碳分压（PCO_2）和氧分压（PO_2）进行测定的仪器。根据所测得的参数及输入的血红蛋白（Hb）含量，血气分析仪可计算求出血液中的其他参数，如实际碳酸氢根浓度（AB）、标准碳酸氢根浓度（SB）、缓冲碱（BB）、血浆二氧化碳总量（TCO_2）、血氧饱和度（SO_2）等。血气分析仪应用于呼吸系统和循环系统疾病、危急患者的临床诊断、临床效果的观察和研究等。

1．工作原理　血气分析仪主要由特定的气敏电极分别测出 PO_2、PCO_2 和 pH 三个指标，并推算出其他参数。被测全血样品经管路系统的抽吸，进入样品室内的测量毛细管中。测量毛细管的管壁上开有 4 个孔，pH、PCO_2 和 PO_2 三支测量工作电极和一支参比电极分别插入其中。在电磁阀的控制下，血液样品进入测量毛细管后，同时测量电极样品分别感测血液中 H^+ 浓度、PCO_2 和 PO_2，并产生对应的电信号，这些电信号分别经放大及模数转换，经计算机处理系统处理后，被分别被送至显示单元显示或经打印机打印出测量结果。血气分析仪的工作原理如图 2-35 所示。

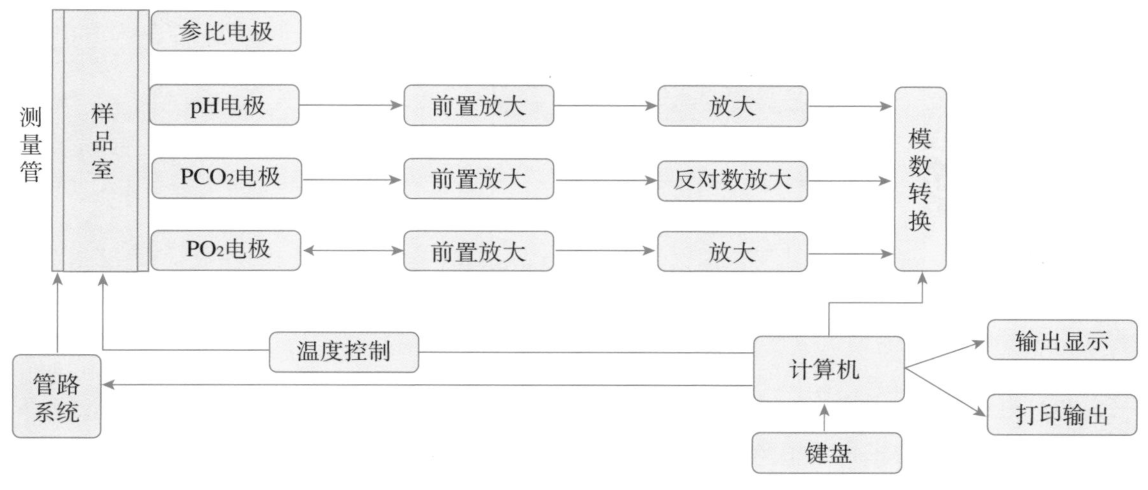

图 2-35　血气分析仪的工作原理图

2．基本结构　血气分析仪由电极系统（pH、PO_2、PCO_2）、管路系统及电路系统三大部分构成。此外，还包括进样室、温控模块、放大器元件、CO_2 空气混合器、数字显示屏和打印机等部件，可进行自动化分析，且其所需样品少，检测速度快而准确。

（1）电极系统：血气分析仪一般使用四支电极，分别为 pH 电极、pH 参比（考）电极、二氧化碳分压电极和氧分压电极。参比电极主要为甘汞电极及银 - 氯化银电极。

1）pH 电极：核心为极薄（约 0.1 mm）的玻璃敏感薄膜，敏感膜对溶液中 H^+ 具有选择性，整体为玻璃电极，通过甘汞电极或者 Ag-AgCl 参比电极的参比作用，且与待测血液样品组成原电池，血样中的 H^+ 与玻璃电极膜中的金属离子进行交换，产生电位差，构成相应的膜电位。pH 电极就是通过电位法原理测量出溶液的 H^+ 浓度（图 2-36）。

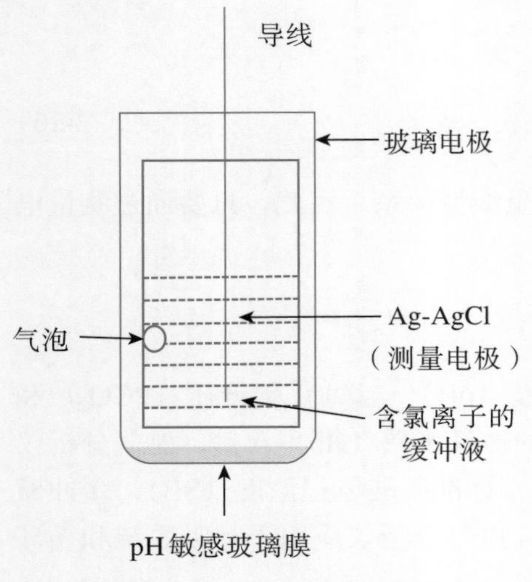

图 2-36　**pH 玻璃电极示意图**

2）PCO_2 电极：是 pH 玻璃电极和 Ag-AgCl 参比电极组成的复合电极，属于 CO_2 气敏电极，电极填充液为 $NaHCO_3$-NaCl 缓冲溶液，电极最前端为一层半透膜，以聚四氟乙烯或硅胶为材料，只允许 CO_2 等中性小分子通过（图 2-37）。当 CO_2 透过半透膜扩散入电极内，发生以下反应。

$$CO_2 + H_2O \rightarrow H_2CO_3 \rightarrow H^+ + HCO_3^- \quad (式 2\text{-}27)$$

使电极内的 $NaHCO_3$-NaCl 填充液的 pH 发生改变，构成电位差，由电极套内的 pH 电极检测。pH 与 PCO_2 数值呈对数关系，根据这一关系即可测出 PCO_2 值。

$$pH = -\log PCO_2 \quad (式 2\text{-}28)$$

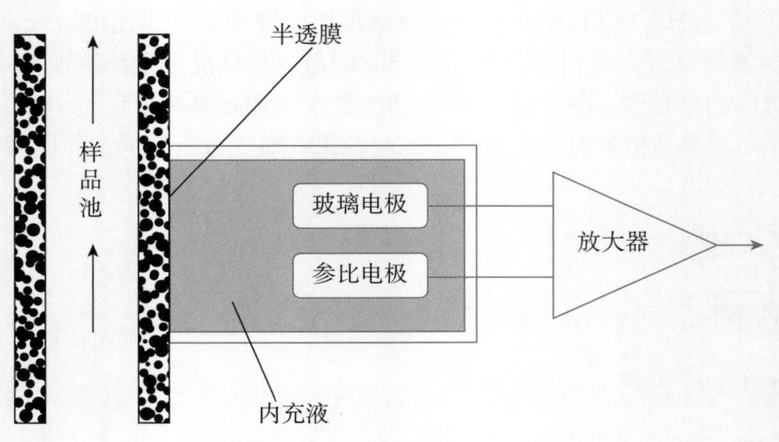

图 2-37　**PCO_2 电极原理图**

3）PO_2 电极：是一种对 O_2 敏感的气敏电极，PO_2 电极是以铂金电极为阴极、Ag-AgCl 参比电极为阳极组成的复合电极，电极填充液由磷酸二氢钾（KH_2PO_4）、磷酸二氢钠（NaH_2PO_4）、氯化钾（KCl）和蒸馏水组成，电极最前端为一层半透膜，以聚丙烯膜为材料，只允许 O_2 通过（图 2-38）。当 O_2 透过半透膜扩散入电极内，O_2 被还原，发生以下反应。

$$O_2 + 2H_2O + 4e^- \rightarrow 4OH^- \quad (式 2\text{-}29)$$

$$4Ag \rightarrow Ag^+ + e^- \quad (式 2\text{-}30)$$

随着 O_2 不断被还原，产生氧化还原反应，导致阴、阳极之间产生电流。此电解电流的大小与 PO_2 呈正比，PO_2 电极可测定范围为 0 ～ 106 kPa。

（2）管路系统：主要由测量室、转换系统、气路系统、溶液系统及泵体等组成（图 2-39）。测量室配备了能控制环境温度于 37 ℃的装置，转换器主要用于将样品及相关溶液及气体依次送入测量室。气路系统提供 PCO_2 和 PO_2 两种电极定标时所用的两种气体。每种气体中含有不同比例的氧和二氧化碳。血气分析仪的气路分为压缩气瓶供气方式和气体混合器供气方式两种类型。

Note

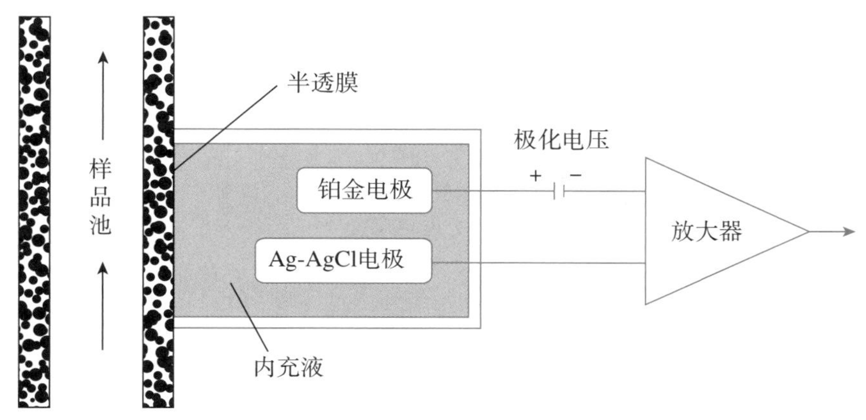

图 2-38　PO_2 电极示意图

压缩气瓶供气方式通过两个包含不同浓度且按比例装配气体的压缩气瓶供气，经过减压、饱和湿化后送到测量室中。气体混合器供气方式利用气体混合器将空气压缩机产生的压缩空气和气瓶送来的纯二氧化碳气体进行混合配比，需要时再送气入测量室。溶液系统及泵体则保证样品吸入、输送缓冲液进入测量室定标和废液排出的冲洗过程，且均由计算机来进行控制正常运转或自动检测。

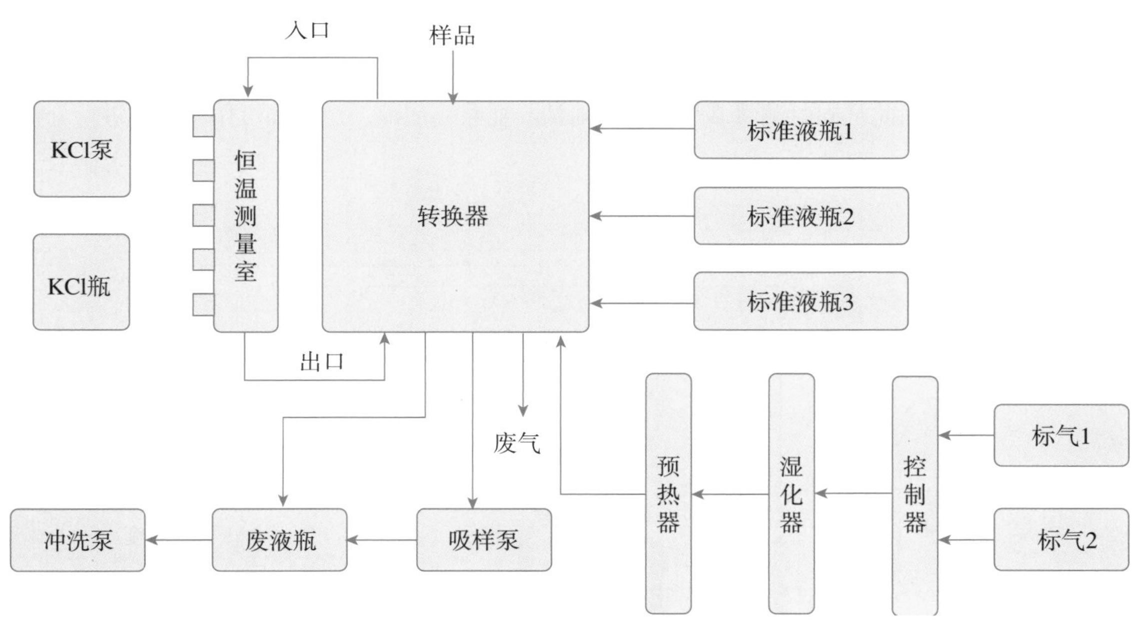

图 2-39　管路系统结构图

(3) 电路系统：可有效控制仪器进样、冲洗、送气及保温在 37 ℃等操作自动化程序，此外还可进行电极的有选择性检测、将浓度信号转化为电信号并放大、模数转换、计算机处理运算后的显示和结果打印。用户还可以通过键盘输入指令，实现对仪器的控制和操作。

3. 注意事项

(1) 为保持血气分析仪处于稳定的工作状态并延长仪器寿命，建议仪器 24 小时运转。

（2）若长期不开机，应将电极卸下并浸泡在各自的电极液中保存。

（3）按时更换参比电极内的 KCl 溶液及参比电极套。

（4）检测结束，及时清洗电极头，按照血液→缓冲液（或生理盐水）→水→空气的顺序进行清洗，避免电极头被血液样本污染影响下次测量。

（5）PCO_2 电极和 PO_2 电极在保养后，均需重新定标，才能使用。

（6）定时检查大气压力、钢瓶气体压力；检查定标液、冲洗液是否失效；排空废液瓶。

（7）保持环境温度恒定，避免高温的影响；远离强磁场干扰，保证仪器稳定、可靠。

三、电解质分析仪

在溶液中能解离成带电离子而具有导电性能的物质称为电解质，临床检测分析中最常测定的电解质包括 Na^+、K^+、Cl^-、Ca^{2+}、Mg^{2+} 等，作为判断和纠正电解质紊乱的指标。人体内电解质的紊乱，会引起各器官、脏器生理功能失调，特别对心脏和神经系统影响最大，严重时将危及生命。电解质分析仪是基于 ISE 法测定体液标本中离子浓度的仪器。这类仪器具有灵敏度高、操作简易、选择性好、所需样本量少等优点，可用于临床化学实验室检测。

（一）电解质分析仪的工作原理

电解质分析仪的工作原理和血气分析仪相似，都是基于离子选择电极这类对某种特定离子具有选择性响应的电化学传感器（图 2-40）。利用 ISE 作为测量电极、甘汞电极作为参比电极，与测量毛细管通路中的待测样品接触，共同组成电化学电池，一次进样可让待测液体和所有的离子选择性电极接触，不同的电极和样品中相应的离子（Na^+、K^+、Cl^-、Ca^{2+}、Mg^{2+} 等）起作用而建立起各自相应的电位，因此可同时测量多个指标。血清、血浆、尿液、全血都可作为样本进行分析。

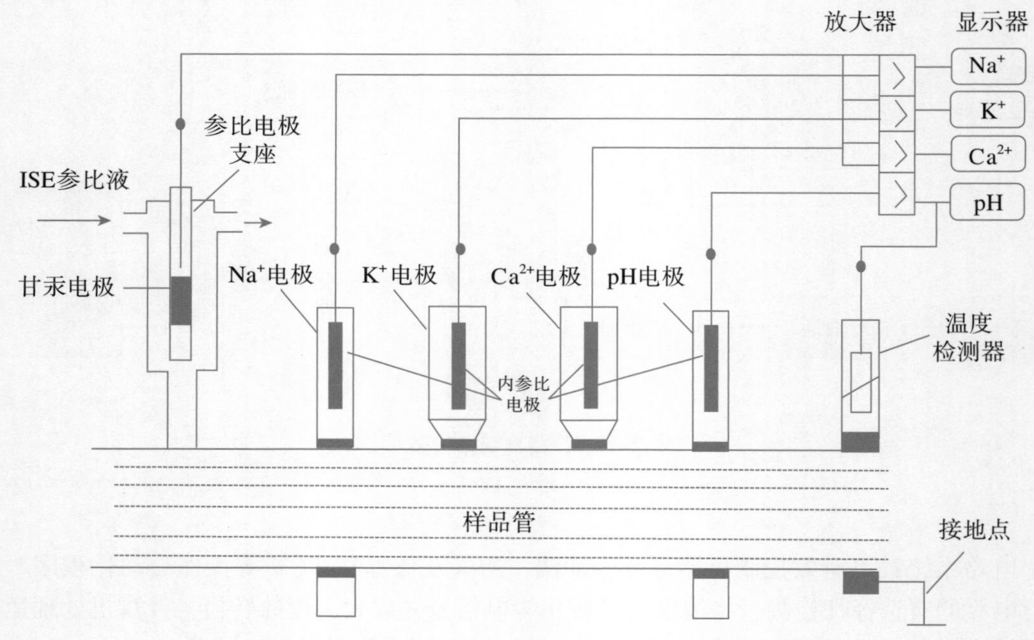

图 2-40　电解质分析仪的工作原理

Note

其中，由不同材质构成的 ISE 对不同离子产生选择性响应，如 Na^+ 敏感电极用一种玻璃离子交换膜制成，K^+ 敏感电极用含有缬氨霉素的聚氯乙烯中性载体膜制成，Cl^- 敏感电极则用含有聚氯乙烯中的四价胺的液膜制成。这些电极分别对 Na^+、K^+、Cl^- 具有高度选择性响应。ISE 的电位与溶液中特定离子活度的对数呈线性关系，故可通过简单的电位测量直接测定溶液中的离子浓度（活度），具有测量方法简便、快速、不需对样品做预处理，易于自动化等优点。

（二）电解质分析仪的结构

电解质分析仪主要由电极系统、液路系统、电路系统、软件系统等部分组成。

1．电极系统　是电解质分析仪的核心部件，包括指示电极和参比电极，二者的性能决定测定结果的准确度和灵敏度。各个指示电极按规律排列，并与测量毛细管做成一体化的结构，构成完整的测量毛细管通路（图 2-41）。

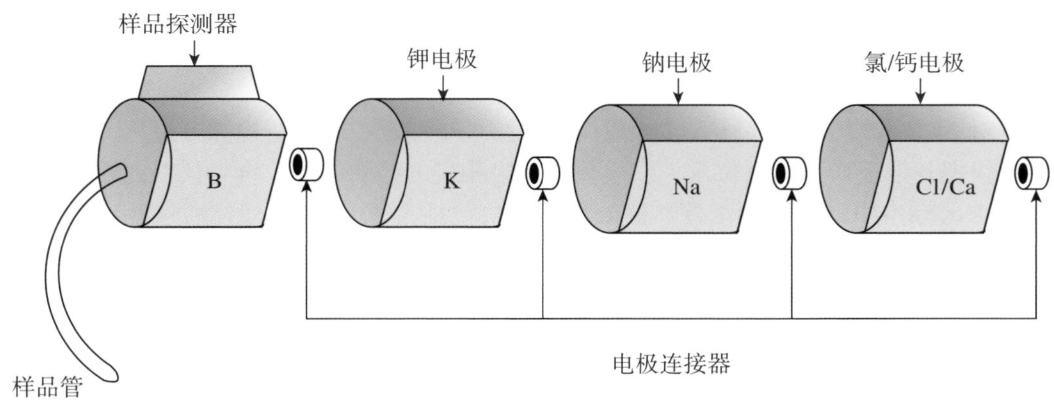

图 2-41　指示电极连接示意图

在电解质分析仪中，测量不同的项目需要使用不同的电极。指示电极中，pH、Na^+ 电极属于玻璃电极，因玻璃敏感膜的成分不同而对不同的离子有选择性响应。其中钠电极是一种含铝硅酸钠的玻璃电极，使用了对钠离子敏感的玻璃膜，所产生的电位和钠离子的浓度呈比例。pH 低于 5 时，它会受到氢离子的干扰，故在分析尿液时则需加入缓冲剂。K^+、Ca^+、Mg^+ 电极属于流动载体电极，电极膜内含特异性的液体敏感物质，例如，钾电极为采用含有缬氨霉素的聚氯乙烯中性载体膜制成的膜电极，利用钾离子与缬氨霉素的强络合力而达到高的选择性，检测性能较稳定。而 Cl^- 电极的敏感膜多由金属氯化物材料制成，如 AgCl 难溶盐构成的晶体膜电极（图 2-42）。

2．液路系统　通常由试剂瓶、采样针、进样感应器、液路管道、蠕动泵、多通阀等组成。其中进样感应器利用光电感应的原理控制合适的进样量，并进行异常进样报警；蠕动泵提供吸液动力；多通阀控制样品、定标液、清洗液和废液的流向。标本盘、多通阀和蠕动泵的旋转和切换，均由仪器内置微处理器自动控制。液路系统的液体通路由定标液 / 冲洗液通路、标本通路、废液通路、回水通路、电磁阀通路等组成。

液路系统是电解质分析仪中结构最复杂也是最容易出现故障的部分。液路系统的性能直接影响样品浓度测定的准确性和稳定性，包括仪器吸样量的准确性、管路与电极表面黏附蛋白的清除能力，以及管路系统的畅通保障等

3．电路系统　包括电源电路模块、输入输出模块、控制电路模块、信号放大及数据采集模块、微处理器模块等。电源电路模块主要提供仪器各种部件所需的电源。输入输出模块通过仪器

Note

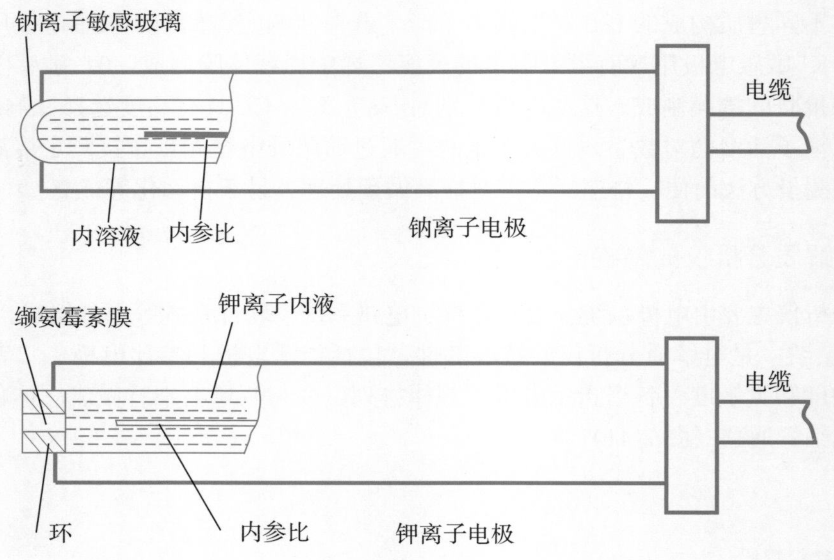

图 2-42　钠离子电极和钾离子电极结构图

面板实现人机对话，完成测定程序输入、参数设置、结果查询及控制分析检测等过程。信号放大及数据采集模块把各电极产生的电位放大，模数转换为相应的检测信号，再与仪器内储存的标准曲线相比较，求出标本中各离子的浓度。微处理器模块包括主机 CPU 芯片，通过地址总线、数据总线与显示板、打印机、触摸控制板相连，通过系统总线与模拟通道液压系统相连。

4．软件系统　是控制仪器运行的核心。它提供仪器的不同应用模块，包括微处理系统操作模块、仪器参数设定程序模块、仪器检测模块和自动清洗模块等。检测过程中，微处理系统会实时监测仪器的稳定性、调节和校准自动定标频率、自动测定质控样本并自动将结果与预期的数据作比较评估。此外，微处理系统也能指导操作者进行仪器的日常维护保养和帮助解决基本故障。仪器需要通过设定程序测定质控范围、质控时间、设定密码及选择自动或手动定标方式及间隔。仪器采用人机对话方式对测定操作进行控制，由操作者按键控制，运行过程包括启动、吸取样本、自动分析检测、数据处理及结果打印、自动清洗吸样针及液路等测量组件、复位等待下次检测分析。

（三）注意事项

（1）定期对全部电极的内充液中离子浓度进行调整或者更换新的电极内充液。

（2）应经常检查参比电极内是否有足够的氯化钾溶液或饱和氯化钾溶液及氯化钾晶体并及时补充。

（3）定期清洗电极套，保持毛细管通透，使盐桥导通，电极芯无需保养。

（4）样本中含有纤维蛋白，容易附着在液流通道的泵、管路和电极系统毛细管的内壁上，造成携带污染率升高、管路阻塞和电极敏感膜性能下降，影响正常工作和测试结果的准确性。应在每天工作结束关机前，进行管路的清洗，通过注射清洗液、去蛋白液或蒸馏水冲洗流路，重复 2 ~ 3 次。冲洗完毕后，对仪器进行重新定标。

四、血凝分析仪

（一）血凝分析

止血、凝血和纤维蛋白溶解是维持血液系统动态平衡的三个机制，当平衡失调会导致血栓的形成或出血倾向，从而导致各种疾病。因此，血液流动是检测血液相关疾病的重要标志。在很多

Note

疾病检测方法中，都将血液由液体变为固体所花费的时间作为一个重要参数，以此判断被检查者是否患有某种疾病。

抗凝是一种广泛使用的治疗干预措施，用于预防血栓形成或血栓栓塞事件，尤其适用于房颤患者预防卒中或全身栓塞。可以使用华法林等维生素 K 拮抗剂（vitamin K antagonist，VKA）来降低血栓形成或血栓栓塞事件的长期风险，常用的抗凝剂包括华法林、利伐沙班、低分子肝素、达比加群等。这些抗凝剂在降低缺血性卒中风险的同时保持低出血风险。

使用 VKA 抗凝剂也存在着一定的风险，其疗效关键取决于在特定范围内维持凝血状态。国际上使用国际标准化比值（international normalized ratio，INR）来指导患者使用 VKA 抗凝剂。INR 偏离最佳抗凝水平（2.0 ～ 3.0）太远的患者发生出血或血栓栓塞事件的风险增加。当 INR ＜ 2.0 时，血栓栓塞的概率提高，而 INR ＞ 5.0 时，就会有极大概率大出血。因此，血凝分析在临床上具有重要意义。

（二）血凝检测原理

血凝检测的方法有许多，常见的包括**生物学方法、免疫学方法和生物化学方法**。

生物学方法包括电流法、黏度法（磁珠法）和光学法，因为光学法测量原理较为简单且灵敏度高，故常见于全自动血凝仪中。光学法是基于朗伯 - 比尔定律，计算样品在凝固过程中吸光度的变化以得出样品凝固终点。朗伯 - 比尔定律阐明了光被吸收的量与光程中产生光吸收的分子浓度呈正比的关系，其表达式如下。

$$A = \lg \frac{1}{T} = \varepsilon bc \qquad (式 2\text{-}31)$$

A：光通过特定介质被相应介质吸收的吸光度；T：透光率；c：吸收物的摩尔浓度；b：吸收层的厚度（即光程）；ε：介质摩尔吸光系数。

其中，ε 仅与介质本身性质有关，在入射光波长、待测溶液与温度恒定的情况下，可以认为是一个特征常数。因此，朗伯 - 比尔定律可以阐述为，当一束平行的单色光通过待测溶液时，溶液的吸光度 A 与溶液的浓度 c 和厚度 b 的乘积呈线性关系。基于这一原理，在血凝检测中保证检测环境温度恒定的条件下，用特定波长光源照射经过适当处理的待测样品，在透射端接收透射光并经处理和计算，获得待测样品的吸光度，从而换算出待测样品的浓度，间接实现对血凝相关数据的检测。

免疫学方法是以血浆中要检测的物质作为抗原，而试剂中带有相应的抗体，利用标本中的抗原和试剂中的抗体发生特异性结合反应，对标本中待测物质进行定量分析。凝血试验应用的免疫方法很多，如免疫电泳、免疫扩散法和免疫比浊法等，而全自动血凝仪一般采用免疫比浊法。免疫比浊法可以分为直接浊度分析和乳胶比浊两种。直接浊度分析是先将待测血浆和试剂混合引起试剂浊度升高，试剂中大颗粒物质增多，光线透过试剂会发生散射和被阻挡，根据光的使用形式不同又可分为透射光比浊和散射光比浊两种。而乳胶比浊则是将指标对应的抗体与乳胶颗粒结合，人为制造大颗粒物质，使光线变化更加明显，从而增加了检测程序的灵敏度。

生物化学方法的基本原理是基于底物显色法，通过测定待测样品中显色物质的吸光度变化来计算各组分的含量。通过人工合成与天然凝血因子有相似性的一段氨基酸序列及特定作用位点的小肽，再与显色物质结合，而待测血浆中含有活性酶，在检测过程中可将显色物质解离下来，使被测样品发生颜色变化。仪器的光学系统根据这种颜色变化检测吸光度的变化值。计算系统根据酶活性、吸光度值变化和被测物质含量之间的定量关系，可以计算出被测样品中某一物质的含量。目前人工合成的多肽底物有几十种，其中最常用的是对硝基苯胺（PNA）。游离 PNA 为黄色，PNA 在 405 nm 波长处有一个吸收峰，吸光度值变化最大，其他物质在 405 nm 处吸收小于

Note

PNA 的 1%，因此，可用 405 nm 波长进行测定。

（三）血凝仪的结构

常见的全自动血凝仪一般是由主机、计算机、显示器和打印机组成。主机大体可分为主控系统、进样检测系统、恒温系统以及光路系统 4 个部分，其结构图如图 2-43 所示。

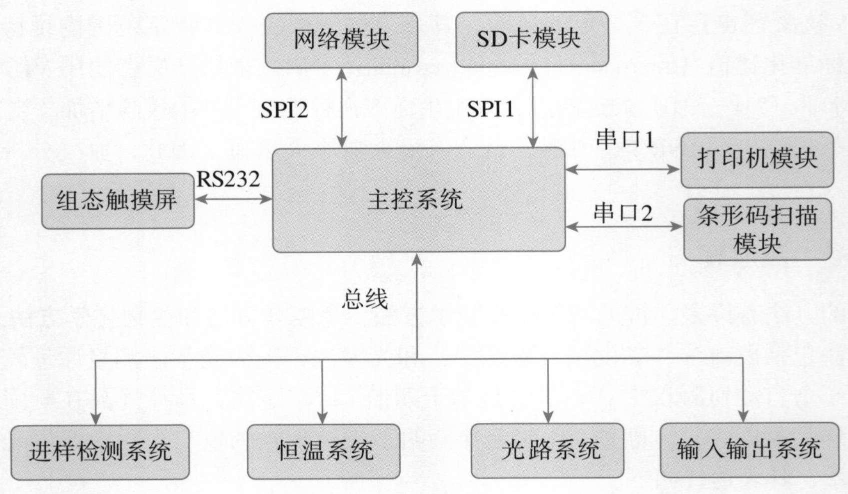

图 2-43　血凝仪结构图

1．主控系统　与组态触摸屏之间通过串口进行数据交换，使操作者可以通过简单的选项来控制对应组件的工作，并实时监控这些组件的工作状态。血凝仪完成样品检测之后，存储部分会记录检测结果并将检测结果通过网络模块传入后台数据库中。

2．进样检测系统　由进样针、样本库、测试台、机械臂和废料桶 5 个部件组成，各部件之间通过驱动电机达成联动工作。工作流程如下：当样品进入到样本盘后→通过机械臂将样本库中的样本盘抓取到进样针下方→随后样本盘开始绕轴转动→当样本转到进样针下方时停止转动样本盘→进样针取样→送至测试台测试→随后重复操作直到样本被取完→将样本盘送至废料桶等待回收→重复上述操作。

3．恒温系统　如前文血凝检测原理中所述，固定样品的 ε 在恒温与固定波长的光线下是一个近似固定的特征常量。因此，为了确保测试结果的准确性，维持恒定的温度是必要的，并且应将温度控制在人体温度的临近值。

4．光路系统　通常，血凝仪采用卤素灯作光源，使用特质的滤光片限制光源发出的光线，只有单一固定波长的光可以通过。这一设计也是为了得到稳定的 ε。光源的波长选择取决于血凝仪使用的检测原理，其中使用生物化学办法检测光波长选用 405 nm（符合 PNA 的吸收特性）；免疫比浊法的检测波长为 575 nm 和 800 nm。单一波长的光通过棱镜聚光后照射到待检标本上，然后照射到光电管上；光电管将光信号变成电信号，完成信号转换；电路部分将该信号进行放大、计算和处理得出检测结果。

（四）注意事项

由于其进样系统易遭受污染，目前市面上常见的全自动血凝仪，其故障大多出现在进样系统处。因此，使用结束后需注意清洁机械臂，并使机械臂正确归位。由于血凝仪使用中传动系统使用频繁，传动部件极易磨损老化，轴承部位甚至可能出现滑丝，当出现传动系统故障的报错时，注意检查传动系统元器件（如电磁阀、驱动电机与轴承等）的使用寿命是否超出，注意及时更

Note

换。另外，血凝仪的使用还应注意以下两个问题。

1．进样问题　目前大多数血凝仪的进样针虽然带有自清洁功能，但是血浆仍可能在进样针中滞留并发生凝固。因此，每次使用后需要清理进样针，当出现取样报错故障时，注意检查是否进样针存在堵塞问题。同时，根据进样针的工作原理，也可能是阀门老化导致的问题，应注意及时更换。

2．检测通道问题　检测通道是十分精密且需要避免干扰的部件，使用之后注意及时清理，如果出现污染可能导致光波长变化，出现预期之外的检测错误。同时，应防止光路出现划痕导致光路偏折。

五、血气检测技术发展前沿及应用

随着对医学领域的探究不断深入，越来越多的问题被提出，新时代的医生需花费大量时间处理海量待处理数据。卫生设施每天产生的大量数据使医生的每一个决策都变得异常繁琐。近些年来，随着大数据及人工智能的发展，越来越多的信息技术被应用于医学领域，以减轻医生在数据处理上的负担，使其能够更有效地评估患者状态并提出诊疗建议。血气分析（blood gas analysis，BGA）作为其中繁琐且可简化的一环，其与信息技术的结合成为近年来的一个热门研究方向。如今，便携化血气检测设备已被广泛应用于急诊科室，其基本原理是干化学法，具有操作简单、无需专业人员、测量速度快（可在几分钟内获得结果）、价格相对较低的优势，满足临床急诊、重症监护等场合对快速诊断的需求。

2020 年，S. Betz 的调查展示了便携化血气检测设备在 20 世纪 90 年代末已经被广泛应用于欧洲发达国家的急诊科室和 ICU 中。目前，我国各地医院也广泛地装配了便捷化血气检测设备，这为临床监测患者状态与医生诊断提供了许多便利。随着技术的不断进步，便携化设备的体积越来越小，目前已经出现了家用血气检测设备。

2022 年，Sahar Zare 等人在血气检测中建立了数据集，以开发基于人工智能的辅助血气检验分析系统。该系统降低了血气检测分析的成本，有助于存储准确和全面的数据，并将其集成到其他信息系统中。使用大规模数据集与人工智能系统可以减少医生在判断中犯错的可能性。此外，这些系统还有利于学生和研究人员学习和研究血气检测技术。

同年，Hu Jiao 等人同样在血气检测技术中引入了智能算法的概念。他们使用了改进的哈里斯鹰优化算法（HHO），增强了核极限学习机（KELM）的能力，用于提高回归预测的性能和准确度，并在 COVID-19 患者的血液样本分析中取得了很好的效果。

综上所述，目前对于血气检测技术的研究大多旨在缩短医生进行血气检验、分析的时间，或推动设备的便携化，以达到设备普及化的目的。

第七节　尿液常规检测

一、尿常规检测指标、参数及特征

（一）尿液样本的采集

尿液是人体体液的重要组成部分，它是血液流经肾经肾小球过滤、肾小管和集合管的重吸收、排泌而形成的终末产物。尿液检测可以用于①健康人群体检；②泌尿系统相关疾病的诊断、病情监测和疗效评估；③辅佐其他系统疾病诊断与鉴别诊断；④药物代谢监测；⑤职业相关疾病的预防及诊治。尿液标本容易受到污染，尿液检测结果受饮食等多因素干扰的影响，存在成分变化波动较大的问题。因此，规范的样本采集及检查前保存至关重要，直接影响最终检测指标的准确性。

1．尿液样本的采集方法　根据最终检测目标和采集时段的不同，尿液标本包含晨尿、随机尿、计时尿和特殊尿等多种分类。留取的尿液量不能过多或过少，适宜的标本量为 10 ～ 15 ml，约占尿管的三分之二。临床中较常见的尿液标本的种类、采集时间、特点和用途见表 2-5。

表 2-5　临床常用的尿液标本的种类、采集时间、特点和用途

尿液种类	采集时间	特点	用途
晨尿	晨起后的第一次尿液	有形成分、化学成分浓度高	用于有形成分、化学成分及早孕检查
随机尿	随时、随机进行采集	取样方便，但混杂因素多	用于门诊或急诊
3 小时尿	上午 6—9 时进行采集	计时尿，固定时段	用于检测尿液有形成分的排泄率
12 小时尿	晚上 8 时排空膀胱时弃去此次尿液标本，后开始采集至次日早晨 8 时排出的所有尿液	计时尿，固定时段	用于 12 小时的尿液中有形成分计数分析，但因其结果不稳定，目前较少用于临床
24 小时尿	早晨 8 时排空膀胱时弃去此次尿液标本，后开始采集至次日早晨 8 时排出的所有尿液	计时尿，固定时段	用于尿液中化学成分定量检查
餐后尿	午餐之后 2 小时采集	计时尿，固定时段	用于检测尿液中病理性的尿糖、尿蛋白和尿胆原等
清洁中段尿	清洗外阴后进行不间断排尿，无菌容器收集中间时段尿液	属于特殊尿，标本收集前需清洁外阴，收集中间时段尿液	用于微生物的培养

2．尿液样本的保存方法　因为尿液最终检测结果受多因素影响，尿液样本在完成收集后需要及时送检，并于 1 小时内完成检测（30 分钟内最佳），如遇特殊情况可进行冷藏或化学防腐。

（1）冷藏：2 ～ 8 ℃保存，不超过 6 小时（微生物检查因需要保持无菌状态，可延迟至 24 小时），其缺点在于有些样本冷藏后可能发生盐类析出，影响显微镜观察。

（2）化学防腐：目前常用的化学防腐剂包括甲醛、硼酸、甲苯、盐酸等，需要根据检查项目及目的的不同进行合适防腐剂的选择。

（二）尿液样本的一般性状检测

1．尿液总量　是指 24 小时内人体排出体外尿液的总量，简称尿量。其主要由肾功能决定，同时也会受到多种因素影响，包括饮水量、年龄、精神状态、活动量、环境温度、药物等。正常成人的尿量为 1000 ～ 2000 ml/24 h，正常儿童为 3 ～ 4 ml/(h · kg)，具体数值会根据儿童的年龄不同有所差异。尿量过多或过少均为异常，主要包括以下情况。

（1）多尿：成人尿量超过 2500 ml/24 h，儿童尿量超过 3000 ml/24 h。根据情况可分为①生理性多尿：此时肾功能正常，因多种生理或外界因素导致的排尿过多，混杂因素包括饮水过多、精神紧张、药物影响（利尿剂、静脉输液）、癔症等。②病理性多尿：常见于肾、代谢、内分泌等系统疾病患者。

Note

（2）少尿：成人尿量低于 400 ml/24 h 或低于 17 ml/h，学龄前儿童低于 300 ml/24 h，婴幼儿

低于 200 ml/24 h。

（3）无尿：成人尿量低于 100 ml/24 h，小儿低于 30 ～ 50 ml/24 h。少尿与无尿的病因主要包含肾前性、肾性和肾后性三大类，应结合病史及其他相关辅助检查进行诊断与鉴别诊断。

2．尿液颜色　对于健康人，尿液肉眼所见颜色多为淡黄色或橘黄色，在多种病理情况下尿液可呈现不同的颜色，但需要排除生理性变化的混杂因素影响。

主要的**生理性混杂因素**包含：①大量饮水、寒冷等情况时尿量增多，尿液颜色淡，而饮水少、大量运动时尿量少而颜色深；②食物、药物影响，如利福平及维生素 B_2 服用后尿液呈黄色，胡萝卜、木瓜、芦荟等食物也会影响尿液颜色；③女性月经血混入尿液样本而呈现红色。

尿液颜色的**病理变化**主要如下。

（1）红色尿液：主要类型有 4 种。①血尿：主要见于泌尿系统感染、出血性疾病等。肉眼血尿指 1000 ml 尿液中血量超过 1 ml，在外观可表现为红色。②血红蛋白尿：呈浓茶色、棕红色、酱油色，主要见于血管内溶血等。③肌红蛋白尿：呈粉红色或暗红色，主要见于肌肉组织损伤、挤压变性等。④卟啉尿：呈红葡萄酒色，常见于先天性的卟啉代谢异常。

（2）深黄色尿液：呈深黄色，最主要见于淤积性黄疸或肝细胞性黄疸的胆红素尿。若样本放置太久，其中的胆红素会被氧化成胆绿素，尿液即由深黄色变为棕绿色。

（3）白色尿液；主要类型有 3 种。①乳糜尿和脂肪尿：呈乳白色，主要见于丝虫病及肾周围淋巴管梗阻、脂肪挤压损伤、骨折、肾病综合征等。②脓尿和菌尿：呈白色浑浊或云雾状，主要见于泌尿系统化脓性感染，如肾盂肾炎、膀胱炎、尿道炎、前列腺炎等。③结晶尿：呈黄白、灰白或淡粉色，主要由于尿液中的高浓度盐类结晶导致，其中磷酸盐和碳酸盐最为多见。

（4）黑褐色尿液：呈黑褐色，主要见于重症血尿、变性血红蛋白尿、酣中毒、黑尿酸症或黑色素瘤等。

（5）蓝色尿液：呈蓝色，主要见于蓝尿布综合征或某些尿蓝母、靛青生成过多的胃肠疾病及霍乱、伤寒、维生素 D 中毒等患者。

（6）淡绿色尿液：呈淡绿色，主要见于铜绿假单胞菌感染及服用亚甲蓝、阿米替林等药物。

3．尿液透明度　健康人的尿液清澈透明。尿液透明度的病理变化主要如下。

（1）灰色白雾状：主要由尿液中的磷酸盐、尿酸盐、碳酸盐等盐类结晶导致。其特点为：在加酸或加热、加碱后，浑浊会自动消失。

（2）红色云雾状：主要由尿液中的红细胞导致。其特点为：加入乙酸后可溶解。

（3）白色云雾状：主要由尿液中的白细胞、脓细胞、细菌、黏液、前列腺液等导致。其特点为：加入乙酸之后不会溶解。

（4）膜状物：主要由尿液中的蛋白质、红细胞、上皮细胞等导致。其特点为：在尿液中可发现半透明白色的膜状物。

（5）白色絮状物：主要由其中的脓液、坏死组织、黏液丝等导致。其特点为：尿液放置后有白色絮状沉淀物质析出。

4．尿比重　指在 4 ℃条件下尿液与同体积纯水的重量之比，反映了尿液中所含的溶质浓度。成人的比重正常范围为 1.015 ～ 1.025。尿比重的高低主要取决于肾的浓缩功能，可作为肾功能检测指标之一。生理条件下受到饮食、年龄和尿量等影响；病理条件下，受到尿液中尿蛋白、尿糖、细胞等影响。按照不同的比重分为以下两种情况。

（1）比重降低：低渗尿或低比重尿，指尿比重低于 1.015。常见于大量饮水、肾功能不全、慢性肾小球肾炎、尿崩症等。若监测尿比重固定于 1.010 ± 0.003，则提示肾浓缩稀释功能完全丧失。

（2）比重增高：高渗尿或高比重尿，指尿比重大于 1.025。尿量减少常见于急性肾小球肾炎、高热、心功能不全、血容量不足导致的肾前性少尿；尿量增多常见于糖尿病等。

5．尿液酸碱度　晨尿酸碱度（即 pH）为 5.5 ~ 6.5，随机尿 pH 为 4.5 ~ 8.0。生理条件下受到饮食、生理活动、服用药物等影响。病理性变化主要分为以下两种情况。

（1）pH 降低：尿液呈酸性，可见于酸中毒、高热、糖尿病、尿酸结石、呼吸性碱中毒、低钾代谢性碱中毒酸性尿、肾结核、白血病等。

（2）pH 升高：尿液呈碱性，可见于尿路感染、草酸钙结石合并肾小管酸中毒等。尿液放置过久时也可呈碱性。

（三）尿液样本的常规检测

尿液样本的检测除采集后一般性状观察检测外，主要需要进行其中的化学成分及相关有形成分检测，具体详细叙述见后续部分。

二、尿液干化学分析

（一）检测方法

尿液干化学分析主要由尿液干化学分析仪进行检测。在干化学试纸条上的特定模块内固定相应的化学反应试剂，将尿液置于其上，尿液中的特定成分（如蛋白质、葡萄糖）与试剂结合后可发生化学反应，导致相应模块的颜色发生变化，可以根据颜色变化的程度来大致判断尿液中特定物质的浓度，最终结果以“阴性、+、++、+++”来进行记录。需要注意的是，在干化学检测中也会给出红细胞和白细胞的结果，但与有形成分检测不同，干化学检测红细胞和白细胞的实质是检测尿液中的血红蛋白和白细胞酯酶。尿液干化学分析仪检测参数、反应原理及参考值见表 2-6。

表 2-6　尿液干化学分析仪检测参数、反应原理及参考值

参数	英文缩写	反应原理	参考区间
酸碱度	pH	酸碱指示剂法	随机尿：4.5 ~ 8.0
比重	SG	多聚电解质离子解离法	1.015 ~ 1.025
蛋白质	PRO	pH 指示剂蛋白质误差法	阴性
葡萄糖	GLU	葡萄糖氧化酶 - 过氧化物酶法	阴性
胆红素	BIL	偶氮反应法	阴性
尿胆原	URO	醛反应、重氮反应法	阴性或弱阳性
酮体	KET	亚硝基铁氰化钠法	阴性
亚硝酸盐	NIT	亚硝酸盐还原法	阴性
血红蛋白或隐血	BLD	血红蛋白亚铁血红素类过氧化物酶法	阴性
白细胞	LEU	酯酶法	阴性
维生素 C	Vit C	吲哚酚法	阴性

（二）检测指标

1．蛋白质　正常尿常规检测结果一般无蛋白或仅有微量蛋白（尿蛋白＜ 150 mg/24 h）。因为肾小球滤过膜对大分子蛋白的阻挡和近曲小管对小分子蛋白的重吸收作用，正常尿液中仅含有微量

Note

蛋白质，在普通检测方法常不能被发现，故检查结果常为阴性。蛋白尿指尿蛋白超过 150 mg/24 h 或超过 100 mg/L 时，蛋白定性试验呈阳性。蛋白尿是肾损伤的一个重要标志。产生蛋白尿的原因很多，主要包括生理性和病理性蛋白尿。

（1）生理性蛋白尿：蛋白尿是由于机体内、外环境因素的变化所导致，泌尿系统如果无器质性病变，当影响因素消除，尿蛋白自然消失。引起生理性蛋白尿的主要原因包括：①剧烈运动或劳累、受寒、发热、精神紧张等因素所导致，多见于青少年。②脊柱压迫左肾静脉导致局部静脉压力升高而致的直立性蛋白尿（体位性蛋白尿），多见于瘦高体型青少年。

（2）病理性蛋白尿：由肾病等疾病导致的蛋白尿，多为持续出现。可分为肾小球性蛋白尿、肾小管性蛋白尿、混合性蛋白尿、溢出性蛋白尿、组织性蛋白尿和假性蛋白尿，其产生的原因及临床意义见表 2-7。

表 2-7　病理性蛋白尿的产生原因及临床意义

分类	产生原因	标志蛋白	临床意义
肾小球性蛋白尿	肾小球滤过膜机械和电荷屏障损伤	清蛋白或抗凝血酶、转铁蛋白、前清蛋白、IgG、IgA、IgM 和补体 C3 等	急性肾炎、肾缺血和糖尿病肾病
肾小管性蛋白尿	感染、中毒等所致肾小管重吸收能力损伤	α_1-MG、β_2-MG、视黄醇结合蛋白、胱抑素 C、β-NAG	肾炎、间质性肾炎、重金属中毒、药物性肾损伤和肾移植术后等
混合性蛋白尿	病变同时或前后累及肾小球和肾小管	清蛋白、α_1-MG、总蛋白	糖尿病、系统性红斑狼疮等
溢出性蛋白尿	血浆中低分子蛋白的异常增多，超出肾小管重吸收能力	血红蛋白、肌红蛋白、本周蛋白	溶血性贫血、挤压综合征、多发性骨髓瘤、浆细胞病、轻链病等
组织性蛋白尿	炎症、肿瘤或药物刺激泌尿系统分泌增多	T-H 蛋白（Tamm-Horsfall protein）	肾小管受炎症或药物刺激等
假性蛋白尿	肾以下的泌尿道疾病所致或周围分泌物混入	血液、黏液、脓液等	膀胱炎、尿道炎等及尿道出血、尿液混入阴道分泌物等

此外，根据蛋白尿发生的部位又可将其分为肾前性蛋白尿（由多发性骨髓瘤、阵发性睡眠性血红蛋白尿、挤压伤综合征、急性单核细胞白血病等导致）、肾性蛋白尿（原发性和继发性肾小球疾病、肾盂肾炎、重金属中毒等）和肾后性蛋白尿（膀胱以下泌尿道的炎症、结石、结核、肿瘤以及泌尿系统邻近器官炎症或肿瘤刺激等）。

2．葡萄糖　正常尿常规检测结果一般均为阴性，即尿液中无葡萄糖或仅有微量葡萄糖。糖尿指尿糖检测呈阳性的尿液。肾糖阈指当血糖浓度超过 8.88 mmol/L 时，近端小管对葡萄糖的重吸收达到极限，尿中开始出现葡萄糖时的血糖浓度，其与肾小球滤过率和肾小管重吸收率密切相关。当肾小球滤过率降低时肾糖阈会增高，而当肾小管重吸收率降低时肾糖阈会降低（此时血糖浓度正常）。同时需要注意，尿液中某些还原性物质的存在及异烟肼、链霉素、水杨酸、阿司匹林等药物的排泄，能够使尿糖检测呈假阳性。而标本放置过久葡萄糖分解、尿酮体浓度过高、维生素 C 与检测试剂发生的竞争性抑制反应等可使尿糖检测呈假阴性结果，需注意鉴别。糖尿主要分为以下 5 类。

（1）血糖正常性糖尿：血糖浓度正常而出现的尿糖。是由肾小管的病变致葡萄糖重吸收减弱的疾病，如长期肾盂肾炎、慢性肾炎、间质性肾炎、肾病综合征等导致的肾糖阈降低。

（2）血糖增高性糖尿：主要包括如糖尿病等导致的代谢性糖尿，颅脑外伤、脑血管意外等导致的应激性糖尿，短时间经口或静脉摄入大量糖等所致的摄入性糖尿及由生长激素、糖皮质激素过多导致的代谢性糖尿。

（3）妊娠期糖尿：妊娠女性正常生理变化致肾糖阈降低，虽血糖正常但尿糖可呈阳性。

（4）暂时性糖尿：短时间内进食大量糖类、应激（情绪激动、心脑血管意外、颅脑外伤等）、药物性糖尿等。

（5）其他糖尿：家族遗传因素或进食过多引起。

3．尿胆红素与尿胆原　尿胆原和胆红素阳性时多提示有黄疸存在，有助于不同类型黄疸病因的诊断和鉴别诊断。肝细胞性黄疸，尿胆红素和尿胆原均为阳性；胆汁淤积性黄疸，尿胆红素为阳性，而尿胆原为阴性；溶血性黄疸，尿胆红素为阴性，尿胆原为强阳性。

4．酮体　正常尿液酮体为阴性。酮体包括乙酰乙酸、β 羟丁酸和丙酮。正常人血液中有少量酮体，当肝产生酮体的速度大于肝外组织利用酮体的速度时，血液中的过多酮体经由肾排出形成酮尿。可用于评估糖代谢障碍和脂肪不完全氧化。临床意义如下。

（1）糖尿病酮症酸中毒：有助于糖尿病酮症酸中毒的早期识别及与低血糖、心脑血管疾病的酸中毒或高血糖渗透性糖尿病昏迷进行鉴别诊断，亦可用于糖尿病酮症酸中毒治疗过程中的疗效监测。

（2）非糖尿病酮症酸中毒：如饥饿、感染性疾病（肺炎、伤寒、败血症、结核等）、禁食过久、剧烈运动、频繁呕吐（妊娠剧吐等）、消化系统疾病等。

（3）其他：氯仿、磷中毒及服用双胍类降糖药的患者，或全麻用药、使用抑制细胞呼吸作用的药物等。

5．其他　如亚硝酸盐检测，可用于尿路感染的快速筛查，用于确定诊断和病因分析，但其影响因素过多，阴性时不能排除细菌尿，阳性结果时也不能保证完全是尿路感染，还需要结合白细胞酯酶、尿液细菌培养、尿液镜检等多个辅助检查综合判断。白细胞酯酶升高主要见于尿路感染，在肾移植排斥反应、狼疮性肾炎等疾病中为阴性。维生素 C 还原性强，其浓度升高可能对胆红素、葡萄糖、亚硝酸盐的检测结果产生干扰，检测维生素 C 水平可用于判断其他检测指标是否准确可靠。

三、尿液有形成分分析

（一）检测方法

1．尿沉渣人工镜检法　尿沉渣即指尿液中的有形成分，是尿液标本经过离心后形成的沉渣。尿沉渣人工镜检法是指利用显微镜对尿沉淀物进行检测，识别其中的脱落细胞（红细胞、白细胞、上皮细胞、病毒包涵体细胞及肿瘤细胞等）、各种管型（透明管型、颗粒管型、蜡样管型等）、结晶（草酸盐结晶、尿酸盐结晶、胆红素结晶、胆固醇结晶等）、寄生虫、细菌、真菌及其他（黏液丝、精子、前列腺液混入物等）多种组分。尿液显微镜检查的正常指标与参考值见表 2-8。

Note

表 2-8　尿液显微镜检查的指标与参考值

指标	参考值
红细胞	玻片法 0 ～ 3 个 /HPF*，定量检测 0 ～ 5 个 /μl
白细胞和脓细胞	玻片法 0 ～ 5 个 /HPF，定量检测 0 ～ 10 个 /μl
上皮细胞	①肾小管上皮细胞：无；②移行上皮细胞：无或偶见；③鳞状上皮细胞：男性偶见，女性为 3 ～ 5 个 /HPF
管型	偶见透明管型，其余无

* HPF（high power field）表示显微镜每高倍镜视野。

2．尿液有型成分分析仪　手动显微镜检查需要具备专业知识的高水平操作人员进行，不同观察者之间存在偏差，检测结果受经验、业务能力影响，内部变异性大，且耗费人力与时间，由此开发了全自动尿液分析仪，如下所述。

目前，全自动尿液有形成分分析仪主要包含以下两大类。

（1）流式细胞技术和电阻抗检测相结合的尿液有形成分分析仪：工作原理如图 2-44 所示。尿液中的各个细胞经过荧光色素染色后，在鞘液的作用下形成单个、纵列的细胞流，在流经氩激光检测区时，仪器会自动检测荧光、散射光和电阻抗的变化，利用流式细胞计数法将捕获的参数信息转变为电信号并对各种信号进行综合识别、分析、计算，得到相应细胞的大小、长度、体积和染色质长度等信息，并做出红细胞、白细胞、上皮细胞、管型等有形成分的散点图和直方图及定量结果报告。

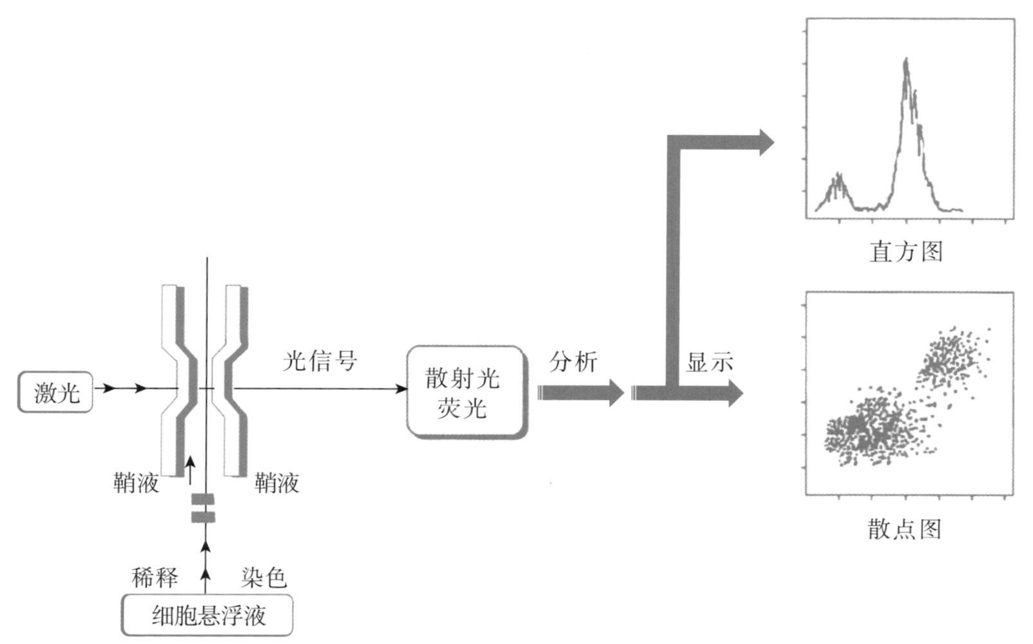

图 2-44　基于流式细胞技术的全自动尿液有形成分分析仪工作原理图

该技术的缺点主要包括：①样本中结晶、真菌或细菌等增多时可误判为红细胞，容易漏检影红细胞；②其中白细胞计数容易受到上皮细胞、真菌、滴虫、脂肪滴等组分影响；③类管型异物（如黏液丝、棉毛或麻纤维等）会导致管型计数的假阳性结果，且病理管型的具体分类不易识别。

（2）影像式尿液有形成分分析仪：类似于人工显微镜下的尿液有形成分图像进行有形成分的直接观测，区别是整个分析过程自动完成。具有全视野实景形态显示技术，通过数字显微摄像对样本中的有形成分进行拍摄，显示出高清实景尿沉渣的全视野图像，在其运行过程中自动收集并拍取具有临床意义的有形成分数字化图像。计算机进行拍摄图像的分析处理，将所拍摄有形成分的大小、形状、质地等特征性要素进行提取。图像处理终端结合自身已经建立的强大数据库对所接收的图像要素信息进行分析、对比、识别后进行分类和计数，进而得出具有临床价值的数据结论并生成报告。当不同类型有效成分集中在同一视野时，可以通过颗粒、形态和大小等信息对整个视野背景进行综合分析，从而鉴别出不同成分。目前，仪器可以识别的有形成分包括：细胞（红细胞、白细胞、鳞状上皮细胞、非鳞状上皮细胞）、管型（透明管型、病理管型）、结晶（草酸钙结晶、尿酸结晶等）、其他（酵母菌、精子和黏液丝等）。

该技术的缺点为：①标本杂质多时图像往往很模糊难辨，导致假阳性率升高；②机器自动识别时将一些结晶、真菌等误判为红细胞；③机器识别有形成分能力有限，管型、非鳞状上皮细胞和结晶等组分仍需人工镜检进行结果复核。

故虽然尿液有形成分分析仪与尿沉渣人工镜检相比，具有效率高、简单快捷、变异度小、精密度高等优点，但两种自动分析技术也分别存在明显不足，目前这两类全自动尿液有形成分分析仪尚无法完全取代人工镜检，仍需要进行现有技术的革新及新技术的研发，以提高其在辅助诊断中的准确性和可靠性。

（二）检测指标

1．红细胞　健康人尿液中一般少有红细胞，成人每 4 ～ 7 个高倍镜视野（high power field，HPF）可偶见 1 个红细胞，离心后尿沉渣红细胞正常参考区间为 0 ～ 3 个 /HPF。血尿指尿中含有红细胞；镜下血尿指平均红细胞数＞ 3 个 /HPF；肉眼血尿指尿中含血量＞ 1 ml/L。相差显微镜观察血尿中正常形态和畸形红细胞的比例可用于鉴别肾小球性或非肾小球性血尿，而尿三杯试验可用于判断血尿的病变位置。根据尿中红细胞的形态可将血尿分为以下 3 种。

（1）均一性红细胞血尿：多为非肾小球源性血尿，主要见于肾小球以下部位和泌尿道毛细血管破裂的出血（如尿路结石、损伤、出血性膀胱炎、血友病、剧烈活动等），因红细胞未受肾小球基底膜挤压，故其形态保持正常。尿中的红细胞计数＞ 8000/ml，而其中＞ 70% 红细胞形态正常，少数情况下有影红细胞或棘红细胞，但形态不超过两种。

（2）非均一性红细胞血尿：多为肾小球源性血尿，主要见于肾小球病变出血（如肾小球肾炎、肾盂肾炎、肾结核、肾病综合征等，多同时有蛋白尿和管型）。红细胞通过病理性改变的肾小球基底膜，其对红细胞的挤压及后续各段肾小管内 pH、渗透压、介质张力的不断变化及一些代谢产物等对红细胞的作用，红细胞发生形态改变，大小不等、形态各异。尿中的红细胞计数＞ 8000/ml，且＞ 70% 呈现两种以上类型的畸变。其中常见的畸形红细胞有大红细胞、小红细胞、棘红细胞（即出芽样红细胞，应注意与出芽真菌孢子鉴别）、碎片状红细胞、影红细胞、锯齿形红细胞、颗粒形红细胞、半月形红细胞等。

（3）混合性血尿：尿中含均一性和非均一性两类红细胞。

尿三杯试验：患者进行一次连续排尿并取样，最初的、中间的、最后的 10 ml 尿分别作为第一杯、第二杯和第三杯，分别检测其中的红细胞、白细胞等是否有差异，从而判断泌尿系统出血或炎症部位。根据三杯尿液中红细胞量或肉眼血尿程度可分为：①初期血尿（仅第一杯为血尿），提示病变多在前尿道，主要有尿道损伤、前尿道肿瘤等；②终末血尿（仅第三杯为血尿），提示病变在膀胱三角区、颈部或后尿道，主要有急性膀胱炎、膀胱结石或膀胱肿瘤等；③全程血尿（三杯均为血尿），提示病变部位在膀胱或膀胱以上部位，主要有肾结核、肾结石、肾炎等。

2．白细胞　尿液有形成分中的白细胞计数针对的是形态完整的白细胞，包括中性粒细胞、淋巴细胞、单核细胞、嗜酸性粒细胞和嗜碱性粒细胞，其中最主要的为中性粒细胞。新鲜尿液中白细胞形态与血液一致，白细胞被破坏或死亡后变为脓细胞。尿液中的白细胞检查主要用于辅助

Note

诊断尿路感染。镜下脓尿指白细胞＞ 5 个 /HPF。尿液中白细胞数目增多常见于肾盂肾炎、膀胱炎、药物性急性间质性肾炎、新月形肾小球肾炎及女性患者的阴道炎和宫颈炎等疾病。

在尿液干化学分析中，白细胞的检测主要检测的是中性粒细胞的特异性酯酶，通过试纸颜色的变化判断酯酶含量，而淋巴细胞和单核细胞内所含的中性粒细胞酯酶极少，故其结果并不包括淋巴细胞和单核细胞。所以应将尿液干化学检测和有形成分分析进行联合考量，若有形成分分析结果提示白细胞增高，但是干化学检查白细胞酯酶为阴性，应考虑白细胞中淋巴细胞所占比例较大，或存在维生素 C 等还原剂的干扰。

尿三杯试验中白细胞量的检测可分为：①仅第一杯大量白细胞，见于急、慢性前尿道炎等；②仅终末尿中大量白细胞，见于前列腺炎、后尿道炎等；③三杯尿均呈脓性混浊，见于输尿管炎、肾盂肾炎、肾脓肿、肾积脓等。

3．上皮细胞　尿液中的上皮细胞来自泌尿系统各个部分脱落的上皮细胞，可来源于肾小管、肾盂、肾盏、输尿管、膀胱和尿道等部位，故上皮细胞检测可协助定位泌尿系统病变。

（1）鳞状上皮细胞增多：尿道炎患者多见，常伴多量白细胞。

（2）移行上皮细胞增多：膀胱炎、肾盂肾炎患者多见，常伴多量白细胞。

（3）肾小管上皮细胞增多：急性肾小球肾炎、急进性肾炎、肾小管坏死患者多见，提示病变部位在肾小管。

4．管型　是尿沉渣中最具诊断价值的组分，其为肾小管、集合管内的蛋白质、细胞及其崩解产物凝固形成的圆柱形蛋白凝集体。构成管型的基础及首要因素是白蛋白和肾小管分泌的 T-H 蛋白（Tamm-Horsfall 蛋白）。形成管型的必备条件有 4 个，分别是：①原尿中有白蛋白和 T-H 蛋白，其为构成管型的基质；②肾小管有浓缩和酸化尿液的能力，前者促使管型的蛋白质浓度升高，后者使蛋白质继续变性和聚集；③尿液流速缓慢，有局部性尿液淤积，能够提供充分的时间使各个成分聚集；④具有可供交替使用的肾单位，便于管型的形成和排泄过程持续。

管型的出现对疾病的诊断具有重要的指示意义，不同管型的组分、鉴别要点及其临床意义见表 2-9。

表 2-9　常见管型的组分、鉴别要点及临床意义

管型	组成成分	鉴别要点	临床意义
透明管型	T-H 蛋白、清蛋白、少量氯化物	无色透明、规则的圆柱状	健康人偶见，其增多见于肾实质性病变
红细胞管型	管型基质 + 红细胞	形态完整红细胞占管型面积 1/3 以上	急性肾小球病变、肾小球出血
白细胞管型	管型基质 + 白细胞	白细胞或脓细胞占管型面积 1/3 以上	肾感染性病变或免疫性反应
上皮细胞管型	管型基质 + 肾小管上皮细胞	上皮细胞占管型面积 1/3 以上	肾小管坏死
颗粒管型	管型基质 + 变性细胞分解产物	颗粒含量占管型面积 1/3 以上	肾实质性病变伴有肾单位淤滞
蜡样管型	细颗粒管型衍化而来	外观呈腊肠样，有切迹或呈泡沫状	肾单位长期阻塞、肾小管有严重病变、预后差
脂肪管型	管型基质 + 脂肪滴	管型内可见折光性很强的脂肪液滴	肾小管损伤、肾小管上皮细胞脂肪变性
混合管型	管型基质 + 不同细胞及其他有形成分	含有红细胞、白细胞、肾上皮细胞及颗粒等多种成分	提示肾炎反复发作、出血、血管坏死、肾移植排斥反应

5．结晶　尿液结晶是人体进食后及代谢过程中产生的酸性代谢产物与金属离子结合后产生

的，其形成与尿液的温度、酸碱度及胶体物质的溶解度和浓度等因素有关。生理性结晶源于摄入的食物，并和机体的正常代谢过程密切相关，一般无明显临床意义，又称“代谢性盐类结晶”，常见的结晶类型有磷酸盐结晶、草酸钙结晶、尿酸结晶、马尿酸结晶等。病理性结晶则是由于多种疾病及一些药物的异常代谢而导致的，常见的病理性结晶包括以下几种。

（1）胆红素结晶：常为束状、针状或小块状的橘黄色、黄红色结晶，可溶于氢氧化钠或氯仿，常见于肝硬化、肝癌、急性重型肝炎（急性肝坏死）、胆汁淤积性黄疸、急性磷中毒等疾病。

（2）胱氨酸结晶：常为六边形、边缘清晰的薄片状无色结晶，重叠排列，折光性较强，胱氨酸试验呈蓝色或绿色，常见于泌尿系统结石，如膀胱结石、肾结石等。

（3）亮氨酸结晶：常为小球形或油滴状黄褐色结晶，常存在密集成散射状条纹，折光性较强，亮氨酸试验呈蓝色，常见于急性重型肝炎、肝硬化、急性磷中毒、氯仿中毒等。

（4）酪氨酸结晶：细针样黑色结晶，排列常呈现羽毛样，酪氨酸试验呈绿色，同亮氨酸结晶一样常见于急性重型肝炎、肝硬化、急性磷中毒、氯仿中毒等。

（5）胆固醇结晶：缺角的长方形无色结晶，常见于泌尿系统炎症（如膀胱炎、肾盂肾炎）、肾淀粉样或脂肪变性。

（6）药物性结晶：磺胺类抗生素可出现药物结晶，呈不对称的麦秆或球状棕黄色结晶，若同时伴红细胞出现则提示可能存在药物性损伤。

6．其他　除上文所述有形成分外，尿液中其他有形成分检测包括细菌、真菌、寄生虫等。应根据具体临床场景进行应用及结果分析。

四、尿液检测技术发展前沿及应用

快速诊断是生物医学领域的热点话题。目前临床使用的尿液经典检测方法的缺点为：①耗时长，某些情况下甚至需要数天才能获得结果；②设备昂贵且不易移动；③检测人员需进行大量标准化流程培训，不同人员之间误差大。目前，将分析设备小型化已成为主流趋势，以实现快速高通量分析，其优势包括超快速检测、所需样品量少、便携、高成本效益、高选择性等。传感器被证明适用于制备集成、小型化、便携式和可穿戴设备，有助于医疗实践中不同体液标志物的测定，允许进行快速、准确的现场检测，有利于疾病的快速、准确诊断，为后续更好的临床干预和治疗奠定基础。同时，连续的样本检测还可用于监测疾病的进展、分析药物代谢和评估治疗效果。

微纳传感器适用于小型化和便携性设备，因此广泛用于可穿戴传感器的开发以及护理点测试设备的集成。如图 2-45 所示为基于微纳传感器的可穿戴分析的一般工作流程，在该流程中，研究人员进行便携式传感器检测，可快速获得检验结果。

近期有代表性的一些便携式尿液检测生物传感器举例如下。

1．肌酐是肾病最重要的指标之一，尿液中肌酐水平异常可提示肾病。传统的肌酐检测价格昂贵，操作复杂。图 2-46 展示了一种检测肌酐的便携式智能手机集成 3D 打印电化学传感器的制备过程及工作原理示意图。使用 3D 打印机打印电极，抛光、银 / 氯化银涂层后进行电化学活化，表面修饰增敏材料后进行样品检测，使用手机应用程序中控制恒电位仪，利用计时安培法测定样品中的肌酐。该传感器检测操作简单、几何结构精确、检测性能优异、设备小巧便携，应用前景广泛。

2．腺苷是可通过尿液检测的一种肺癌相关的潜在生物学标志物。图 2-47 展示了一种检测腺苷的仿生电子眼和比色适配体传感器的工作原理示意图，如果存在腺苷，两个腺苷缠绕结合一个适配体，从而阻止适配体吸附在金纳米颗粒表面，添加高盐溶液后金纳米颗粒会发生聚集，通过电子眼系统检测颜色变化，从而进行腺苷的定量分析。

Note

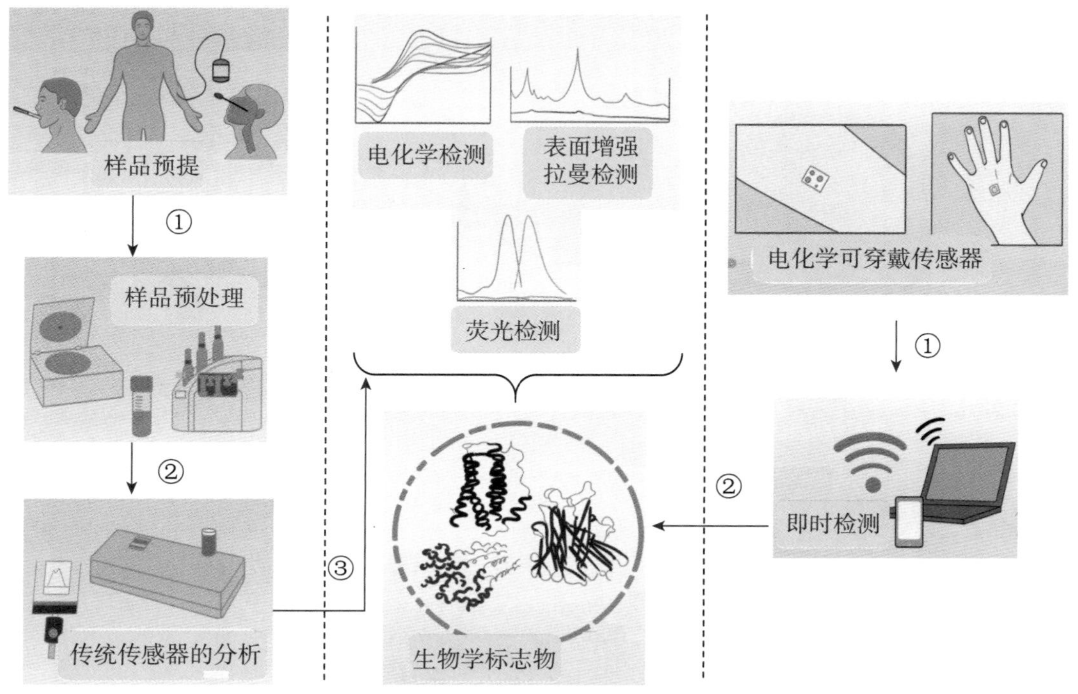

图 2-45　基于微纳传感器的可穿戴分析的一般工作流程

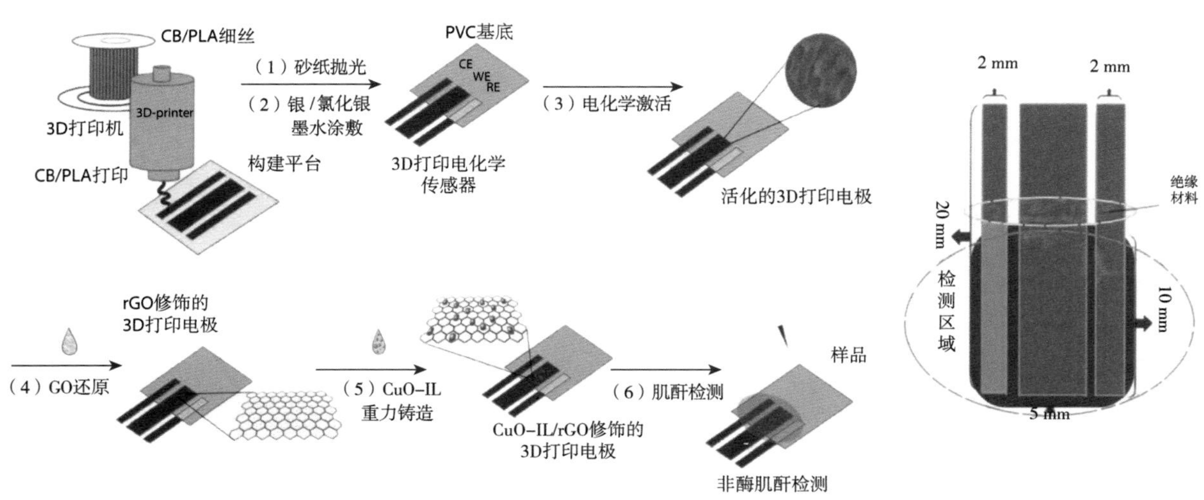

图 2-46　用于肌酐检测的便携式智能手机集成 3D 打印电化学传感器的制备过程及工作原理示意图

3．沙眼衣原体和淋病奈瑟球菌是性传播疾病最为多见的两种病原体，目前的标准技术依赖于核酸扩增测试，需要复杂的实验室设置和样品预处理程序。图 2-48 所示为一种便携式新型纳米等离子体生物传感器，用于直接检测尿液中的沙眼衣原体和淋病奈瑟球菌。它由具有抗体功能的光学透明金纳米孔传感器阵列和微流体系统组成，顶部板包含独立的 3 个微流体通道和入口部分，传感器通道与等离子体芯片和出口部分接触，底部板作为芯片支架与顶层结合，每个微流体通道包含 3 个用于多重检测的传感器，可单独用于分析不同的样品，以实现低样品量检测和细菌捕获实时监测。

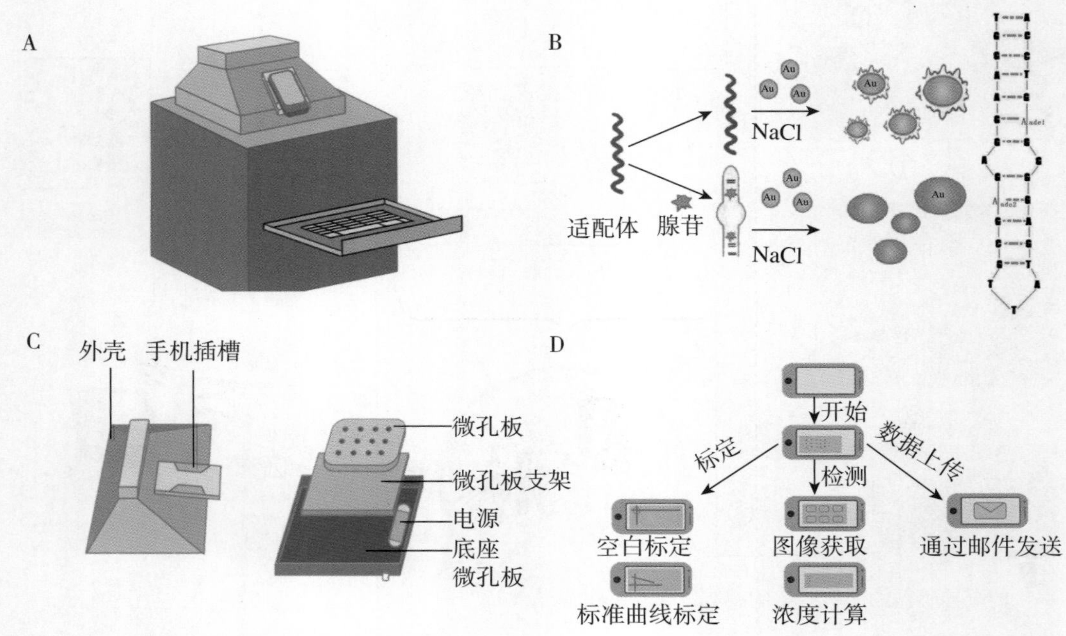

图 2-47　用于腺苷检测的仿生电子眼示意图和比色适配体传感器的传感机制

（A）仿生电子眼示意图；（B）用于腺苷检测的比色适配体传感器的传感原理；（C）仿生电子眼的结构；（D）便携式软件的检测过程

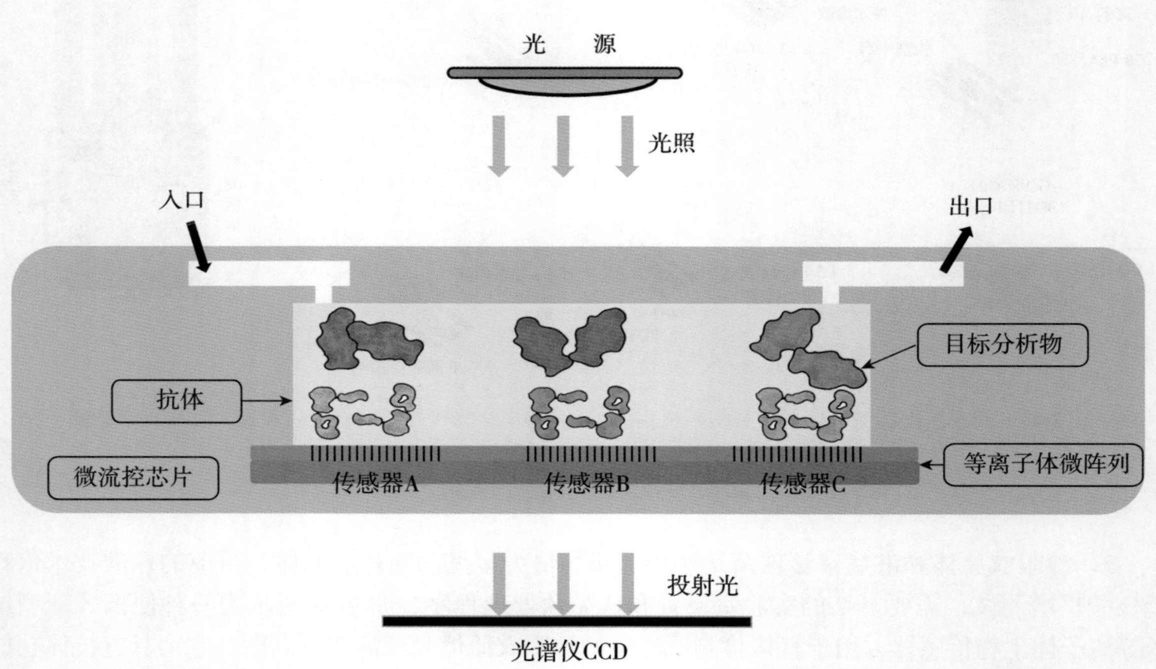

图 2-48　与微流体系统集成的沙眼衣原体和淋病奈瑟球菌生物传感器示意图

第八节　临床生化参数的检测

一、主要临床生化检测指标及分类

临床生化检验是临床检验的重要内容，其主要是利用物理学、化学、生物学、遗传学、病理学、免疫学等理论和方法，由专用试剂对样本进行有针对性的化学反应，通过肉眼观察和仪器分析等技术手段对样本中的化学成分进行定性和定量分析，获得能反映机体功能状态、病理变化或病因的客观指标，为研究病理过程中的特异性化学标志物或体内特定成分的变化状态、探讨疾病的发病机制提供帮助。

用于生化检测的指标迄今已有300余项，包括肝功能、肾功能、血脂类、糖代谢、心肌类、特定蛋白、电解质等方面。常见的检测指标见表2-10。

表2-10　常见的临床生化检测指标分类

分类	指标
肝	丙氨酸氨基转移酶（ALT）
	天门冬氨酸氨基转移酶（AST）
	γ-谷氨酰转移酶（GGT）
	碱性磷酸酶（ALP）
	总胆红素（TBIL）
	直接胆红素（DBIL）
	总胆汁酸（TBA）
	总蛋白（TP）
	白蛋白（ALB）
	前白蛋白（PA）
	腺苷脱氨酶（ADA）
	岩藻糖苷酶（AFU）
肾	尿酸（UA）
	尿素（UREA）
	肌酐（CR）
	β_2-微球蛋白（β_2-MG）
	胱抑素C（CYS-C）
	尿总蛋白（UTP）
	视黄醇结合蛋白（RBP）
血脂	总胆固醇（CHO）
	甘油三酯（TG）
	高密度脂蛋白胆固醇（HDL-C）
	低密度脂蛋白胆固醇（LDL-C）
	载脂蛋白A1（ApoA1）
	载脂蛋白B（ApoB）
	脂蛋白a（Lpa）
糖代谢	葡萄糖（GLU）
	糖化血红蛋白（HbA1c）
	糖化血清蛋白（GSP）

Note

续表

分类	指标
心肌	肌酸激酶（CK） 肌酸激酶同工酶（CK-MB） 乳酸脱氢酶（LDH） α- 羟丁酸脱氢酶（HBDH） 肌红蛋白（MB） 肌钙蛋白 I（TnI）
蛋白	抗链球菌 O（ASO） C 反应蛋白（CRP） 前白蛋白（PALB） 转铁蛋白（TRF） 补体 C3 免疫球蛋白 IgA、IgG、IgM、IgE
胰腺	α- 淀粉酶（α-AMY） 胰淀粉酶（PAMY） 脂肪酶（LPS）
电解质	氯离子（Cl^-） 钙（Ca） 无机磷（P） 镁（Mg） 二氧化碳（CO_2） 钠（Na） 钾（K） 铁（Fe） 锌（Zn） 铜（Cu）

针对这些检测指标，研究发现了一系列生化检测方法，包括用于检测酶的酶活性浓度检测、酶质量浓度检测（酶免疫检测），用于检测蛋白的免疫法（如免疫比浊法），用于测量电解质的光谱法等。本节将分别从基于酶促反应的检测、基于免疫反应的检测等几个方面展开讨论。

二、基于酶促反应的检测

酶是由生物体产生的具有高度特异性的生物催化剂，酶参与生物体的多种化学变化，酶活性的变化往往能反映器官的功能改变。酶可依其功能分为六大类，即氧化还原酶、转移酶、水解酶、裂解酶、异构酶和连接酶。酶学检查是测定体液中酶活性以判断器官功能的实验室诊断方法。酶的测定方法分为绝对定量法和相对定量法。绝对定量法是通过特异试剂与酶作用直接测定酶蛋白量或酶分子浓度的方法。相对定量法是根据酶的催化活性或酶促反应速度来间接测定酶浓度的方法。目前临床医学中大多使用相对定量法来测定酶的浓度。

（一）酶促反应动力学

酶促反应动力学（酶动力学）是指酶促反应速率和底物（反应物）浓度以及其他因素的关系。酶（enzyme，E）与底物（substrate，S）反应，先形成不稳定的酶 - 底物中间复合物

Note

（enzyme-substrate compound，ES），再生成产物（product，P）。

$$S + E \rightarrow ES \rightarrow E + P \quad \text{（式 2-32）}$$

用米氏方程（Michaelis-Menten equation）来表示底物浓度和反应速率的关系。

$$V = \frac{-\mathrm{d}[S]}{\mathrm{d}t} = \frac{V_{\max}[S]}{K_{\mathrm{m}} + [S]} \quad \text{（式 2-33）}$$

式中，$V_{\max}$ 为反应最大速率，［S］为底物浓度，K_{m} 为米氏常数，即反应达到最大速率一半时的底物浓度，单位是 mol/L。

酶促反应体系中，底物浓度和产物浓度随着反应的进行不断发生变化。将酶促反应过程中测得的底物浓度或产物浓度变化量对时间作图，可得酶促反应时间进程曲线。曲线的斜率就代表酶促反应的速率。该曲线反映了酶促反应进程中主要成分的变化规律，也可以从中得到酶促反应的速度。测定酶活性浓度时，存在三个时相：延滞期、线性期和偏离线性期。其中，线性期是指延滞期后酶促反应速度达到最大反应速度并保持相对恒定的一段时期，此时有过量底物存在，酶促反应速率不受底物浓度的影响，产物［P］和底物［S］变化与时间 t 呈直线关系，因此测定此时的酶促反应速率就能较好地反映酶活性的大小。

（二）酶活性浓度的测定

酶测定包括酶含量测定和酶活性浓度测定。酶在体液中含量极微，因此临床上大都采用酶活性浓度测定，以酶活性浓度间接表示酶含量。酶活性浓度测定法是利用酶能专一而高效地催化化学反应的性质，通过测定酶促反应过程中单位时间底物的减少量或产物的生成量，即测定酶促反应的速率，来检知体液等生物样品中某种酶的活性浓度的分析技术。酶活性浓度的单位为 U/L，其中 U 为酶活力单位（enzyme active unit）。

酶活性浓度的测定方法以反应时间为依据，主要有定时法和连续监测法。定时法是酶作用一段时间后，加入强酸、强碱、蛋白沉淀剂等终止酶促反应，测定这段时间内底物的减少量或产物的生成量，计算酶促反应的平均速率。连续监测法是指每隔一段时间，连续多次测定酶促反应的线性期中某一反应产物或底物特征信号随时间变化的数据，求出酶促反应初速度，间接计算酶活性浓度的方法。自动生化分析仪的出现，使得该方法逐步取代定时法，成为临床实验室测定酶活性浓度最常用的方法。连续监测法分为直接法和间接法。直接连续监测法是使用各种分析方法或仪器，如分光光度法、荧光法、pH 计、旋光计、电导仪等，在不停止酶促反应条件下直接测定反应体系中底物或产物的变化，从而计算出酶活性浓度，其中以分光光度法应用最多，应用最广的有 NAD（P）H 反应系统，可以测定大部分的脱氢酶。部分“色素原”底物，其本身为无色或微黄色，在酶作用下生成有色化合物，适用于测定水解酶和一些转移酶。如果酶促反应的底物或产物没有可直接检测的特性，则需将反应生成的某一产物偶联到另一个酶促反应中，从而达到检测目的，这种方法称为酶偶联法。偶联的反应称为辅助反应，所用试剂酶称辅助酶；指示终点的反应称为指示反应，指示反应所用的试剂酶称指示酶。酶偶联法是目前在酶活性测定中应用最多、最为广泛的方法。常见酶偶联反应模式为：

$$A \xrightarrow{E_{\mathrm{x}}} B \xrightarrow{E_{\mathrm{a}}} C \xrightarrow{E_{\mathrm{i}}} D \quad \text{（式 2-34）}$$

其中，E_{x} 为待测酶，E_{a} 为辅助酶，E_{i} 为指示酶。最常用的酶偶联法的指示酶试剂有 NAD（P）H 为辅基的脱氢酶，以及过氧化物酶（peroxidase，POD）。

实例：丙氨酸氨基转移酶（alanine aminotransferase，ALT）的测定

原理如下。

$$L\text{-丙氨酸}+\alpha\text{-酮戊二酸}\xrightarrow{ALT}\text{丙酮酸}+L\text{-谷氨酸} \quad \text{（式 2-35）}$$

$$\text{丙酮}+\text{NADH}+\text{H}^{+}\xrightarrow{LDH}L\text{-乳酸}+\text{NAD}^{+} \quad \text{（式 2-36）}$$

上述偶联反应中，LDH 为乳酸脱氢酶（lactate dehydrogenase），NADH 的氧化速率与标本中 ALT 酶活性呈正比，通过监测特定波长（340 nm）下吸光度的下降速率，可计算出 ALT 的活性单位。根据摩尔消光系数进行酶活性浓度的计算：

$$\frac{U}{L}=\frac{\Delta A}{\min}\times\frac{V\times10^{6}}{\varepsilon\times v\times L}=\frac{\Delta A}{\min}\times K \quad \text{（式 2-37）}$$

其中，ΔA 为吸光度变化，min 为分钟，V 为反应体系体积，ε 为摩尔消光系数，v 为样品量，L 为比色杯半径。

三、基于免疫反应的检测

免疫检验的基础是发生在体内或体外的抗原 - 抗体反应。抗原（antigen，Ag）是来源于病毒、细菌等外来物或来源于人体自身的、能够刺激机体免疫应答的物质。抗体（antibody，Ab）是抗原刺激 B 淋巴细胞产生的、具有免疫活性的球蛋白。抗原 - 抗体反应是指抗原与相应抗体之间所发生的特异性结合反应。根据抗原抗体分子空间结构的互补性和亲和性原理，免疫检验可以利用已知抗原 / 抗体检验未知抗体 / 抗原。

根据检验过程中是否需要标志物，免疫检测技术可分为非标记技术和标记技术两大类。非标记技术主要有凝集试验、沉淀试验、免疫比浊、免疫电泳等；标记技术根据标志物不同分为化学发光免疫分析、荧光免疫分析、酶免疫分析、放射免疫分析、胶体金免疫层析技术等（图 2-49）。

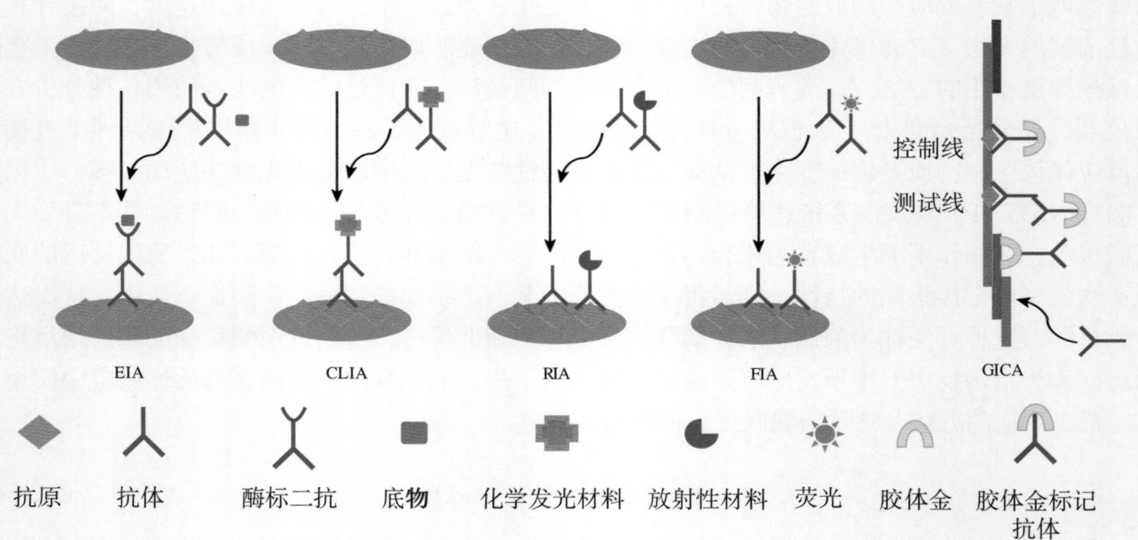

图 2-49　免疫标记方法示意图

酶免疫分析：enzyme immunoassay，EIA；化学发光免疫分析：chemiluminescence immunoassay，CLIA；放射免疫分析：radioimmunoassay，RIA；荧光免疫分析：fluorescence immunoassay，FIA；胶体金免疫层析技术：gold immunochromatographic assay，GICA

（一）非标记免疫反应检测

凝集试验：凝集试验主要用于抗原或抗体的定性或半定量分析。抗原或抗体在合适的 pH 和温度下与其对应的抗体或抗原混合时可发生抗原 - 抗体反应，形成肉眼可见的凝集现象，称为凝集反应。参加凝集反应的抗原称为凝集原，而抗体则称为凝集素。凝集反应包括直接凝集反应和间接凝集反应。在直接凝集反应中，颗粒性抗原（如细菌、红细胞等）直接与特异性抗体结合，在适量电解质存在的条件下，出现肉眼可见的凝集现象。间接凝集反应是将可溶性抗原或抗体先吸附在一种与免疫无关，一定大小的载体颗粒表面成为致敏载体颗粒，然后与相应抗体或抗原结合，在适量电解质存在的条件下，出现肉眼可见的特异性凝集现象。此法敏感度比直接凝集反应高，因而广泛地应用于临床检测中，间接凝集反应中常用的载体颗粒有人“O”型红细胞、动物红细胞、活性炭或硅酸铝颗粒、聚苯乙烯乳胶微球等。凝集反应最普遍的应用为血型检测。

沉淀反应：可溶性抗原与相应抗体在适当条件下发生特异性结合出现的沉淀现象被称为沉淀反应。沉淀反应主要包含液体内沉淀试验与凝胶内沉淀试验。体内沉淀试验中最常用的是免疫浊度测定，其是将现代光学测量仪器与自动化分析检测系统相结合，对各种液体介质中的微量抗原、抗体和药物及其他小分子半抗原物质进行定量检测。免疫浊度测定中，抗原和抗体在特定的电解质溶液中反应，形成小分子免疫复合物，在增浊剂（如聚乙二醇、氟化钠等）的作用下，迅速形成免疫复合物微粒，使反应液出现浊度。在抗体含量稍微过量且固定的情况下，形成的免疫复合物随抗原量增加而增加，反应液的浊度亦随之增大。通过免疫比浊仪测得反应液浊度，间接定量分析抗原或抗体浓度。凝胶内沉淀试验常用的分析方法是免疫电泳，其利用免疫扩散技术与电泳技术相结合，抗原或抗体在电场作用下加速扩散，在一定浓度时形成沉淀线。该技术既有抗原 - 抗体反应的高度特异性，又有电泳分离技术的快速、灵敏和高分辨力，因此广泛应用于生物医学领域。该技术主要应用于纯化抗原或抗体的成分分析、体液中蛋白质成分的分析（如无丙种球蛋白血症、冷球蛋白血症、多发性骨髓瘤、白血病、系统性红斑狼疮、肝病等患者的血清蛋白成分的分析）、多发性骨髓瘤血清 M 蛋白的检测和鉴定及免疫后不同抗体组分的动态变化研究等。

（二）标记免疫反应检测

免疫标记技术利用高度敏感的示踪物质标记抗原或抗体，发生抗原 - 抗体反应后，通过检测标志物，对抗原或抗体进行定性、定位和定量分析。

1．化学发光免疫分析　是将发光分析与免疫反应相结合而建立的标记免疫分析技术，因同时具有发光分析的高灵敏性的特点以及抗原抗体高特异性的特点，从而实现对微量抗原、抗体的定性和定量检测。发光是指电子激发的分子以可见光的形式释放能量。当激发态分子回到基态时，它释放出一个光子。发光涵盖了一系列检测系统，包括化学发光、生物发光和荧光。

物质吸收电磁能量（光的光子），激活电子并将其提升到更高的能量状态。当电子回到基态时的能量以光的形式释放，称为荧光。荧光只在物质吸收光时才会发生，然而，荧光分子可以再次被激发，从而继续循环。常见的荧光物质是荧光色素，如异硫氰酸荧光素、四乙基罗丹明、四甲基异硫氰酸罗丹明、藻红蛋白等。荧光分析的基础是激发和发射光谱。激发光谱是固定发射光波长时，荧光强度与激发波长的关系曲线。发射光谱也称为荧光光谱，是固定激发波长时，荧光强度随荧光波长变化的曲线。发射的荧光发生在比激发波长更长的波长上，波长的变化被称为“斯托克斯位移”。这种波长的变化是由于电子的激发和作为荧光的能量释放之间的能量损失而发生的。“斯托克斯位移”的程度取决于荧光团的固有电子结构。荧光团在一定波长范围内被激发。荧光团被激发到最佳状态的波长称为激发最大值。同样，荧光团在一定波长范围内发出荧光。发射最大值是荧光团发出荧光最强烈的波长。由于荧光团在一定波长范围内吸收和发射，因此选择具有不同激发峰和发射峰的两个荧光团是很重要的，这样它们就不会重叠，可以单独检测。荧光免疫分析是根据抗原 - 抗体反应的原理，将不影响抗原、抗体活性的荧光色素标记在抗体或抗原上，与其相应的抗原或抗体结合后，使标记的抗原或抗体发出荧光信号，通过在荧光显微镜下进行观察，从而确定抗原或抗体的性质和定位，或使用荧光分光光度计等对发射的荧光信号进行定量检测，获得待测样本的浓度。

化学发光是指化学反应以光的形式释放能量，不需要光源激发。化学发光免疫分析含有免疫分析和化学发光两个系统。免疫分析系统是将化学发光物质或酶作为标志物，直接标记在抗原或抗体上，经过抗原与抗体反应形成抗原 - 抗体免疫复合物。化学发光分析系统是在免疫反应结束后，加入氧化剂或酶的发光底物，化学发光物质经氧化剂的氧化后，形成一个处于激发态的中间体，会发射光子释放能量以回到稳定的基态，发光强度可以利用发光信号测量仪器进行检测。根据化学发光标志物与发光强度的关系，利用标准曲线计算出被测物的含量。根据化学发光所用的标志物的不同，一般分为 3 类：直接化学发光免疫分析、酶促化学发光免疫分析和电化学发光免疫分析。

2．酶联免疫吸附试验（enzyme-linked immunosorbent assay，ELISA）　随着免疫技术的发展，出现了利用酶的抗原性，通过抗原 - 抗体反应来直接测定酶的质量浓度，即直接用质量浓度单位（ng/ml、μg/L）来表示酶含量的高低的方法。该方法用于检测一些不表现酶活性的酶蛋白的测定，如各种酶原或去辅基酶蛋白，或因遗传变异而导致合成无活性的酶蛋白，以及失活的酶蛋白等。与酶活性测定方法相比，酶免疫学方法（酶质量浓度测定）的优点是灵敏度和特异性高，且不受体液中其他物质的影响。

ELISA 为固相酶免疫测定技术，是免疫学检验中应用最广泛的标记技术之一，用于定量化检测多肽、蛋白质、抗体和激素。根据抗原或抗体的结合方式，ELISA 有多种类型。其中最常用的四种测定方法有直接法、间接法、夹心法，以及竞争法（图 2-50）。

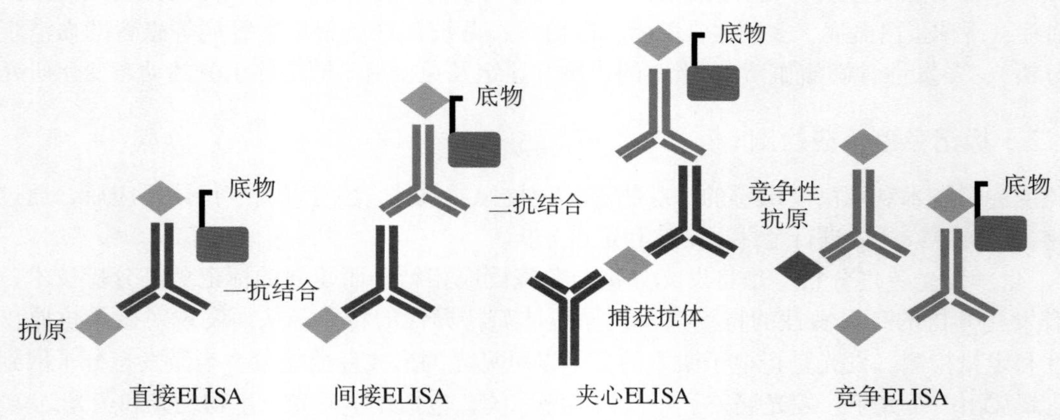

图 2-50　ELISA 测定方法示意图

直接法中，待测样本中的抗原被固定在固相载体表面，然后加入酶标记的抗体，使其与抗原以一定比例结合。加入酶促反应的底物后，底物被酶催化成为有色产物，产物的量与标本中受检物质的量直接相关，故可根据呈色的深浅进行定性或定量分析。

间接法利用酶标记的抗抗体，来检测与固相抗原结合的待测抗体。在此过程中，已知抗原被固定在微孔板的孔中，然后加入待测样本，使得待测样本中的抗体与已知抗原形成抗原 - 抗体复合物。再加入酶标记的抗抗体，与待测样本中的抗体结合，形成“固体抗原 + 待测抗体 + 酶标记抗抗体”复合物。通过检测酶作用底物的呈色程度，换算得到待测抗体的含量。

夹心法是最常用的 ELISA。主要分为双抗体夹心法和双抗原夹心法，前者主要用于抗原检测，后者则用于抗体检测。在双抗体夹心法中，首先将特异性抗体与固相载体联结，形成固相抗

Note

体，然后加入待测样本，样本中的抗原与固相抗体结合，形成固相抗原 - 抗体复合物。加入酶标抗体，固相免疫复合物上的抗原与酶标抗体结合，形成“固相抗体 + 待测抗原 + 酶标记抗体”复合物。固相载体上带有的酶量与样本中待测抗原的量相关，加底物显色后，通过比色，可以测得样本中抗原的量。该方法仅适用于测定二价或二价以上的大分子抗原，因其不能形成两位点夹心，因此不适用于测定半抗原及小分子单价抗原。双抗原夹心法模式与双抗体夹心法类似。用特异性抗原进行包被和制备酶结合物，以检测相应的抗体。此法中被测样本不需稀释，因此其敏感度相对高于间接法。

竞争法主要用于检测小分子。在该过程中，抗体或抗原被固定在微孔板的孔中，同时加入待测抗原或抗体以及酶标记的抗原或抗体，待测抗原或抗体与酶标记抗原或抗体竞争性地与固相抗体或抗原结合，若待测抗原或抗体含量降低，则待测抗原 - 抗体复合物含量较少，酶标记抗原抗体则较多，酶作用底物后呈色就越深，反之亦然。即底物显色的深浅与待测的抗原或抗体量呈反比例关系。

3．酶标仪（ELISA 测读仪）　是利用 ELISA 和朗伯 - 比尔（Lambert-Beer）定律，利用比色法来分析抗原或抗体的含量的仪器。其工作原理和主要结构与光电比色计相似。如图 2-51 所示，光源灯发出的光波经过单色器系统变成一束单色光，进入样品室中的待测标本，该单色光一部分被标本吸收，另一部分则透过标本照射到光电检测器上，光电检测器将不同待测样本的强弱不同的光信号转换成相应的电信号，电信号经前置放大、对数放大、模数转换等处理后送入微处理器进行数据处理和计算，最后由显示器或打印机显示结果。微处理器还通过控制电路机械驱动 X 方向和 Y 方向的运动来移动微孔板，从而实现自动进样检测过程。微孔板是一种用来盛装待测样本的透明塑料板，常用透明的聚乙烯材料制作，板上有多排小孔，包含 40 孔板、55 孔板和 96 孔板等多种规格。每个小孔可以盛放零点几毫升的溶液。根据仪器的不同，既可以实现一个孔一个孔检测，也可以进行一排一排检测。

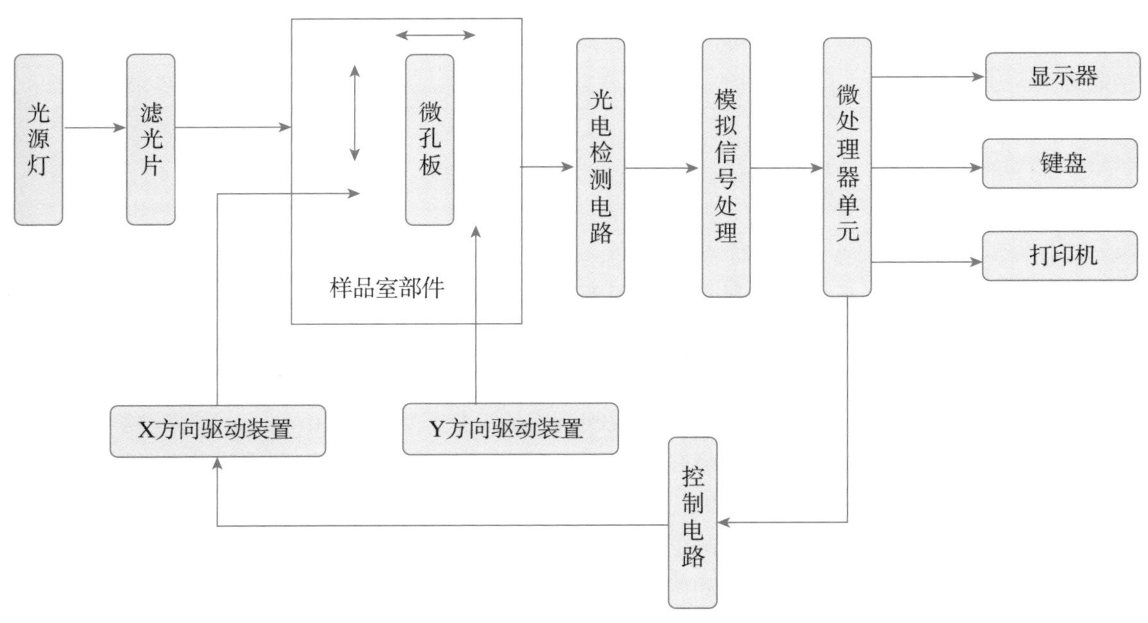

图 2-51　酶标仪的工作原理

酶标仪和普通光电比色计的不同之处在于：①盛装比色液的容器不是使用比色皿，而是使用了塑料微孔板，塑料微孔板常用透明的聚乙烯材料制作（聚乙烯材料对抗原或抗体有较强的吸附）；②酶标仪的光束是垂直通过待测液的；③酶标仪是使用光密度（optical density，OD）来表示吸光度。

4．放射免疫分析（radioimmunoassay，RIA） 是一种利用放射性元素逐步形成抗原 - 抗体复合物的免疫分析法。RIA 通常使用放射性抗体来检测样品中抗原的含量，是一种具有高特异性和高敏感度的体外检测方法。RIA 的原理是竞争绑定。利用定量的放射性标记抗原与带测定的非标记抗原，同时与一定量的特异性抗体发生结合反应，反应平衡后分离出抗原 - 抗体复合物，通过测量放射性复合物的量来计算出非标记抗原的量。

免疫放射测定（immunoradiometric assay，IRMA）是一种使用放射性标记抗体的免疫测定法。IRMA 是利用过量的放射性标记抗体与待测定的非标记抗原，发生结合反应，反应平衡后分离出抗原 - 抗体复合物，通过测量放射性复合物的量来计算出非标记抗原的量。该反应是非竞争性结合的全量反应。在 IRMA 中，抗体使用放射性同位素进行标记。这些抗体与特定样本中的抗原结合，形成了抗原 - 抗体复合物，分离抗原结合抗体和游离抗体后，抗原结合部分进行放射性测定，其活度与待测抗原呈正相关。与 RIA 相比，IRMA 的优点是不需要大量纯化抗原，避免了不稳定抗原碘化可能产生的潜在问题。抗体是更稳定的蛋白质，在不破坏蛋白质功能的情况下更容易标记。如表 2-11 所示为放射免疫分析与免疫放射测定方法的比较。

表 2-11 放射免疫分析与免疫放射测定方法的比较

差异	RIA	IRMA
反应原理	竞争性抗原抗体结合	非竞争性抗原抗体结合
标记方法	标记抗原	标记抗体
反应试剂	标准抗原，标记抗体，抗体	标准抗原，标记抗体
抗体用量	定量	过量
标记复合物与待测样品相关性	负相关	正相关
反应平衡速率	较慢	快
应用范围	蛋白质、多肽、激素等	两个抗原决定簇以上的生物大分子

四、其他检测原理

谱分析方法是一组广泛应用于科学和工程领域的技术，用于研究和识别物质的性质。这些方法通过测量光、声、电磁场等信号的频谱或谱图，从而获取关于物质结构、组成和性质的信息。常见的谱分析方法有以下几种。

紫外 - 可见光谱法（ultraviolet–visible spectroscopy，UV-Vis spectroscopy）通过测量物质对紫外或可见光的吸收或反射来确定其吸收光谱，从而获得关于分子结构和浓度的信息。红外光谱（IR）通过测量物质对红外辐射的吸收，可以确定分子的振动模式，提供关于功能基团和分子结构的信息。核磁共振波谱法（nuclear magnetic resonance spectroscopy，NMR spectroscopy）则利用原子核在外磁场中的行为，测量吸收和发射的核磁共振信号，从而提供有关分子结构、构象和化学环境的信息。质谱法（mass spectrometry，MS）将样品中的分子通过离子化，并在磁场中进行分离和检测，以测量其质量和相对丰度。质谱可用于确定分子的质量、结构和组成。X 射线衍射（X-ray diffraction，XRD）通过测量样品对入射 X 射线的散射模式，来获得关于晶体结构和晶体学的信息。电子自旋共振（electron spin resonance，ESR）通过测量物质中未成对电子的磁共振吸收来提供关于自由基、过渡金属和其他电子结构的信息。光谱成像结合了光谱技术和成像技术，

Note

可以在空间上获取不同波长的谱学信息，用于显微镜观察和分析。

五、全自动生化分析仪

自动生化分析仪是将生物化学检验分析过程中的取样、加试剂、混合、保温反应、比色、自动检测、数据处理、打印报告和试验后的清洗等步骤进行自动化操作的仪器。自动生化分析仪的性能评估主要是针对检测精度、检测速度、检测项目和自动化程度。按自动化程度的不同分为半自动型和全自动型。与半自动检测分析仪相比，全自动检测分析仪在准确度、精密度和检测速度上有很大程度的提升，是现代临床实验室的主要生化检测设备。全自动生化分析技术常用于血清、尿液、痰液、脑脊液等生物液体的分析和检测。它可以检测人体内的各种物质，包括糖、蛋白质、酶、激素等多种指标。这种技术可以快速而准确地检测血糖、肝功能、肾功能、心肌酶谱、电解质水平和细胞生物化学指标等多项数据，以帮助临床医生获得疾病的全貌。

全自动生化分析仪属于光学分析仪器，本质就相当于一个分光光度计，基于物质对光的选择性吸收，即分光光度法，基本测量原理还是依据朗伯 - 比尔定律，是通过检测吸光度变化来得出待测液体浓度的检测平台。全自动生化分析仪按反应装置的结构可分为流动式、离心式、分立式和干化学式。流动式生化分析仪中，测定项目相同的各待测样品与试剂混合后的化学反应，是在同一管道中经流动过程完成的。这类仪器一般可分为空气分段系统式和非分段系统式。空气分段系统是指在吸入管道的每一个样品、试剂以及混合后的反应液之间，均由一小段空气间隔开；而非分段系统是靠试剂空白或缓冲液来间隔每个样品的反应液。在流动式生化分析仪中，以空气分段系统式居多，且较典型。流动式生化分析仪虽然结构简单、价格便宜，但存在污染率较高、冲洗所需时间较长的缺点，逐渐被其他生化分析仪取代。离心式生化分析仪是 1969 年以后发展起来的一种生化分析仪，其特点是化学反应器装在离心机的转子位置，该圆形反应器称为转头，先将样品和试剂分别置于转头内，当离心机开动后，圆盘内的样品和试剂受离心力的作用而相互混合发生反应，随后流入圆盘外圈的比色槽内，通过比色计进行检测。

（一）分立式全自动生化分析仪

分立式全自动生化分析仪是近年来国内外的发展和临床应用主流。其工作原理是按手工操作的方式编排程序，并以有序的机械操作代替手工操作，用加样探针将样品加入各自的反应杯中，试剂探针按一定时间自动定量加入试剂，经搅拌器充分混匀后，在一定条件下反应。反应杯同时作为比色杯进行比色测定。

分立式全自动生化分析仪主要由 8 大部分组成。

（1）试剂系统：试剂盘、扫描仪、试剂加注系统。试剂盘用于储存试剂，并通过条码扫描仪自动识别试剂信息，从而实现试剂位置和试剂信息的一一对应。试剂加注系统通过精准的加注器件（注射泵、加样针、运动机构等）将试剂精确加注到反应系统中，与样本混合进行反应，每次加注完成后，加样针均会在清洗池完成清洗后再进行下一次的加注。

（2）样本系统：用于存储样本，并实现样本的加注和加样针的清洗。根据应用场景不同，样本系统包括盘式和轨道式两种。

（3）反应系统：为样本和试剂反应提供场所和环境，反应系统按一定的时序运行，通过光学系统完成采光，再经过一定的算法，从而实现对样本中特定物质浓度的计算。反应系统包括反应盘、清洗机构、搅拌机构等。

（4）清洗液路系统：反应完成的反应杯是重复利用的，因此需要通过清洗和废液液路系统对反应杯进行清洗。清洗液路系统包括：注液系统和废液抽吸系统，一边将反应完成的废液抽出反应杯并排入废液收集容器中，一边将清洗剂和清洗水抽入反应杯，对反应杯进行多次清洗。

（5）光学系统：整个仪器的核心，所有的测试结果都是通过光学系统完成测试，从而计算出来的。光学系统包括光源、光路、分光和光电采集部分。光源最常用的是卤钨灯，随着技术的不断进步，有的生化分析仪开始采用LED冷光源作为光源。LED光源相对卤钨灯，其使用寿命更长，但对散热控制、灯珠质量要求高，尤其是紫外灯珠。光路部分是通过透镜等方式，对光路进行聚焦、拦截、平行等操作，从而得到想要的光线。分光部分是光路的核心，通过分光器件对白光光路进行分光，从而得到想要的单色光，分光器件包括分光片和光栅。最后的光电转换，通过光电转换器件和电路设计，实现对所需光能转换为电能的操作。

（6）温控系统：为反应盘提供孵育的恒温环境，为试剂盘提供试剂存储的冷藏环境，为清洗水加热，以达到更好的清洗效果。

（7）硬件系统：是全自动生化分析仪的大脑，通过硬件系统驱动各结构组件实现预定的动作，从而实现全自动生化分析仪的测试功能。

（8）软件系统：人机交互的窗口，通过软件系统可以让操作者向机器发出指令，同时，仪器的测试结果、报警信息、状态信息也可以通过软件界面向操作者展示。

（二）干化学式自动生化分析仪

干化学式自动生化分析仪于20世纪80年代应用于医学检验领域。其工作原理是采用多层薄膜固相试剂技术，把液体样品直接加到已固化于特殊结构的试剂载体，即干式化学的试剂中，以样品中的水为溶剂，将固化在载体上的试剂溶解后，再与样品中的待测成分进行化学反应，从而进行分析测定，最终得出待测物体浓度或者活度。该分析仪操作简单，测定速度快，保养需求低，无需复杂的清洗系统，尤其适用于急诊检测和微量检测。

六、基因检测

基因是遗传的基本单元，携带有遗传信息的DNA或RNA序列，通过复制，把遗传信息传递给下一代，指导蛋白质的合成来表达自己所携带的遗传信息，从而控制生物个体的性状表达。基因检测是对血液、其他体液或细胞中的DNA进行检测的技术，是取被检测者外周血或组织细胞，通过特定设备对被检测者细胞中的DNA分子信息进行检测，分析它所含有的基因类型、基因缺陷及其表达功能是否正常的一种方法，从而使人们能了解自己的基因信息，明确病因或预知身体患某种疾病的风险。应用基因检测技术，可以实现疾病诊断及疾病风险的预测，如：遗传性疾病的检测和某些常见病的辅助诊断等。常见的基因检测技术包括聚合酶链反应（polymerase chain reaction，PCR）技术、基因测序技术、核酸分子杂交技术等。

（一）聚合酶链反应

PCR是一种用于快速准确地复制特定DNA片段的技术。聚合酶链反应使研究人员能够获得分子生物学、法医分析、进化生物学和医学等方面的信息。

PCR技术基于细胞复制新DNA链的自然过程，其特异性依赖于与靶序列两端互补的寡核苷酸引物。PCR由三个步骤构成，如图2-52所示。第一步是DNA分子的两条链的变性或分离。这是通过将起始材料加热到大约95℃来完成的。模板DNA双链解离，使之成为单链，以便它与引物结合。在第二步中，模板DNA经加热变性成单链后，温度降至55℃左右，引物与模板DNA单链的互补序列配对结合。在第三步中，温度升高到约72℃，在DNA聚合酶（如Taq DNA聚合酶）的作用下，以dNTP为反应原料、靶序列为模板，按碱基互补配对与半保留复制原理，合成

Note

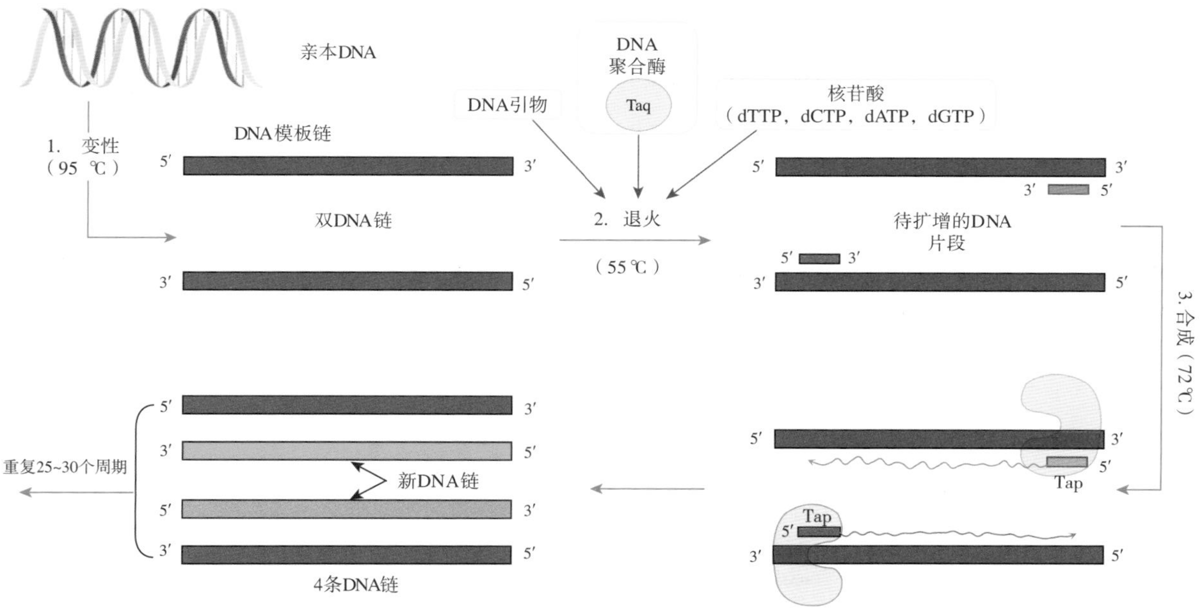

图 2-52　**PCR 技术的基本原理示意图**

一条新的与模板 DNA 链互补的半保留复制链。这个变性 - 退火 - 合成循环大约持续 1 分钟，在循环结束时，温度升高，这个过程再次开始。每个周期后，副本数量加倍。通常 25 到 30 个周期就可产生足够数量的 DNA。PCR 的三个反应步骤重复进行，使得 DNA 的扩增量呈指数上升，其表达式为

$$Y = (1 + X)^n \qquad (式 2\text{-}38)$$

式中，Y 代表 DNA 片段扩增后的拷贝数，X 代表平均每次的扩增效率，n 代表循环次数。

（二）基因测序技术

基因测序技术是一种用于确定生物体遗传信息的方法。它将生物体的 DNA 或 RNA 序列解读为特定的碱基序列，从而揭示基因组的结构和功能。随着技术的不断发展，基因测序已成为许多生物学和医学研究的关键工具。第一代基因测序的基本原理主要是利用 Sanger 双脱氧链末端终止法。如图 2-53 所示，核酸模板在核酸聚合酶、引物、4 种单脱氧碱基存在条件下复制或转录时，如果在 4 管反应系统中分别按比例引入 4 种双脱氧碱基，只要双脱氧碱基掺入链端，该链就停止延长，链端掺入单脱氧碱基的片段可继续延长。如此，每管反应体系中便合成以共同引物为 5′ 端，以双脱氧碱基为 3′ 端的一系列长度不等的核酸片段。反应终止后，分 4 个泳道进行电泳。以分离长短不一的核酸片段，根据片段 3′ 端的双脱氧碱基，便可依次阅读合成片段的碱基排列顺序。第二代测序技术是对传统 Sanger 法测序的一次革命性变革，1 次可对几百、几千个样本的几十万至几百万条 DNA 分子同时进行快速测序分析，又称深度测序或高通量测序（high-throughput sequencing，HTS）技术，具有低成本、99% 以上准确度的优势，不同公司各有代表技术，其原理各不相同，但都以 DNA 扩增和片段测序为基础。第三代测序技术是在第二代测序技术基础上发展起来的，具有更高的通量和准确性，能够直接读取单个 DNA 分子的序列，目前主要的第三代测序技术包括 PacBio 测序和 Nanopore 测序。PacBio 测序利用了 DNA 聚合酶的特殊性质，通过将 DNA 片段引入纳米孔中，通过测量电流变化来确定碱基序列，使基因测序更加高效和精确。

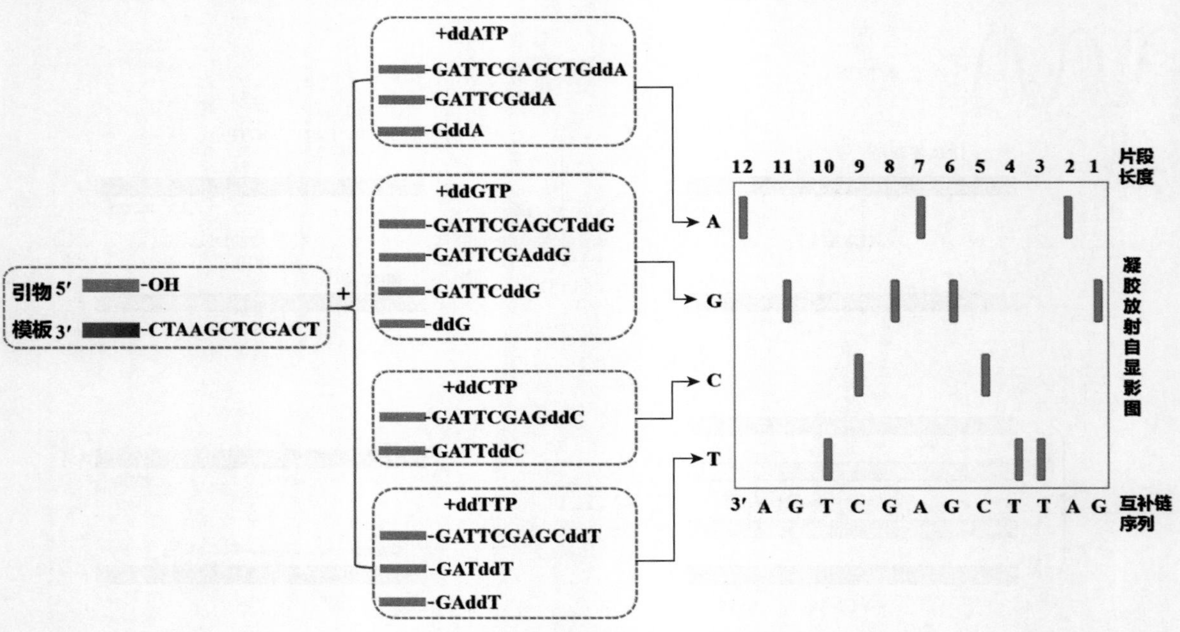

图 2-53　Sanger 双脱氧链末端终止法测序原理示意图

（三）核酸分子杂交技术

核酸分子杂交技术是分子遗传学的一种基本工具，它利用单链核酸分子与互补序列杂交形成双链分子。杂交的原理一般是在目标 DNA 的复杂混合物中加入探针，在一定条件下形成互补链。因此，在核酸杂交中，允许单链核酸（DNA 或 RNA）相互作用，使具有互补序列的分子形成复合物（杂合体）。通过核酸杂交，可以确定核酸之间的序列同源程度，检测特定序列。核酸杂交最重要的因素是碱基的高度互补性。在核酸杂交分析系统中，标记的核酸分子（探针）用于在未标记的核酸分子混合物中识别互补的核酸（DNA 或 RNA）分子。被标记的核酸分子称为探针，目前最常采用的探针标志物是放射性核素。核酸杂交可以在所有组合中进行 DNA-DNA、DNA-RNA 或 RNA-RNA。根据探针的来源和性质可分为 DNA 探针、RNA 探针和寡核苷酸探针三类。

七、生化检测技术发展前沿及应用

随着生化科技的发展，生化检测技术也进入了一个新的时代。近年来，微流控技术、单细胞分析、快速检测技术、纳米技术、电化学生物传感器、人工智能和大数据分析等技术相继涌现，在医学诊断、疾病监测、环境监测等领域都有重要的应用。微流控芯片可以有效地实现样本的精确定量、高通量分析，同时减少试剂消耗。这对于生化分析中样本和试剂成本的管理具有重要意义。单细胞技术使科学家能够深入了解不同细胞类型的功能和代谢差异，对于癌症研究、免疫学和神经科学等领域具有重要意义。电化学生物传感器在医学和环境监测中具有广泛应用，可以通过检测生物分子引起的电化学反应来实现高灵敏度的检测。人工智能和大数据分析技术可以加速数据处理、模式识别和决策支持，有助于从大量生化数据中提取有意义的信息。

（一）即时检测技术

Note

即时检测（point-of-care testing，POCT）是体外诊断行业增长最快的检测手段，指的是在患者附近，通常在床边或分散的环境中，进行的医疗诊断测试。POCT 技术可以快速检测并快速获得结果，从而可以立即做出临床决策。POCT 技术的基本原理大致可分为四类：①把传统方法中的相关液体试剂浸润于滤纸和各种微孔膜的吸水材料中，成为整合的干燥试剂块，然后将其固定于硬质型基质上，成为各种形式的诊断试剂条；②把传统分析仪器微型化，操作方法简单化，使之成为便携式和手掌式的设备；③将上述两者整合为统一的系统；④应用生物传感技术，利用生物传感器检测待测物。POCT 技术在临床检验中的典型应用如抗原自测、血糖仪以及妊娠试验中的人绒毛膜促性腺激素（human chorionic gonadotrophin，hCG）的检测等。

框 2-1　POCT 技术的临床实用案例：快速检测血糖仪

动态血糖仪的工作原理主要基于电化学传感技术。它由三个主要部分组成：电极、酶和电化学传感器。一般通过穿刺皮肤获得一滴血液样本，然后将其滴在电极上。血液样本中的葡萄糖会与电极表面的酶发生反应。在动态血糖仪中，酶的作用是将葡萄糖氧化成葡萄糖酸，过程中产生的电子会通过电极传递，并产生电流。电流的大小与血液中葡萄糖浓度呈正比。电化学传感器是用于测量和转换电流信号的设备。它能够将电流信号转化为数字信号，并将其传输给相关的显示或存储设备。这些数字信号可以显示血糖水平的变化趋势，并提供报警功能，以便在血糖水平异常时及时采取干预措施。动态血糖仪的出现，实现了实时且准确地监测血糖水平的变化，患者可以随时随地快速进行血糖监测，且检测数据可通过手机或计算机与医生或家人分享，以便及时获得专业建议或照顾。

现阶段已开发的集成式动态血糖监测可穿戴设备（图 2-54），通过介入皮下的微型传感器电极，可全天候监测血糖水平，并将此数据发送至手机 APP 或智能手表，再发送至云端。这种接近实时的信息可帮助糖尿病患者迅速调整他们的运动、食物摄入量或胰岛素水平，以有效控制血糖水平，有助于降低严重的高血糖或低血糖发生风险。

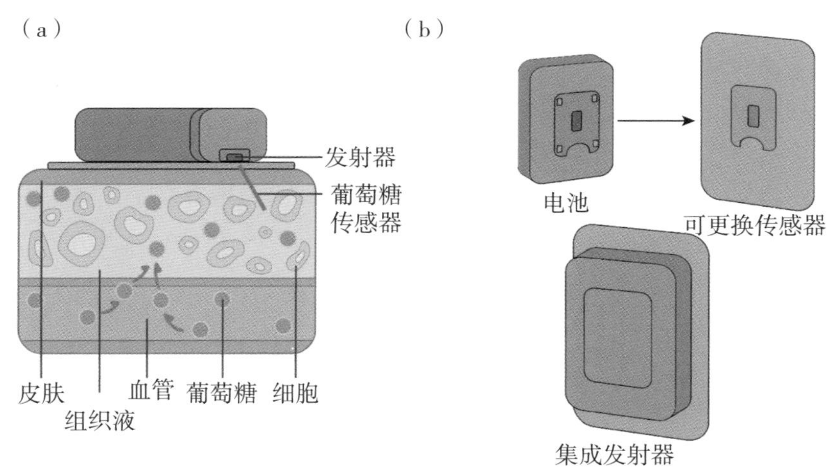

图 2-54　动态血糖仪的基本原理和组成

（a）集成式动态血糖监测的基本原理；（b）集成了电池和可更换传感器的无线发射器

（二）纳米孔测序技术

纳米技术的发展为生化检测提供了新的可能性，其中，纳米孔测序技术在基因组学和生物学研究领域中的重要性日益凸显。这一技术被称为“纳米孔测序”或“第三代测序”。纳米孔测序的基本原理是：纳米孔蛋白被固定在多聚物膜上，并浸泡在电解质溶液中。当向体系中施加恒定电压时，电解质离子会通过纳米孔并在膜两侧产生电流。在相关蛋白质和酶的辅助下，DNA 分子以较为稳定的速度通过纳米孔，由于不同核苷酸的体积、带电性质不同，引起膜两侧电流产生变化，由此可以通过记录电流的变化及对电流图形的识别进行测序，如图 2-55 所示。

与前两代测序相比，第三代测序的优点有：①纳米孔测序样本制备简单。②可检测超长序列：长度可达数百万碱基对（base pair，bp），超过二代测序数十倍。③能直接对 RNA 分子和表观遗传修饰数据（如 DNA 甲基化等）进行分析。④成本低廉：每次实验大约 1000 人民币。⑤测序速度快：样本准备大约 10 分钟，测序时间约为 40 分钟。因此更加适合于临床环境，使得医生能够快速获得检测结果。

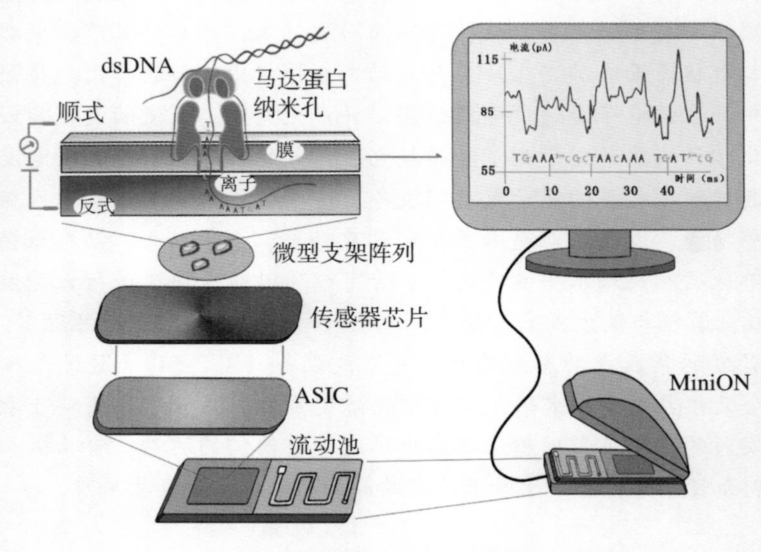

图 2-55　纳米孔测序原理图

（杜立萍）

第九节　医学康复类仪器

康复医疗与临床医疗不同，传统的临床医疗以治疗疾病为核心，康复医疗主要关注患者的恢复和生活质量，并通过增进功能或采取替代性策略来提高患者的功能水平。及时且恰当的康复医疗介入不仅能够提高患者的康复效果，且能减少患者经济压力，并提升医疗资源的利用效率。

康复类仪器是康复治疗的主要工具，可以辅助康复治疗，能够提高康复的效果和减轻康复师的负担从而提高工作的效率。康复类仪器可以分为三大类：康复评估仪器、康复运动训练仪器、康复理疗仪器，如图 2-56 所示。

1．康复评估类仪器　通过提取、分析与人体运动能力相关的信号，如生物力学信号、生理学信号和心理学信号，来对人体的能力进行建模。医生可以基于患者的人体能力模型，选择适合患者的康复方案和运动、理疗仪器。

2．康复运动训练类仪器　主要辅助患者进行肢体运动和感知功能训练，这类仪器通过采集人体的运动相关信号，建立个性化的人机互动模型，从而提供最优的个性化康复辅助。

3．康复理疗仪器　指应用天然或人工物理因子方法作用于人体，例如光、电、声、磁、热、

Note

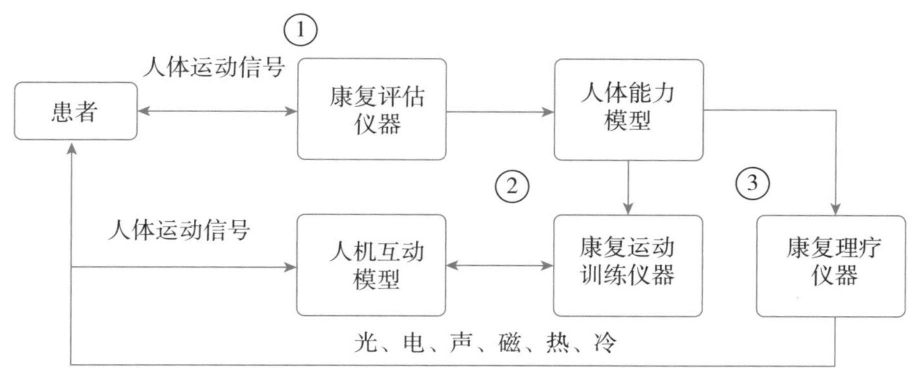

图 2-56　康复类仪器人机交互信息图

冷等，以达到保健、预防、治疗疾病和功能恢复等目标的设备。相较于康复运动类设备采用的主动运动的模式，康复理疗类设备更多地采取一种被动接受的模式。

康复运动训练类仪器和康复理疗类仪器可以统一视为康复治疗仪器。

一、康复评估仪器

传统的康复评估以主观临床观察为主，与以证据和数据为基础的客观评估之间，存在着不小的差距。而康复评估仪器则能填补这中间的差距，确保医生对患者个体健康和功能状况有更全面、更准确的了解。

（一）肌力评估设备

在运动康复过程中，对病患肌肉力量的评估是十分重要的部分。首先，对个人肌肉力量的测量，可以用来确定肌肉力量弱化程度或损伤程度，临床医生可以根据这些更有针对性地制订康复锻炼和治疗计划，满足患者的个性化需求。其次，定期的肌肉力量测试能让临床医生客观地追踪和监测患者的康复进度，从而合理地评估治疗干预效果并进行调整，确保患者以恰当的速度恢复。此外，患者如果存在肌肉失衡等弱点，那么会面临更多的受伤风险，肌肉力量测试能及时发现这些弱点，供医生及时处理，从而降低患者受伤的可能性。总之，肌肉力量测试是运动康复的基础，它能保证治疗的科学性、目标性，并使治疗能最大程度恢复患者功能。

肌肉力量测试所使用的仪器种类繁多，这里重点介绍使用较多的手持测力计和等速训练仪。

手持测力计（图 2-57）是通过阻力测量原理来工作的。以手持电子测力计为例，这类设备的传感器通常基于应变测力片。这种应变测力片受力时，会产生形变，导致电阻发生变化，这种应变性质使得它能够将力信号转化为电信号，经过测量、放大，并由模拟信号转化为数字信号，测量结果便可以直接显示在设备屏幕上。

手持测力计的测量数据可以存储起来供日后参考，也可传输给计算机或其他设备进行即时分析。现代手持测力计通常配备相关软件，不仅可以存储和分析数据，还可以实时显示力量随时间的变化曲线。

等速训练仪（图 2-58）除了用于康复训练用外，也常用于等速肌力测试。等速肌力测试是一种在运动过程中实时调节阻力，而保持运动速度不变的测量方法，这也是其与传统的等张或等长肌力测试的不同之处。在实际应用中，会在仪器上预先设置好运动的角速度。无论受试者施加多大的肌肉力量，肢体的运动速度都限制在设定的速度内。等速设备所产生的阻力会根据参与者的

Note

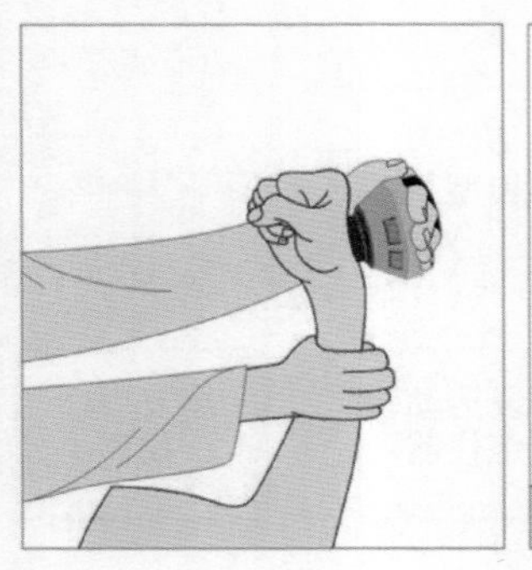
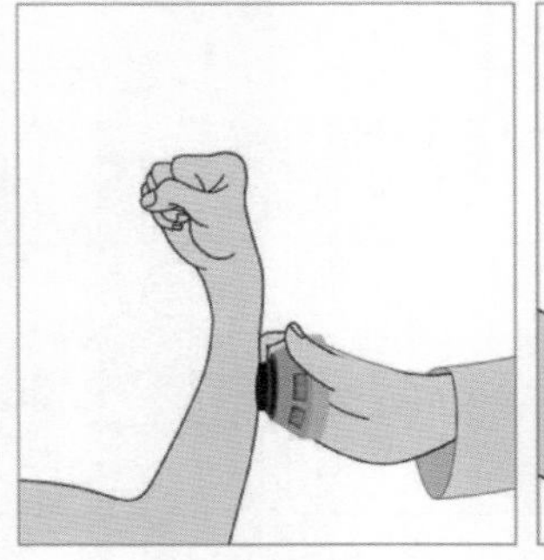
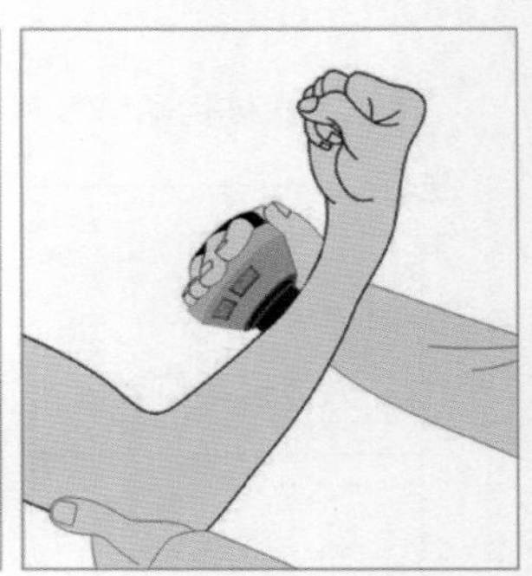

图 2-57　手持测力计

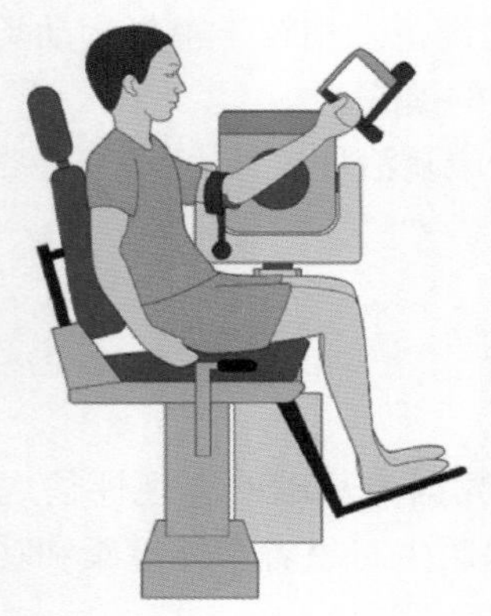
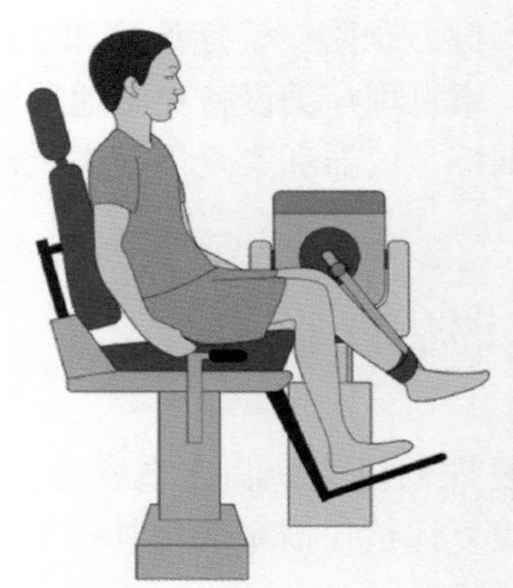

图 2-58　等速训练仪

肌力变化相应增加或减少。例如，在术后或外伤情况下，如果肌力减弱，测试时阻力也会相应减少，甚至可能不产生阻力。为实现这一动态响应，机器上集成了精密传感器，如应变测力计和旋转编码器。应变测力计固定在仪器的机械组件上，测量受力时的形变，并将其转换为电阻变化。旋转编码器则测量角位置，为速度和运动范围提供参考。这些传感器产生模拟信号，随后通过模拟 - 数字转换器转换为数字信号。通过特定算法解析，使仪器在测量受试者的肌肉力量的同时，利用这些信号对实时阻力进行调整。

总的来说，等速肌力测试及训练系统具备安全性高、效率高和运动速度可调等优势。集成计算机的等速机还能够采集和分析诸如扭矩、活动范围、峰值性能之类的详细数据，这些数据可用于康复或力量训练的效果评估。在物理治疗、运动科学和生物力学研究领域，这类设备也很常用。可以在评估肌肉力量、耐力和失衡方面提供精确的测量，帮助医生更有针对性地进行干预治疗。

（二）姿态评估和步态分析设备

评估关节活动范围（range of motion，ROM）也是运动康复中的基本环节之一。可以帮助临床医生了解患者因受伤、手术或慢性疾病等导致的关节活动范围障碍。康复中常用的测量 ROM 的常用设备包括简单的测角仪、倾角仪，也有复杂的动作捕捉系统。

如图 2-59 所示，测角仪（goniometer）使用两个直臂（一个固定臂和一个可移动臂）来测量关节的角度。在使用时，一个臂与近端肢体对齐，另一个臂与远端肢体对齐，两个臂在关节处相

(a)

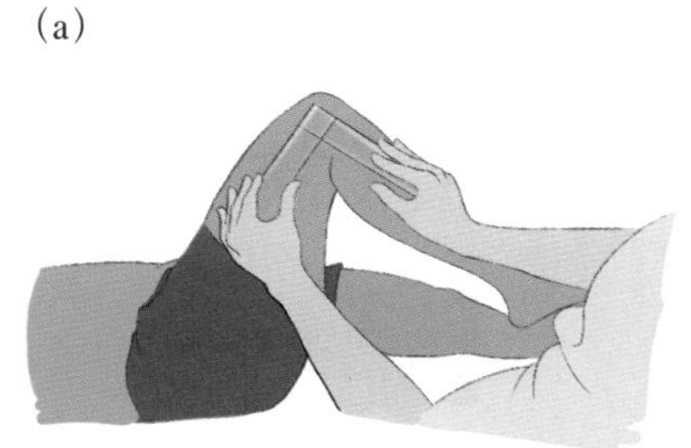

(b)

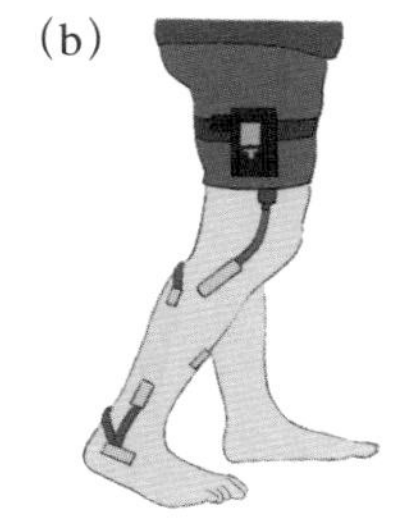

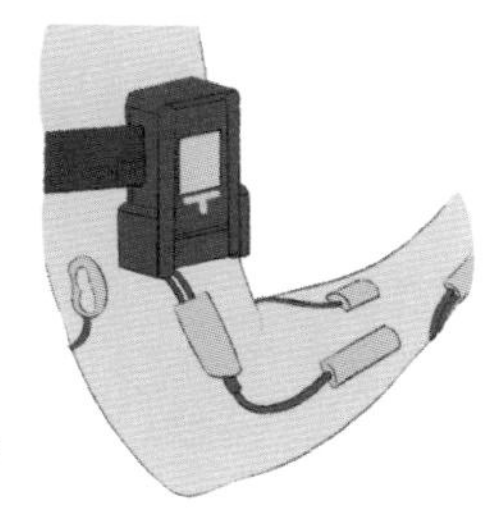

图 2-59　测角仪
(a) 普通测角仪；(b) 电子测角仪

连接。随着关节的运动，两臂的张角产生变化，我们便可以从测角仪表盘上读出角度值。电子测角仪（electro-goniometer）由传感器测量两臂角度。在使用时，只需把传感器固定到关节两侧的肢体上，即可从屏幕上获得数据。电子测角仪无需医生读数便能提供实时的反馈，在动态运动分析中被广泛使用。

倾角仪（inclinometer）（图 2-60）主要用于测量脊柱的 ROM。不同于测角仪，倾角仪借助重力测量倾斜或坡度。在使用时，患者执行特定动作，倾角仪提供相对于起始位置倾斜的角度数据。随着技术的进步，现在智能手机中有类似的应用程序，可通过内置陀螺仪和加速度计提供对倾斜角度的测量或估计。

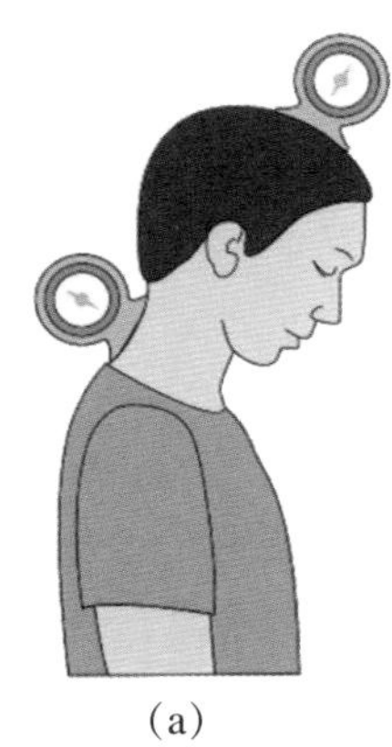

(a)

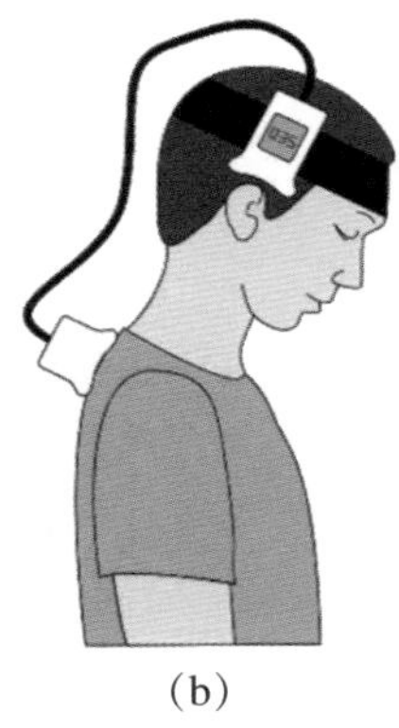

(b)

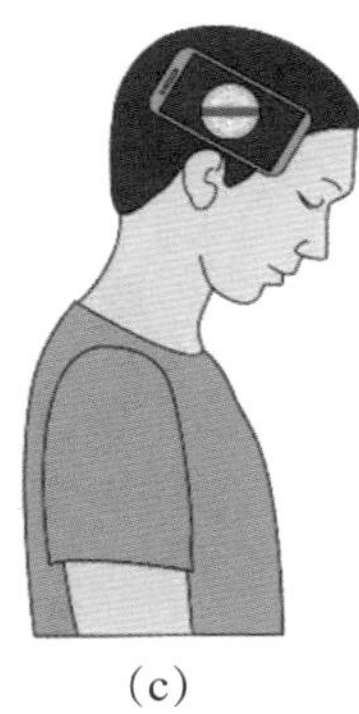

(c)

图 2-60　倾角仪
(a) 普通倾角仪；(b) 电子测角仪；(c) 智能手机测量

测角仪和倾角仪作为最基础的 ROM 测量工具仍有很多不足。首先，它们只能对单个关节进行测量，难以应用于对多个关节的运动分析。此外，它们的准确性依赖于医生的技能经验和设备的固定，这会导致不同医生、不同的固定方式产生测量差异。动作捕捉系统则在很大程度上弥补了上述的不足。

动作捕捉目前主要分为红外动作捕捉（图 2-61）、惯性动作捕捉和无标记的动作捕捉。

红外动作捕捉系统使用专门的红外摄像机来跟踪个体的运动。这类系统需要预先对相机、场景等进行标定。实际使用时，红外摄像机会识别提前粘贴在人身体上的反光标记点，系统软件将多个角度下摄像机的识别结果收集整合，进一步定位每个标记点的三维位置，并动态地生成关于关节角度、速度和其他运动参数的数据。在康复中，这类系统会用于 ROM 评估、步态分析等工

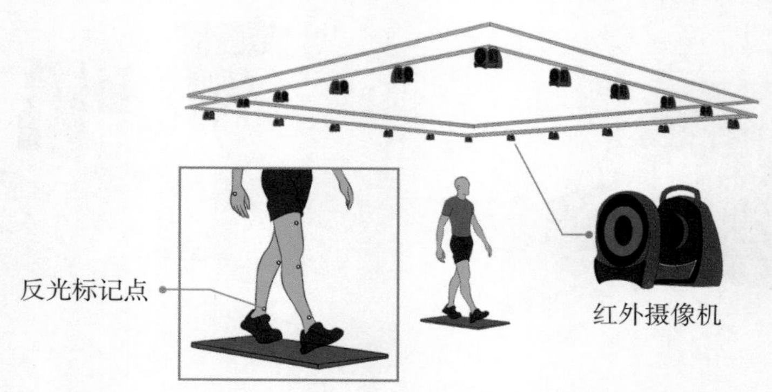

图 2-61　基于红外光和标记点的动作捕捉系统

作中。此外，在订制化的运动康复或神经康复干预中，以及矫形设备和假肢设计优化中，这类红外动作捕捉系统也得到了广泛应用。

惯性动作捕捉系统（图 2-62）利用一组惯性测量单元（inertial measurement unit，IMU）捕捉和分析人体的运动。这些测量单元使用的传感器通常包括加速度计、陀螺仪和磁力计。加速度计可以测量线性方向上的加速度，在 3 个主要轴向（x 轴、y 轴、z 轴）上测量运动变化。陀螺仪可以测量物体的旋转角速度，在人体动作捕捉中，它可以帮助确定关节和肢体的旋转速度。磁力计测量周围磁场的强度和方向，通常被用来确定设备的绝对方向。当受试者移动时，这些传感器产生的原始数据会通过复杂的数据融合算法被组合在一起，这类算法通常采用较为复杂的数学模型和自适应滤波技术来优化和纠正数据，例如卡尔曼滤波等。算法会考虑到诸如重力、磁场干扰和传感器误差等各种因素，从而获得比单一传感器更精确和可靠的信息，并计算出准确的运动轨迹。

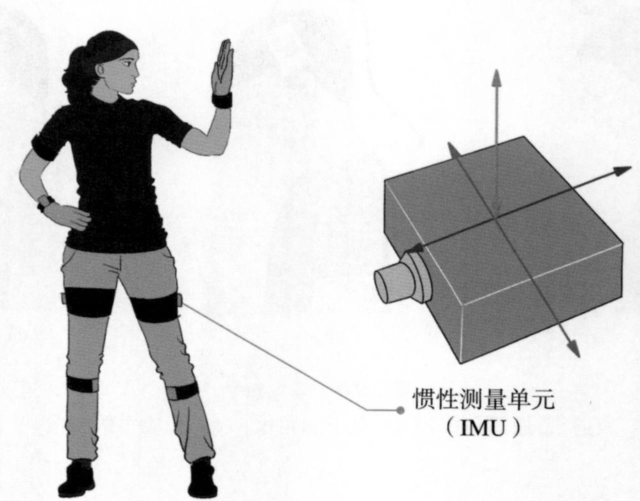

图 2-62　IMU 动作捕捉系统

惯性动作捕捉系统与红外动作捕捉系统都是现代主流的动作捕捉系统，但两者在应用和工作原理上存在显著差异。红外动作捕捉系统通过固定在空间内的摄像头跟踪红外标记来工作，尽管它提供了较高的空间准确性，但标定设置复杂，且在标记被遮挡时可能出现数据丢失的问题。相比之下，惯性动作捕捉系统可克服上述缺点。首先，它不依赖于外部摄像头或特定的捕捉空间，具有一定的便携性，可以在户外、运动场等实际运动环境中进行数据采集。其次，由于系统捕捉数据不依赖于视觉，所以不会产生遮挡的问题，能够连续无缺失地捕捉动作数据。此外，IMU 通

Note

常更加经济高效，尤其是在需要较少传感器的应用中更是如此。但同时，惯性动作捕捉系统也存在不足之处。例如，IMU 可能会受到磁场干扰，而且值得注意的是，若长时间处于工作状态，系统测量会出现数据偏移的问题。不过随着技术的进步，这些问题正在逐渐得到解决。总的来说，虽然红外动作捕捉系统在控制环境中提供了极高的精确度，但惯性动作捕捉系统因其出色的便携性、连续数据捕捉能力以及经济性，在多种实际应用场景中显示出了其独特的优势。

无标记动作捕捉系统（图 2-63）的出现标志着动作捕捉方法的又一次进化。它避免了传统动作捕捉系统中所需的物理标记，而主要依赖先进的计算机视觉算法和日益强大的机器学习技术，直接从视频片段中分析和解释人体动作。在硬件方面，无标记动作捕捉系统的核心为高清的深度摄像机和强大的计算设备，其中摄像机负责从多个角度捕捉精细的人体图像，计算设备运行算法计算出三维空间的位置信息。在软件方面，系统使用机器视觉算法对视频进行解析、识别，并在视频中跟踪特定的身体部位。得益于深度学习技术的进步，许多无标记的动作捕捉系统现在都部署了功能强大的神经网络算法，并在人体动作检测和跟踪中展现出逐渐提高的准确性和可靠性。

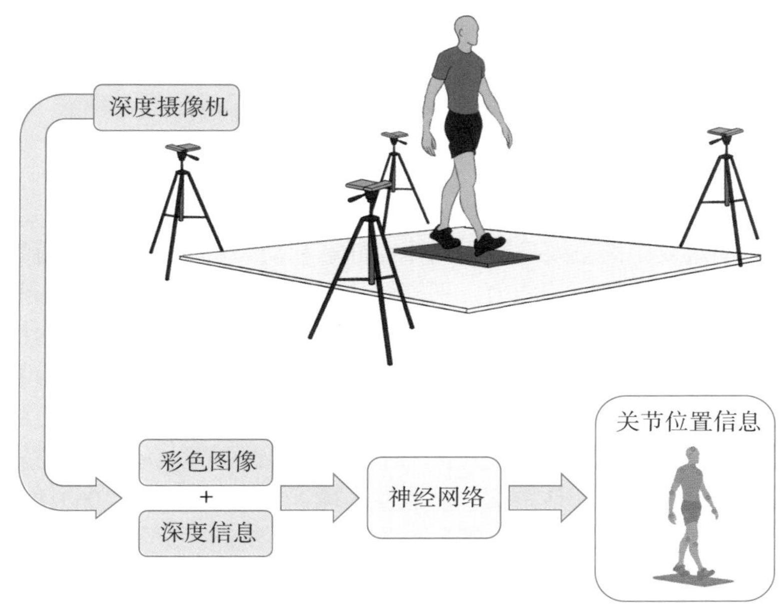

图 2-63 基于视觉的无标记动作捕捉系统

无标记动作捕捉系统的主要优势在于系统的灵活性，可以在各种环境中设置，无需考虑标记点的问题，布设所需的时间更少，也允许受试者做出更自然的动作。然而，无标记的方法预测动作的准确性往往低于基于标记的动作捕捉系统，面对复杂动作时更是如此。这种方法重度依赖于深度学习模型和算法，因此需要强大的算力支持。因此，选择无标记动作捕捉系统还是传统动作捕捉系统，全然取决于特定项目的具体环境和精度要求。

总之，动作捕捉技术在临床康复领域已经引起了一场变革。传统的观察评估中，细微的运动偏差常由于传统仪器的局限而被忽视，而动作捕捉系统凭借着高准确度，能够量化这些偏差，使医生可以及时察觉，并做出相应的决策。例如，在评估特定治疗干预是否改善了患者的运动模式时，动作捕捉技术所提供的高精准度测量能起到至关重要的作用。此外，系统软件提供的可视化运动反馈，可以增强患者对自身运动模式的认识，有利于康复训练的进行。

最后，介绍一下步态分析。人的步态可以通过上面介绍的动作捕捉系统直接捕获，也可以通过对脚底力的测量进行间接评估（图 2-64）。相关的步态评估设备配备了步道和嵌入在步道中的高分辨率压力传感器，这类步道可以测量足部压力变化的时间和空间参数，并分析步行时间、摆动时间和步长等指标。通过这些指标，设备可以识别步态异常，深入分析步行平衡，使临床医生能够实时地观察到步态失衡、承重不规律、不对称等潜在的问题。

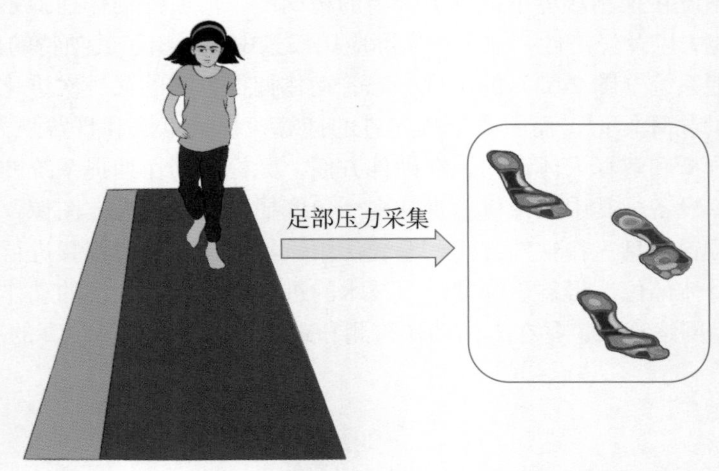

图 2-64 基于脚底力测量的步态评估系统

（三）平衡评估设备

平衡评估也是运动康复中的重要环节。人体在静态和动态条件下保持平衡的能力很大程度上能反映人的日常运动功能和整体协调能力。平衡评估得到的数据往往能揭示一些潜在的问题，如体态不稳或重心异常转移。这些重要数据可以使临床医生对受试者有更全面的把握。例如，跌倒是许多老年人病残和住院的主要原因，对老年人进行平衡评估有助于检测出容易引起跌倒的潜在疾病或功能障碍。定期的平衡评估使临床医生能够跟踪患者在康复中平衡能力的变化，从而切实衡量治疗效果，并对治疗方法进行调整。平衡评估设备大致可以分为三类：静态平衡评估系统、动态平衡评估系统和功能性平衡评估系统。功能性平衡评估一般结合上文的动作捕捉系统，在行走时对平衡进行评估，下面着重介绍静态和动态平衡评估系统。

静态平衡评估（图 2-65）主要评估个体在站立时维持姿态静止的能力，如站立时的最小摇摆幅度。在进行这种评估时，医生主要使用压力垫设备测量脚部施加的压力，并通过这些压力数据追踪压力中心（center of pressure，CoP）、捕捉整体姿势。评估过程中，主要关注的参数有 CoP 的移动、移动路径长度、摇摆区域、摇摆速度、摇摆频率等。除了 CoP，该类设备也可以测量稳定性极限（limit of stability，LoS）。LoS 反映了在不移动脚部的情况下，患者最大的自主重心转移能力。测试可以在不同的条件下进行，以获取不同的测试效果。例如，在眼睛开或闭时测试，以确定患者对视觉的依赖；站在不同材质的表面上，如泡沫或地板，以评估测试中的体感因素；采用双脚并拢、前后交错站立或单腿站立的多种姿势，以考察姿势对测试带来的影响。在不同条

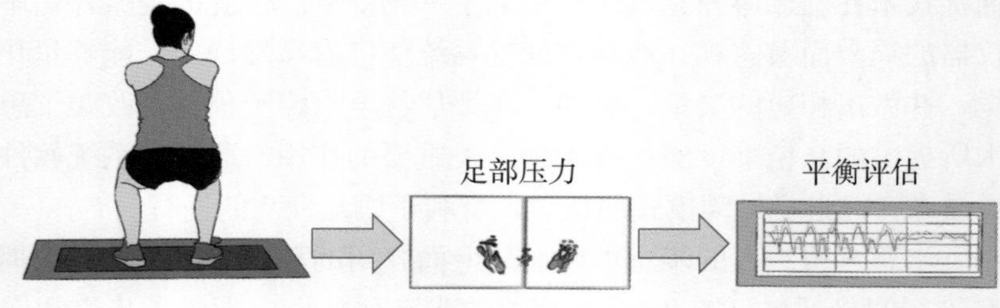

图 2-65 静态平衡评估系统

Note

件下评估结果可以揭示特定的平衡缺陷，当出现 CoP 偏移增加或摇摆加剧的情况时，则表明静态平衡可能受损。总之，静态平衡评估在临床评估、康复追踪和研究中都至关重要，常用于诊断平衡障碍、监测恢复，也可以用于对平衡机制的研究。静态平衡评估虽然能提供客观的数据并为平衡严重受损的患者提供一定的安全指导，但也存在一定的局限性，例如难以反映患者在日常生活中的动态移动特征。

动态平衡评估旨在评估个体在移动中的稳定性，或在即将失去平衡时的应对能力。评估使用的主要设备是计算机动态姿势图仪（computerized dynamic posturography，CDP）。如图 2-66 所示，该仪器配有一个带有力传感器的可移动平台，通常还有一个可变视觉环境。CDP 可以通过感觉组织测试（sensory organization test），来评估个体是否能有效地使用他们的视觉（visual）、前庭（vestibule）和体感（somatosensory）系统来维持自身平衡。这类仪器使用运动控制测试（motor control test）来测量受试者对意外平台移动的反应，使用适应测试（adaptation test）来评估受试者对变化条件的适应能力。测试项目包括平台移动和视觉提示变化等，测试的关键指标包括压力中心的移动路径和速度、受试者对扰动的反应时间和稳定性极限等。测试结果可以展示受试者在特定条件下的平衡能力或运动缺陷，对于临床诊断、伤后康复、运动员训练和平衡研究而言有一定的意义。

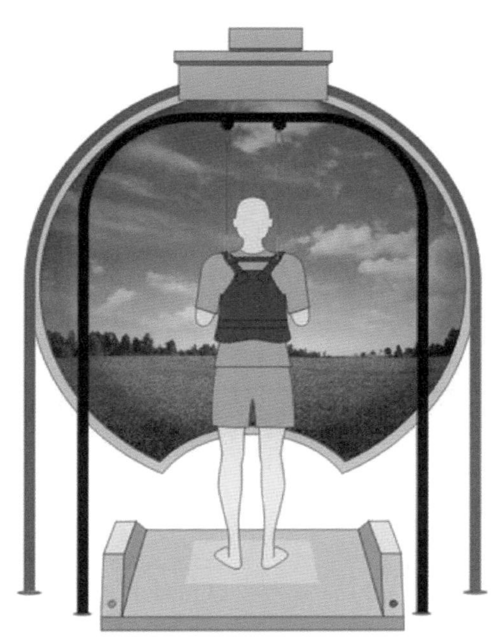

图 2-66 动态平衡评估系统

（四）数字孪生评估平台

数字孪生（digital twin）技术是康复医学中的一种创新工具，能够帮助医师更加深入地理解个体的生理和生物力学特性，进而指导医师制订个性化的治疗方案。利用这种技术，医生可以根据采集患者的具体数据，通过虚拟环境模拟患者的生物力学反应，来获取关于治疗进展的反馈，并预测患者的后续恢复情况，优化治疗计划。如图 2-67 所示，结合 OpenSim 这类开源生物力学建模仿真工具，专家们能够根据不同人的生理学结构和运动能力来构造个性化的肌肉骨骼数学模型，并进行复杂的互动仿真，分析不同的活动，从而更科学地预测恢复结果和调整治疗方案。此外，数字孪生还可以应用于假体、矫形器或其他康复辅助设备的设计和定制，确保其能匹配患者

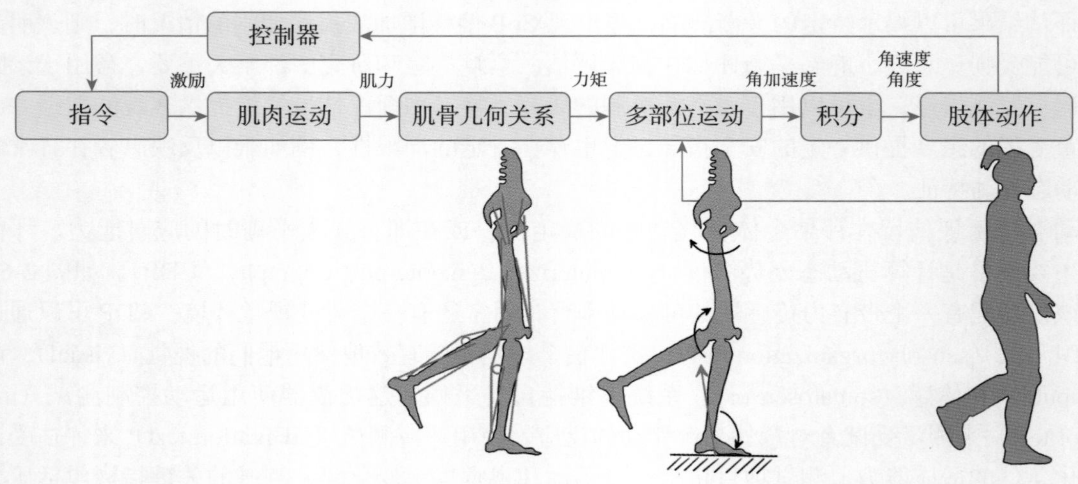

图 2-67　使用人体肌肉骨骼系统的数字孪生模型

的需求。这种将现实物理世界和数字世界连接起来的技术也预示着康复治疗未来将向着更个性化和更精确的方向发展。

二、康复运动训练仪器

康复运动训练仪器种类繁多。近年来，随着技术的革新，康复仪器都朝着智能化的方向发展。智能康复仪器通常包括三个部分，即：①设备本体；②传感器模块；③人机交互模块（图 2-68）。医生通过观察或者采用前文介绍的评估方法，评估患者的运动功能以及认知功能后，为患者选用合适的训练仪器。仪器通过其传感器模块，在患者康复训练时，实时提取患者的生物力学

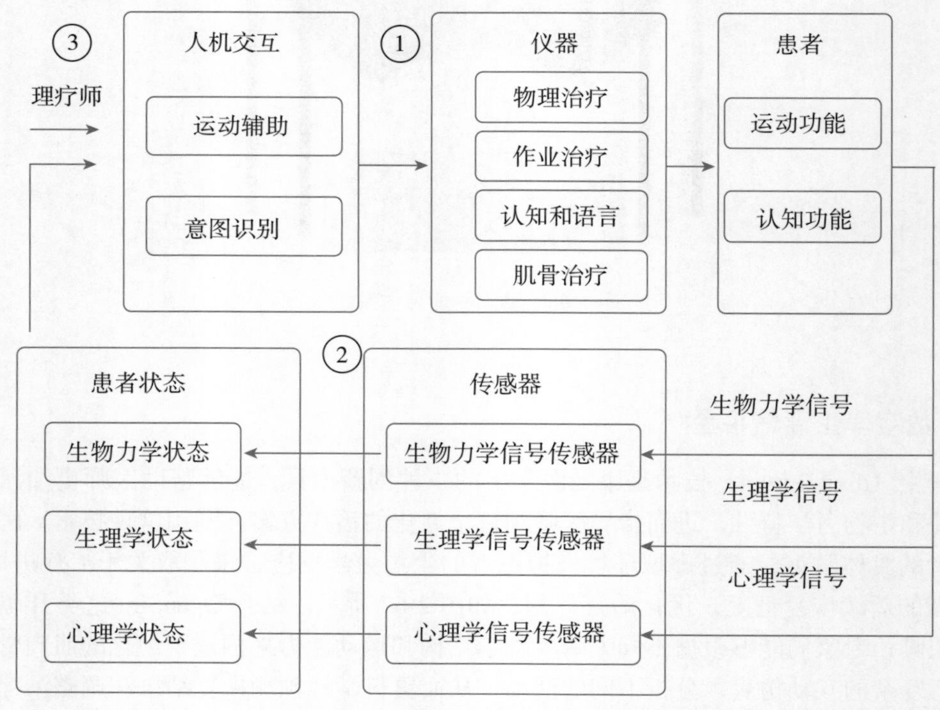

图 2-68　康复机器人人机交互模型

信号、生理学信号和心理学信号，并对患者的状态进行建模。仪器的人机交互模块则会结合治疗师的输入以及建立的患者状态模型，决定适合的康复范式。同时，仪器可以通过智能化的意图识别来达到个性化的运动康复辅助。这类设备本体一般由特定的机械机构和电机构成，有的设备还会配有虚拟现实（virtual reality，VR）界面。不难看出，智能化的康复仪器相比传统仪器，有着更科学、更定制化、更用户友好的特点。本部分将针对这类拥有一定智能化程度的康复训练仪器展开介绍。

（一）康复运动仪器

1．圆周运动和推拉屈伸运动设备　圆周运动训练和屈伸运动训练是康复运动训练中最基本的训练。这两类训练主要用来提高患者的肌力以及关节活动范围。

圆周运动训练设备能根据设定参数输出辅助力，或完全依靠患者自身的肌力，使患者肢体末端沿着指定轴进行圆周运动。这种器械可带动患者进行单侧或双侧肢体的整体运动训练，包括上肢的肩、肘、腕、指和下肢的髋、膝、踝关节，以及相关肌群。根据患者能力，患者可以卧姿和坐姿进行训练，如图 2-69 所示。

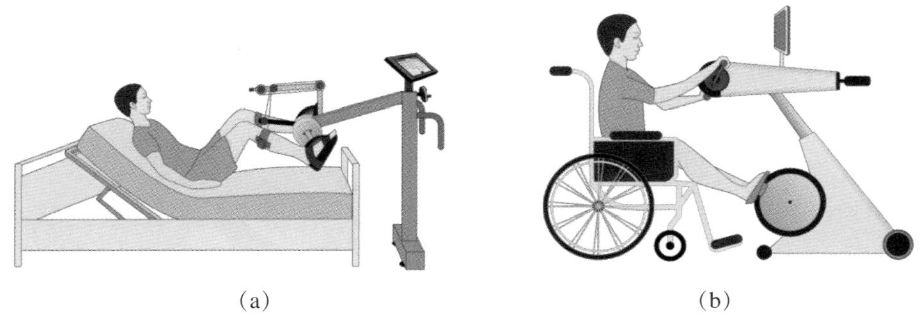

（a）　　（b）

图 2-69　圆周运动训练设备
（a）卧姿；（b）坐姿

推拉屈伸运动训练器械能根据设定参数输出力或速度，带动患者肢体末端（包括肩、肘、腕、指、髋、膝、踝关节）在一定活动范围内反复推拉和屈伸，以增强患者关节活动范围和肌力。图 2-70 分别展示了用于上肢和下肢训练的推拉屈伸设备的例子。该类设备根据训练模式，可分为等张训练或者等速训练。在等张训练模式中，患者需要克服一个恒定的阻力去完成运动，这个阻力值的大小可以根据患者的能力情况进行调节。而在等速训练模式中，无论患者提供多少力，设备都会以一个恒定速度运行。在上一节提到的用于测试肌力的等速仪，其另一个应用即是

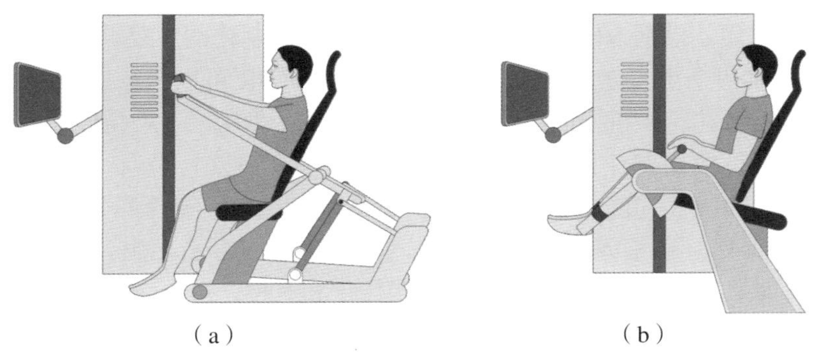

（a）　　（b）

图 2-70　推拉屈伸运动训练仪器
（a）上肢设备；（b）下肢设备

在此类训练中，提供等速的训练模式。

此外，更智能化的圆周运动和推拉屈伸设备可以整合电刺激系统，增强患者的主动参与程度。

2．康复训练床　可用在严重神经疾病患者的早期康复中，如图 2-71 所示。它结合了立位训练和腿部运动训练，能帮助患者安全地过渡到直立姿势并模拟步行动作。该设备主体由可站立的床和腿部运动辅助机构构成。对活动能力有限的患者，康复训练床能促进血液循环、维持心血管稳定，并使患者逐步适应直立姿势的腿部运动。此外，该系统也可以整合电刺激系统，增强患者的主动参与程度。

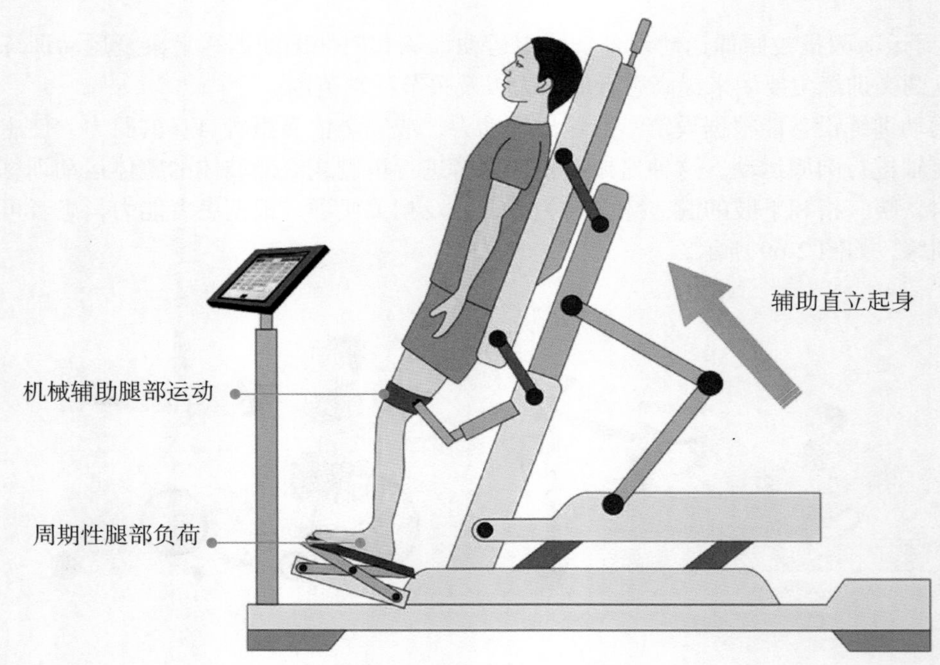

图 2-71　智能康复训练床

3．减重训练设备　减重训练设备的核心是动态体重支持（body weight support，BWS）系统。作为一种先进的康复系统，在现代康复中较常使用，特别适用于下肢肌力弱和平衡障碍的患者。这类设备由机械或电动的体重支撑装置以及连接到这些装置上的安全带组成。这些安全带通过体重支撑装置能够支撑患者一部分体重，从而在减轻患者负载的情况下辅助其进行行走训练。设备的体重支持程度可以通过计算机系统进行调整，以满足个体的康复需求。如图 2-72 所示，动态 BWS 系统有天轨形态和着地形态，并且可以与跑步机或 VR 等其他康复设备集成。

4．虚拟现实（VR）系统　VR 能提供沉浸式和互动式环境，增强患者的参与度和积极性，在康复中发挥着重要作用。借助 VR，医生可以为患者安排定制化的康复训练，以满足个体需求，同时也为练习动作提供一个更安全和更受控的环境。例如，VR 可以与普通的跑步机上的行走康复训练相结合，增强患者在跑步机上的运动参与度和积极性，如图 2-73（a）所示。

VR 的另一个应用是数字职业治疗（occupational therapy，OT）平台，如图 2-73（b）所示。数字 OT 平台是为患者提供认知能力康复和上肢运动康复的系统。基于可触控屏幕，利用 VR 互动技术，融合视觉、听觉、触觉等多个感官体验，以丰富的内容引导患者进行康复的评估与训练。比起传统的 OT 训练，数字 OT 训练内容更加多样化和有趣，可以增强患者的参与度。

VR 也可以配合体感设备使用，如图 2-73（c）所示，体感设备可以捕捉到人的运动动作，让患者和 VR 产生更多的互动。此类设备可居家使用，无需频繁前往医疗机构，对于行动不便的患者尤其有益。

Note

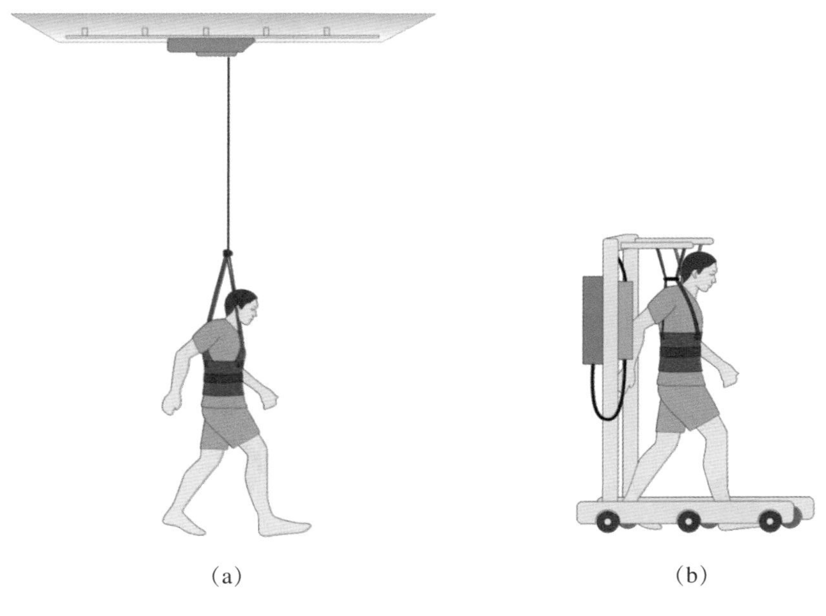

图 2-72　减重训练设备
(a) 天轨形态；(b) 着地形态

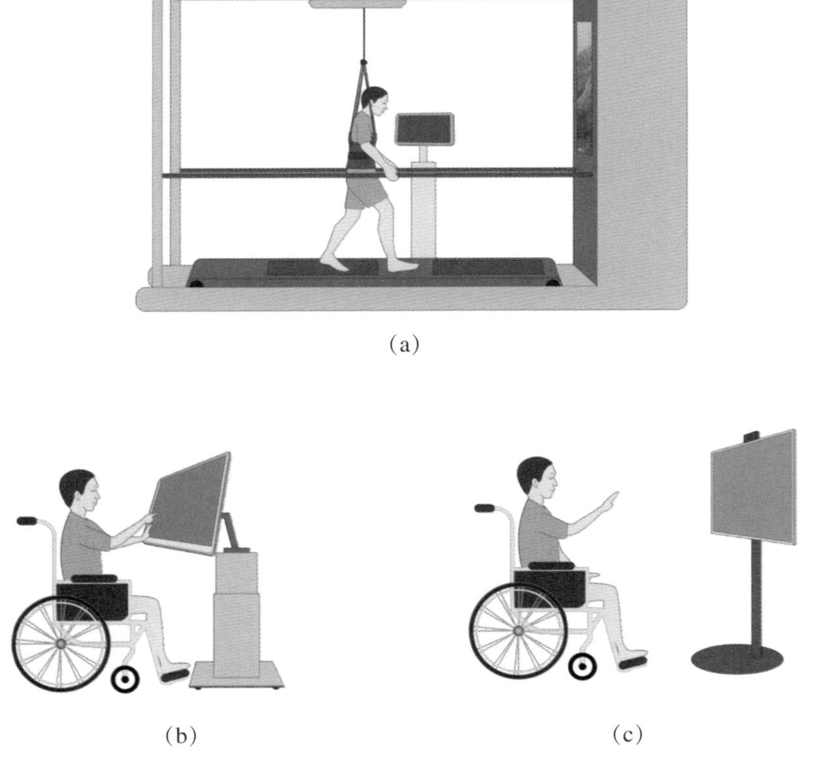

图 2-73　VR 在康复训练中的应用
(a) PT 走路训练；(b) 数字 OT 平台；(c) 体感 VR

5. 智能康复机器人设备　康复机器人在过去的数十年里取得了显著的进展。相较于传统的圆周运动设备和屈伸推拉运动设备，康复机器人可以提供更复杂的运动轨迹。如图 2-74 所示，康复机器人大致可以分为三类：接地式外骨骼、接地式末端交互设备和可穿戴式外骨骼。

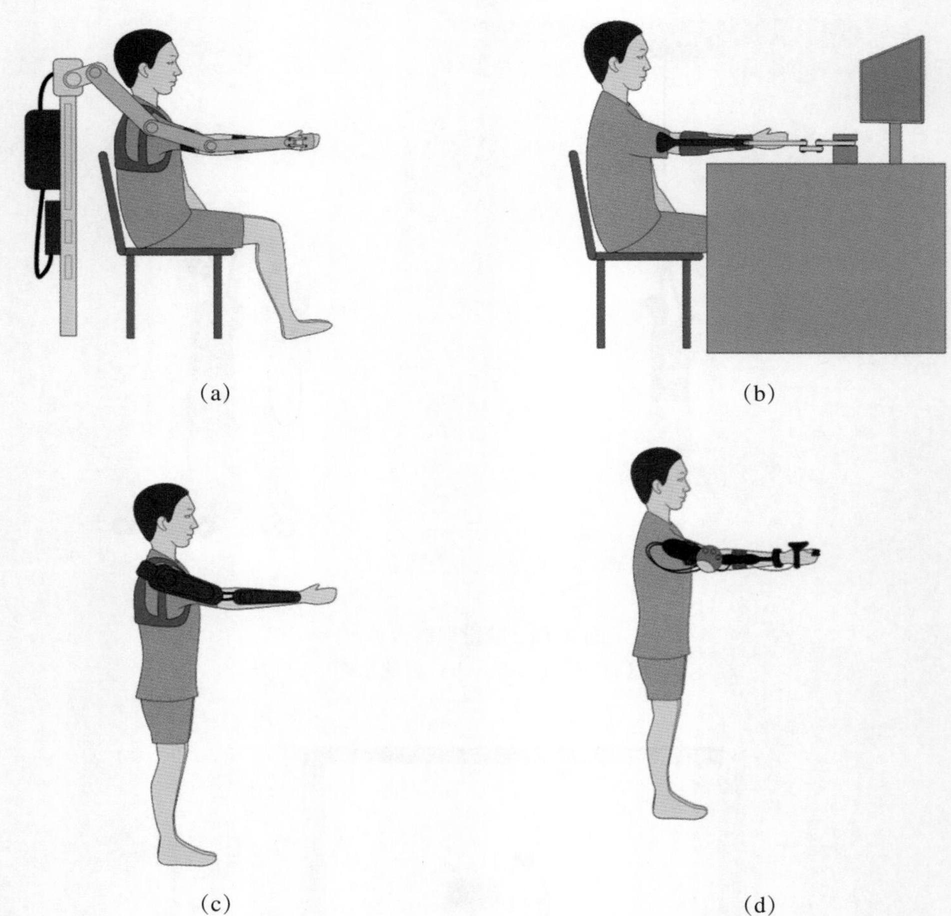

图 2-74　上肢康复机器人
(a) 接地式外骨骼；(b) 末端辅助式；(c) 可穿戴式上肢康复机器人（肩肘关节）；(d) 可穿戴式上肢康复机器人（肘关节和手）

外骨骼机器人和末端辅助机器人有着不同的人机交互特点。一方面，外骨骼机器人能做到针对每个覆盖关节做特定的交互控制，而末端交互设备则只能做到多关节的联动交互。另一方面，由于外骨骼的串联式结构，其后端关节运动可以影响到末端关节，在动态的阻抗调节方面弱于末端交互设备。

目前，接地式外骨骼和末端辅助设备在临床应用方面已经相当成熟。同时，新兴的可穿戴式外骨骼也正在渐渐进入临床应用领域。因为其轻便性和可穿戴性，可穿戴式外骨骼机器人不仅能在治疗过程中提供支持，在日常生活中也能提供帮助，让康复机器人的居家使用成为可能。

人体上肢的关节复杂度，大大增加了上肢康复机器人的设计难度。自由度多的上肢外骨骼机器人可以提供更多维度的辅助力，但人机交互效果往往不如自由度少的机器人。因此，医生在给患者选择合适的上肢机器人时，会进行自由度和交互效果之间的权衡。一般来说，对于情况严重的患者，早期康复时主要采用有动力的上肢全关节辅助外骨骼机器人。对于情况较好的患者，可以减少辅助的关节，甚至可以使用无动力的、仅通过弹簧进行重力补偿的外骨骼系统，从而尽可能地提高患者的参与度。同时，因为设备重量非常影响可穿戴式上肢外骨骼的易用性和患者接受度，所以多于两个关节的辅助系统较少被使用，仅在患者运动能力无法康复时，作为辅具使用以进行运动能力的补偿。

如图 2-75 所示，下肢康复机器人同样可分为接地式外骨骼和末端辅助式外骨骼模式。外骨骼类下肢康复机器人可以提供下肢多点的支持，从而给运动能力较弱的患者提供更多的辅助。末端

Note

辅助式下肢康复机器人只提供一个末端支持，因此更容易穿戴，有助于节省时间并达到更好的康复效果。

下肢机器人辅助治疗领域正朝着可穿戴动力外骨骼的方向发展，这类设备能让患者在训练时感受真实行走的受力环境，并能为患者提供更高的参与度。与接地类设备相比，可穿戴式外骨骼由于需要患者自行承担重量，所以设计上一般只针对矢状面的髋关节、膝关节进行辅助，以最小化设备重量。对于单关节外骨骼机器人，因为其易用性和易穿戴性，在康复训练中也常受到关注。然而，由于它只能提供对特定关节的辅助，适用人群相对较窄，更适合作为居家辅助器械使用。

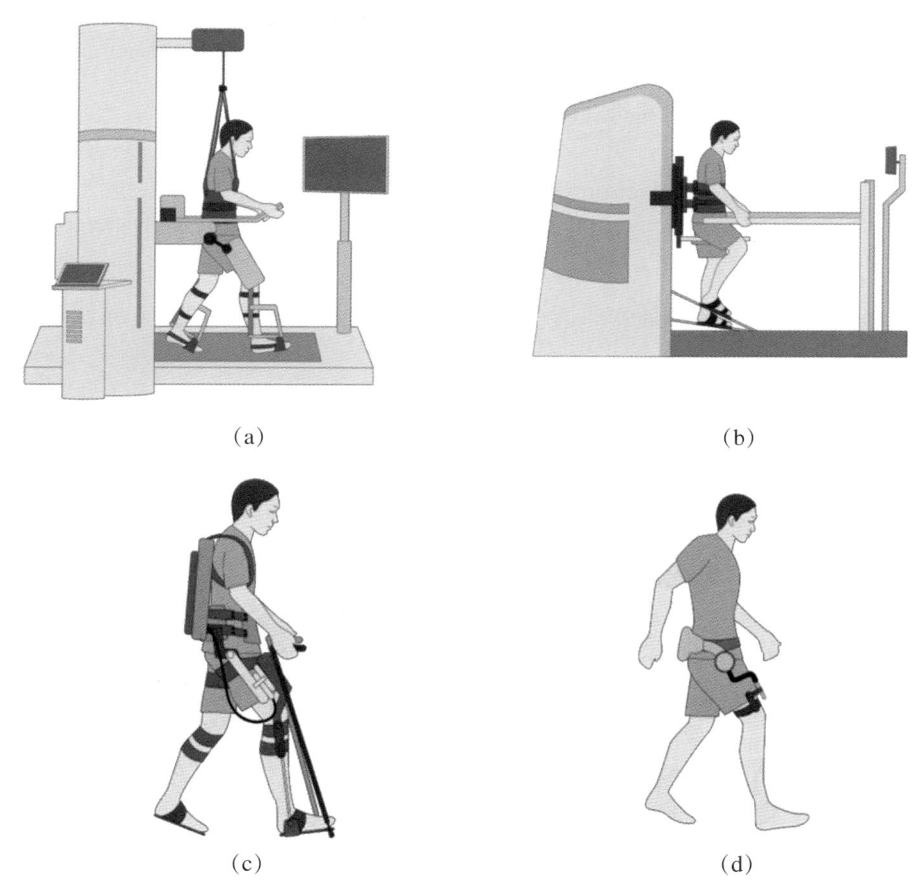

图 2-75　下肢康复机器人
(a) 接地式外骨骼；(b) 末端辅助式外骨骼；(c) 可穿戴式多关节外骨骼；(d) 可穿戴式单关节外骨骼

(二) 康复中的人体信号检测

1. 生物力学信号　是康复装置中主要使用的信号，主要包括位置信号和交互力 / 扭矩信号。

在康复机器人中，位置信号传感器（图 2-76a）主要用于测量运动中电机关节的角度，通常安装在电机齿轮箱和末端连接之间，其中末端连接和人的肢体相连，带动肢体运动。位置信号传感器可以检测到关节旋转的角度，使电机可以通过关节角度的反馈来辅助患者实现特定轨迹的运动。同时，电机齿轮和末端连接之间通常也会安装力或扭矩传感器。力或扭矩传感器用于检测机器人与用户之间的交互力或扭矩。这些传感器能帮助机器人感知患者推或拉的力度，允许机器人动态调整辅助力或阻力。此外，力传感器同时也可以作为触觉传感器使用，如薄膜式的力传感器可以集成在鞋垫里，用来感知脚底触地力的大小和分布（图 2-76b）。机器人可以利用这些信息来判断人行走的状态，根据状态采取最优的辅助策略。

Note

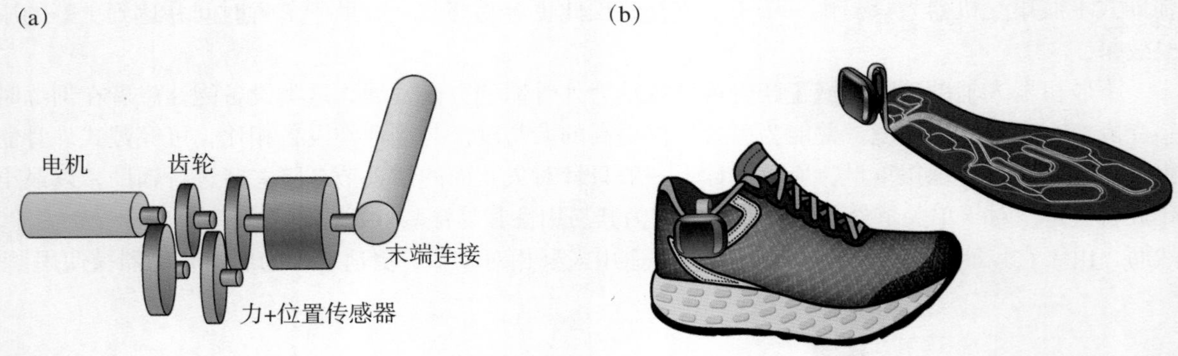

图 2-76　生物力学信号传感器

（a）电机力和位置传感器；（b）触感力传感器

2．生理学信号　肌电图（electromyogram，EMG）是记录神经肌肉系统活动时产生的生物电信号的工具。肌电图按照传感器不同主要分为两类：表面肌电图和肌内肌电图。其中，表面肌电图（图 2-77）使用非侵入性传感器，这些传感器只需要放置在肌肉上方的皮肤表面即可工作；肌内肌电图则需要将针电极插入肌肉组织进行信号测量。在康复中，一般使用的是表面肌电图信息。

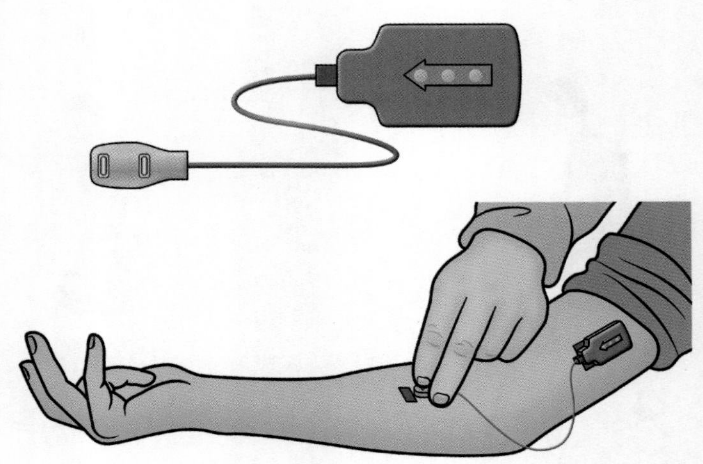

图 2-77　表面肌电信号传感器

脑电图（electroencephalogram，EEG）用于记录大脑的电活动。在脑 - 机接口（brain-computer interface，BCI）中，脑电数据可以用来控制康复机器人，这对于有严重运动障碍的患者非常有用。

如图 2-78 所示，依据脑电信号采集方式的不同，对应的脑 - 机接口分为三类：非侵入式 BCI、半侵入式 BCI 和侵入式 BCI。非侵入式 BCI 使用放置在身体外部的传感器来测量脑部活动，这种传感器通常放置在头皮上。这类接口主要使用脑电图设备通过头皮上的电极捕捉脑的电活动。半侵入式 BCI 的传感器放置在大脑的表面，但不穿透大脑组织。其常见的例子是脑皮层电图（electrocorticogram，ECoG），它借助在大脑表面的电极阵列来记录脑的电活动。侵入式 BCI 的传感器电极会直接插入大脑组织。其微电极阵列会植入进大脑灰质，从而测量单个或多个神经元的活动。从脑电信号的质量角度来看，侵入式方法的信号质量优于半侵入式方法，而半侵入式方法的信号质量又优于非侵入式方法。但侵入式较非侵入式而言，手术创伤程度和长期损伤风险更大。侵入式电极的植入需要进行神经外科手术，而且电极长期植入脑内会带来物理损伤和免疫损伤。目前相关技术难度很大。

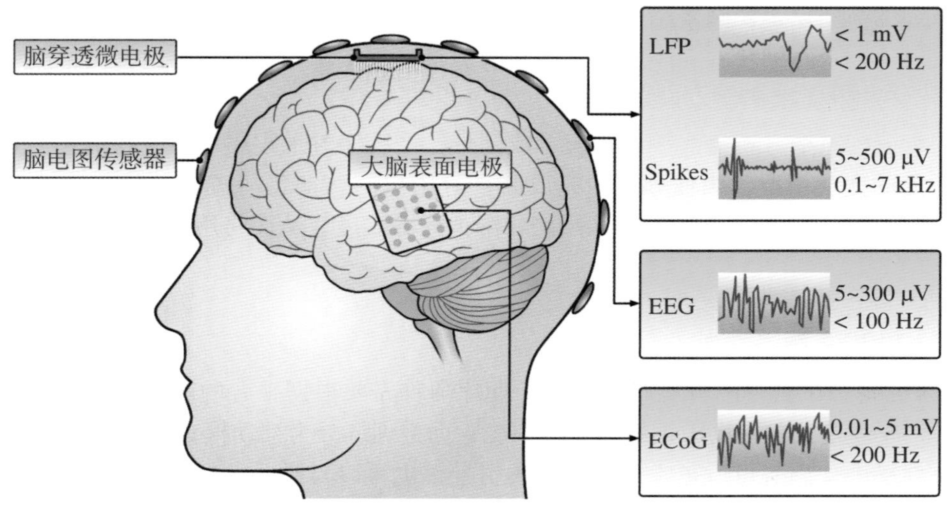

图 2-78　脑电信号传感器

除了上述两种重要的生理学信号，康复过程中经常采集的信号举例如下。

心率检测仪（heart rate monitor）用于检测康复患者在康复运动中心率的变化，可以评估患者在康复训练期间的压力水平或努力水平。康复中通常使用基于光学体积描计术（photoplethysmography，PPG）的可穿戴设备来检测心率。PPG 传感器使用 LED 灯照射皮肤，并测量反射光的量。当心脏搏动时，血液流动变化导致皮肤下反射的光量发生微小变化，从而允许设备计算心率。

另一种用于评估患者在康复中的努力水平的工具是代谢监测器（metabolic monitor）。代谢监测器用于监测和分析体内的代谢过程，包括测量氧气消耗、二氧化碳生成和能量消耗等指标。这种代谢监测器通常包括一套面罩或嘴唇阀系统（用于捕捉呼吸气体）、流量计（用于测量吸入和呼出的气流量），以及气体分析器（用于分析氧气和二氧化碳的浓度）。

皮肤电导率传感器或皮肤电反应（galvanic skin response，GSR）传感器，用于测量皮肤电导率的变化。由于皮肤上存在着微细的汗腺，当人体经历情绪激发或生理激动时，汗液分泌会增加，汗液中的电解质使皮肤的电导性发生变化。此信号可作为患者心理压力的间接测量，帮助治疗师了解患者对治疗的情绪反应。

眼动仪（eye tracker）是一种用于检测和记录眼球的运动和位置的设备，眼球运动信号可以辅助人机界面预测患者的意图。其中，基于视觉信息的眼动仪（video-based eye tracker）是最常用的眼动跟踪技术。它利用一个或多个摄像头来捕捉眼睛和瞳孔的位置和运动。此外，一些高级的视频眼动仪还会结合红外光源来提高瞳孔检测的准确性。

3．心理学信号　为了反映用户在任务中的心理参与水平，科学家定义了“认知负荷”（cognitive load）这一参考量，以评估用户的心理状态。认知负荷用一个无单位的一维变量表示，表示范围从“挑战不足或无聊”“挑战适中或激励”到“挑战过度或沮丧”。

通常，患者处于“挑战适中或激励”的认知负荷阶段时，运动学习能力有着显著的增强，例如，在参与困难但可行的任务时，往往能保持高积极性。因此，控制认知负荷对康复训练是有利的。然而，想要实现对认知负荷的控制，首先要对其进行客观的评估。问卷调查等方式不具有实时性，对于神经系统损伤这类自我感知能力有限的患者，他们自身也无法判断哪种康复训练对他们最有益。

最新研究显示，治疗者可以通过监测患者在康复训练过程中的生理信息，对患者的认知负荷进行客观量化，并参照康复运动对生理信息的影响，将用户的认知负荷控制在合理水平。患者心理状态的变化反映在许多生理信号当中，如心电图信号、脑电图信号、皮肤温度、呼吸频率等，这些生理信号都受到自主神经系统的影响。通过给患者施加一定的生理和心理刺激，观察其生理输出，可以得到患者心理状态和生理信号之间的关系。基于实验数据建立模型，就能从生理信号数据评估用户当前的心理状态。

将认知负荷控制纳入机器人控制系统形成闭环，系统实时采集用户的生理信号，并记录患者康复训练任务的完成情况。当任务成功完成时，对用户的认知负荷进行评估。若评估结果表现出无聊倾向，系统就会提高任务难度，反之将降低任务难度，从而将用户的认知负荷控制在理想水平。

（三）人机交互模型

1．运动控制　在获得患者状态信息后，理疗师首先要根据患者的需求来确定康复范式。在康复训练中，康复范式包括助力训练和挑战训练；助力训练分为被动模式和主动模式。

在**助力训练**中，患者可以被动地受机器人引导，也可以与机器人配合来完成特定动作。这两种模式，在康复中也被称为**被动模式和主动模式**。在**被动模式**中，患者被动地跟随机器运动，自主参与度较低。被动模式只能提供重复被动的运动，因此往往只适用于病情严重或肢体无法自主运动的重度患者。训练中的变化和让病患从错误中学习是康复训练的必要组成部分，训练应该是“无重复的重复”。在**主动模式**中，机器人需要采用一个仅在患者需要时进行协助的控制策略，即合作控制策略。也就是说，机器人像一个合格的人类治疗师一样，只在患者需要的时候提供帮助。合作控制算法通过力传感器感知患者的运动意图和运动能力，并基于反馈对机器人的辅助控制策略进行更新，从而给予患者更多的运动主动性和可变性。

在**挑战训练**中，设备利用对抗性训练和扰动，来训练患者的肌肉力量和运动控制能力。这些训练给患者的运动带来了更大的挑战，迫使患者适应越来越复杂的情况并找到合适的发力模式。运动功能严重受损的患者不得不接受外力引导来训练，但受损程度较低的患者依然可能从有对抗和扰动的训练中受益。这类似于练习某项运动，初学者只需要学习如何完成基本动作，而专业运动员则通过完成越来越具有挑战性的任务来进行自我提高。

此外，在助力训练和挑战训练的基础上，康复范式还包含自适应训练。随着患者病情的改变，无论是助力训练模式，还是挑战训练模式，都需要调整控制参数来保证患者的参与度。传统康复范式的参数调整通常需要大量时间，而且经常依赖治疗师的主观反馈。而自适应训练策略则根据不同患者的具体需求来自适应地调整控制参数。图 2-79 总结了上诉 3 种常见的康复范式模型。

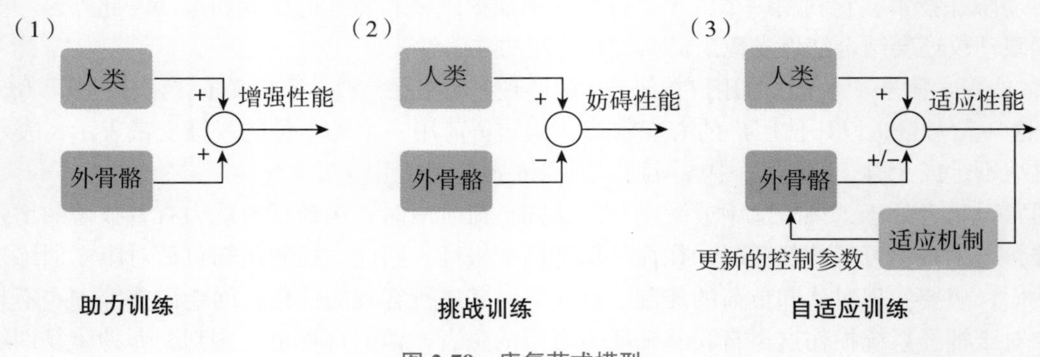

图 2-79　康复范式模型

在康复机器人中，阻抗控制和导纳控制算法被广泛应用于实现助力训练模式和挑战训练模式。我们可以通过改变机器人的阻抗或导纳水平，来改变运动和力之间或力和速度之间的动态关系，从而实现不同柔顺度的控制。阻抗控制的核心思想是使机器人的动作类似于一个弹簧 - 阻尼系统，通过调整机器人的阻抗特性（即质量、阻尼和弹性系数），来控制机器人与病患的交互力。在阻抗控制中，控制器设计的目标是使机器人关节或末端的动态响应符合一个预定的阻抗模型，例如，通过模拟弹簧的行为来确定机器人与病患接触点的力 - 位移关系。以阻抗控制器在外骨骼机器人的应用为例，图 2-80 中展示了这种按需辅助控制方法。其工作原理为：当患者沿着期望的轨迹运动时，机器人不过多干预，而是通过向患者的肢体施加力来校正与期望轨迹的偏差。该校正力是通过模拟的阻抗特性产生的。最简单的阻抗控制器提供比例位置反馈，当患者的肢体远离预定的轨迹时，机器人会按比例向肢体施加更大的校正力。这种力反馈通常与视觉反馈相结合，从而指导患者的运动行为。期望轨迹周围通常存在一定范围的可接受区域，允许患者在不受干扰的情况下存在小的偏差，仿佛患者遵循机器人生成的“隧道”运动。如果患者运动速度相对于期望速度太慢，则附加的辅助力（又称“移动壁”或“流动力”）可以推动患者沿着轨迹运动，提供另一种类型的按需辅助控制方式。

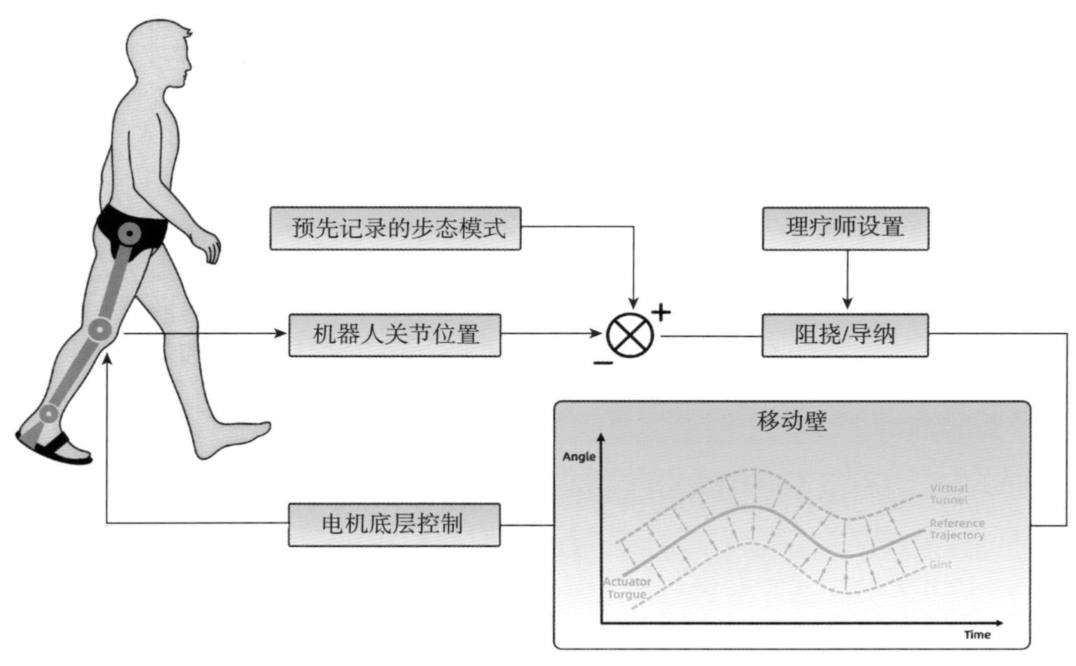

图 2-80　基于可变阻抗 / 导纳的协同控制算法

导纳控制是另一种交互控制策略，它的思路是根据病患对机器人施加的力来调整机器人的运动。在导纳控制中，机器人被视为一个受控系统，其运动响应（位移、速度或加速度）是病患施加力的函数。通过调整导纳参数（即质量、阻尼和弹性的倒数），控制器使机器人能够产生不同的响应，如我们可以通过增大质量来让康复任务完成得更加困难从而实现挑战模式的训练。

上述方案的缺点是调整阻抗或导纳的参数需要大量时间，同时依赖治疗师的主观反馈。如何更合理、更智能地获得适合用户的参数，一直是科研界关注的难题。其中一种方法是在生物力学反馈信息的基础上添加生理反馈信息，如心率。因为当身体肌群用力时，心率会相应增加。在康复设置中，如果患者用力过度或不足，心率可以提供用于衡量这种用力程度的参考信息。

如果心率过高，表示用力程度或认知负荷较高，机器人可以降低施加的阻力，或者调整其辅助水平以提供更多的帮助。如果超出安全限制，机器人要通知临床医生或治疗师处理。如果心率过低，表示用力程度或参与度较低，机器人可以增加阻力给患者带来更多挑战、减少其辅助水平迫使患者增加用力程度，或者施加奖励或提示以提高患者的参与度。基于心率反馈的自适应阻抗

Note

调节算法如图 2-81 所示。

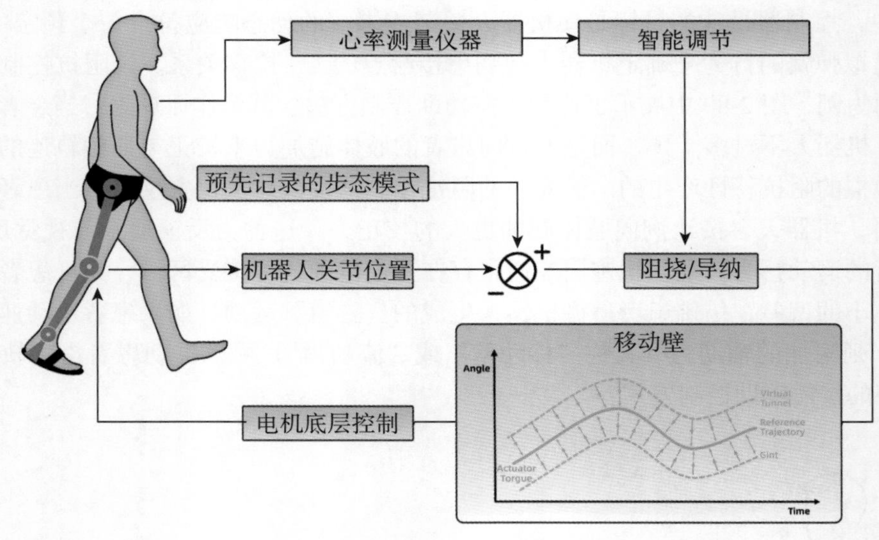

图 2-81　基于心率反馈的自适应算法

2．意图检测　人机交互的第二层次是利用患者的状态信息来识别其运动意图。大多数运动控制策略模型都需要估计用户的动作意图，即同步人与机器人的动作，以提供更好的协助。意图识别算法一般是通过确定性或随机性的方法，基于获得的患者生物力学和生理学状态信息（如关节运动学、地面反应力、人机交互力、肌肉活动和大脑活动等）来判断患者的运动意图。如图 2-82 所示，意图识别方法可以细分为**基于按键交互的算法**、**基于阈值的算法**和**基于统计模型的随机算法**。

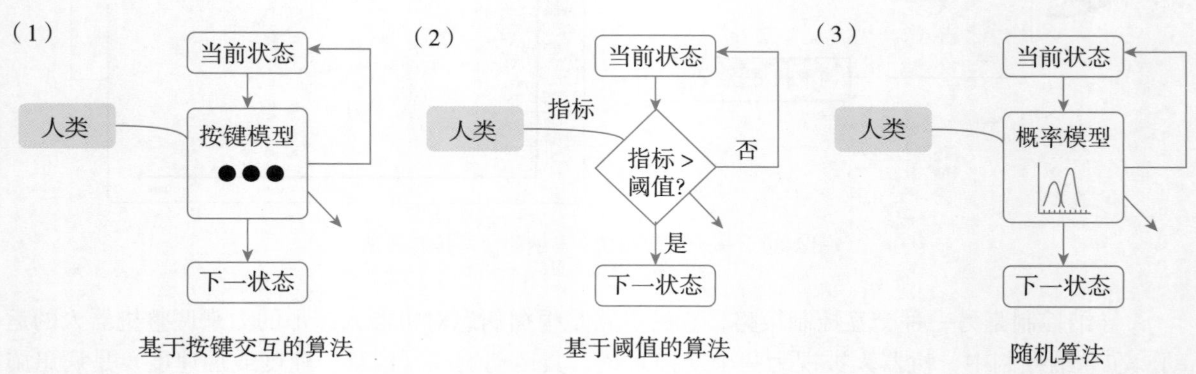

图 2-82　意图识别算法模型

基于按键交互的算法允许患者通过按钮直接传达自己的运动意图，从而让机器人进入相应状态，如从静坐到站起、向前迈步等。这一类识别算法是最常用的，因为其开发难度低，意图判断准确率高。但是这类算法需要用户直接参与到决策中，会给用户的认知带来一定负担。并且为了等待患者的输入，系统状态切换的连续性会受到影响，使得机器人响应速度缓慢，影响用户体验。一种基于按键的交互工具如图 2-83 所示，人机交互界面做成了类似手表的可穿戴仪器。用户可以通过按钮在“坐”“站立”和“行走”三个模式之间切换。

基于阈值的算法一般通过传感器的测量值直接实现状态之间的切换，通常采用有限状态机算法。当传感器的测量值超过设定的阈值后，机器人会根据状态机的逻辑规则在状态之间转换。具

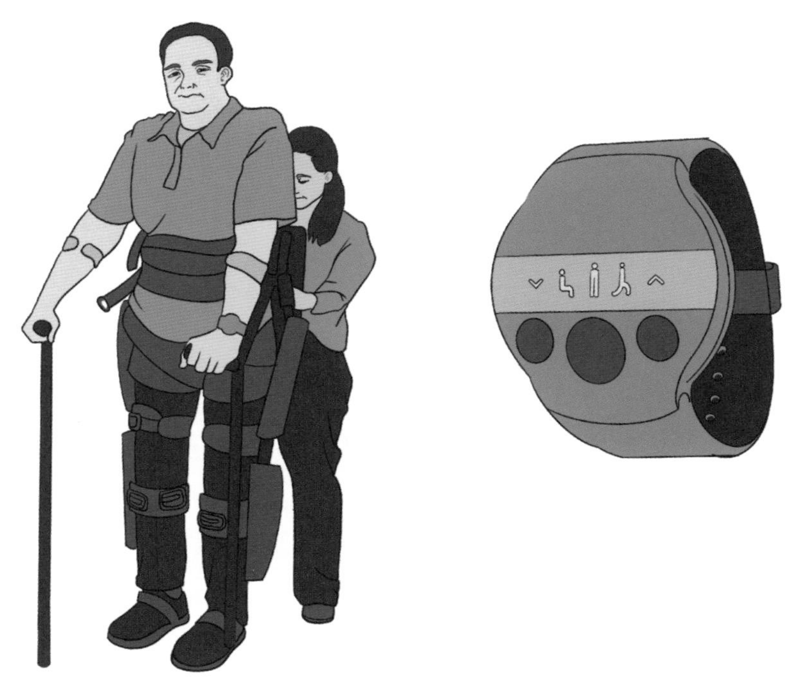

图 2-83　基于按键的意图识别装置

体案例如图 2-84 所示，图中外骨骼使用了人体的重心位置作为检测量。因为外骨骼的每个关节都有位置传感器，因此可以实时预测重心的位置。人在走路过程中，在抬腿前会有一个重心前移的动作。该算法正是利用这一特征，当重心位置移动量超过一定阈值时，就切换状态，帮助患者向前摆腿迈步。

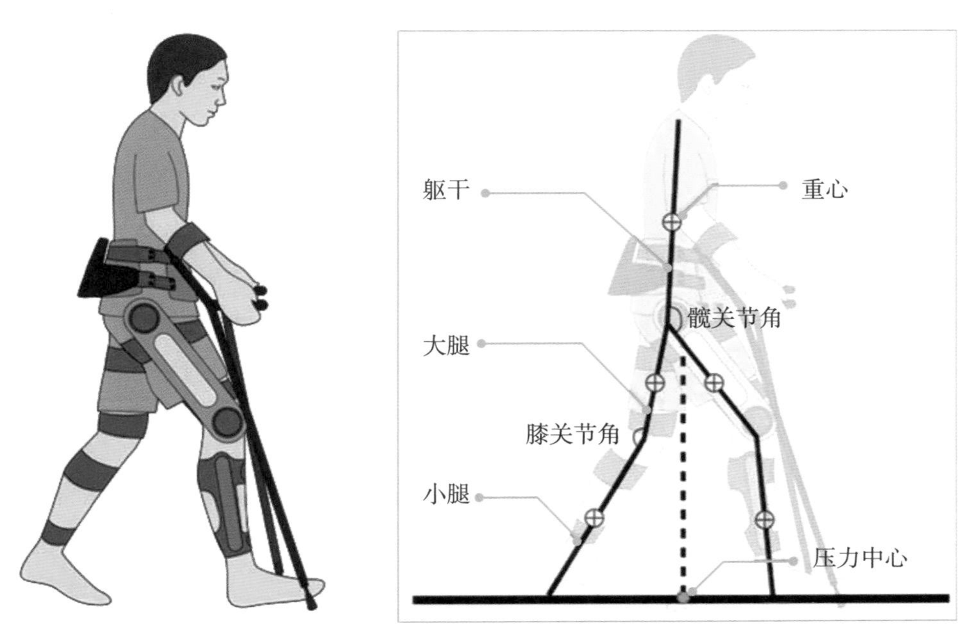

图 2-84　基于重心位置阈值的意图识别

基于统计模型的随机算法通过建立统计模型来推断患者运动状态，常见的模型有线性判别分析、隐马尔可夫模型、主成分分析、K- 近邻或神经网络等。其中，神经网络由于在处理复杂数据时展现出的明显优势，被越来越多地运用在运动意图判别上。具体案例如图 2-85 所示，系统通过训练神经网络来判断人手是否到达可以抓取的姿态。该系统首先通过眼镜上的摄像头来捕获包含手和物品的图片，图片被送入神经网络中，用于计算手和物品的相对位置，根据输出结果判断是否开始抓取。当收到可以抓取的信号后，机器手套将会辅助人完成抓取这一动作。

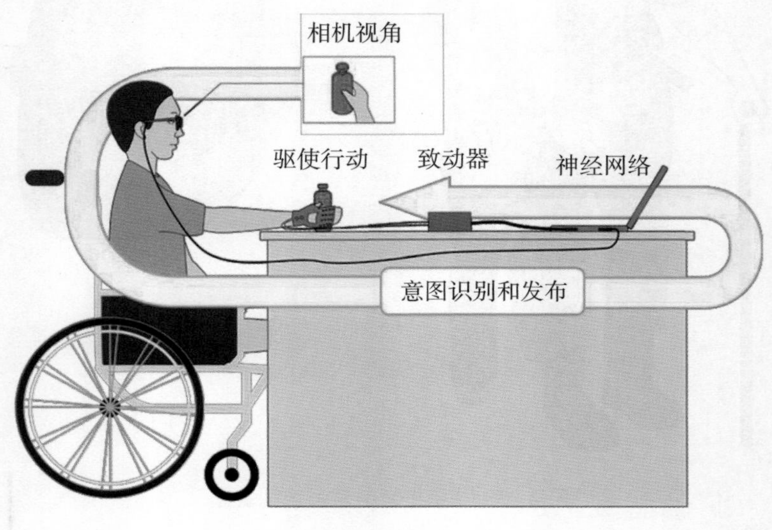

图 2-85　基于神经网络的意图识别

三、康复理疗仪器

康复理疗仪器通常采用物理因子康复疗法，是通过使用各种物理因子（如热、光、水、电、磁等）来治疗和恢复患者身体功能的医疗方法。这种治疗方式主要用于治疗各种疼痛、运动障碍、神经功能障碍以及其他多种身体疾病。物理因子康复疗法的主要目标是减少疼痛、提高功能性活动能力，促进患者的整体健康。常见的康复理疗设备包括电疗设备、磁疗设备、超声波理疗设备和激光理疗设备。

（一）电疗设备

经颅电刺激（transcranial electrical stimulation，TES）设备是一种用于无创神经调节的设备，是一种典型的电疗设备，如图 2-86 所示。TES 通过在头皮上施加低强度的电流来调节大脑中的神经元活动。TES 基于神经元兴奋或抑制的原理运作，产生的电场穿透颅骨，影响大脑皮质的神经元。TES 设备由三部分组成：用于头皮接触的导电电极、用于产生和调节电流的刺激器以及带有用户界面的控制单元。TES 根据刺激电流的形式不同，可分为经颅直流电刺激（transcranial direct current stimulation，tDCS）、经颅交流电刺激（transcranial alternating current stimulation，tACS）以及经颅随机噪声刺激（transcranial random noise stimulation，tRNS）三类。其中，tDCS 提供稳定直流电流，tACS 使用振荡电流，tRNS 采用在 1 ～ 2 mA 的随机电流，持续进行 10 到 30 分钟的经颅电刺激。TES 均具有过电流保护和自动关闭等安全保障机制，以确保用户安全。TES 的有效性根据应用协议和个体差异而有所不同。这些设备在临床和研究环境中使用，具有增强认识能力和治疗精神障碍的潜力。然而，治疗师需要接受充足的培训才能有效使用这类设备，用户也可能会在治疗时经历瘙痒、刺痛等轻微的副作用。作为一个不断发展的领域，TES 设备需要持续的研究和严格的监管审查，以优化其使用方式并评估其长期效果。

Note

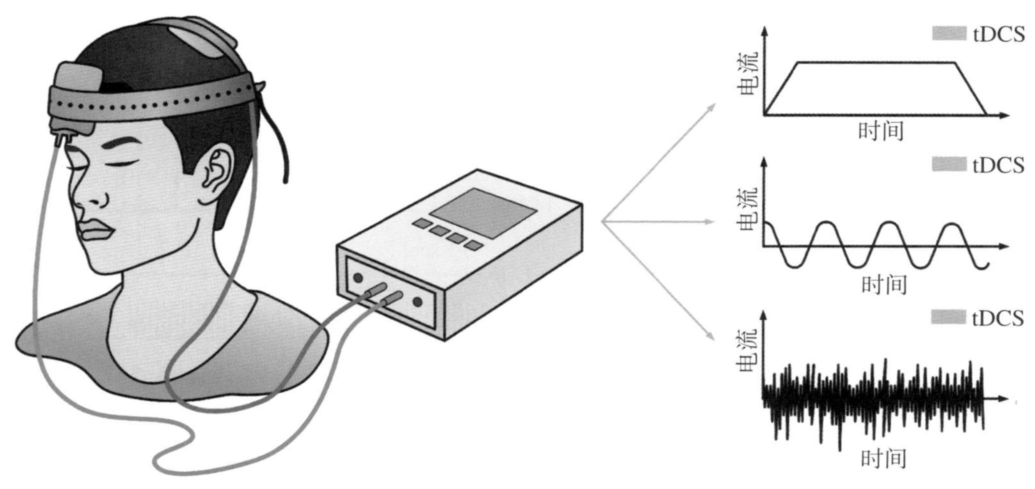

图 2-86　经颅电刺激设备

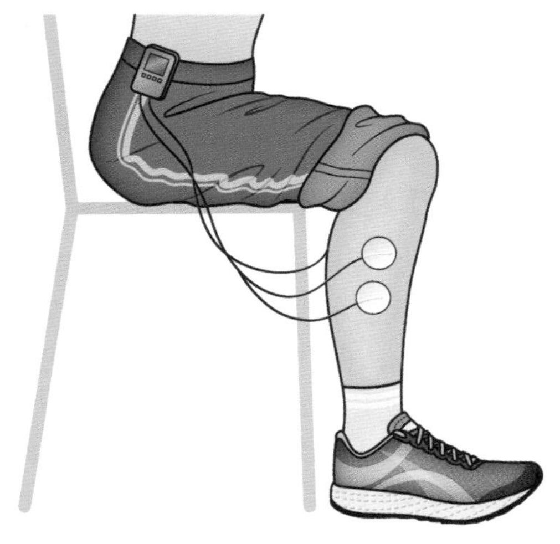

图 2-87　功能性电刺激

如图 2-87 所示，功能性电刺激（functional electrical stimulation，FES）也是一种常见的电疗技术，使用电流激活神经和肌肉，主要用于康复和疼痛管理。FES 的原理是通过放置在皮肤上的电极向目标肌肉或神经传递电流脉冲。这些脉冲通过模拟来自中枢神经系统的信号，引起肌肉收缩，促进运动或缓解疼痛。FES 设备包含电极和刺激器两个关键组件。电极通常由低致敏性的导电材料制成，需要放置在皮肤上覆盖目标肌肉或神经路径；刺激器通常由电池供电，配有控制面板，用于调整强度、频率和脉冲持续时间等参数，并提供针对特定治疗结果的多种模式。在频率使用上，低频 FES（1 ～ 100 Hz）通常用于直接肌肉刺激，帮助肌肉和神经恢复功能，常用于脑卒中运动康复和肌肉萎缩的治疗中。中频 FES（约 1 kHz）具有更深层的组织穿透能力，同时能减少皮肤不适，适合治疗更深层的肌肉和缓解深层组织疼痛。高频 FES（大于 1 kHz）可进一步减少皮肤感觉，允许更长时间的治疗，常用于慢性疼痛管理，也能促进组织愈合。不同的频率范围对肌肉和神经功能可产生不同的效应，使得 FES 成为物理治疗和神经康复中的多功能工具。频率的选择取决于治疗目标和患者的具体需求，凸显了制订定制化治疗计划的重要性。

（二）磁疗设备

经颅磁刺激（transcranial magnetic stimulation，TMS）是一种使用磁场来调节神经元活动的非侵入性脑刺激技术，如图 2-88 所示。这种技术基于电磁感应原理，通过一个放置在头皮附近的磁线圈产生短暂的磁脉冲，这些脉冲在大脑组织中诱导出电流，使神经元去极化或超极化，从而影响大脑活动。TMS 设备的核心组件包括磁线圈和脉冲发生器。前者通常呈八字形以聚焦磁场，后者控制磁脉冲的强度、频率和持续时间。TMS 可以以单个脉冲（sTMS）、重复脉冲（rTMS）或类似于 Theta Burst 刺激（一系列短而快速的磁脉冲组合）的模式进行治疗，具体参数取决于治疗需求或研究目标。TMS 常用于抑郁症治疗和神经科学研究，能够有效地针对特定大脑区域进行刺激，且刺激产生的不适感较小。TMS 的有效性和安全性使其在临床和研究环境中得到广泛应用。

但由于其可能引起头痛或头皮不适等副作用，治疗必须在受过训练的医师监督下进行。

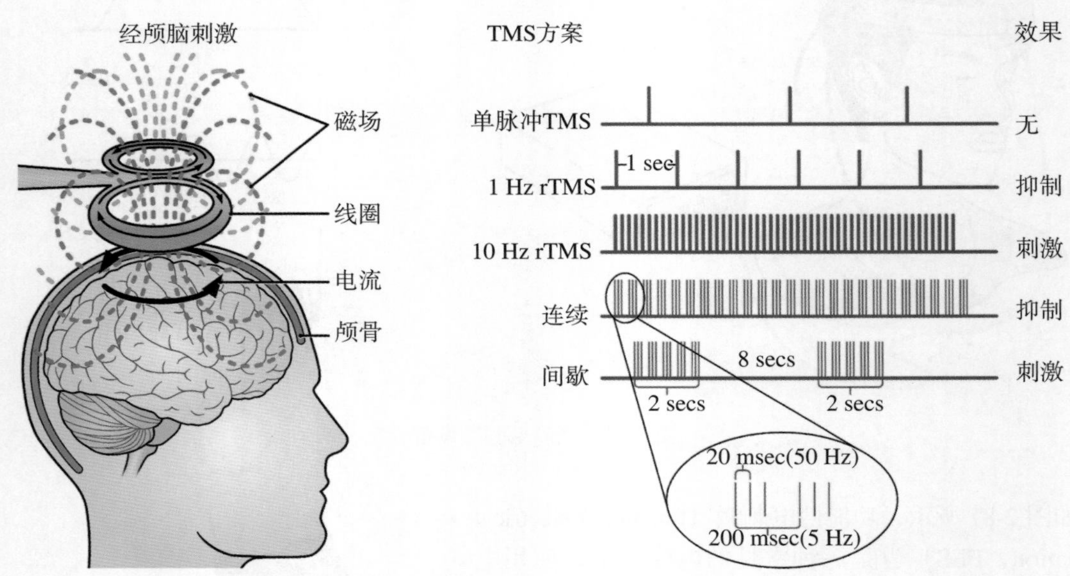

图 2-88　经颅磁刺激设备

（三）超声波理疗设备

如图 2-89 所示，超声波理疗设备利用高频声波来治疗肌肉骨骼，如拉伤、扭伤和关节炎症等。这些设备的工作原理是将电能转换为以声波形式呈现的机械能，这种声波的频率通常在 1 ～ 3 MHz。将超声换能器涂抹超声耦合剂后贴在患者皮肤上，超声波可穿透软组织，加热深层组织，有助于促进血液流动、减少肿胀、加速愈合和减轻疼痛。不同的声波频率具有不同的用途。低频超声波（约 1 MHz）用于更深层次的组织穿透，适合治疗体内深层的病症，如深层肌肉损伤。变频（低频高频交错）超声波平衡了穿透力和作用区域，虽然使用较少，但可以有效治疗中等深度的病症。高频超声波（约 3 MHz）用于更表层的组织治疗，适合对靠近皮肤表面的区域进行治疗，如表浅肌腱炎。超声波治疗的强度和持续时间可以根据所治疗的具体状况进行调整，这使其成为康复中的多功能工具。超声波治疗能够针对特定深度组织，同时具有非侵入性，使其在物理治疗中非常受欢迎。

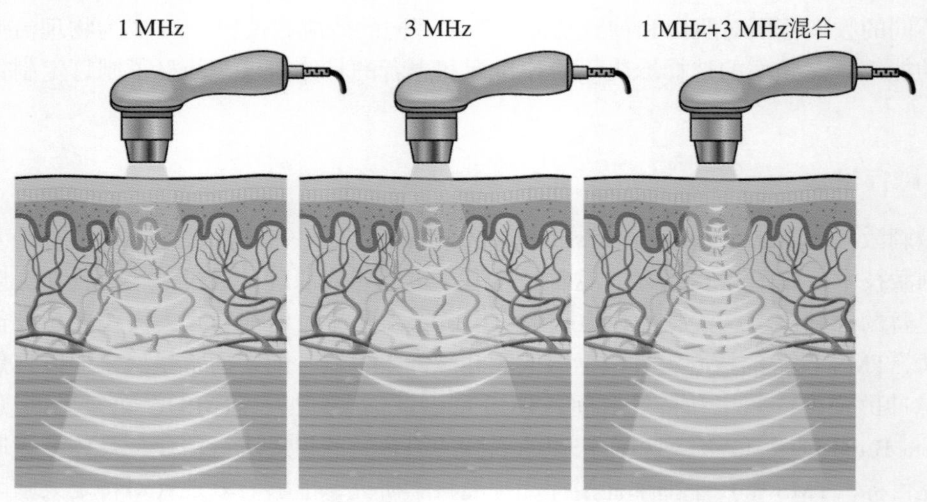

图 2-89　超声康复设备

（四）激光理疗设备

康复中使用的激光设备（图 2-90），特别是低能量激光疗法（low-level laser therapy，LLLT）设备，可利用特定波长的光促进组织愈合并缓解疼痛。这些设备的作用原理是光生物调节。设备发射红光到近红外光谱（通常为 600 ～ 1000 nm）的光波，能够穿透皮肤以刺激细胞活动。光能量被细胞吸收后，能增强细胞代谢，促进组织修复并减轻炎症。LLLT 的关键特点在于其使用低强度激光，不会导致组织过度受热或损伤。这些设备可以调整激光的能量强度，通常以毫瓦（mW）计量，光的能量强度决定了穿透深度和治疗效果。低强度激光（例如 5 ～ 100 mW）用于靶向表层组织，非常适合伤口愈合和表层疼痛的缓解。中等强度激光（100 ～ 500 mW）具备更深层的组织的穿透能力，适合治疗肌肉疼痛或更深层组织的损伤。高强度激光（超过 500 mW）虽然强度仍低于外科激光，但能实现更深层的穿透，用于治疗涉及关节或厚肌肉层的病症。在康复中选择激光强度至关重要，一方面影响治疗结果，另一方面关乎患者的安全。激光疗法因其精确性和非侵入性而备受重视，成为康复领域中越来越受欢迎的工具。

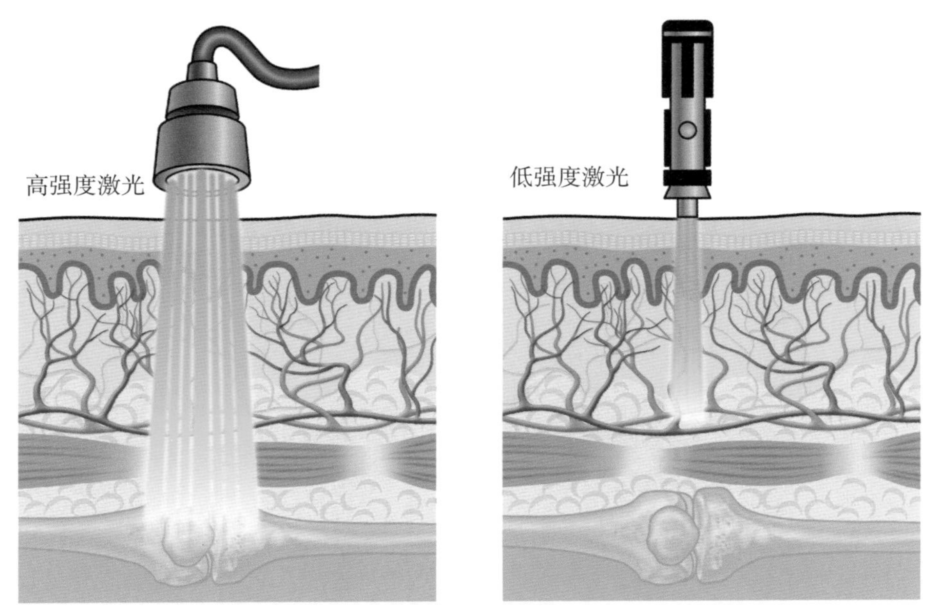

图 2-90　激光康复设备

（王　萍）

小　结

本章介绍了人体信号检测技术与医学仪器的基础知识，以及国内外最新进展和前沿。本章共有九节，包括三部分。在第一部分中着重介绍了人体信号的特征、类型、检测技术以及现代医学仪器的基本原理和发展概况。第二部分详细介绍了典型人体信号的基本原理、相关技术和仪器、最新进展和前沿等。第三部分侧重介绍了医学康复类仪器的基本原理以及在生物医学中的新应用。

整合思考题

第二章整合思考题解析

1．人体信号的主要来源和特点是什么？根据这些特点举例分析获取人体信号的关键核心技术是什么。

2．根据被测量的人体信号划分，可将医学仪器分成哪几类？举例说明医学仪器的设计原则和基本原理。

3．举例说明：人体信号检测有哪些新的技术和特点？未来人体信号检测技术的发展趋势有哪些？这些对未来医学仪器的设计与开发有哪些意义？

4．举例说明：人体信号检测技术与物理信号检测技术相比较有哪些特殊要求？

Note

第三章　细　胞

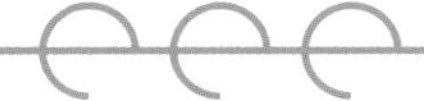

导学目标

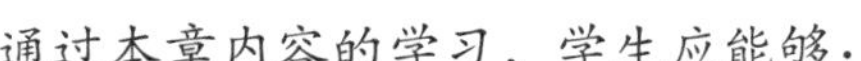

通过本章内容的学习，学生应能够：

※ **基本目标**

1．理解单纯扩散、易化扩散、主动转运、出胞和入胞的原理，分别列举其代表性物质。

2．描述易化扩散的种类及其特征，列举离子通道的控制类型。

3．描述继发性主动转运的原理和特点。

4．描述静息电位和动作电位的概念，解释二者的产生原理。

※ **发展目标**

1．依据物质跨膜转运的基本原理，解释临床口服补液溶液中加入适量葡萄糖的机制。

2．解释高钾、低钾对神经骨骼肌静息电位的影响机制。

3．利用电压钳实验的结果，说明在动作电位产生过程中，细胞膜对不同离子（钠离子、钾离子）通透性瞬间变化的特征及规律。

4．依据钠通道的三种功能状态的转变，解释动作电位过程中兴奋性变化的机制。

案例 3-1

女性，48 岁，患有胰岛素依赖型糖尿病，伴高血压，医生同时给她使用胰岛素和普萘洛尔治疗。患者近来感觉明显的肌无力。血液检查发现其血钾为 6.5 mmol/L（正常值是 3.5 ~ 5.5 mmol/L）。医生决定减少其服用普萘洛尔的剂量并增加了胰岛素的用量。数日后，血钾降至 4.7 mmol/L，她的肌力也恢复正常。

诊断：高血钾性肌无力。

问题：

1．血钾的变化对细胞的兴奋性有何影响？

2．试分析患者肌无力的原因。

3．医生调整患者胰岛素的用量为何有利于改善肌无力的症状？

案例 3-1 解析

细胞是构成人体的基本结构和功能单位。细胞膜由脂质双分子层构成基架，多种功能蛋白质镶嵌其中。跨细胞膜的物质交换是有选择性的，不同性质的物质通过不同的方式进行跨膜转运。

生物电即生物体内的电现象，是极其普遍且重要的生命活动的表现。细胞水平的生物电现象主要包括静息电位和动作电位，而临床上一些常用的辅助检查如心电图、脑电图等是在器官或整体水平上记录得到的生物电，都是在细胞生物电活动基础上发生总和的结果。因此研究生物电对了解基本的生命活动尤其是一些特定组织，如神经系统和肌肉的机能活动具有极其重要的意义。

第一节　细胞的基本功能及运行原理

一、细胞膜的物质转运功能及运行原理

细胞膜的物质转运包括四种方式：单纯扩散，是指小分子脂溶性物质直接通过细胞膜由高浓度向低浓度的跨膜扩散；易化扩散，是指水溶性物质通过膜上的一些蛋白质（通道蛋白或载体蛋白）实现的跨膜转运，分别称通道扩散或载体转运；主动转运，是指物质逆电 - 化学梯度的跨膜转运，通过离子泵同时需要消耗能量才能完成；出胞和入胞作用，是指大分子物质或物质团块进出细胞的过程。

（一）单纯扩散

单纯扩散（**simple diffusion**）指小分子的脂溶性物质单纯依靠浓度差，而不需要膜蛋白的帮助进行的跨膜扩散。对脂溶性物质的跨膜扩散来说，浓度差是唯一的动力及决定因素。CO_2、O_2、NO 等气体分子以及尿素和一些类固醇激素，可迅速通过细胞膜进行扩散。水分子也能快速通过细胞膜，通过单纯扩散的方式跨膜移动。

（二）易化扩散

通过单纯扩散方式转运的物质是极少数的。由于绝大多数物质属于水溶性，因而需要通过膜蛋白的介导完成，称易化扩散（**facilitated diffusion**）。它包括两种方式，即通道扩散（channel diffusion）和载体转运。

1．经通道的易化扩散　是指离子经通道完成的跨膜扩散，以电 - 化学梯度作为动力。通道对离子具有高度选择性，转运速度快，可分为电压门控性通道（voltage-gated channel）、化学门控性通道（chemically-gated channel）以及少量的机械门控性通道。常见的电压门控性 Na^+ 通道、Ca^{2+} 通道、K^+ 通道等是可兴奋细胞产生电活动的基础。在某些细胞的质膜中，还存在着大量对水高度通透且总是开放的水通道。

2．经载体的易化扩散　指水溶性小分子物质在载体蛋白介导下顺浓度梯度进行的跨膜转运。载体转运对被转运物质有严格的结构特异性，一种载体通常只转运一种具有特定结构的物质，且具有饱和性。葡萄糖、氨基酸等都是通过载体转运而实现跨膜转运的。

（三）主动转运

主动转运是指由细胞代谢提供能量将物质逆浓度梯度或逆电位梯度进行的跨膜转运过程。主动转运的结果是形成了物质在细胞内外的不均衡分布。如细胞外高浓度的 Na^+ 和细胞内高浓度的 K^+，这样使 Na^+、K^+ 在膜内外都具有浓度梯度。这种不平衡的分布是细胞维持其正常功能的重要条件，如产生生物电及进行正常的代谢活动等。

实现离子主动转运的膜蛋白或载体被称为离子泵，其化学本质是 ATP 酶。由于在离子转运过程中离子泵直接消耗能量，因而这一过程被称作原发性主动转运。如转运 Na^+ 和 K^+ 的钠 - 钾泵（sodium-potassium pump），是哺乳动物细胞膜中普遍存在的离子泵，简称钠泵。

Note

某些物质虽然也是逆浓度梯度的主动转运，但却不直接消耗能量，而是依靠 Na^+ 在膜两侧的浓度差，即依靠存储在 Na^+ 浓度梯度中的能量完成转运。而 Na^+ 浓度梯度是钠泵分解 ATP 消耗能量的结果，故这一过程被称为继发性主动转运。典型的例子是小肠黏膜重吸收葡萄糖和氨基酸的过程。

（四）出胞和入胞

大分子物质如多肽、蛋白质或物质团块等进出细胞的过程称作出胞（exocytosis）或入胞（endocytosis），这一过程除涉及细胞膜机制外，还涉及一些胞内机制。

1. 出胞　主要见于各种细胞的分泌或胞内大分子物质外排的过程，包括外分泌腺细胞将酶原、黏液排放至腺体的导管腔，内分泌腺细胞将激素分泌排放至组织液及血液，神经纤维末梢将递质释放至突触间隙及细胞释放各种细胞因子的过程。分泌物通常在粗面内质网合成，之后在高尔基复合体经修饰并包以膜形成分泌囊泡，分泌囊泡逐渐向细胞膜内侧移行，并与膜融合、破裂，最后将分泌物排出细胞。

2. 入胞　是指大分子物质或物质团块（如细菌、病毒、异物、脂类物质等）进入细胞的过程。依照进入细胞的物质类型又分为吞噬（phagocytosis）及吞饮（pinocytosis）。吞噬指进入细胞的物质是一些团块或颗粒物质。典型例子是一些具有吞噬功能的免疫细胞如中性粒细胞摄入异物的过程。在此过程中首先是细胞识别具有特异表面抗原的外来物，之后通过细胞膜变形将异物包被，经膜融合、离断后进入胞内，形成包含有异物的膜性囊泡，最后通过激活溶酶体酶将其水解消化。吞饮是指细胞摄入溶液的过程，又分为液相入胞和受体介导入胞。后者被摄入物质通常具有特异性，许多大分子物质，如低密度脂蛋白、运铁蛋白等都是以受体介导的方式入胞的。

二、细胞的生物电现象及运行原理

在细胞水平，生物电是指位于细胞膜两侧的电位差，也称跨膜电位。研究生物电即探讨细胞跨膜电位的产生原理和变化规律。生物电现象主要包括细胞在安静时具有的静息电位和受刺激后产生的动作电位。在生理条件下，细胞内外的离子呈现不均匀分布。如细胞外阳离子以 Na^+ 为主，阴离子以 Cl^- 为主，它们的浓度远高于胞内 Na^+、Cl^- 的浓度；细胞内阳离子以 K^+ 为主，阴离子以大分子蛋白质为主，其浓度同样远高于胞外。细胞跨膜电位产生的基本原理为：①细胞膜两侧钠离子、钾离子浓度分布不均所推动的跨膜离子流动。对某种离子来说，其电化学驱动力等于膜电位与其平衡电位之差，即 $F = E_m - E_i$。其中 F 代表推动力，E_m 代表细胞膜电位，E_i 代表离子的平衡电位。②在不同状态下，细胞膜上各种离子通道的开放差异决定了膜对各种离子的不同通透性。其细胞膜电位（E_m）可用 Goldman 公式表示：

$$E_m = \frac{RT}{F}\ln\left(\frac{P_K[K^+]_o + P_{Na}[Na^+]_o}{P_K[K^+]_i + P_{Na}[Na^+]_i}\right) \qquad \text{（式 3-1）}$$

式中，P_K 为膜对 K^+ 的通透性，P_{Na} 为膜对 Na^+ 的通透性，$[K^+]_i$ 和 $[K^+]_o$ 分别表示细胞内和细胞外 K^+ 浓度，$[Na^+]_i$ 和 $[Na^+]_o$ 分别表示细胞内和细胞外 Na^+ 浓度。公式略去了 Cl^- 对膜电位的影响。

（一）静息电位

静息电位（**resting potential，RP**）是指细胞未受刺激时，存在于细胞膜内外两侧的外正内负的电位差。RP 是一切生物电产生和变化的基础。安静时细胞内 K^+ 浓度高于细胞外，加之膜对 K^+

的通透性（P_K）较大，K^+ 顺浓度差外流达到其电化学平衡电位（E_K）形成外正内负的静息电位。E_K 的大小可由 Nernst 公式计算出来。

$$E_K = \frac{RT}{F}\ln\frac{[K^+]_o}{[K^+]_i} \quad (式 3\text{-}2)$$

在生理条件下，细胞外 Na^+ 浓度高于细胞内，尽管膜对 Na^+ 的通透性（P_{Na}）极低（只有 K^+ 通透性的 1/100 ~ 1/50），但仍可有少量 Na^+ 内流，使得 RP 小于 E_K 的理论值。因此，RP 的大小不仅取决于细胞内外的 K^+ 浓度差，也受到细胞膜的钠钾通透性比值（P_{Na}/P_K）的影响。此情况下，采用 Goldman 定场方程描述膜电位的大小。

$$E = \frac{RT}{F}\ln\left(\frac{[K^+]_o + a[Na^+]_o}{[K^+]_i + a[Na^+]_i}\right) \quad (式 3\text{-}3)$$

式中，a 为膜的 Na^+ 通透性（P_{Na}）与 K^+ 通透性（P_K）之比，即 P_{Na}/P_K。

（二）动作电位

动作电位（**action potential，AP**）是指可兴奋细胞受到刺激时在静息电位的基础上产生的膜电位的快速倒转与复原。动作电位的去极化（上升支）是刺激引起钠通道大量开放，导致 Na^+ 顺外高内低的浓度差大量、快速内流达到其电化学平衡电位（E_{Na}）所致。另外，由于此时细胞膜对 K^+ 仍有一定通透性，K^+ 在内高外低的浓度差作用下仍有一定量的外流，使得动作电位的顶点低于 E_{Na}。动作电位的复极化（下降支）则是钠通道迅速关闭和大量钾通道开放引起 K^+ 快速外流的结果（图 3-1）。因此，动作电位的幅度主要取决于细胞内外的 Na^+ 浓度差，以及 P_{Na}/P_K 值。

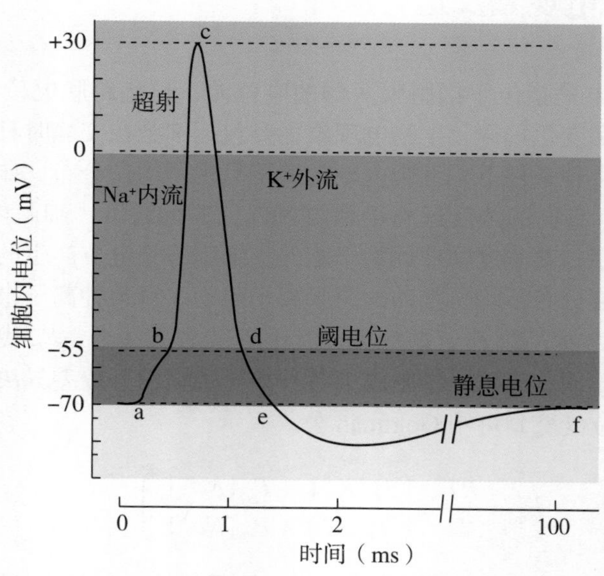

图 3-1　神经纤维静息电位及动作电位模式图

动作电位的一系列电位变化是由于膜通透性改变引起的跨膜离子流变化所致，即在刺激的作用下，膜通道的功能状态改变，表现为通透性改变引起了离子的跨膜移动及由此产生的离子电流及膜电位变化。因此，研究动作电位的产生机制主要在于了解膜通道的功能特性，即通道的开闭过程及影响因素。

Note

利用 Hodgkin 电压钳技术固定细胞膜两侧的电压，可以测出跨膜离子流，根据欧姆定律，可以计算出细胞膜对带电离子的电阻，膜电阻的倒数即为膜电导，因而膜电导反映了细胞膜对带电离子的通透性，膜电导越大，膜对某种离子通透性越大。分别测定在不同膜电位水平跨细胞膜的钠电流和钾电流的变化，或细胞膜钠电导（G_{Na}）和钾电导（G_K）的变化，可以定量反映 P_{Na} 和 P_K 的大小及两者在不同条件的变化（图 3-2）。在不同的膜电位水平或动作电位的过程中，Na^+ 通道呈现三种基本功能状态：①静息态，其特征是通道呈关闭状态，因而对离子不导通，但可因刺激而迅速开放。②激活态，此时通道开放，离子可经由通道进行跨膜扩散；③失活态，此时通道关闭，离子不能进出，即使有刺激也不能立即开放。细胞在静息状态即未受刺激时，通道处于静息态。当刺激作用于细胞时通道被激活而开放。多数通道开放的时间很短，如前述锋电位过程的 Na^+ 通道开放时间仅为 1 ~ 2 ms，随即进入失活态。必须经过一段时间，通道才能由失活态恢复至静息态。K^+ 通道则只有静息态和去极化时的激活态这两种功能状态。

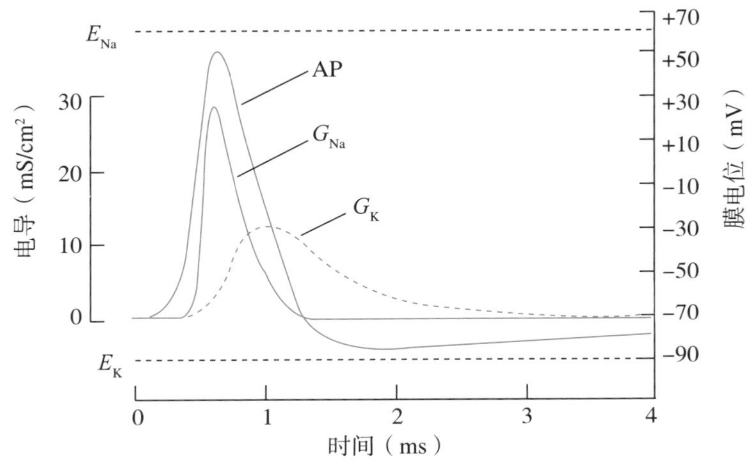

图 3-2　动作电位的过程中钠电导（G_{Na}）和钾电导（G_K）变化曲线

第二节　虚拟仿真实验

一、静息电位、动作电位的测量及其影响因素

（一）实验目的

模拟真实状态下微电极插入细胞内测定膜电位的过程，通过改变细胞外液钾离子浓度（$[K^+]_o$）或细胞外液钠离子浓度（$[Na^+]_o$）以及细胞膜的钠钾通透性比值（P_{Na}/P_K），绘制散点图并进行曲线拟合，分别观察各自对静息电位、动作电位的影响及规律，以进一步理解静息电位、动作电位的产生原理。

（二）实验原理

本模拟实验假定细胞内液钾离子浓度（$[K^+]_i$）和细胞内液钠离子浓度（$[Na^+]_i$）分别稳定在 150 mM 和 15 mM，温度 20 ℃，且细胞膜对阴离子不通透，观察 $[K^+]_o$ 或 $[Na^+]_o$ 及 P_{Na}/P_K 的变化对静息电位、动作电位的影响（图 3-3）。

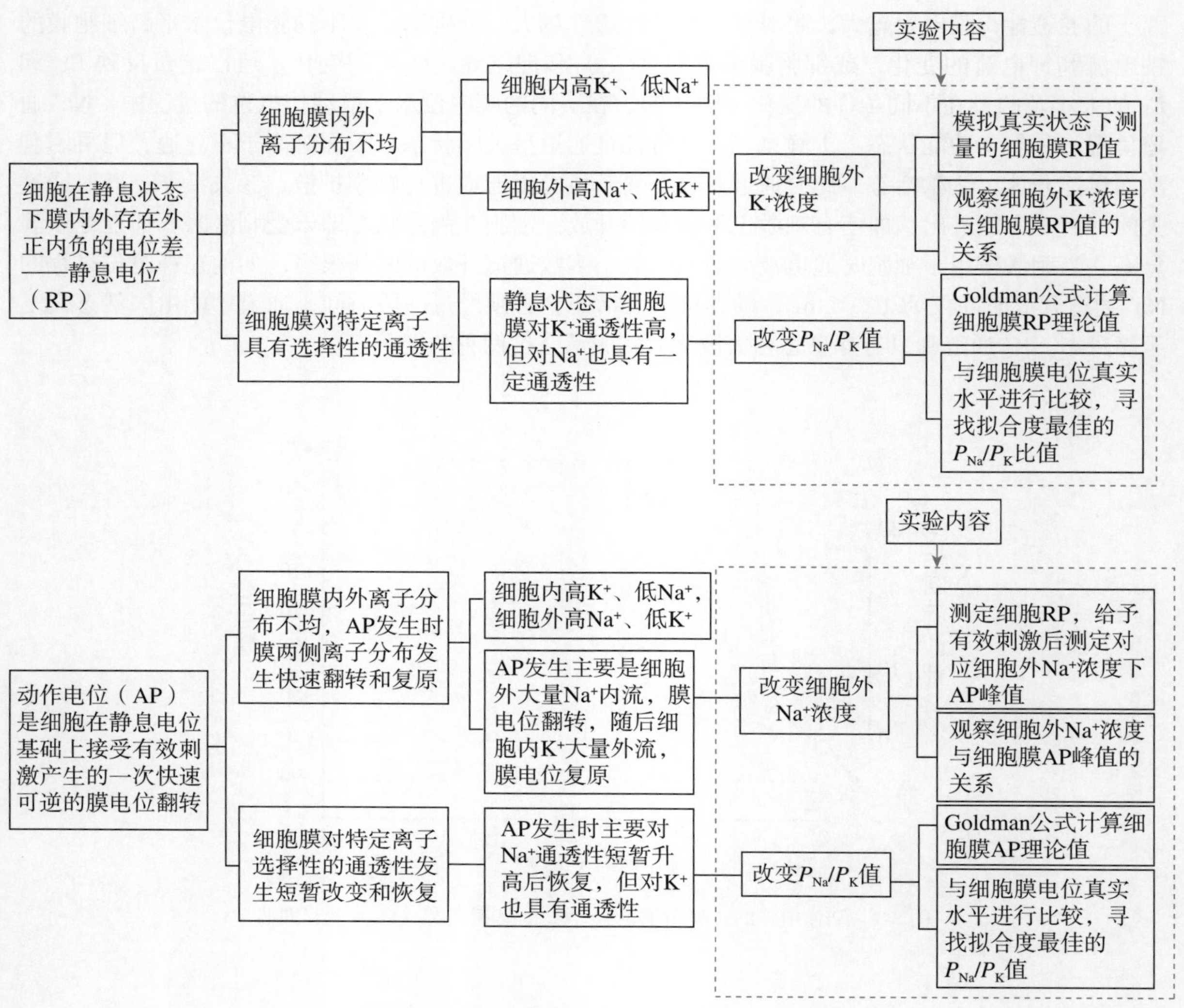

图 3-3　细胞静息电位与动作电位测定虚拟仿真实验原理

（三）实验步骤

登录该虚拟仿真实验教学项目后，可见“静息电位的测量及其影响因素”和“动作电位的测量及其影响因素”模块。分别点击可进入各个模块。

1．静息电位的测量及其影响因素　选择“目的及原理”，进入该界面后学习实验目的与实验原理，然后点击“开始实验”进入实验界面。

（1）参照正常血钾浓度设定细胞外液钾离子浓度（$[K^+]_o$）为 5 mM，通过键盘方向键操控微电极上下左右移动，分别插入 5 个虚拟细胞，得到 5 个不完全相同的静息电位测量数据，记录下系统自动计算的静息电位的均数及标准误。

（2）分别在 0.5 ～ 5 mM 范围内任意设定 $[K^+]_o$，重复上述操作，得到并记录 $[K^+]_o$ 在 0.5 ～ 5 mM 变化时一系列相应静息电位的数据。

（3）点击“结束输入”后，再点击“数据分析”进入实验数据分析模块，在相应的坐标系中按照所设定的 $[K^+]_o$ 输入相应的一系列静息电位的均数及标准误数值，屏幕显示一系列散点图，可见静息电位随 $[K^+]_o$ 变化的趋势。

（4）在 0.0001 ~ 10 范围内设置不同 P_{Na}/P_K 对上述散点图进行曲线拟合，选择平均离均差平方和最小的 P_{Na}/P_K，即得到曲线与散点图的最佳拟合状态。点击“结果分析”，系统可自动给出结论。

2．动作电位的测量及其影响因素　选择“目的及原理”，进入该界面后学习实验目的与实验原理，然后点击“开始实验”进入实验界面。

（1）参照正常血钠浓度设定细胞外液钠离子浓度（$[Na^+]_o$）为 145 mM，通过键盘方向键操控微电极上下左右移动，插入虚拟细胞，可以测得静息电位，然后点击电极刺激，模拟细胞受到刺激产生兴奋，并记录到相应动作电位，重复此操作，分别插入 5 个虚拟细胞，得到 5 个不完全相同的静息电位和动作电位数据，记录下系统自动计算的动作电位超射值的均数及标准误。

（2）分别在 100 ~ 150 mM 范围内任意设定 $[Na^+]_o$，重复上述操作，得到并记录 $[Na^+]_o$ 在 100 ~ 150 mM 变化时一系列相应动作电位超射值的数据。

（3）点击“结束输入”，再点击“数据分析”进入实验数据分析模块，在相应的坐标系中按照所设定的 $[Na^+]_o$ 输入相应的一系列动作电位超射值的均数及标准误数值，屏幕显示一系列散点图，可见动作电位超射值随 $[Na^+]_o$ 变化的趋势。

（4）在 1 ~ 100 范围内设置不同 P_{Na}/P_K 对以上散点图进行曲线拟合，选择平均离均差平方和最小的 P_{Na}/P_K，即得到曲线与散点图的最佳拟合状态。点击“结果分析”，系统可自动给出结论。

（四）观察项目（实验结果）

1．分别对 5 个虚拟细胞进行静息电位（RP）和动作电位（AP）测量，计算均数及标准差，并进行统计学分析。

2．分别记录不同 $[K^+]_o$ 条件下 RP 的数值，以 RP 大小为纵坐标，以 $[K^+]_o$ 为横坐标绘制散点图定量显示不同 $[K^+]_o$ 条件下 RP 的变化，以不同 P_{Na}/P_K 对散点图进行曲线拟合分析，寻找最佳曲线拟合时的 P_{Na}/P_K 值。

3．分别记录不同 $[\mathrm{Na}^+]_o$ 条件下 AP 的数值，以 AP 超射值大小为纵坐标，以 $[\mathrm{Na}^+]_o$ 为横坐标绘制散点图定量显示不同 $[Na^+]_o$ 条件下 AP 的变化，以不同 P_{Na}/P_K 对散点图进行曲线拟合分析，寻找最佳曲线拟合时的 P_{Na}/P_K 值。

（五）总结与思考

第三章虚拟仿真实验1：总结与思考解析

1．分别归纳总结静息电位和动作电位的影响因素。

2．为什么静息电位实测值总是低于 Nernst 公式计算出的理论值？为什么在细胞外 K^+ 浓度较低时这种差异将更加明显？

3．为什么动作电位的超射值总是低于由 Nernst 公式计算出的理论值？

4．根据静息电位和动作电位的变化曲线，最佳曲线拟合时的 P_{Na}/P_K 值各自有何含义？

5．为什么随着 P_{Na}/P_K 的降低，曲线会向右移动、动作电位超射值逐渐减低？

二、Hodgkin 电压钳虚拟实验

（一）实验目的

模拟电压钳技术，将细胞膜电位钳制在不同水平，观察膜电位与钠电导（反映 Na^+ 通透性）和钾电导（反映 K^+ 通透性）间的关系，通过实验曲线分析归纳出钠通道和钾通道开放的规律。

（二）实验原理

离子做跨膜移动时形成了跨膜离子流，而通透性亦即离子通过膜的难易程度可用膜的电阻或其倒数电导表示。因此，所谓膜对某种离子的通透性增大时，实际是膜对该离子电导加大；对于带电离子来说，膜电导就是膜通透性的同义语。利用 Hodgkin 电压钳，通过反馈补偿电流，固定膜两侧电位差于指定的不同水平，即可测出跨膜电流的变化，根据欧姆定律，$I = UG$，转换后可得到膜电导的变化。

细胞膜在不同跨膜电位水平时，对 Na^+ 和 K^+ 具有不同的通透性，并具有特定的动态变化，是产生动作电位的基础。本实验通过设定膜的不同起始电位，钳制膜电位于一定水平，观察 Na^+、K^+ 各自电导变化规律，以此来分析钠通道和钾通道的特殊性质，更好地理解动作电位产生的机制（图 3-4）。

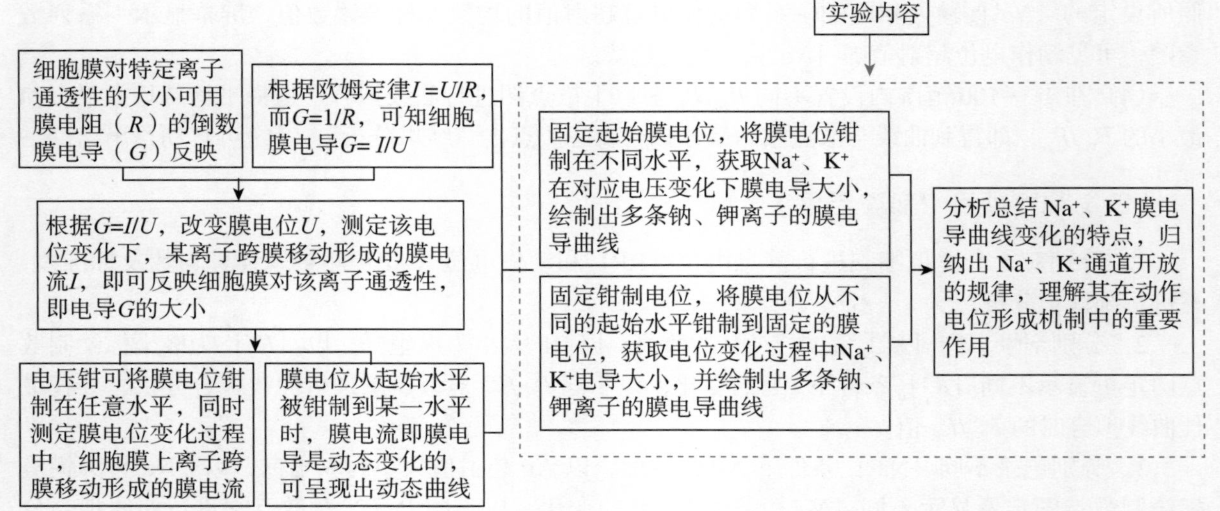

图 3-4 Hodgkin 电压钳虚拟实验原理

（三）实验步骤

登录该虚拟仿真实验教学项目后，进入 Hodgkin 电压钳虚拟实验模块。

点击实验简介，可以预习实验目的与实验原理。点击“仪器组装”，可了解电压钳设备系统的基本组成。点击数据测量开始进入实验界面。

1．分别设置初始电位、计划钳制到的膜电位水平、钳制开始时间和结束时间（两者之差为钳制持续时间）。首先参照正常静息电位值（−90 mV）将初始膜电位固定设置为 −90 mV，按照电压钳实验常规将钳制时间设计为 5 ms（即开始时间为 1，结束时间为 6）。然后设置计划钳制到的膜电位水平，如 −70 mV，显示设置选择为“显示电流”，可分别显示 Na^+ 电流、K^+ 电流和总电流。点击“生成波形”，即可展现在该钳制膜电位水平下 Na^+ 电流、K^+ 电流和总电流依时间的变化情况。

2．模拟使用钠通道阻断剂后消除钠电流（在实验中选择不显示 Na^+ 电流），以及使用钾通道阻断剂后消除钾电流（在实验中选择不显示 K^+ 电流）。

3．将显示设置重新选择为“显示电导”，将分别显示钠电导（G_{Na}）和钾电导（G_K），点击“生成波形”，即可展现 G_{Na} 和 G_K 依时间的变化情况。

4．将钳制时间设置在 1 ~ 9 ms 变化，如 3 ms（即开始时间为 1，结束时间为 4）和 8 ms（即开始时间为 1，结束时间为 9），则可见 G_{Na} 依然在增大后立即变小，而 G_K 依然只要细胞膜去极

Note

化就一直保持增高。

5．保持初始电位和钳制时间不变，改变膜电位的钳制水平，可以得到一系列相应的 G_{Na} 曲线（绿色）和 G_K 曲线（蓝色），曲线绘制在同一坐标内便于比较（红线展现实验所设定的钳制膜电位水平）。

6．将钳制膜电位水平和钳制开始时间、结束时间（两者之差为钳制持续时间）固定不变，梯度改变初始膜电位水平，观察将细胞膜电位从不同初始膜电位水平钳制到某一固定膜电位时 G_{Na} 和 G_K 曲线变化的规律。例如，将钳制膜电位水平固定在 −20 mV，钳制时间设置为 5 ms（即开始时间为 1，结束时间为 6）。然后将初始膜电位依次设定在静息状态的 −90 mV 及相对去极化的 −80 mV、−70 mV、−60 mV、−50 mV 等，观察 G_{Na} 和 G_K 曲线的变化。曲线结果可显示，随着初始膜电位水平的减小（发生去极化），尽管每次都钳制到 −20 mV 这一固定的钳制水平，但 G_{Na} 曲线的增高随着膜的初始膜电位水平的降低而减小，G_K 曲线的峰值不因初始膜电位水平的改变而改变。

（四）观察项目（实验结果）

1．固定初始膜电位，在不同钳制膜电位水平下定量显示钠电流、钾电流、总电流的变化。
2．固定初始膜电位，在不同钳制膜电位水平下定量显示 G_{Na} 和 G_K 的变化。
3．固定钳制膜电位，在不同初始膜电位水平下定量显示 G_{Na} 和 G_K 的变化。

（五）总结与思考

1．在固定初始膜电位条件下，膜电位的去极化对 G_{Na} 和 G_K 影响有何差异？比较分析钠通道和钾通道开放的变化规律。

2．在固定钳制膜电位条件下，不同去极化水平的初始膜电位对 G_{Na} 和 G_K 影响有何差异？比较分析钠通道和钾通道在去极化时是否存在失活的状态。

第三章虚拟仿真实验2：总结与思考解析

小　结

细胞生物电研究的前提是对电现象产生的物理逻辑的理解，即跨膜电位的产生必须具备两个条件——膜两侧离子分布不均，膜对离子具有选择通透性。在确定细胞内高 K^+、细胞外高 Na^+ 是普遍的细胞离子分布特点后，膜通透性的选择性变化，就决定着膜电位的变化，此即本章实验中静息电位及动作电位探索的实质。通过膜电位的变化，也可以逆向推出膜通透性的变化，依赖电压钳的应用从而得到不同离子膜通透性变化的规律。而 Na^+ 通道、K^+ 通道则是对膜通透性进一步的微观化认识，依赖于对单个通道蛋白特性的认知，技术上依赖膜片钳的使用。

整合思考题

1．单纯扩散和易化扩散有何异同？请举例说明。
2．钠泵的化学本质和功能是什么？其活动有何生理意义？
3．简述静息电位的影响因素。
4．简述动作电位的发生机制和过程。

第三章整合思考题解析

（韩　仰　汉建忠）

Note

第四章　血液系统

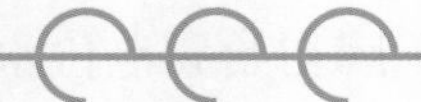

导学目标

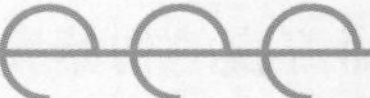

通过本章内容的学习，学生应能够：

※ 基本目标

1. 描述血液凝固的过程，分析可能影响血液凝固过程的因素。
2. 列举人ABO血型的分类，能够根据系统模型说明血型检测的原理。
3. 陈述氧气的运输和影响因素。

※ 发展目标

1. 分析和总结一氧化碳中毒和亚硝酸盐中毒引起血液性缺氧的发病机制。
2. 根据一氧化碳中毒引起血液性缺氧的机制，总结对煤气中毒患者进行早期抢救处理的原则。
3. 根据亚硝酸钠中毒引起血液性缺氧的机制，分析有哪些具有针对性的抢救治疗措施。

案例 4-1

男性，61岁，因“慢性肾病5期，创伤性休克合并感染”入院治疗。入院时实验室检查凝血四项等相关凝血指标均正常。予头孢孟多2.0 g静脉滴注，每天2次，使用6天后，复查凝血四项（透析前），发现凝血酶原时间延长，故停用头孢孟多。后给予维生素K注射治疗，复查凝血四项均正常。

案例 4-1 解析

问题：

试分析维生素K缺乏导致凝血功能障碍的原因。

第一节　血液系统的运行原理

一、血液凝固的过程

血液凝固（blood coagulation）是由凝血因子参与的一系列酶促反应，其关键过程是血浆中可溶性的纤维蛋白原转变为不溶的纤维蛋白。纤维蛋白单体形成多聚体后呈网状结构，将血细胞网

Note

罗于其中从而形成血凝块。凝血过程大致上可以分为三个阶段：凝血酶原激活物的形成、凝血酶原的激活和纤维蛋白的形成，如图 4-1 所示。其中，在凝血酶原激活物的形成过程中，依据因子Ⅹ的激活途径不同，又可将凝血过程分为内源性凝血和外源性凝血两个途径。

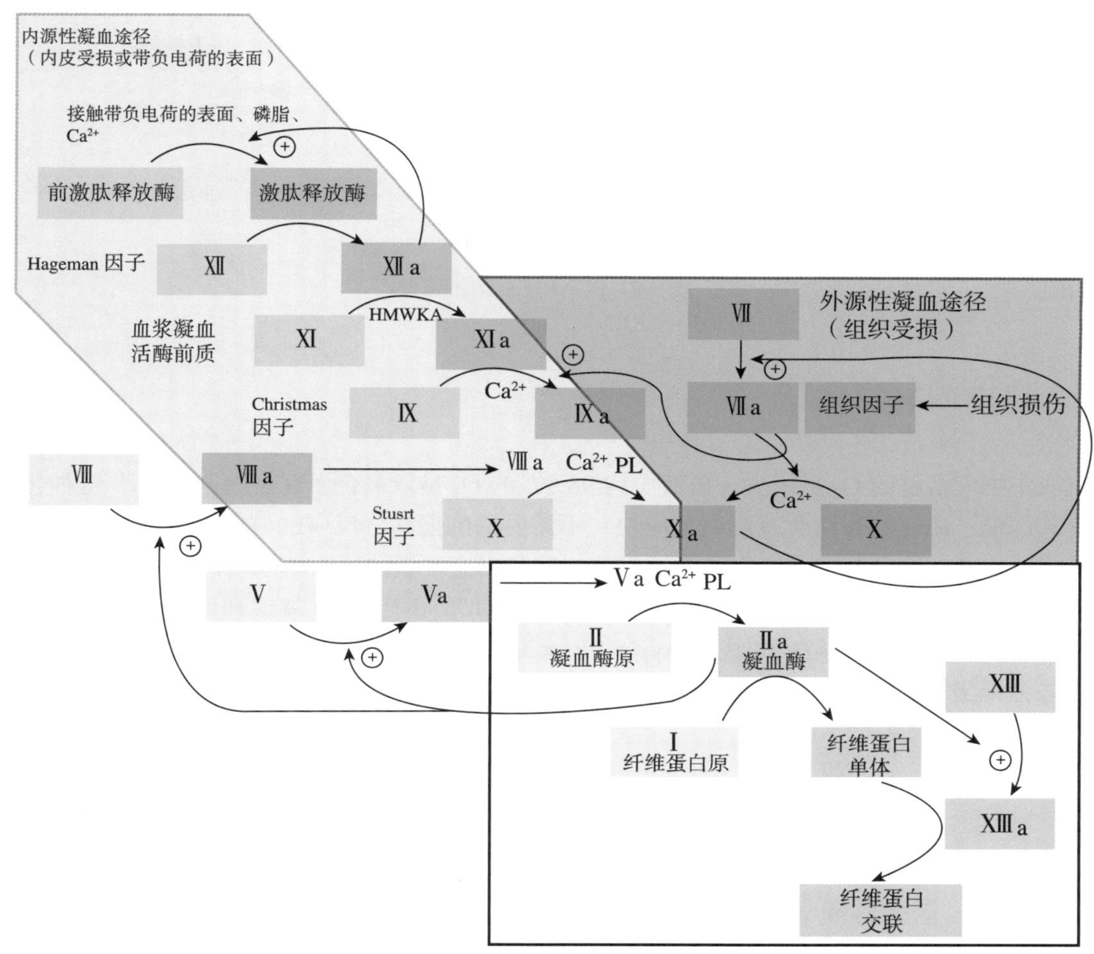

图 4-1　血液凝固的过程

二、人 ABO 血型系统

通常所说的血型（blood group）是指红细胞的血型，与临床关系最为密切的是 ABO 血型系统和 Rh 血型系统。ABO 血型是最常见的血型。ABO 血型是根据红细胞膜上是否存在 A 抗原（抗原又称凝集原）和 B 抗原将血液分为四种 ABO 血型。红细胞膜上只含 A 抗原者为 A 型；只含 B 抗原者为 B 型；含有 A 和 B 两种抗原者为 AB 型；A 和 B 两种抗原均无者为 O 型。不同血型的人的血清中含有不同的抗体（抗体又称凝集素）。在 A 型血的血清中含有抗 B 抗体；B 型血的血清中含有抗 A 抗体；O 型血的血清中含有抗 A 抗体和抗 B 抗体；AB 型血的血清中没有抗 A 抗体和抗 B 抗体。ABO 血型系统的抗原和抗体见图 4-2。

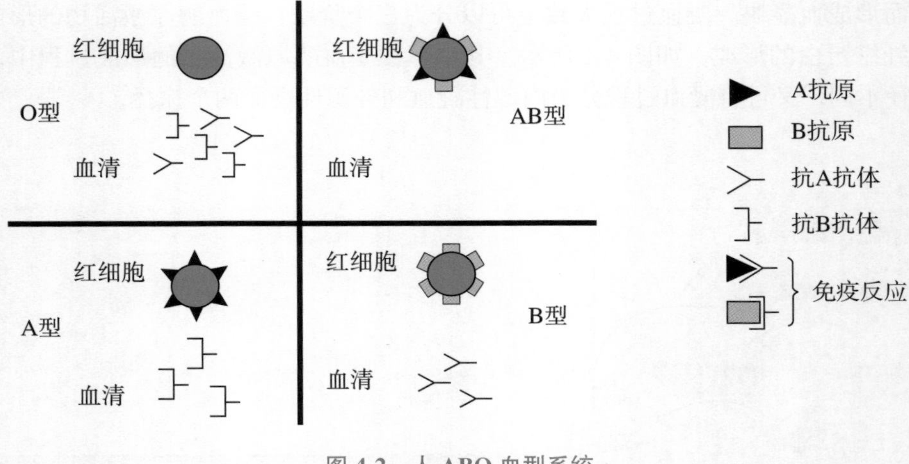

图 4-2　人 ABO 血型系统

三、血液的氧气运输

血液中物理溶解的 O_2 量极少。血液中约 98.5% 的 O_2 是以氧合血红蛋白（HbO_2）这种化学结合的形式运输。Hb 与 O_2 结合或解离反应快，不需要酶的催化，反应的方向取决于氧分压（PO_2）的高低。O_2 与 Hb 结合的速率取决于溶解氧的浓度和空血红蛋白位点的浓度。同样，O_2 的解离速率取决于与 Hb 结合的氧的浓度。溶解 O_2 的浓度与 PO_2 呈正比。Hb 氧饱和度与 PO_2 的关系如图 4-3 所示，这条曲线称为氧解离曲线（oxygen dissociation curve）或氧饱和度曲线，这条 S 形功能曲线以 PO_2 为横坐标，Hb 氧饱和度为纵坐标，反映在不同 PO_2 条件下 O_2 与 Hb 的结合与解离情况。

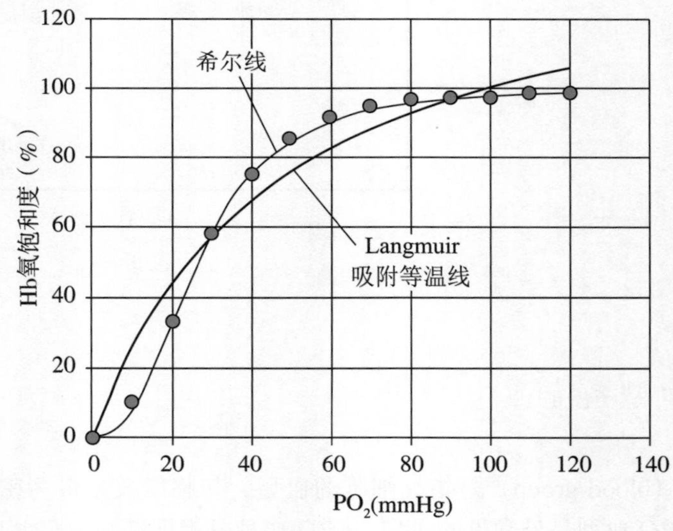

图 4-3　氧解离曲线

氧饱和度曲线不服从简单的饱和动力学（Langmuir 吸附等温线）。当氧分压提高到 *h* 次方，即希尔系数（Hill coefficient）时，能更好地描述 O_2 与 Hb 的结合与解离情况（见式 4-1、图 4-3 氧解离曲线）。

$$[HbO_2]=\frac{[O_2]^h}{K+[O_2]^h}[HbO_2]_{max} \qquad (式 4-1)$$

式中，K 为关联常数，h 为希尔系数。

血液 PO_2 的变化引起 Hb 与 O_2 亲和力的改变，使 Hb 与 O_2 结合或解离。此外，pH、PCO_2、温度（T）和二磷酸甘油酸（DPG）等因素可以使氧解离曲线位置发生偏移，从而影响 Hb 与 O_2 的亲和力和 O_2 的释放，影响血液对 O_2 的运输。当血液 pH 降低、PCO_2 升高、温度升高，或 2,3-DPG 升高时，Hb 与 O_2 的亲和力降低，曲线右移，有助于 HbO_2 释放 O_2。

其他因素，如一氧化碳（CO）等也会影响氧的运输。CO 与 Hb 的亲和力是 O_2 的 200 多倍，CO 中毒可以使 HbO_2 形成减少，血液运输 O_2 的能力下降，并且当 CO 与 Hb 分子中某个血红素结合后，氧解离曲线左移，O_2 的释放减少。Hb 与 O_2 的结合还受其自身状态的影响。Hb 的 Fe^{2+} 可在氧化剂（如亚硝酸盐）作用下被氧化成 Fe^{3+}，因此形成高铁 Hb，失去运输 O_2 的能力，导致血液性缺氧。

第二节　人体机能实验

人 ABO 血型的测定

（一）实验目的

学习使用抗体检测 ABO 血型的方法，观察红细胞凝集现象，并了解血型检查在输血中的重要意义。

（二）实验原理

通常所说的血型是指红细胞的血型。在红细胞上已发现 35 种不同的血型系统，其中与临床关系最为密切的是 ABO 血型系统和 Rh 血型系统。ABO 血型是最常见的血型。ABO 血型是根据红细胞膜上是否存在 A 抗原（抗原又称凝集原）和 B 抗原将血液分为四种 ABO 血型。ABO 血型系统的抗原和抗体见表 4-1。血清抗体与对应的红细胞混合后，发生不可逆的特异性凝集反应，可按此判断血型。

表 4-1　ABO 血型系统的抗原和抗体

血型	红细胞膜上的抗原	血清中的抗体
O	无 A，无 B	抗 A+ 抗 B
A	A	抗 B
B	B	抗 A
AB	A+B	无

（三）观察对象

学生志愿者。

（四）实验方法

1. 试剂与器材　抗 A 和抗 B 抗体、一次性 10 μl 微量采血吸管、带双侧凹槽的玻璃板、采

Note

血针、乙醇、聚维酮碘、棉签。

2．步骤

(1) 将洗净并晾干的玻璃板放置于实验台上，在玻璃板上两凹槽处分别滴加适量抗 A 抗体与抗 B 抗体。

(2) 左手环指消毒，用采血针采血，用微量采血吸管采集一定量血液，加入两侧凹槽，轻轻晃动玻璃板，使血与抗体混匀。

(3) 仔细观察，判断有无凝集反应。如发生凝集反应，肉眼观察可见红细胞聚集成大小不同的团块，摇动玻璃板不能使红细胞再分散。

(4) 根据双侧凹槽内是否发生凝集反应来判断受试者血型。

(五) 实验结果

第四章人体机能实验：总结与思考解析

观察双侧凹槽内红细胞是否发生凝集，根据结果判断受试者血型（表 4-2）。

表 4-2　血型的判断

受试者血型	抗 A 抗体	抗 B 抗体
O	−	−
A	+	−
B	−	+
AB	+	+

注：− 表示无凝集反应；+ 表示有凝集反应。

(六) 总结与思考

1．ABO 血型的分型原则是什么？

2．常规 ABO 血型的定型方法有哪几种？新生儿血型鉴定需要采用哪种方法？

（康继宏）

第三节　虚拟仿真实验

一、血液性缺氧造模及指标检测虚拟仿真实验

(一) 实验目的

1．学习复制动物一氧化碳中毒和亚硝酸钠中毒引起血液性缺氧病理模型的方法，掌握主要的发病原因和机制。

2．观察一氧化碳中毒和亚硝酸钠中毒引起血液性缺氧引发的病理生理变化，包括呼吸、皮肤黏膜颜色、活动以及氧分压的改变等。

Note

（二）实验原理

红细胞数量和功能的正常直接与呼吸功能相联系。血液红细胞是肺和各器官组织间输送 O_2 和 CO_2 的载体。红细胞中的血红蛋白（Hb）在肺部对 O_2 的摄取、在循环血液中对 O_2 的运输和在组织中对 O_2 的释放与提供细胞所需，都起着十分重要的作用。

血液性缺氧（hemic hypoxia）指血红蛋白量或质的改变，使动脉血氧含量（CaO_2）减少或同时伴有氧合血红蛋白结合的氧不易释出所引起的组织缺氧（又称等张性缺氧）。常见原因有贫血、一氧化碳中毒、高铁血红蛋白血症、血红蛋白与氧的亲和力异常增加等。

一氧化碳（CO）中毒：Hb 与 CO 结合可生成碳氧血红蛋白（carboxyhemoglobin，HbCO）。CO 与 Hb 结合的速度虽仅为 O_2 与 Hb 结合速率的 1/10，但 HbCO 的解离速度却只有 HbO_2 解离速度的 1/2100，因此，CO 与 Hb 的亲和力比 O_2 与 Hb 的亲和力大 210 倍。当吸入气体中含有 0.1% CO 时，血液中的 Hb 可有 50% 转为 HbCO，从而使大量 Hb 失去携氧功能；CO 还能抑制红细胞内糖酵解，使 2,3-DPG 生成减少，氧解离曲线左移，HbO_2 不易释放出结合的氧；一个 Hb 分子虽然可同时与 CO 和 O_2 结合，但当 CO 与 Hb 中的一个血红素结合后，可使其余 3 个血红素与 O_2 的亲和力增大，故使结合的 O_2 也不易释放。因此，CO 中毒既影响 Hb 与 O_2 的结合，也影响 O_2 的释放，从而造成组织严重缺氧。当血液中的 HbCO 增至 10% ～ 20% 时，可出现头痛、乏力、眩晕、恶心和呕吐等症状；增至 50% 时，可迅速出现痉挛、呼吸困难、昏迷，甚至死亡。

亚硝酸钠中毒：生理状态下，Hb 中的铁主要以 Fe^{2+} 的形式存在，但血液中也有 1% ～ 2% 的 Hb 为高铁血红蛋白（methemoglobin，$HbFe^{3+}OH$），由于机体自身氧化 - 抗氧化平衡作用（如存在 NADH、维生素 C、还原型谷胱甘肽等抗氧化物质），血液中的高铁血红蛋白不会过度增多。当发生亚硝酸盐中毒时，Hb 中的 Fe^{2+} 氧化成 Fe^{3+}，形成大量高铁血红蛋白，若高铁血红蛋白含量增至 20% ～ 50%，使血红蛋白失去正常携氧能力，引起明显缺氧，称为高铁血红蛋白血症。高铁血红蛋白中的 Fe^{3+} 因与羟基牢固结合而丧失携带氧能力；另外，当 Hb 分子中有部分 Fe^{2+} 氧化为 Fe^{3+}，剩余吡咯环上的 Fe^{2+} 与 O_2 的亲和力增高，氧解离曲线左移，高铁血红蛋白不易释放出所结合的氧，加重组织缺氧。当高铁血红蛋白含量超过血红蛋白总量的 10%，就可出现缺氧表现；当达到 30% ～ 50%，则发生严重缺氧，出现全身青紫、头痛、精神恍惚、意识不清，甚至昏迷。

（三）实验对象

虚拟动物。

（四）实验方法

1．实验前准备　登录“基于 ESP 智能模拟病人的缺氧病理生理学实验”项目，该虚拟仿真实验教学项目首页见图 4-4。选择“实验基础”，进入该界面后学习实验目的与实验原理、观看“动物实验”的教学视频。通过观看视频，明确本次虚拟动物实验的目的、原理、实验方法、实验过程中需要观察记录的指标以及分析讨论的问题，在课前对整个动物实验有系统的了解。

2．进入动物虚拟实验界面　点击“我要做实验”，然后进入“不同类型缺氧实验”模块点击“动物虚拟实验”，进入该界面后学习以 3D 虚拟小鼠为操作对象，虚拟缺氧动物实验人机互动操作。该环节设置有“实训模式”和“考核模式”。

3．开展动物虚拟实验　学生在“实训模式”下操作时，系统针对操作结果有“正确”与“错误”的提示，学生可以反复操作，系统会自动记录学生实训时间。此教学系统由 5 个实验项目组成，分别为年龄因素对缺氧耐受性的影响、低张性缺氧实验、一氧化碳中毒实验、亚硝酸钠中毒实验，以及氰化钾中毒实验。

4．一氧化碳中毒实验　学生在“实训模式”下操作时，选择一氧化碳中毒实验模块，系统

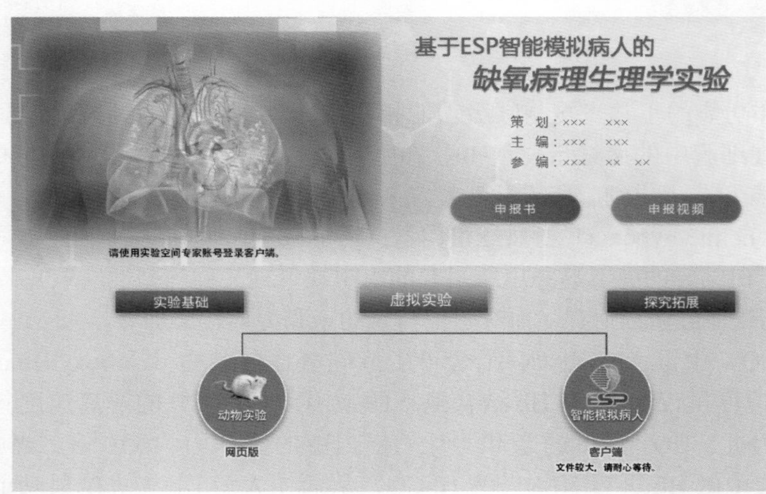

图 4-4　基于 ESP 智能模拟病人的缺氧病理生理学实验首页

针对操作结果有“正确”与“错误”的提示，学生可以反复操作，直至熟练掌握（图 4-5）。

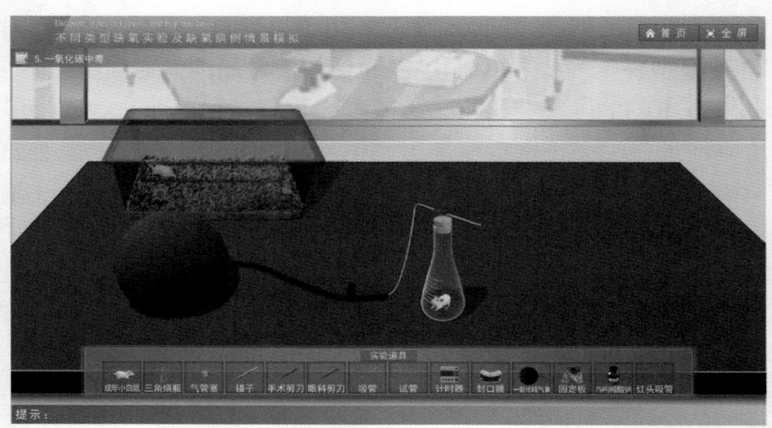

图 4-5　一氧化碳中毒缺氧虚拟实验项目

（1）取 1 只小鼠观察其正常时的活动、腹式呼吸的频率等。

（2）将其放入三角烧瓶内，瓶内放入通入煤气的装置，通入煤气的玻璃管插入盛水的试管内，以试管内水中放出的气泡数调节通气量，气泡产生速度控制在 10 个 / 分左右，通气速度过快，可使小鼠所在三角烧瓶内的 CO 浓度迅速增高，导致动物迅速死亡而影响血液颜色发生明显变化。记录通气时间和速度，观察实验小鼠一般状况的变化，直至死亡，再记录时间。

（3）观察记录死亡小鼠尾、耳、口唇颜色的改变。

（4）尸检：当小鼠死亡后，打开胸腔，观察内脏颜色并与后续亚硝酸钠中毒动物作比较。

开胸后，剪破心脏，用吸管滴入 2 滴 7% 枸橼酸钠溶液，迅速混匀，取出 2 滴，滴入盛有 5 ml 蒸馏水的试管内，立即用软木塞盖紧，摇匀，观察试管内溶液的颜色，并与后续亚硝酸钠中毒实验后制备的同种溶液作比较。

注：为比较不同原因所致缺氧时血液颜色的差异，每次取血都应该尽量做到操作的“标准

化”，如加入枸橼酸钠溶液的量和吸取抗凝血液的量（2 滴，滴管口径粗细不同，2 滴血液量多少可明显有差异）等。另外，放入血液的蒸馏水试管应立即用软木塞盖紧。

5．亚硝酸钠中毒实验　学生在“实训模式”下操作时，选择亚硝酸钠中毒实验模块，系统针对操作结果有“正确”与“错误”的提示，学生可以反复操作，直至熟练掌握（图 4-6）。

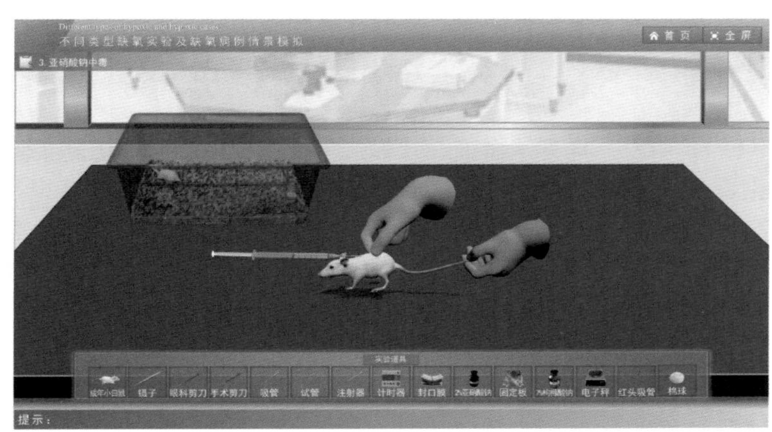

图 4-6　亚硝酸钠中毒缺氧虚拟实验项目

（1）取 1 只小鼠，称重，观察其一般状况。

（2）皮下注射 2% 亚硝酸钠溶液，用量为 0.35 ml/10 g 体重，记录时间。

（3）观察实验小鼠一般状况的改变，直至死亡，记录时间。

（4）尸检（方法同一氧化碳中毒实验），并与一氧化碳中毒实验动物比较。

6．实验考核　完成实验实训练习后，选择“考核模式”，进入指定考核，选择一氧化碳中毒实验模块或亚硝酸钠中毒实验模块进行并完成测试题。考核结束或中途返回，系统会确认是否“交卷”。如果确认交卷，系统会给出成绩。

（五）实验结果

完成实验结果的记录、实验报告、实验考核等。

（六）总结与思考

第四章虚拟仿真实验1：总结与思考解析

1．本实验中两种类型血液性缺氧的原因和发病机制是什么？

2．一氧化碳中毒和亚硝酸钠中毒引起血液性缺氧时，小鼠口唇黏膜、耳、尾及血液颜色的改变为何不同？

3．如果发生煤气中毒，对中毒者进行早期抢救处理的原则是什么？应注意什么？

4．亚硝酸钠中毒引起缺氧时，有哪些具有针对性的抢救治疗措施？

Note

二、基于 ESP 智能模拟病人的血液性缺氧（一氧化碳中毒）临床案例

（一）实验目的

借助于数学模型驱动的电子标准化病人（electronic standardized patient，ESP），模拟血液性缺氧（急性一氧化碳中毒）患者在组织与病理解剖、生理与病理生理、细胞与分子、代谢与能量等方面出现的变化，使学生熟悉血液性缺氧（急性一氧化碳中毒）的诊治原则及预防措施。

（二）实验原理

1．一氧化碳（CO）中毒　详见“血液性缺氧造模及指标检测虚拟仿真实验”实验原理。

2．电子标准化病人（ESP）系统　基于数学模型和生理驱动的 ESP 系统是一套智能电子标准化病人教学系统。此系统在人体生理 / 病理理论基础上，通过利用物理学、数字电路技术和计算机信息技术对人体的器官系统进行模拟和数学模型的设计，是一套数字生理驱动和实时反馈系统（图 4-7）。

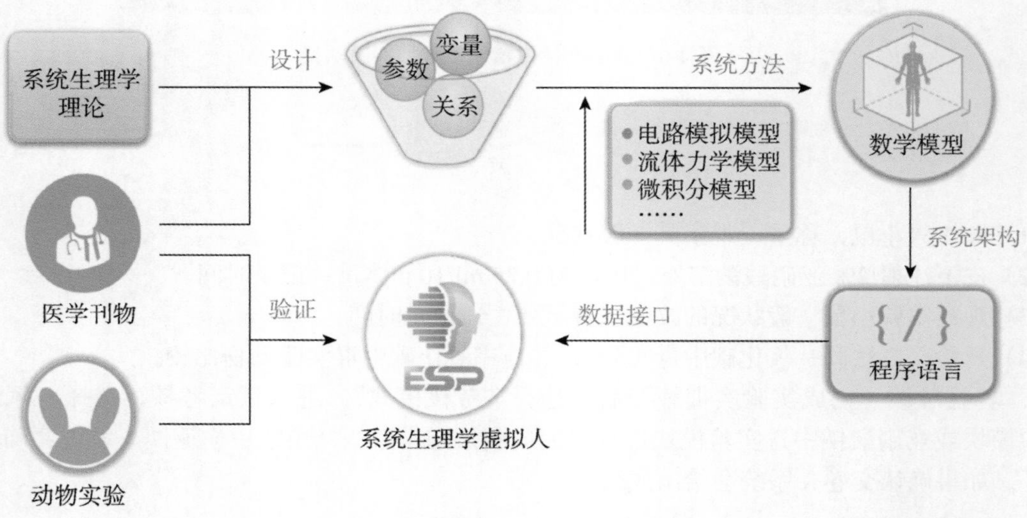

图 4-7　ESP 系统设计方法示意图

ESP 系统以人体器官系统为中心进行模块的搭建，同时针对人体所处的外部环境对人体的影响、医疗器械设备应用对人体的作用、药物对人体的作用以及人体在病理状态下的自我代偿和调节等方面进行模块化设计，建立了系统验证机制。

（三）实验对象

ESP。

（四）实验方法

1．实验前准备　登录“基于 ESP 智能模拟病人的缺氧病理生理学实验”项目，该虚拟仿真实验教学项目首页见图 4-4，选择“实验基础”，进入该界面后学习实验目的、实验原理以及人体

实验伦理，在课前对基于 ESP 的智能模拟病人有系统的了解。

2. 进入 ESP 案例界面 点击“ESP 智能模拟病人”，输入用户名和密码，进入一氧化碳中毒病例，阅读一氧化碳中毒的分级、临床分期及临床表现等知识。

3. 进入案例 进入案例设置，选择不同程度的一氧化碳中毒模块。点击“进入案例”按钮。通过计算机远程运输进入案例，系统提供基于 ESP 智能模拟病人的一氧化碳中毒的监护仪参数，了解多参数监护仪的报警、冻结、调取等功能；学生可以观察并记录 ESP 的实时状态，监护仪显示数据包括血压、心电图、心率、呼吸等基本生命体征、血流动力学、呼吸动力学等参数的改变，并分析其发生机制。

4. 完成一氧化碳中毒相关思考题 学生需要完成思考题，系统将自动记录每位学生的访问信息、操作自动评分。通过上述学习，使学生掌握一氧化碳中毒引起缺氧的病因、典型临床表现、治疗原则，以及一氧化碳中毒致缺氧引起器官系统功能、形态及细胞分子变化的机制。

5. 进行语音问诊 进入“ESP 智能模拟病人”环节，需要学生完成“语音问诊”（图 4-8A）和预设问题对患者进行问诊：点击“病情评估”，可通过“语音问诊”所得到的信息对 ESP 病情进行评估，明确临床诊断。

6. 填写电子病历 查看并填写“电子病历”（图 4-8B）：点击“电子病历”，先学习和了解病历的结构和书写规范，然后正确填写病历。

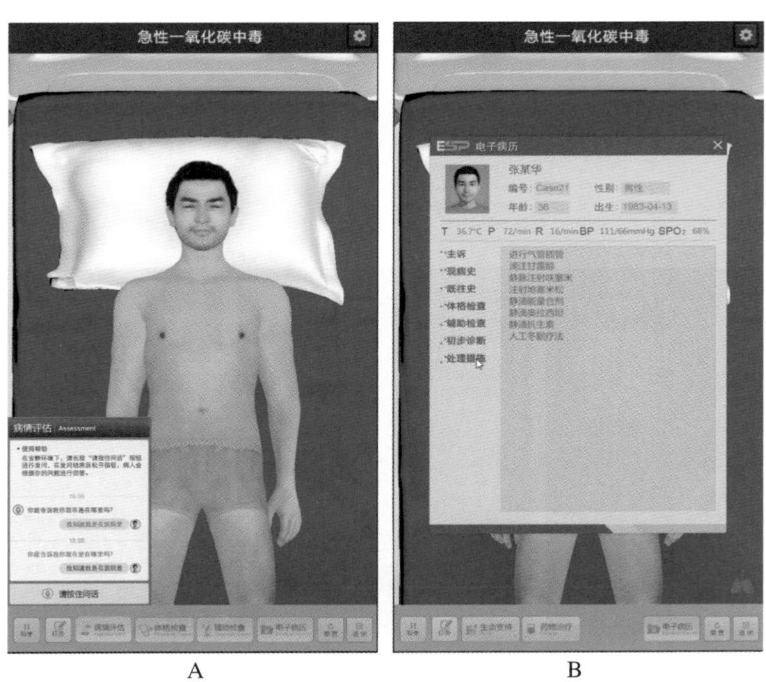

图 4-8 语音问诊（A）和电子病历的填写（B）

7. 开展 ESP 案例救治 点击“抢救措施”栏，选择吸氧、补液、高压氧等并设置参数（图 4-9A）。选择“药物治疗”栏，选择吸氧、补液、高压氧等其他治疗方法，开展救治（图 4-9B）。观察记录多参数监护仪参数，以判断治疗效果（图 4-9C）。

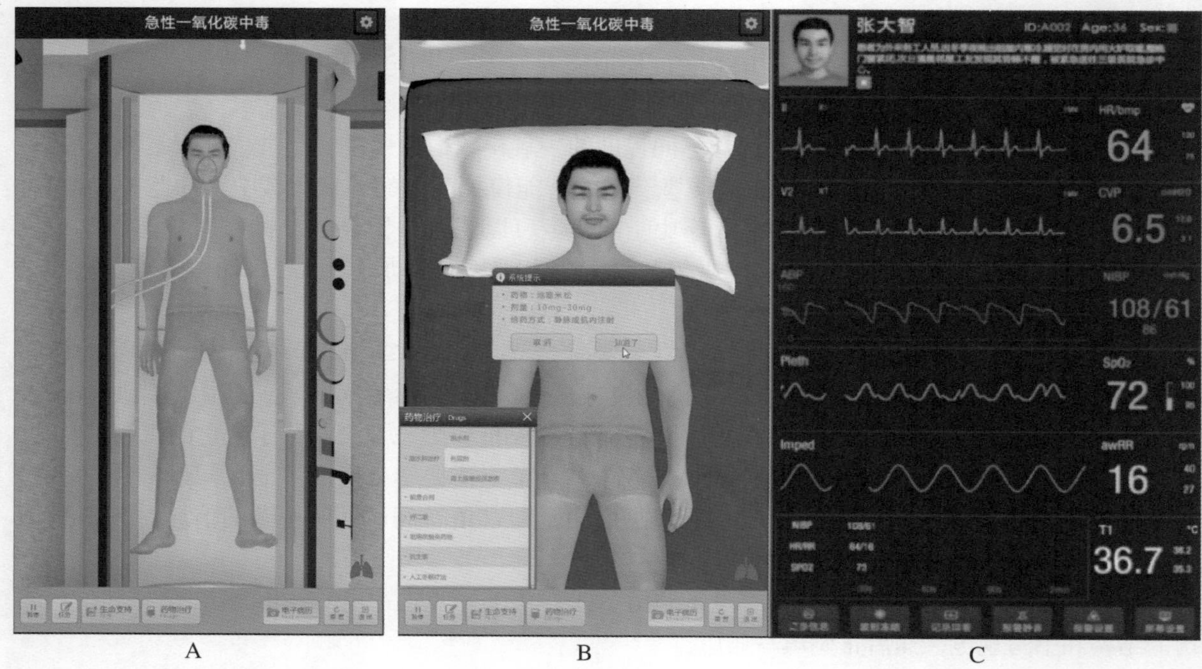

图 4-9　抢救措施参数设置（A）、药物治疗（B）和多参数监护（C）

8．病理生理机制分析　点击“机制”模块，观察一氧化碳中毒引起缺氧的病理生理机制及疾病病程。观察记录肺通气改变、肺换气改变、氧解离曲线变化、血液循环动力学、呼吸动力学改变、组织换气及神经系统变化等内容（图 4-10）。

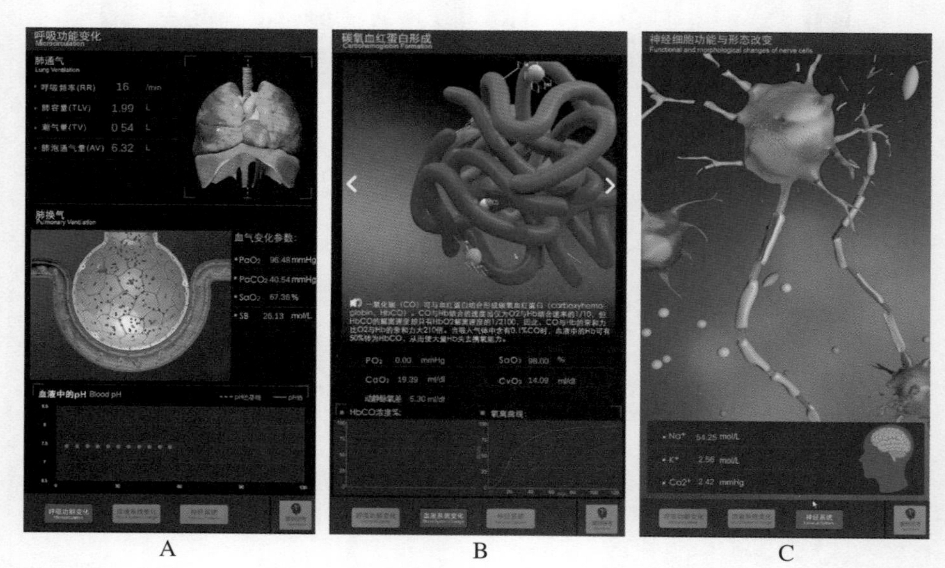

图 4-10　呼吸功能变化（A）、血液系统变化（B）和神经细胞变化（C）

9．考核案例学习效果　点击“案例考核”，完成案例思考题及相关测试。

（五）实验结果

系统将自动记录每位学生的访问信息、每次操作和考核的结果。结果反馈系统便于学生自我评价，也便于教师评价学生的学习效果。

第四章虚拟仿真实验2：总结与思考解析

（六）总结与思考

1．一氧化碳中毒时，血红蛋白分子结构变化的特点及机制是什么？
2．如果发生煤气中毒，对中毒者进行早期抢救处理的原则是什么？应注意什么？

（胡优敏）

小　结

血液是充满于心血管系统、不断循环流动的一种流体组织。运输是血液的最基本功能。血液将从肺获取的 O_2 带到各种组织细胞，将体内代谢产生的 CO_2 运送到肺排出体外；同时，血液将营养物质转运给各组织细胞，将代谢废物转运到排泄器官。此外，血液在机体防御和生理性止血等方面具有重要功能。临床上血液与输血、器官移植，以及许多疾病关系密切。

整合思考题

1．简述哪些因素会影响血液中 O_2 的运输。
2．一氧化碳中毒和亚硝酸钠中毒引起血液性缺氧的发病机制有何不同？
3．血型检测的临床意义是什么？
4．请比较 ABO 血型和 Rh 血型的特点。

第四章整合思考题解析

第五章　循环系统

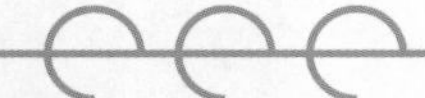
导学目标
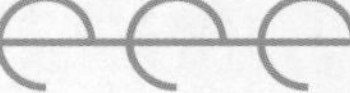

通过本章内容的学习，学生应能够：

※ 基本目标

1．描述心脏泵血的基本过程和心室压力 - 容积关系。
2．理解心脏泵血涉及的力学原理。
3．运用心室压力 - 容积环和心室功能曲线分析心排血量的影响因素。
4．理解血流动力学的基本原理。
5．掌握影响动脉血压的因素、机制和调节方法。
6．总结心功能评价方法、动脉血压测量及调节因素和神经 - 体液调节的影响因素。

※ 发展目标

1．理解心动周期中心肌动作电位、心电图与心血管系统容积和压力之间的关系。
2．区分心功能评价指标的临床意义。
3．利用心功能曲线解释运动对心血管功能的影响。
4．理解多种常见心血管疾病时心功能变化的特点。
5．理解心血管系统神经、体液和自身调控的机制和影响因素。

案例 5-1

男性，50 岁。体格检查时，磁共振成像和二维超声心动图结果显示：收缩期间，左心室腔的直径约为 34 mm，壁厚约为 16 mm，心脏的收缩末期容积为 50 ml，舒张末期容积为 120 ml。

案例 5-1 解析

问题：

1．如果收缩压为 130 mmHg，假设壁应力恒定，心室为给定尺寸的球体，此时心室室壁应力是多少？

2．心脏每搏输出量是多少？

3．左心室射血分数是多少？

Note

第一节　心血管系统的运行原理

一、心脏系统的运行原理

（一）心血管系统的主要生理功能

心血管系统和淋巴系统构成了人体的循环系统。心血管系统由心脏、血管和系统内的血液组成，血管系统包括大动脉、小动脉、毛细血管、小静脉和大静脉。在人体生命活动过程中，心脏不停地搏动，推动血液在心脏、血管内循环流动，称为血液循环。血液从心脏进入动脉、毛细血管，随后由静脉输送回心脏。毛细血管是微小的管道，通常与红细胞大小相同，允许血液与组织间液紧密但间接地接触，以利于水、气体和溶质在血液和组织间液（机体内环境）之间交换。人体许多细胞通常与外部环境没有直接联系，它们在组织间液中，血液循环使机体细胞能够通过肺、肠、肾和皮肤等器官与外环境间接联系，从而实现机体细胞与外环境进行物质和能量交换（图 5-1）。因此，心血管系统的主要生理功能是通过血液循环完成体内的物质运输，一方面，将水、电解质、糖、氨基酸、脂肪酸、维生素等细胞新陈代谢所需的营养物质和 O_2 输送到全身组织细胞；另一方面，将细胞代谢产物、代谢热和 CO_2 运送到排泄器官。而且，内分泌细胞分泌的激素和其他细胞（包括心肌细胞、内皮细胞等）分泌的生物活性分子也必须通过血液循环输送到靶细胞，从而实现机体功能的体液调节。显然，机体内环境稳态和血液免疫防卫功能的实现依

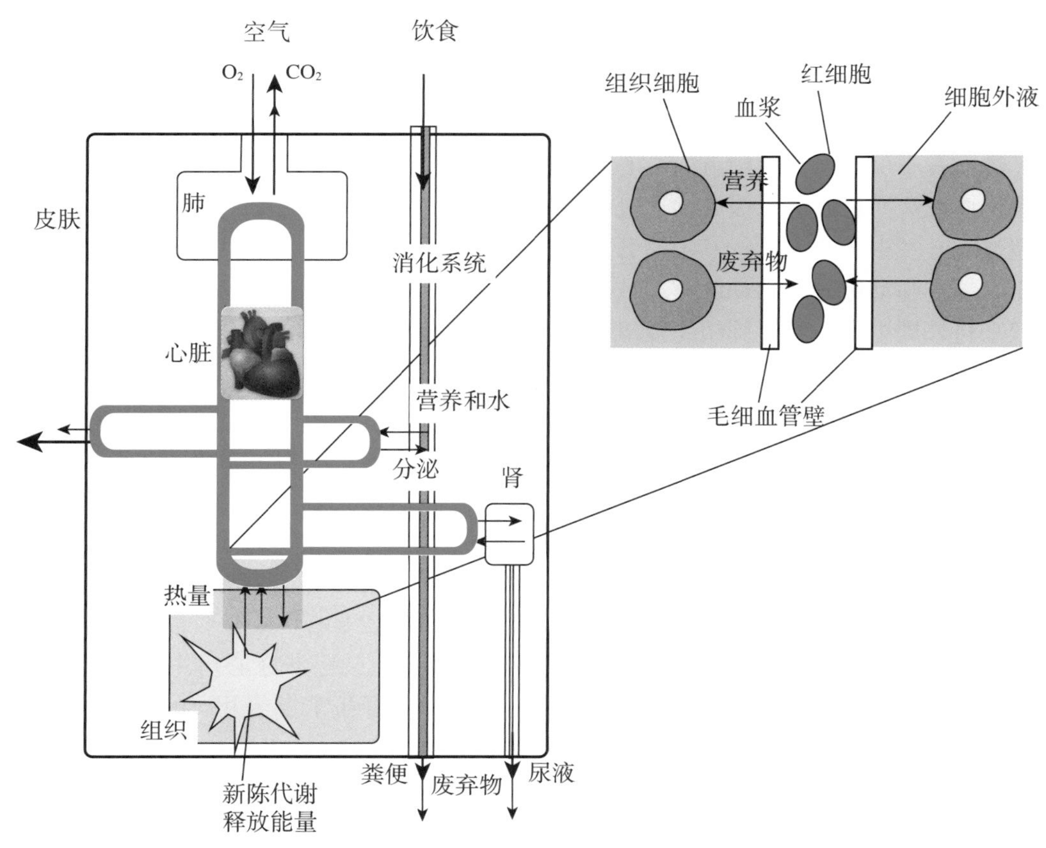

图 5-1　心血管系统在细胞与外环境物质和能量交换中的作用示意图

赖于心血管系统的正常功能，心血管系统功能一旦发生障碍，机体将出现组织细胞代谢和功能受损，甚至危及生命。

（二）心脏泵血过程、机制与心排血量

1．心脏泵血过程与机制　心脏位于胸腔的中间，心尖向左下倾斜，与大血管（上、下腔静脉，肺动脉和静脉以及主动脉）相连，悬挂在坚韧的心包内。心包与横膈膜融合，因此吸气时横膈膜的向下运动将心脏拉向更垂直的方向。心脏的纤维环将心房与心室分隔，并包含四个心脏瓣膜。因此，心脏可以认为是一个由左心和右心组成的双泵，右心将血液泵入肺动脉，在肺部血液补充 O_2，排出 CO_2，随后血液在肺静脉中聚集并返回心脏。从右心到肺、再回到左心的血液流动称为肺循环。左心室的血液自左心室输出，经主动脉及其各级分支，到达全身的毛细血管，进行组织内物质交换和气体交换，血液变成静脉血，最后汇入上、下腔静脉流回右心房，构成了体循环。肺循环与体循环串联，尽管各自独立，但泵送同时进行。因为循环系统是相对封闭的，在稳定状态下进入心脏的血液量必须等于从心脏流出的血液量。

如图 5-2、图 5-3 所示，心脏是由三种类型的肌肉组织，即心房肌、心室肌和具有自律性的特殊肌肉组织构成的兴奋传导系统。与其他肌肉一样，心房肌和心室肌纤维的主要功能是收缩并产生力。传导系统包括窦房结、房室结、房室束和浦肯野纤维网，自律性最高的窦房结产生兴奋并控制整个心脏的活动，是心脏活动的正常起搏点，由窦房结控制的心脏节律称为窦性节律。在窦房结发出的兴奋传递到心房和心室引起整个心脏兴奋的过程中，在人体体表可记录到有规律的电变化曲线，即心电图（electrocardiogram，ECG）。

心脏通过节律性收缩与舒张对血液的驱动作用，称为心脏的泵血功能或泵功能。心脏的一次收缩与舒张构成一个机械活动周期，即心动周期（cardiac cycle），分为收缩期和舒张期。心动周期与心率呈反比，如心率为 75 次 / 分，则心动周期为 0.8 s。在心房的活动周期中，先是心房收缩，持续约 0.1 s，随后舒张约 0.7 s；对心室而言，心室先收缩，持续约 0.3 s，随后舒张约 0.5 s。在心动周期中，血液从静脉到动脉单向流动，血液通过上腔静脉、下腔静脉和冠状窦（供应心脏的主要血液通道）进入右心房，右心房作为血液储库和通往右心室的通道，当心脏舒张时，三尖瓣开放，进入右心房的血液继续流入右心室，三尖瓣确保血液单向流动，右心室收缩后，三尖瓣关闭，阻止血液流回右心房。因此，通过增加右心室内的压力可以关闭三尖瓣，并且当右心房中的压力超过右心室中的压力时，三尖瓣开放，房室内的压力操控心脏瓣膜的开放。同样，当右心室内的压力超过肺动脉时，肺动脉瓣开放；当肺动脉内的压力超出右心室时，肺动脉瓣关闭。右心的血液来自外周组织，经过肺组织复氧和排出二氧化碳后流入左心房。进入左心房的血液在舒张期直接流入左心室。左心房收缩先于左心室收缩，这有助于心室在收缩前充满血液。左心室内压升高后，二尖瓣关闭、主动脉瓣开放，血液通过主动脉进入体循环。当左心室内压力在舒张期下降时，主动脉瓣突然关闭，防止血液从主动脉回流到左心室。因为体循环的压力比肺循环高得多，左心室必须提供更多的压力才能将血液推入体循环，所以左心室壁的厚度大约是右心室壁的 3 倍。

图 5-2 进一步显示了心动周期中左心室容积和压力的变化。左心室充盈时间约为 0.45 s。在心室充盈期间，二尖瓣开放，而主动脉瓣关闭，在最后的 0.12 s 心房发生收缩完成心室充盈。心房的收缩并不是真正必要，但如果没有心房收缩，血液可能会停滞在心房中，导致血栓，引起卒中或心脏病发作。心室充盈结束时左心室的血容量称为舒张末期容积（end-diastolic volume，EDV），成人 EDV 约 120 ml，相应的压力，即舒张末期压力（end-diastolic pressure，EDP），为 4 ~ 7 mmHg。心室收缩时间约为 0.35 s，分为两个阶段：第一阶段是短暂的等容收缩期，持续约 0.05 s；第二阶段为射血阶段，约 0.30 s。等容收缩导致左心室压力上升到心房压力以上，从而关闭二尖瓣并产生第一心音。当左心室压力超过主动脉压力时，主动脉瓣在等容收缩结束时打开。

Note

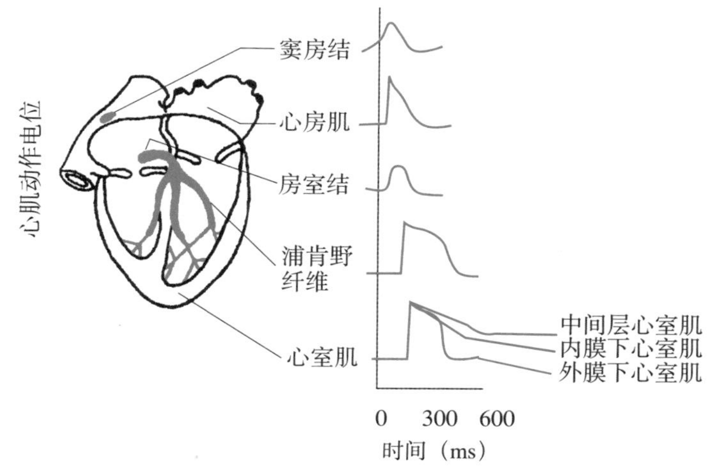

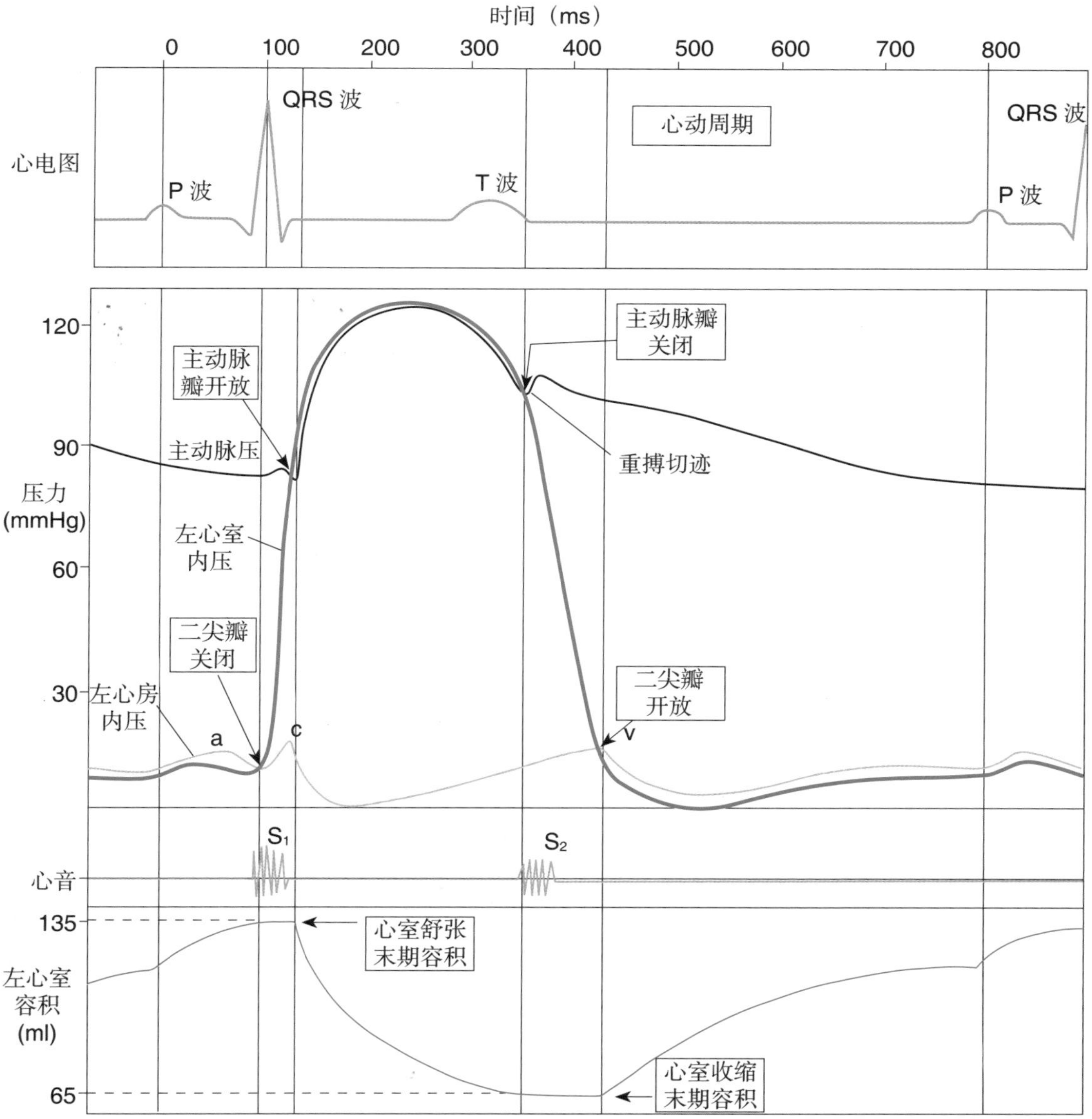

图 5-2　心动周期中心电图、心室容积和心血管内压的变化

当心室压力进一步升高超过主动脉压，主动脉瓣开放，血液从心室流入体循环，此时体循环的峰值压力约为 120 mmHg。心动周期的射血期结束后，主动脉瓣突然关闭，产生心脏的第二心音。在射血阶段结束时，左心室中剩余的血液容积，即收缩末期容积（end-systolic volume，ESV），成人 ESV 约为 50 ml。因此，每搏输出量（stroke volume，SV），即每次心搏时排出的血液体积，指的是舒张末期容积（EDV）和收缩末期容积之间（ESV）的差值 = 120 ml − 50 ml = 70 ml。射血分数（ejection fraction，EF）是每搏输出量占舒张末期容积的百分比，通常为 70/120 = 0.58。右心的情况与左心相似。当主动脉瓣和肺动脉瓣关闭时，心脏进入等容舒张期，因为流出和流入口都关闭，因此没有液体流过，这一阶段持续到心室内压力降至心房压力以下，此时二尖瓣和三尖瓣再次打开。等容舒张期持续约 0.08 s，整个阶段的容积为 ESV，约 50 ml。

2．心排血量（cardiac output，CO） 左心室或右心室每分钟射出的血液量，称为每分输出量，也称为心排血量或心输出量。左、右心室的心排血量基本相等（图 5-3），等于心率（heart rate，HR）与每搏输出量（SV）的乘积，即 CO = HR × SV。如 HR 为 75 次 / 分，SV 为 70 ml，则 CO 约为 5 L/min。一般健康成年男性安静时 CO 为 4.5 ～ 6.0 L/min，剧烈运动时可达 25 ～ 30 L/min。说明正常心脏的泵血功能具有很大的储备量，包括每搏输出量储备和心率储备。为了比较不同个体的心排血量，常用心指数（cardiac index）这一指标，心指数是指单位体表面积（m^2）计算的心排血量。如中等身材的成年男性的体表面积为 1.6 m^2，安静时心排血量为 5 L/min，其心指数为 3.125 L/（min・m^2）。

3．心脏泵血相关的力学原理 心脏不停地搏动，通过压力推动血液在血管系统中循环流动。大多数供应器官的主要动脉是平行排列的，血液流动在每个器官的血管中遇到流体力学阻力，通过调节阻力（血管舒张或血管收缩），可以或多或少地独立调节通过每个器官的血流量（图 5-3）。

当然，也有一些例外。如在胃肠道中，血液首先通过肠道，然后在门静脉循环中灌注肝，此时，血液通过两个串联的毛细血管循环；在肾中，第一组毛细血管是高压循环，形成肾小球滤液，作为尿液生成的第一步，从这些毛细血管排出的血液然后流经传出小动脉，成为第二级毛细血管，即管周毛细血管。

牛顿力学告诉我们，静止的材料除非受到外力作用，否则保持静止；运动的材料除非受外力作用，否则仍然保持运动。在心脏推动一定体积的血液流动后，其能量将通过动脉壁的扩张以及与血管壁的摩擦和流体本身而逐渐耗散，除非第二次、第三次心搏，否则无法保持血液流体运动。为了对抗阻力保持血液流动，必须持续施加力。当这个力被归一化到它作用的区域时，就是压力。因此心血管系统的第一定律可以写成：

$$Q = \frac{\Delta P}{R} \qquad \text{（式 5-1）}$$

其中，Q 是流量（单位为单位时间的体积），ΔP 是由发生流量的距离分隔的压差，R 是发生流量的管道阻力，类似于电流流动的欧姆定律。然而，这个定律只对层流有效。层流是一种流线型流动，例如，当水从水罐中轻轻倒出时即是层流。通过刚性直管的层流可以用泊肃叶（Poiseuille）定律来描述，该定律与管的口径有很大的相关性。1835 年，Jean Leonard Marie Poiseuille 通过实验发现，通过狭窄管道的流量与驱动流量的压力之间的关系可以用下列方程表示：

$$Q_{\mathrm{v}} = \frac{\pi a^4}{8\eta}\left(\frac{\Delta P}{\Delta x}\right) \qquad \text{（式 5-2）}$$

Note

其中，Q_V 是液体流量，单位为每单位时间的体积，π 是圆周率，a 是管道半径，η 是黏度

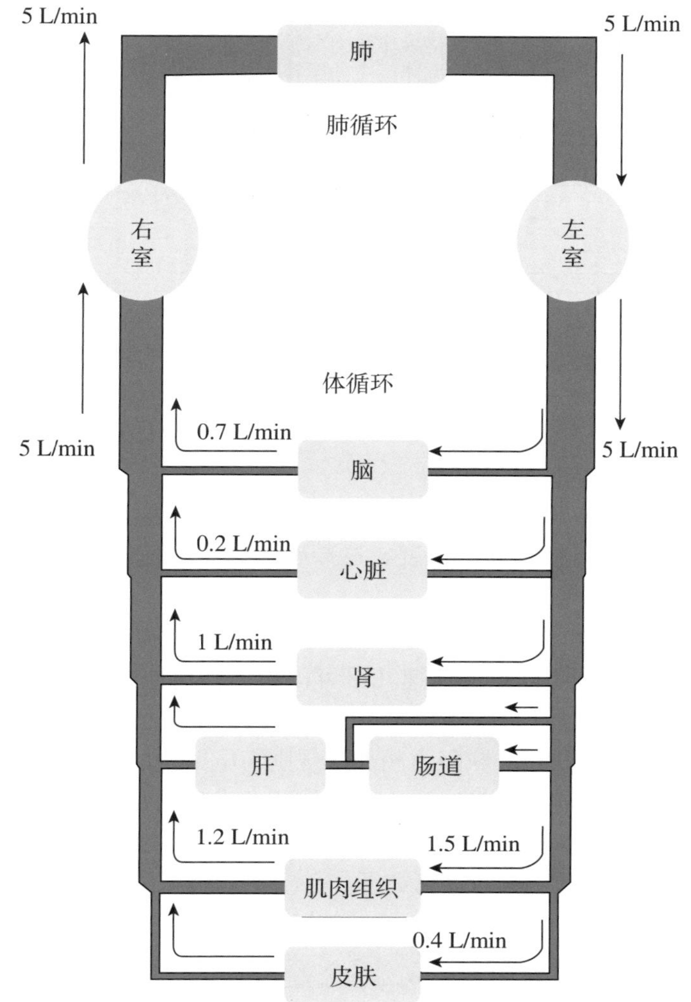

图 5-3 肺循环与体循环平面布局模式图

(viscosity)，ΔP 是管道起点和终点之间的压差，Δx 是管道的长度。该方程仅描述层流的流量和压差之间的关系。层流是稳定的流线型流，在正常情况下人体血液流动以层流为主，因此，这个方程经常被应用于生理学问题。但它的应用要求我们了解黏度。如图 5-4 所示，对于两个被流体隔开的平行板，只有当顶板受到持续的作用力、对抗由于其与相邻流体接触而在板上产生的摩擦阻力时，顶板才能相对于固定底板以恒定速度移动。黏度就是流体对剪切力的抵抗力，它由以下方程定义：

$$\frac{F}{A}=\eta\frac{\mathrm{d}v}{\mathrm{d}\gamma} \qquad \text{（式 5-3）}$$

其中，F 是剪切力，A 是面积，v 是速度，γ 是垂直于板的尺寸。比值 F/A 称为剪切应力，$\mathrm{d}v/\mathrm{d}\gamma$ 称为速度梯度。因此，黏度是剪切应力 F/A 与速度梯度 $\mathrm{d}v/\mathrm{d}\gamma$ 的比值。

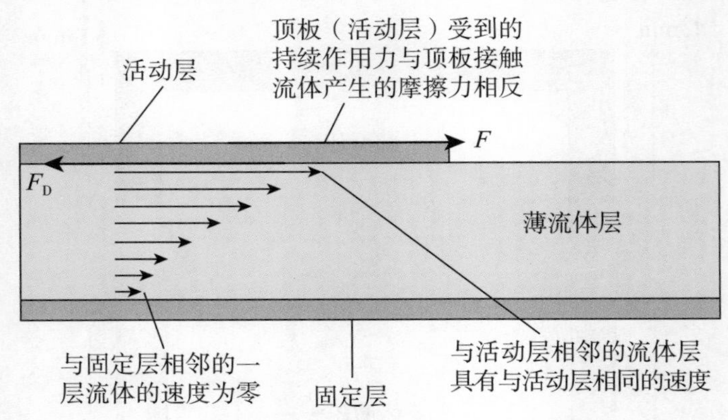

图 5-4 黏度的定义

两块板被一种流体隔开，顶板相对于静止的底板以恒定的速度 v 移动。流体黏附在运动板上，紧邻板的薄层流体具有与板相同的速度，这导致流体中的速度分布。这个速度分布的陡度 $dv/d\gamma$ 就是速度梯度。

然而，在心血管系统复杂多变的网络中，往往存在湍流，湍流是混乱的，就像洪水阶段河流绕过障碍物的流动，河流中不同点的流速几乎可以指向任何地方，此时 Poiseuille 定律已不再适用。尽管 Poiseuille 定律在血管系统中的应用受到限制，但血管阻力可以通过血管收缩而增加、通过血管舒张而减少，串联和并联阻力相加的规则与电路中的规则完全相似。层流是流线型的，是无声的，湍流也称为混沌流，是有噪声的。湍流的发生通常是根据雷诺数来估计，雷诺数（Reynolds number，Re）以 Osborne Reynolds 的名字命名，他通过向移动的流体中注入可见染料的细流来研究管中的流动模式。雷诺数计算如下。

$$Re = \frac{2a < V > \rho}{\eta} \qquad \text{（式 5-4）}$$

其中，Re 是雷诺数，a 是管子的半径，V 是平均速度，ρ 是密度，η 是黏度。因此，雷诺数是一个无量纲数，是惯性力与黏性力的比值。当 Re 为 2000 时，通常会出现湍流。血液的异常运动会在心脏中产生湍流，导致听诊可以听到额外的声音，这就是心脏杂音。如主动脉瓣反流，心室舒张过程中，在主动脉高压的驱动下，血液通过渗漏的瓣膜流返回心室，则产生湍流和噪声。

如前所述，血液流经血管时会遇到阻力，即血流阻力（resistance，R），由流动的血液与血管壁以及血液内部分子之间相互摩擦产生。发生湍流时血流阻力较大。生理情况下，体循环血流阻力主要由小动脉和微动脉产生，约占总阻力的 57%。血流阻力一般难以直接测量，但可以根据下列方程计算。

$$Q = \frac{\Delta P}{R} \qquad \text{（式 5-5）}$$

结合 Poiseuille 定律，得出血流阻力的计算方程：$R = 8\eta \Delta x/\pi a^4$。其中，$\eta$ 是血液黏度，Δx 是血管长度，π 是圆周率，a 是血管半径。

值得注意的是，心血管系统虽然是一个相对封闭的系统，但它是有弹性的，这意味着它没有确定的体积，即体系统可以通过扩大或缩小来改变体积，在这种情况下，体积变化和压力变化之间的关系是：

Note

$$\Delta P = \frac{\Delta V}{C} \quad \text{（式 5-6）}$$

式中，ΔP 为压力变化，ΔV 为体积变化，C 为顺应性（compliance）。一个顺应的系统是一个易于扩张的系统。在高顺应性情况下，ΔV 的增加几乎不会产生压力变化；刚性或非柔性容器不容易膨胀，小 ΔV 的增加会产生大的压力变化。当心肌发生纤维化或心肌肥厚时，在相同的充盈压下，心室的血液充盈量则会减少。

另外，心肌收缩在其壁内产生张力，从而在心室内产生压力。心脏中的张力和压力之间的关系相当复杂，因为其几何形状不简单，室壁张力不均匀。尽管如此，我们可以进行一些近似处理。如图 5-5 所示的薄壁球体，可以画一个假想的平面，把球体平分。球体处于机械平衡状态，这意味着球体任何部分上的总力总和为零。球体内外的压力差是 P。因此，上半球上的净压力是压力 P 乘以暴露在压力下的半球面积 $A = \pi r^2$。这种压力是由球壁中的张力平衡的，即每单位距离的力。每单位长度的张力 T，一直作用在图中所示的赤道周围，因此总张力为 $T \times 2\pi r$。在机械平衡时，这两种力，即压力和张力是相等的：

$$P\pi r^2 = T\,2\pi r \quad \text{（式 5-7）}$$

$$P = \frac{2T}{r}$$

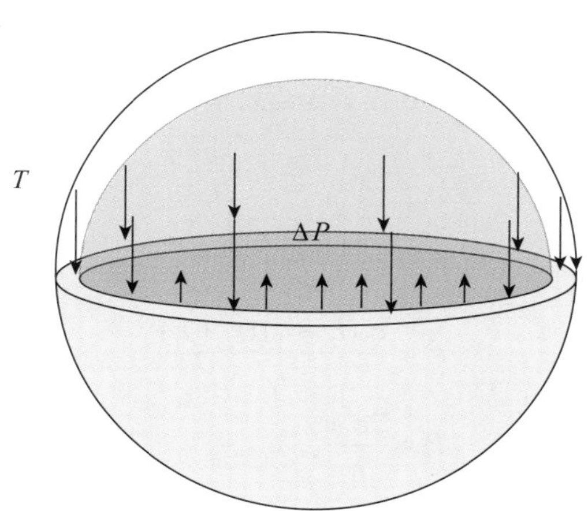

图 5-5　薄壁球体的一个半球所受分力的示意图

最后一个方程 $P = 2T/r$ 即是薄壁球的拉普拉斯定律（law of Laplace）。

下半球壁作用在上半球上的力是张力乘以周长，并指向下方。球体内容物在上半球上的力是压力乘以面积，并指向上。在机械平衡时，上半球上的总力为零。

我们可以将心室比作一个厚壁的空心球体模型，这个模型的内半径为 r_1，外半径为 r_2，室壁厚为 $w = r_2 - r_1$。那么这里的壁应力是壁上每单位面积的力（对应薄壁球模型，壁张力是每单位长度的力）。这样，这样可以获得如下方程：

$$\sigma = \frac{F}{A} \quad \text{（式 5-8）}$$

$$T = \frac{F}{l} \quad \text{（式 5-9）}$$

$$A = wl \quad \text{（式 5-10）}$$

$$\sigma = \frac{T}{w} \quad \text{（式 5-11）}$$

其中，σ 是壁应力，F 是力，A 是面积，T 是张力，l 是长度，w 是壁厚度。机械平衡条件要求内压乘以面积必须平衡壁力：

$$P_1 = \pi r_1^2 = \int_{r_1}^{r_2} \sigma(r)\, 2\pi r \mathrm{d}r \quad \text{（式 5-12）}$$

除非我们知道 $\sigma(r)$ 的形式，否则这是不可能积分的。通常 $\sigma(r)$ 与半径或时间无关，它由两个组成部分组成：一个是与心肌拉伸的被动阻力有关的弹性组成部分，另一个是在心室中产生高压以驱动血液流动的主动组成部分。如果我们假设 $\sigma(r)$ 与 r 是常数，我们得到：

$$P_1 \pi r_1^2 = \sigma\pi\,[r_2^2 - r_1^2] \quad \text{（式 5-13）}$$

根据 $\sigma = T/w = T/(r_2 - r_1)$

$$P_1 = \frac{T}{r_2 - r_1}\frac{\pi(r_2^2 - r_1^2)}{\pi r_1^2} = T\frac{r_2 + r_1}{r_1^2} \quad \text{（式 5-14）}$$

当 $r_2 = r_1$ 时，这种形式的拉普拉斯定律则适用于薄壁球体。拉普拉斯定律的重点是强调心脏壁内张力的发展会在心室内产生压力（P_1）。因为心脏不是球体，而是更像一个长椭圆球体，而且壁应力与 r 不恒定，所以这里推导的方程只是近似有效。如果将 σ 保持在方程中，拉普拉斯定律的另一种形式是：

$$P_1 = \frac{\sigma\pi\left[r_2^2 - r_1^2\right]}{\pi r_1^2} \quad \text{（式 5-15）}$$

$$P_1 = \frac{\sigma(r_2 - r_1)(r_2 + r_1)}{r_1^2}$$

$$P_1 \approx \frac{2\sigma w}{r_1}$$

这一定律可以解释扩张型心肌病时室壁厚度的改变。扩张型心肌病时，为了达到同样的心室压，心室壁应力也必须增加。为了减少壁应力，心壁的厚度也会增加。因此，扩张的心脏也会肥大，它们的心室壁更厚。

4．心排血量的测定

（1）通过耗氧量估算心排血量：1870 年，阿道夫・菲克（Adolf Fick）指出，肺部吸收的氧气必须被灌注肺部的血液带走，可以用一个简单的质量平衡方程来说明：

$$Q_a\,[O_2]_a + Q_{O_2} = Q_V\,[O_2]_V \quad \text{（式 5-16）}$$

式中，Q_a 是肺动脉的血流量（单位为 $L \cdot min^{-1}$），$[O_2]_a$ 是肺动脉血液中的总氧气浓度（单位为每升血液中的 ml O_2），Q_{O_2} 是肺吸收的氧（单位为 $mlO_2\ min^{-1}$）、Q_v 是肺静脉血流，并且 $[O_2]_v$ 是肺动脉血中总氧气浓度。方程左边是肺部的氧气输入，右边是氧气输出，如图 5-6 所示。

Note

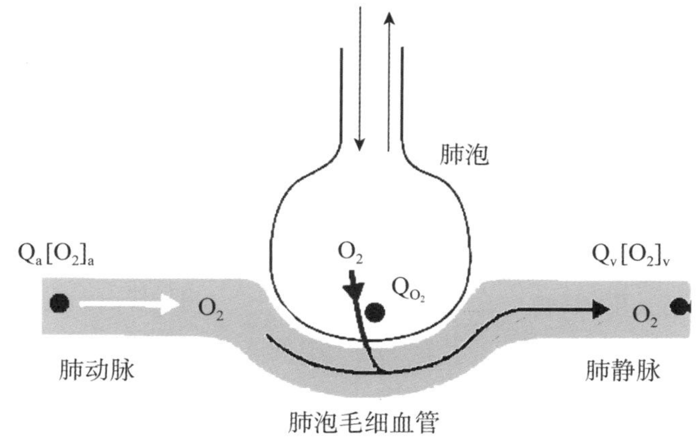

图 5-6 Fick 原理示意图

举例说明，正常人体休息时，Q_{O_2}（耗氧量）通常为 250 $mlO_2\ min^{-1}$。从桡动脉、肱动脉或股动脉获得的动脉血 $[O_2]_a$ 为 19.5 ml%（每 100 ml 全血的体积）。静脉血（通过插入经肘前静脉的心脏导管从右心室流出道获得）$[O_2]_v$ = 14.5 ml%。因为 Q_a 和 Q_v 彼此相等并且等于心排血量，根据上述方程，可以得出

$$Q_a([O_2]_a-[O_2]_V)=Q_{O_2}$$

$$Q_a=\frac{Q_{O_2}}{([O_2]_a-[O_2]_v)}=\frac{250\ ml\cdot min^{-1}}{(195\ ml\cdot L^{-1}-145\ ml\cdot L^{-1})}=5\ L\cdot min^{-1} \quad \text{（式 5-17）}$$

（2）**指示剂稀释法测定**：假设给某人注射 n 摩尔的指示剂，理想情况下，该指标应限制在血液中，并且相对容易测量，指示剂包括与血浆白蛋白结合的染料或本身已用放射性碘标记的血浆白蛋白。注射指示剂的质量（或等效摩尔数）为 m，它分布在一定体积的血液中，这些血液穿过心脏进入循环，在一段时间 t 内，所有含有指示剂的血液体积都将通过循环中的每个点。如果我们知道体积和时间，就可以计算心排血量。假设心排血量 Q_a 是恒定的，在每次增量中，通过系统循环的血液总量为

$$dV=Q_a\,dt \quad \text{（式 5-18）}$$

在任何时候，指示剂的浓度为 C_m，给定为

$$C_m=\frac{dm}{dV} \quad \text{（式 5-19）}$$

其中，dm 是体积 dV 中指示剂的质量（或摩尔）量。指示剂的总质量 m 通过对 $C_m = dm/dV$ 方程进行积分来确定。

$$m=\int_0^t dm=\int_0^t C_m\,dV \quad \text{（式 5-20）}$$

$$m=\int_0^t Q_a C_m\,dt$$

$$m=Q_a\int_0^t C_m\,dt$$

因此，心排血量可以计算为

$$Q_a=\frac{m}{\int_0^t C_m dt} \quad \text{（式 5-21）}$$

如果我们知道 m 并测量 C_m 随时间的变化，则可以通过将 m 除以 C_m 与 t 曲线下的面积来确定 Q_a。该程序如图 5-7 所示。

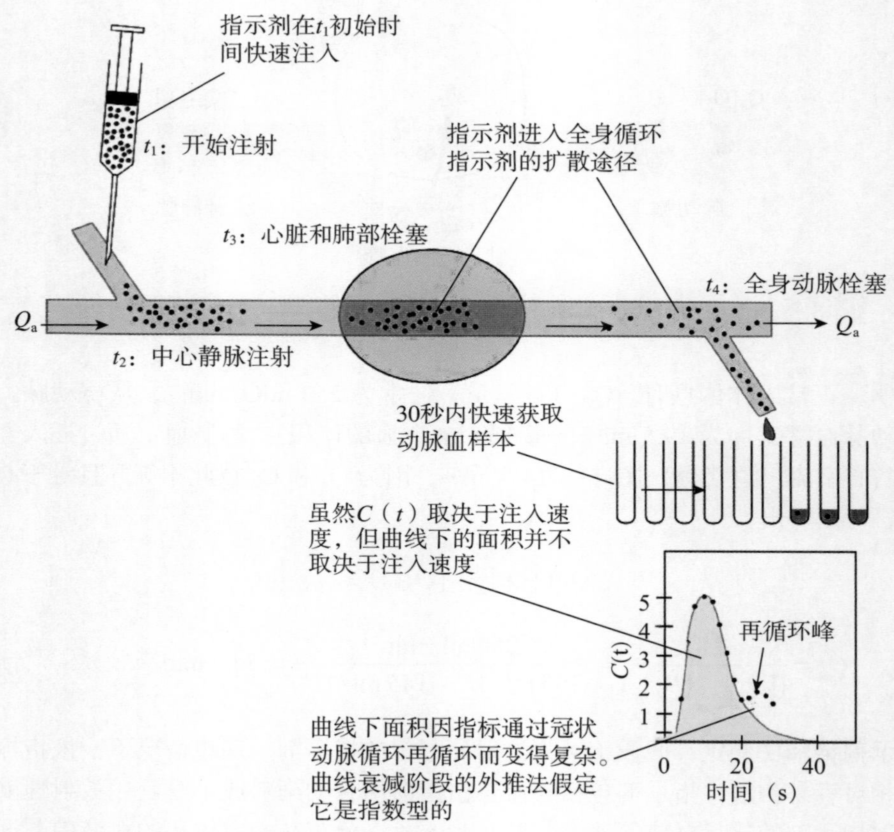

图 5-7　指示剂稀释法测定心排血量的程序

$C(t)$ 与 t 的关系复杂。通常 $C(t)$ 迅速上升到峰值，然后呈指数衰减，因为心室在每次心搏时仅排出其舒张末期容积的约三分之二。然后，用进入心脏的新鲜血液稀释心脏收缩末期残留在心脏中的指示剂，然后第二次稀释残留指示剂，以此类推，n 次心搏后指示剂的浓度为

$$C_m(n) = \left[\frac{\text{EDV} - \text{SV}}{\text{EDV}}\right]^n C_m(0) \tag{式 5-22}$$

取两边对数后得出

$$\ln C_m(n) = n \ln\left[\frac{\text{EDV} - \text{SV}}{\text{EDV}}\right] + \ln C_m(0) \tag{式 5-23}$$

由于 n 通过心率与 t 呈比例（$n = HR \times t$），因此 $C(m)$ 衰减阶段的 $\ln C_m$ 与 t 的关系图中为与 t 呈线性关系。方程可改写为：

$$\ln C_m(n) = \ln C_m(0) + \left(\text{HR} \ln\left[1 - \frac{\text{SV}}{\text{EDV}}\right]\right) t \tag{式 5-24}$$

其中，我们将 SV/EDV 确定为射血分数，即每次心搏时喷射到体循环中的舒张末期容积的分数。通常 SV = 70 ml 和 EDV = 120 ml，因此射血分数通常约为 0.58。因此，衰减曲线的斜率

[ln C（t）对 t] 通常应约为 70 min–1 × ln（1 – 0.58）= –60.7 min–1 = –1.01 s–1。这种分析对单个左心室有效，但对整个心脏来说是不完整的，因为右心和左心都参与了浓度分布的时间扩展。进入左心的血液只是逐渐被右心耗尽指标。如果限制指示剂再循环到循环静脉侧之前的时间，则分析适用于右心。因为右心的血液流入左心，从左心流出的最终浓度是

$$C_m(n)=\left[\frac{EDV_l-SV_l}{EDV_l}+\frac{EDV_r-SV_r}{EDV_r}\frac{SV}{EDV_l}\right]^n C_m(0) \qquad \text{（式 5-25）}$$

该方程描述了左右心室中的初始浓度均为 $C_m(0)$，并且进入右心的血液没有指标的情况。下标“l”表示左心，“r”表示右心。这种情况只适用于在特定时间过程中注入指示剂情况。假设右心室和左心室的射血分数相等，斜率为 70 min–1 × ln [（1 – 0.58）+（1 – 0.58）×70/120] = –28.6 min–1 = –0.48 s–1。因此，右心和左心的连续稀释比单独的任一心室更缓慢地分配指示剂。在实践中，指示剂注入通常较慢，随后指示剂的衰减也较慢，ln C_m 与 t 的曲线斜率较小。需要 ln$C$（t）与 t 的关系图，因为在衰减曲线的中间，浓度通常显示出再循环峰，该再循环峰对应于完成一个循环后指标重新进入静脉血液。因为冠状动脉循环是最短的回路，所以这些血液首先对循环峰起作用，由最初注射的指示剂引起的浓度可以通过从对应于心脏中指示剂稀释的曲线的衰减部分外推 ln C（t）相对于 t 来估计。

（**3**）**热稀释法测定**：该方法是将已知质量的冷盐水快速注入右心房，放置在远端肺动脉中的热敏电阻记录温度随时间的变化。原理与指示剂稀释法相同，只是注射量是“冷”量，计算为 $m \times C_p \times$（$T_{blood} - T_{saline}$），其中 m 是盐水的质量，C_p 是其比热（使其温度升高 1 摄氏度所需的能量），T_{blood} 和 T_{saline} 分别是血液和盐水的温度。这种情况下的心排血量是通过将“冷”量除以温度 - 时间图的积分来计算的。热稀释方法避免了再循环问题，因为返回心房的血液在再循环之前已经被加热到组织温度。然而，从组织到血液的热传递会通过减少积分来高估心排血量。

目前已不使用上述方法测定心排血量，临床上心排血量可以用超声心动图和心脏磁共振技术测定。

（三）心排血量的影响因素

单个心动周期内，左心室压力发展和左心室容积随时间变化，如果绘制左心室的压力与其容积的关系图，就可以得到左心室的压力 - 容积环（图 5-8）。

在每个心动周期中，压力 - 容积关系沿着逆时针循环。当左心房压力超过左心室压力时，二尖瓣开放（图 5-8 中的 A 点），血液从左心房流入左心室，左心室的压力实际上降低了，因为心脏继续舒张，舒张速度略快于充盈速度。舒张期结束时，心脏充盈，压力再次上升到约 7 mmHg，此时 EDV 约 120 ml，心脏开始收缩（图 5-8 中的 B 点），并进入等容收缩期，此时心内压逐渐增加，直到左心室压力超过主动脉压力，主动脉瓣开放，动脉压处于最低点，即舒张压。通常约为 80 mmHg（图 5-8 中的 C 点）。一旦主动脉瓣打开，心脏就会将血液喷射到主动脉中，导致主动脉压力升高和弹性拉伸。当喷出的血液沿着动脉系统流动，心脏开始舒张时（图 5-8 中的 D 点附近），压力瞬间上升后再次下降。当心室内压降至动脉压以下时，主动脉瓣关闭（图 5-8 中的 E 点），心脏再进行等容舒张，此时的容量为 ESV。每搏输出量 = EDV – ESV = 120 ml – 50 ml = 70 ml。

每搏输出量由前负荷、后负荷和心肌收缩力来决定。心脏每次搏动排出的血液量取决于心脏收缩力和心脏中的血液量。这可以通过两种基本机制来影响：收缩前心室的拉伸程度以及心脏产生张力的固有能力。心室的伸展程度取决于填充心脏的静脉压或中心静脉压力，即前负荷。1895 年，德国生理学家奥托 · 富兰克结扎蛙心的主动脉，使心脏的收缩完全处于等体积状态，然后通过增加舒张容积来测量心脏拉伸时产生的压力，发现等容积压力随着拉伸而增加。英国生理学

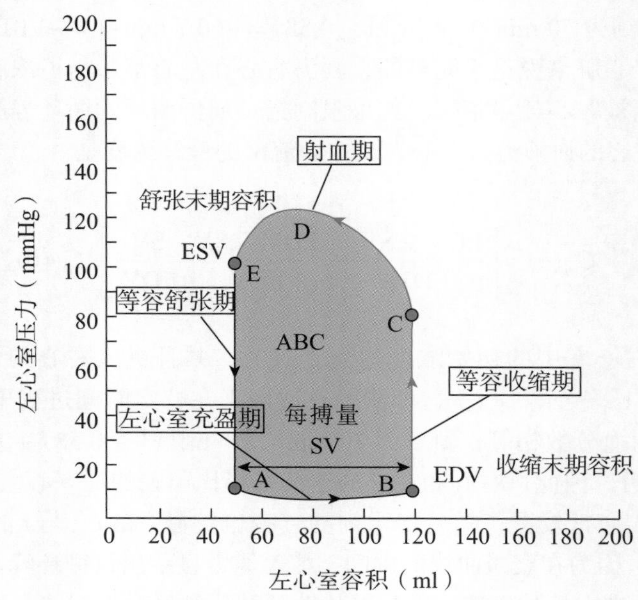

图 5-8 心动周期中左心室的压力 - 容积环

家 Ernst Starling 使用了一种更具生理学意义的狗离体心脏和肺对这些实验进行了扩展。心脏充满来自储液器的温热含氧血液，储液器高度控制着中心静脉压力，即右心房入口处的压力。右心在舒张期充满，直到右心房和右心室中的压力等于该中心静脉压力。因此，舒张末期右心室的扩张程度在很大程度上由该中心静脉压力决定。同样，肺静脉的压力决定了舒张末期左心室扩张的程度。这两种压力，即中心静脉压力和肺静脉压力，称为充盈压。实验发现，当中心静脉压力增加时，右心房舒张末期压力也增加，右心室伸展。根据奥托 · 富兰克的发现，这会增加右心室的收缩力，并排出更多的血液。右心室输出的增多增加了肺静脉中的压力，这反过来又增加了左心室的舒张末期拉伸，从而增加左心室的收缩力，使左心室排出更多的血液。因此，中心静脉压力的升高增加了两个心室的输出，这就是心脏的弗兰克 · 斯塔林定律（the Frank-Starling law of the heart），即增加右心房压力会增加两个心室的每搏输出量。

任何绘制心脏收缩能量（每搏输出量、心排血量）测量值与心脏纤维初长度测量值的曲线都是心室功能曲线。图 5-9 显示心排血量与右心房压力的关系图，表示心脏对其输入（前负荷）的内在调节，其独立于心脏的神经调节而发生。当然，这种心室功能曲线也可以由自主神经系统调

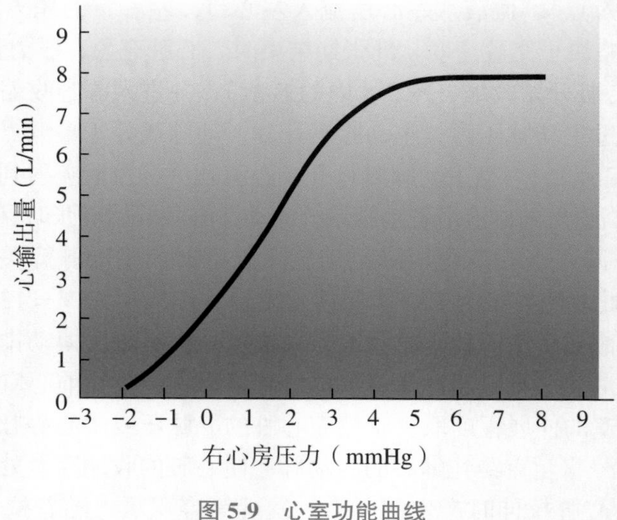

图 5-9 心室功能曲线

Note

节，称为外在调节。

心室的前负荷与心室充盈时间、静脉回流速度、心室舒张功能、心室顺应性、心包腔内压以及射血后心室内剩余血液量有关。

心脏的收缩力是指它在任何给定的拉伸范围内产生力的能力。交感神经刺激会增加心脏的收缩力，心脏病会降低其收缩力。心脏收缩力可以通过以下两种方式改变：改变心肌细胞内［Ca^{2+}］瞬变的大小和（或）肌丝对给定 Ca^{2+} 瞬变的敏感性。

1871 年，HG Bowditch 观察到，心率的增加会导致收缩力的逐渐增加。当频率从低值增加时，第一拍通常较弱，但随后力逐渐增加，直到达到新的稳定状态。Ca^{2+} 瞬变的大小解释了这种鲍迪奇效应（Bowditch effect）。增加频率会增加细胞 Ca^{2+} 的总流入，因为存在更多的动作电位。结果是肌浆网中 Ca^{2+} 的负载量增加，释放出更多的 Ca^{2+}，以产生更多的收缩力。增加频率后的第一拍频通常收缩力较弱，因为肌浆网中的钙通道没有足够的时间从先前的刺激中恢复，到下一个兴奋时，肌浆网 Ca^{2+} 的储存量增加，因此 Ca^{2+} 释放量增加。随着心率的增加而增加的力是有限的：如果心率变得太快，力会再次减少。其原因是：①心室充盈无法跟上较高的收缩频率，因此心室容积较小，压力较小；②在高频下，动作电位持续时间更短并且 Ca^{2+} 流入的时间缩短。因此，在非常高的频率下，Ca^{2+} 瞬变再次变小。

交感刺激通过增加 Ca^{2+} 瞬变来增加心肌收缩力。从心脏交感神经释放的去甲肾上腺素主要与 β1 肾上腺素能受体结合，这种 G 蛋白的 α 亚基激活腺苷酸环化酶，提高 3′, 5′-cAMP 的胞浆浓度，进而激活蛋白激酶 A（PKA）。PKA 磷酸化细胞内的许多蛋白质。在窦房结中，交感神经刺激会增加心率（正性变时），这本身也会通过力 - 频率关系增加收缩力。和交感神经刺激类似，正性变力剂使心功能曲线向上和向左移动，如强心苷、去甲肾上腺素以及肾上腺素。交感神经刺激增加了心室内压力上升的速度，这反过来又减少了心室开始向主动脉喷射血液的时间。因为它开始排出得更快，所以心脏排空得更彻底。交感神经刺激对左心室压力的影响如图 5-10 所示。在压力 - 容积环中，交感神经刺激通过升高等体积收缩曲线并将其向左移动来增加心脏收缩力（图 5-11）。在任何给定的右心房压力下，增加心脏收缩力也会增加心排血量（图 5-12）。

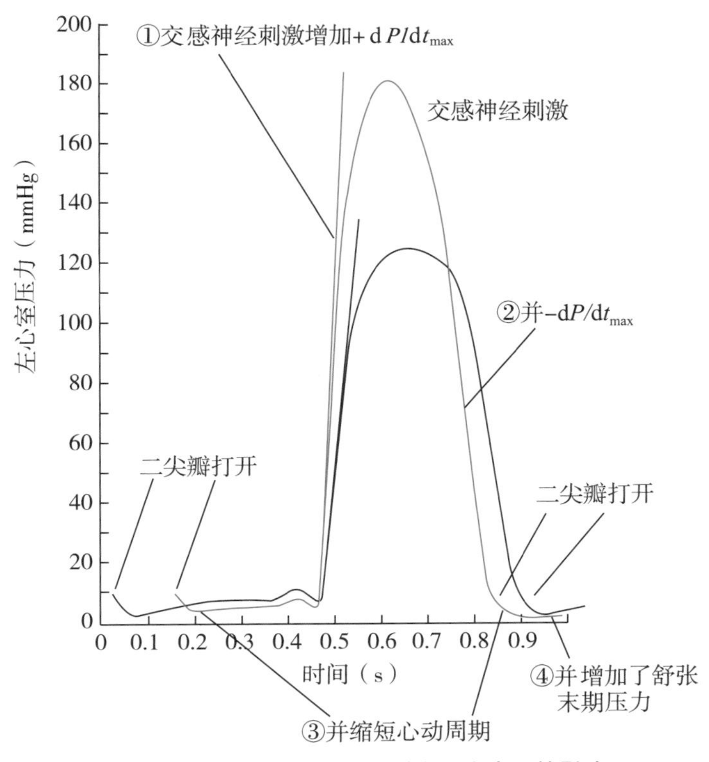

图 5-10 交感神经刺激对左心室内压的影响

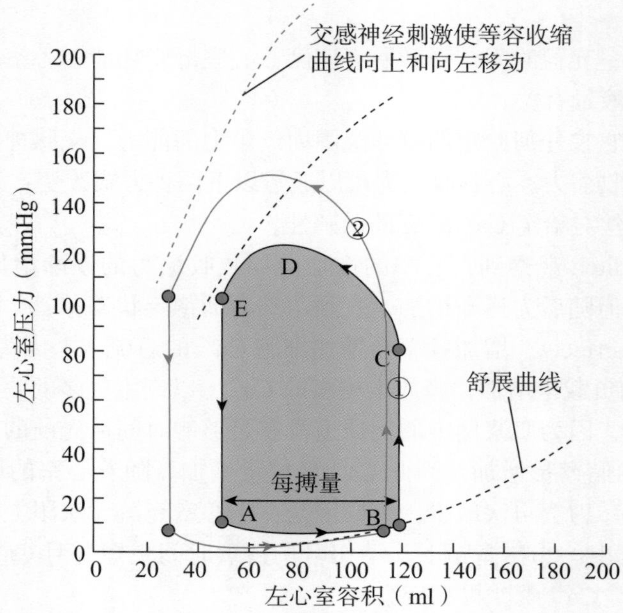

图 5-11 交感神经刺激对左心室压力 - 容积环的影响

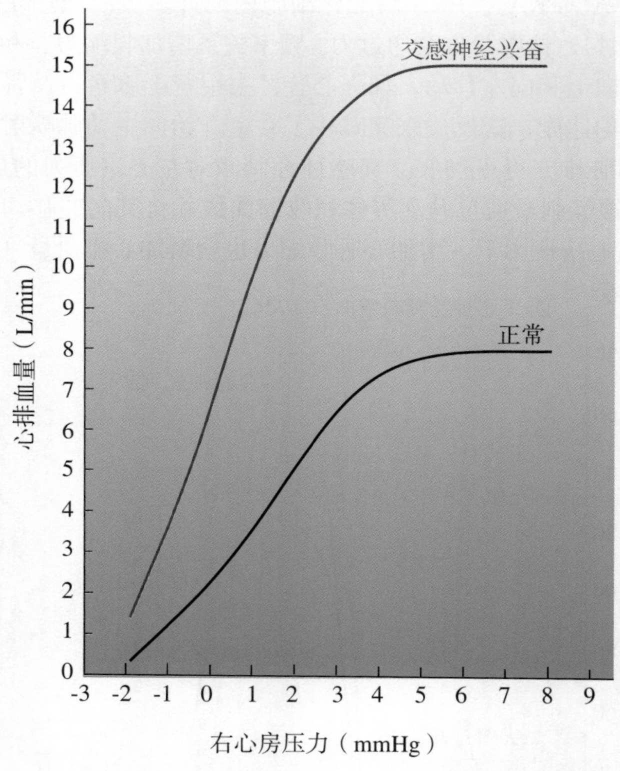

图 5-12 交感神经刺激对心功能曲线的影响

此外，心脏将血液喷射到高压动脉中，动脉压力称为心脏的后负荷。如果动脉压升高，心脏在等体积收缩阶段产生压力需要更长的时间，并且在升高压力时消耗了更多的收缩能量，而不是排出血液，而且增加动脉压会降低泵血的速度，因此，增加后负荷会降低每搏输出量。

如图 5-13 所示，当前负荷增加时，舒张末期容积沿被动张力曲线增加。心脏收缩开始其等容期，该等容期将压力升高至舒张动脉压。当它达到这个压力时，主动脉瓣打开，心脏将血液喷射

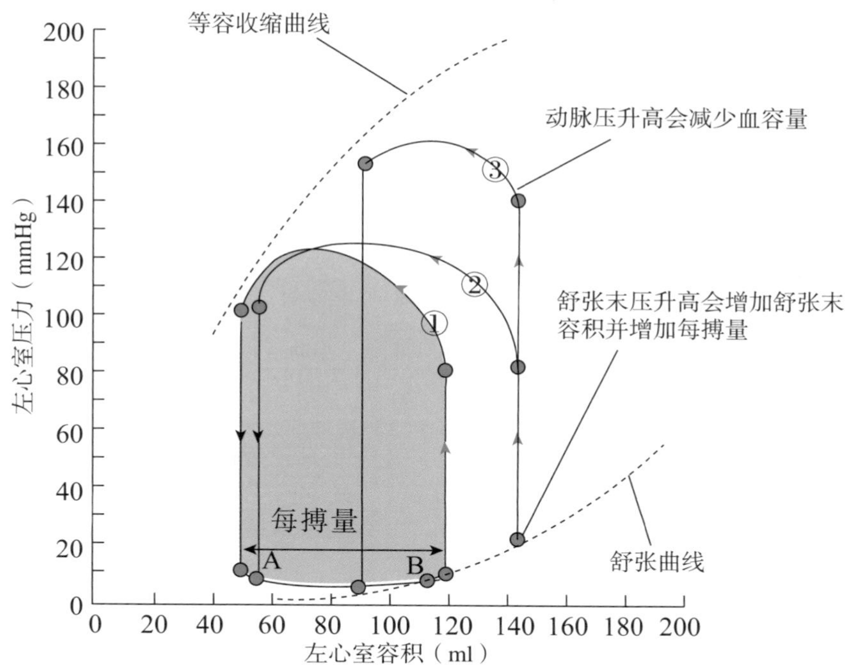

图 5-13　心脏负荷变化对压力 - 容积环的影响
①正常情况；②前负荷增加；③后负荷增加

到主动脉中。因此，如果在前负荷增加的同时后负荷保持恒定，则每搏输出量增加。如果后负荷（舒张动脉压）也升高，而前负荷保持不变，心脏产生压力需要更长的时间从而喷出血液的时间更短。因此，在较高的后负荷下排出的血液的量较小，心排血量相应减少。

（四）心脏与血管系统的耦合原理

从长时间来看，心血管系统是开放的，因为它接收来自肠道的物质和液体输入，并通过皮肤、肺、肠道和肾丢弃代谢产物和液体。然而，与通过系统的流量相比，来自这些输入和输出的液体交换速率较慢，通常血容量不变，心血管系统是一个相对封闭的系统。因此，机体对心血管系统的随时调节，循环体积几乎是恒定的，流入系统任何部分的流量必须与通过该部分的流量相同，即静脉回流等于心排血量。

我们可以将系统循环集中成一组串联的等效血管，这种情况遵循并联或串联电阻的组合规则（图 5-14）。

图 5-14 阐明了心脏和血管系统在确定心排血量中的作用。心脏将血液从循环的静脉侧泵送到动脉侧。动脉、小动脉、毛细血管、小静脉和静脉将这些血液回流到心脏。如果将心血管系统分解为两个部分：心脏和血管系统。心脏的输出是其输入和输出压力的函数：P_{RA} 和 P_A。P_{RA} 是右心房的压力、中心静脉压力或右心房压力（前负荷）；P_A 是心脏泵送的动脉压力（后负荷）。每个 P_A 都有一条心功能曲线。静脉回流在 P_A 和 P_{RA} 之间也有关系。他们是

$$Q_{veins} = \frac{P_A - P_{RA}}{R_{A \to RA}} \qquad \text{（式 5-26）}$$

其中，Q_{veins} 是通过体循环的流量（在完整的循环系统中等于心排血量），$R_{A \to RA}$ 是从体循环的左心侧或动脉侧流到右心侧或静脉侧的阻力，汇集了动脉、小动脉、毛细血管、小静脉和静脉的所有阻力，称为总外周电阻（total peripheral resistance，TPR）。因此，上述方程式改写为

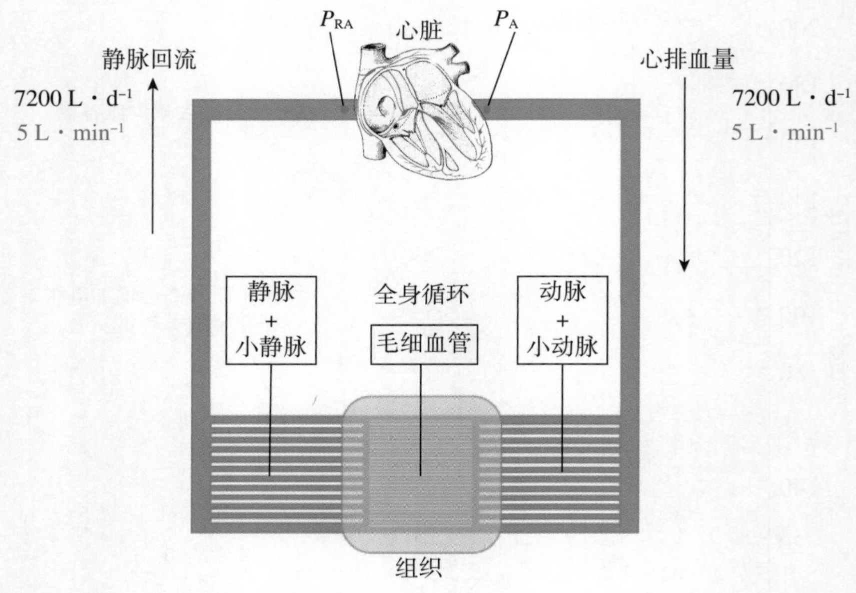

图 5-14　简化的心血管系统

$$Q_{veins}=\frac{P_A-P_{RA}}{TPR} \quad \text{（式 5-27）}$$

尽管方程可用于估计 *TPR*，但它无助于我们理解是什么决定了通过系统的流量，因为 *TPR*、P_A 和 P_{RA} 并不独立。我们想要的是血管系统的流量和 P_{RA} 之间的关系，与心功能曲线所用的 P_A 相同。我们可以通过同时求解这两个函数来找到心脏和血管组合系统的工作点，解决的方案是将心排血量与静脉回流和压力相匹配。为了推导血管功能曲线，我们引入了平均系统压力（mean systemic pressure）的概念。

平均循环压力（mean circulatory pressure）是指当心脏停止搏动，血液瞬间重新分配（即在血管系统发生任何反射性变化之前）时，循环系统中所有点的压力，此时压力在任何地方都是相同的。平均系统压力是指如果停止全身循环的所有输入和输出，并分配血液，使各处的压力相同，则在全身循环的各个点测量的压力。通过夹紧肺动脉和主动脉同时测量两个循环内的压力来测量平均系统压力和肺压力。测量结果表明，平均肺压力通常与平均系统压力大致相同，约 7 mmHg。平均循环压力是全身循环和肺循环压的平均值。在正常人中，平均循环压力等于平均系统压力。男性的平均系统压力通常为 7 mmHg。

我们可以进行一个假设实验，在这个实验中，完全排出心血管系统的血液。假设在排出血液之前，血管保留了它们在完整系统中的所有特征，口径或顺应性没有变化。接下来，开始用血液填充系统，注意血液的体积和系统中的压力。因为没有流动，除了当我们注入体积时的短暂流动，所以系统中任何地方的压力都是相同的。结果发现，在没有压力的情况下填充循环系统需要一定的体积，因为当血液被排出时，许多血管不会塌陷。在循环系统填充到零压力后，额外的体积会导致显著的压力上升，并且这种上升与体积呈线性关系。图 5-15 显示了这种实验的结果。图的斜率与整个系统的顺应性有关，定义为：

$$C_S=\frac{\Delta V_S}{\Delta P_S} \quad \text{（式 5-28）}$$

式中，C_S 是系统的顺应性，ΔV_S 是系统中的血液总体积，ΔP_S 是系统内的压力。整个系统由两个主要部分组成，如图 5-14 所示：动脉和小动脉以及小静脉和静脉。每个都可以通过其自身的顺应性来描述：

$$C_V = \frac{\Delta V_V}{\Delta P_V} \tag{式 5-29}$$

$$C_A = \frac{\Delta V_A}{\Delta P_A} \tag{式 5-30}$$

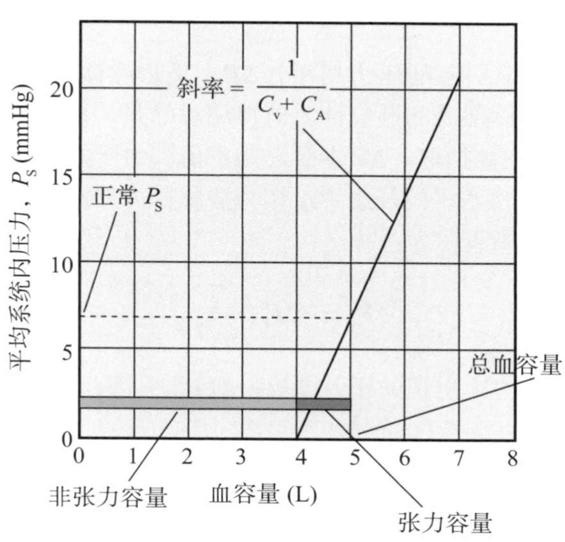

图 5-15　血容量与平均循环压力的关系

其中，C_V 是静脉侧的顺应性，C_A 是动脉侧的顺应度。在这种情况下，两者在没有流量的情况下连接，因此 $\Delta P_V = \Delta P_A = \Delta P_S$ 和总额外体积是脉管系统两侧额外体积的总和：$\Delta V_S = \Delta V_A + \Delta V_V$。因此，我们可以推算出：

$$\begin{aligned} C_s &= \frac{\Delta V_S}{\Delta P_S} \\ &= \frac{\Delta V_A + \Delta V_V}{\Delta P_S} \\ &= \frac{\Delta V_A}{\Delta P_S} + \frac{\Delta V_V}{\Delta P_S} \\ &= \frac{\Delta V_A}{\Delta P_A} + \frac{\Delta V_V}{\Delta P_V} \\ &= C_V + C_A \end{aligned} \tag{式 5-31}$$

因此，整个系统的顺应性只是其组成部分顺应性的总和，图 5-15 直线的斜率为 $1/C_S = 1/(C_V + C_A)$。在没有压力的情况下，刚好充满循环系统的血液体积被称为非应力体积。将压力从零降至平均系统压力所需的血液添加量是应力体积。因此，一些生理学家将平均系统压力称为平均系统充盈压力。非应力体积和应力体积的值不是恒定的，因为静脉收缩会降低非应力容积并增加应力容积。因此，静脉收缩会增加平均系统压力。类似地，血容量的单独变化将改变应力容量，而不改变未应力容量。

我们现在开始推导静脉流量 Q_{veins} 和右心房压力 P_{RA} 之间的关系。当心脏停止搏动，没有自主反射被激活时，血液会自我重新分配，从而使循环中各处的压力相等。在这一点上，压力是平均系统压力，P_{MS}。如果我们再次启动心脏，它就会开始将血液从循环的静脉侧泵送到动脉侧，此时，动脉中增加的体积会使动脉扩张并增加其压力。类似地，从静脉侧去除体积会降低其压力。压力的增量或减量由其各自的顺应性来描述，如下列方程所示。

$$\Delta P_A = \frac{\Delta V}{\Delta C_A} \tag{式 5-32}$$

$$\Delta P_{RA} = \frac{-\Delta V}{C_V} \tag{式 5-33}$$

其中，ΔP_A 是增加体积 ΔV 引起的压力增量，ΔP_{RA} 是去除体积 ΔV 导致的静脉侧压力增量，C_A 和 C_V 分别是循环动脉和静脉部分的顺应性。值得注意的是，静脉侧的压力增量是负的（实际上是一个减量），因为体积正在被抽取，ΔV 本身总是正值。由于添加到动脉侧的体积等于从静脉侧抽取的体积，我们使用右心房水平的压力 P_{RA} 作为静脉压力的测量值。因此，上述两个方程可以组合在一起，动脉压的增量则表示为：

$$\Delta P_A = -\Delta P_{RA}\frac{C_V}{C_A} \tag{式 5-34}$$

这是在动脉中最初的压力之上出现的压力增量，即 P_{MS}。因此

$$P_A = P_{MS} + \Delta P_A \tag{式 5-35}$$

$$P_{RA} = P_{MS} + \Delta P_{RA} \tag{式 5-36}$$

请注意，ΔP_{RA} 在方程中为负，因此静脉中的压力会因心脏从中泵出一定体积而降低。我们可以将方程改写为

$$\Delta P_{RA} = P_{RA} - P_{MS} \tag{式 5-37}$$

$$\Delta P_A = -[P_{RA} - P_{MS}]\frac{C_V}{C_A} \tag{式 5-38}$$

$$\begin{aligned} P_A &= P_{MS} - [P_{RA} - P_{MS}]\frac{C_V}{C_A} \\ &= P_{MS}\left[1+\frac{C_V}{C_A}\right] - P_{RA}\frac{C_V}{C_A} \end{aligned} \tag{式 5-39}$$

如果将上述方程代入总流量在方程，可以得到

$$\begin{aligned} Q_{veins} &= \frac{P_A - P_{RA}}{TPR} \\ &= \frac{P_{MS}[1+(C_V/C_A)] - P_{RA}(C_V/C_A) - P_{RA}}{TPR} \\ &= \frac{P_{MS}[1+(C_V/C_A)] - P_{RA}[1+(C_V/C_A)]}{TPR} \\ &= \frac{[1+(C_V/C_A)]}{TPR}[P_{RA} - P_{MS}] \end{aligned} \tag{式 5-40}$$

因此，血管功能曲线方程可以表示为

$$Q_{veins} = -\frac{[1+(C_V/C_A)]}{TPR}[P_{RA} - P_{MS}] \tag{式 5-41}$$

Note

Q_{veins} 是通过静脉的流量，P_{RA} 是右心房的压力，P_{MS} 是平均系统压力。该方程仅近似于 Q_{veins} 和 P_{RA} 之间的实际关系，因为我们使用顺应性计算压力，并且假设没有流量。用泵代替心脏，我们可以在狗的实验中确定血管功能曲线。事实上，根据我们的定义，平均系统压力是指心脏停止搏动时测得的压力。只有当心脏搏动时，右心房压力才与平均系统压力不同。我们可以将方程改写为

$$P_{RA} = -\frac{TPR}{\left[1+\frac{C_V}{C_A}\right]} = Q_{veins} + P_{MS} \tag{式 5-42}$$

实验确定的 P_{RA} 对 Q_{veins} 的依赖性如图 5-16 所示。在这里，我们绘制了 P_{RA} 与 Q_{veins} 的关系图，图 5-16 中所示的曲线通常与方程的理论分析一致。在零流量时，右心房压力等于平均系统压力，符合平均系统压力的定义，即零流量下整个系统循环的压力。随着流量的增加，右心房压力变小，直到达到 0 mmHg。负斜率与方程一致。在大约 0 mmHg 的右心房压力下，曲线弯曲，方程没有预测到这种弯曲。这里出现了一种我们没有考虑到的现象，即暴露于小的或负的透壁压力下的静脉发生部分塌陷，管腔负压使静脉变平，从而改变其横截面轮廓。流动仍然以高速率继续，但由于静脉的颤动而不能进一步增加。

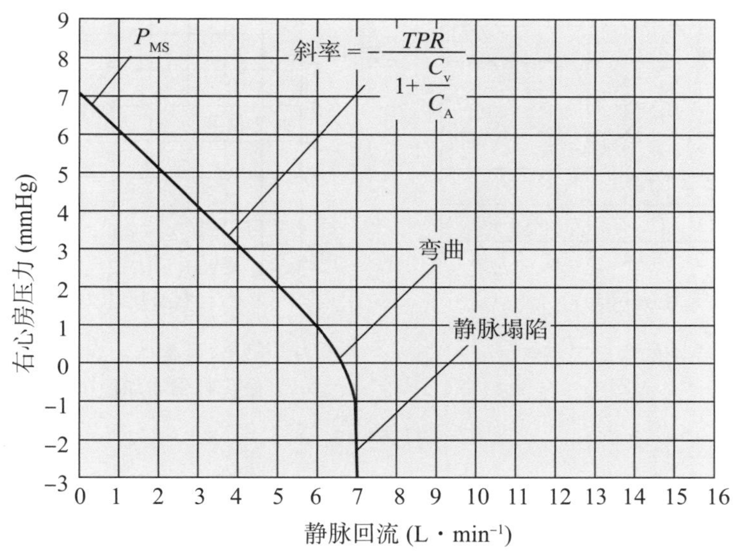

图 5-16　静脉回流与右心房压力的关系（血管功能曲线图）

1．心功能曲线和血管功能曲线的同时求解定义心血管系统的稳态工作点　右心房压力决定了右心室的伸展，而右心室又决定了右心的排血和左心的排血。左心的排血量是心排血量，心排血量作为右心房压力的函数图是心功能曲线。血管功能曲线描述了通过静脉的流量如何设定右心房压力。在稳定状态下运行的完整心血管系统中，心排血量与通过静脉的流量相同。因此，右心房压力设定心排血量，然后通过其与脉管系统的相互作用设定右心房压力，形成了一个紧凑的负反馈系统，该系统自然地找到其稳定状态。通过同时求解心功能曲线和血管功能曲线，可以找到联合心血管系统的稳态工作点，这可以通过在同一张图上绘制两条曲线来实现。此时心功能曲线和血管功能曲线如图 5-17 所示。稳态工作点是两条曲线的交叉点，在正常静息条件下，右心房压力为 2 mmHg 时心排血量为 5 L · min^{-1}。

2．微动脉阻力的变化使血管功能曲线围绕 P_{MS} 的旋转　TPR 近似为总动脉和静脉阻力的总和。大部分阻力在循环的动脉侧，特别是在小动脉中。血管扩张使外周阻力降低；血管收缩使外周阻力增加。根据血管功能曲线，TPR 是流量（心排血量）相对于右心房压力的斜率的分母。因此，增加 TPR 会降低斜率，同时将截距留在 P_{MS}，即平均系统压力。P_{MS} 不受 TPR 变化的影响，TPR 的变化也不会影响顺应性。因此，增加 TPR 使血管功能曲线向下旋转，减少 TPR 使曲线向上旋转，如图 5-19 所示。

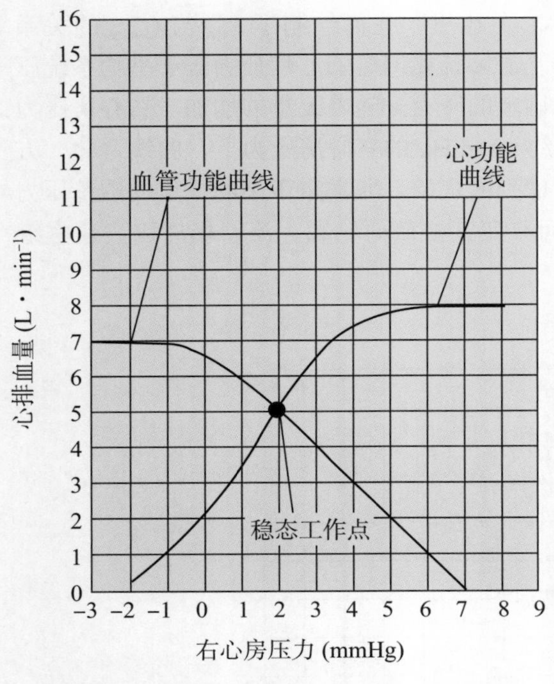

图 5-17　心血管系统的稳态工作点

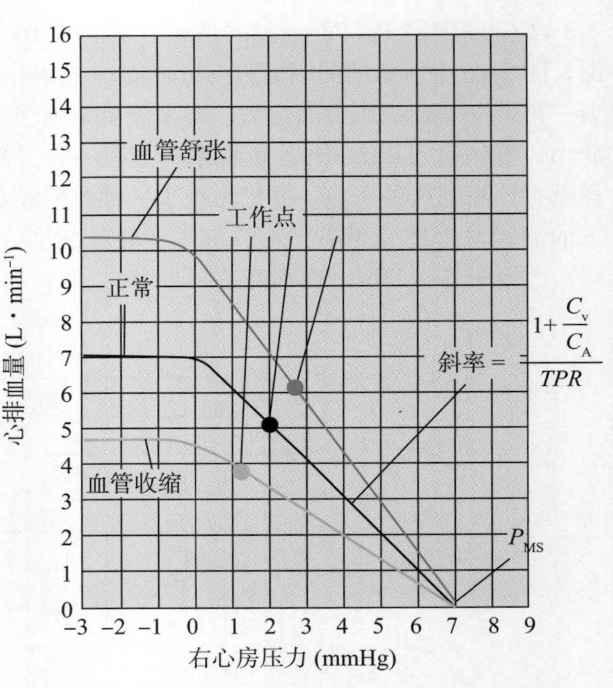

图 5-18　外周阻力对血管功能曲线的影响
血管舒张增加稳定状态的心排血量

3．血容量的变化使血管功能曲线垂直移动　出血是指心血管系统的血液损失。血容量的减少将减少应力容量，从而导致平均系统压力的降低，使血管功能曲线向左下移动。通过输血增加血容量会产生相反的效果，提高平均系统压力，使血管功能曲线向右上移动。这些变化及其对稳态工作点的影响如图 5-19 所示。

4．心功能曲线的变化改变了稳态工作点　如前所述，心功能曲线可以通过强心苷等正性变力剂或交感神经刺激逆时针旋转。相反，在病理条件下或通过负性变力剂，心功能曲线可以顺时针旋转。这些影响是由于心脏收缩力的变化。图 5-20 说明了这些变化对心血管系统稳态工作点的影响。

5．剧烈运动对心血管系统的影响　剧烈运动对心血管系统有四大影响，包括：心率加快、心脏收缩力增强、动脉血管收缩和血管舒张以及静脉收缩。血管收缩发生在皮肤和内脏血管，血管扩张发生在正在运动的肌肉血管床上，最终结果是 TPR 显著降低，从而增加了血管功能曲线的斜率。静脉收缩减小静脉的口径，有效地增加了应力体积，从而增加了平均系统压力，使血管功能曲线向右上移动。心率的增加和心脏收缩力的增加共同使心脏功能曲线显著向上和向左移动。最终结果是稳态工作点转移到更高的心排血量（图 5-21）。

Note

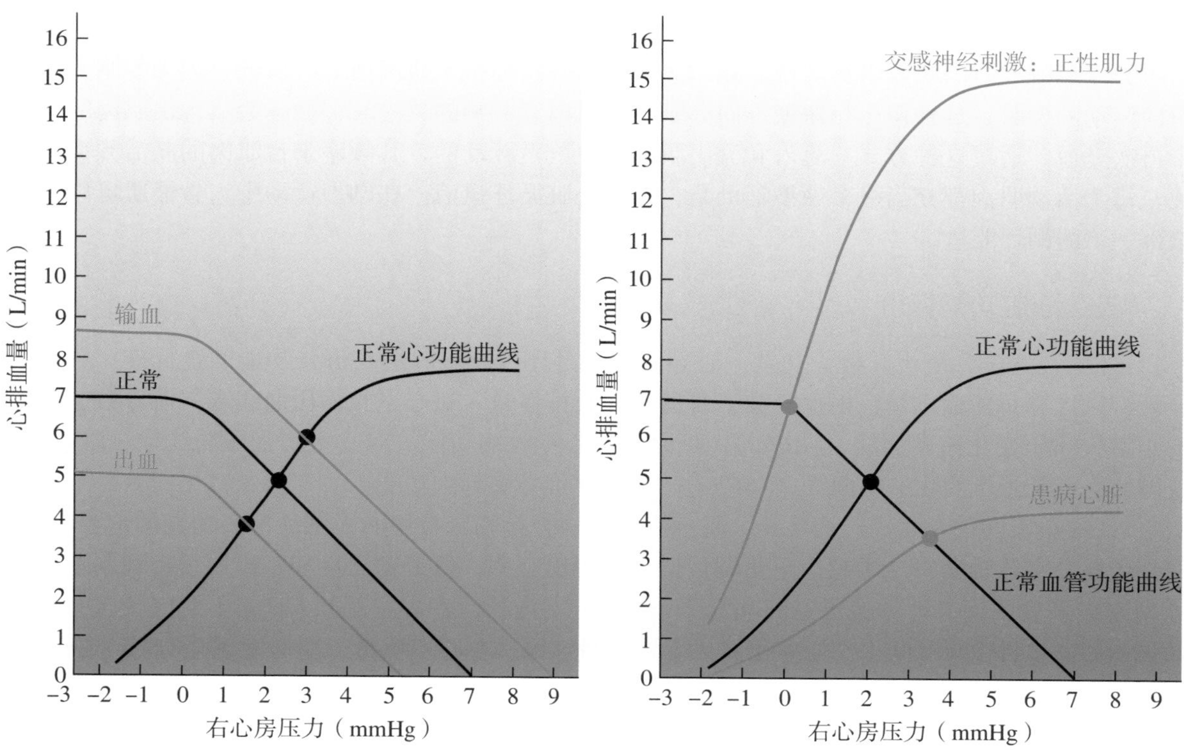

图 5-19　血容量改变对血管功能曲线的影响　　图 5-20　心功能曲线变化对心血管系统稳态工作点的影响

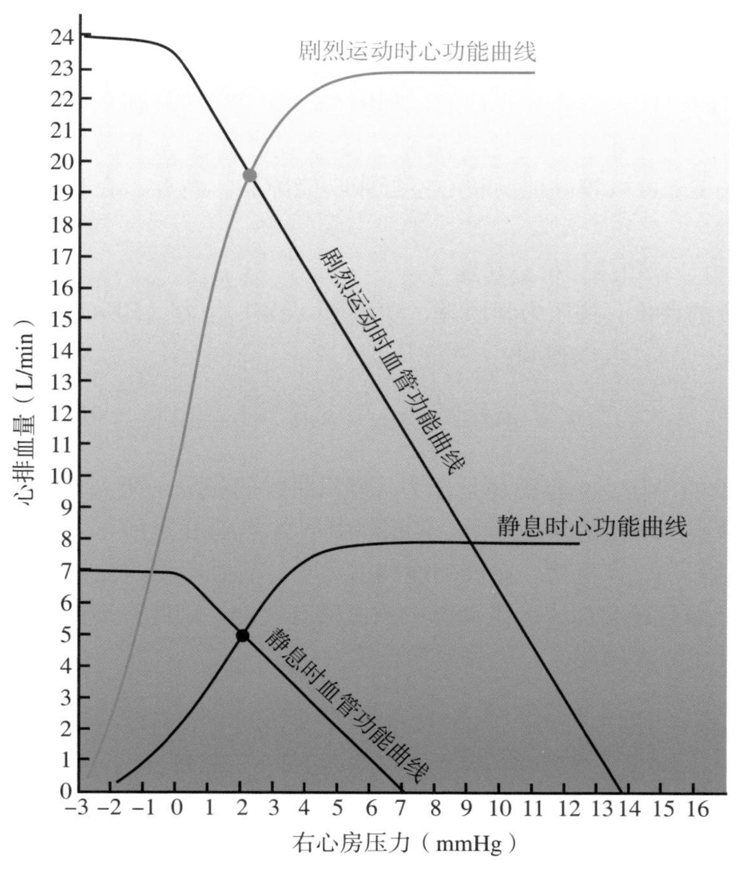

图 5-21　剧烈运动改变心血管系统稳态工作点

肌肉活动显著改变了平均系统压力和血管功能曲线的斜率。它通过在静脉循环中提供具有负阻力作用的“肌肉泵”来实现这一点。肢体肌肉的收缩挤压肌肉内部的血管，因为静脉有确保单向流动的瓣膜，这种挤压将血液推向心脏。当肌肉有节奏的放松时，静脉会从排出肌肉的血液中再次充盈。通过这种方式，流入和流出肌肉的血液是脉动的，其频率来自肌肉的激活频率。因此，每个活动肌肉都充当一个微型辅助泵，帮助心脏循环血液。在剧烈运动中，骨骼肌可以提供全部一半的循环能量。

（五）心脏功能评价

1．从心室压力变化评价心功能　心导管检查是评价心室收缩与舒张功能的金标准。利用心导管可以计算每搏输出量、射血分数、每搏功和心排血量。对心室收缩压曲线求一阶导数，获得的心室收缩压变化速率曲线（$+dP/dt$），可以评价心室收缩功能。对心室舒张压曲线求一阶导数，获得的心室舒张压变化速率曲线（$-dP/dt$），可以评价心室舒张功能。

2．从心室容积变化评价心功能　超声心动图检查是临床常用的无创评价心功能的重要方法。胸骨旁左心室长轴实时二维超声采集图像，计算得出心率、每搏输出量和心排血量；利用左心室M型超声采集图像，计算得出室间隔舒张 / 收缩末期内径、左心室舒张 / 收缩末期内径、左心室舒张 / 收缩末期后壁厚度、左心室舒张 / 收缩末期容积、左心室质量、左心室射血分数（EF）和左室短轴缩短率（FS）。临床上常将左心室 EF 作为评价左心室收缩功能的首选指标，但 EF 是一个负荷依赖的指标，没有考虑心功能和血管功能的耦合，并不能准确反映心室收缩功能。但外周阻力严重降低时，急性心肌收缩功能降低，EF 值可以在正常范围。近年来研究证实，斑点追踪超声心动图（speckle tracking echocardiography）测定左心室整体纵向收缩应变（left ventricular global longitudinal systolic strain）可以较为准确反映心室的收缩功能。

另外，利用左心室频谱多普勒采集血流速度，可以测定等容舒张时间（isovolumic relaxation time，IVRT）、二尖瓣口舒张早期峰值速度（E peak）、二尖瓣口舒张晚期峰值速度（A peak）、E/A 比值、E 峰减速时间，评价心室舒张功能。利用左心室组织多普勒采集图像测定二尖瓣环舒张早期运动速度（e）、二尖瓣环舒张晚期运动速度（a）、e/a 比值，亦可反映心室舒张功能。目前认为降低的 e 和升高的 E/e 可以较好地反映心室舒张功能障碍。新近，心脏磁共振成像技术也开始用于评价心脏功能。

3．应用心室压力 - 容积环评价心功能

（1）心脏做功量的评价：按照力学原理，功增量（dW）是力（F）$\times dx$，其中 dx 是距离增量，同时乘以和除以面积（A），可以得到：

$$dW = \frac{F}{A} A\,dx = P\,dV \tag{式 5-43}$$

因此，心脏所做的净压力 - 容积功是压力 - 容积曲线的积分（压力 - 容积功）减去血液对心脏上所做功。血液对心脏所做的功是压力 - 容积环中从 A 点到 B 点的压力 - 体积曲线的积分。

心脏的总功包括压力 - 容积功、血液动能和引力功。心脏不仅将血液从舒张末期的低压升高到收缩末期的高压，而且还会加速。主动脉中的血液有速度，因此有动能。此外，在站立时，心脏会抵抗引力来提升血液。因此，心脏每搏功总功为：

$$W = W_P + W_K + W_G = \frac{PV + 1/2\Delta V v^2 + \Delta g h V}{2\rho V v^2 + \rho g h V} \tag{式 5-44}$$

其中，W_P 是压力 - 容积功，W_K 是动能，W_G 是引力功。V 是血液的体积，ρ 是密度，g 是由于重力产生的加速度，h 是血液上升的高度。通常动能相对较小，但在动能转化为压力的情况

Note

下，动能可能很重要，反之亦然。这些能量项中的每一个都可以除以体积，得出每单位体积的能量，并被称为“等效压力”，所有这些都具有每单位面积的力单位。净等效压力 P' 是等效压力的总和。

$$P' = P + 1/2\rho v^2 + \rho gh \quad \text{（式 5-45）}$$

心血管系统中任意两点之间每单位体积的总能量差可以用等效压力表示。

$$P_1' - P_2' = (P_1 - P_2) + 1/2\rho\,(v_1^2 - v_2^2) + \rho \boldsymbol{g}\,(h_1 - h_2) \quad \text{（式 5-46）}$$

（2）用压力 - 容积环评价心肌收缩力、心室负荷和心室顺应性：如图 5-22 所示，收缩末期压力 - 容积关系（end-systolic pressure-volume relationship，ESPVR）曲线斜率可以反映心室的收缩功能，舒张末期压力 - 容积关系（end-diastolic pressure-volume relationship，EDPVR）曲线斜率可以反映心室的舒张功能。

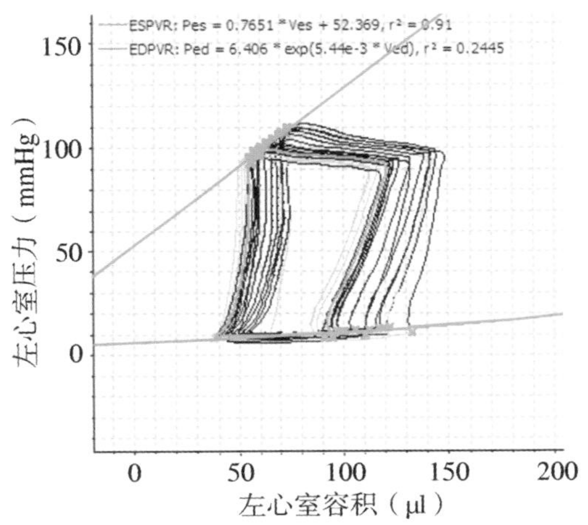

图 5-22　压力 - 容积环评价心室收缩与舒张功能

ESPVR：收缩末期压力 - 容积关系；EDPVR：舒张末期压力 - 容积关系

（王华东）

二、血管和血流动力学运行原理

1．压差驱动液体流动　等效压力通过循环系统驱动稳态流动。这是 Bernoulli 定律的基础，从而也能够确定侧压和端压之间的差异。在静态流体中，压力在所有方向上都是相等的。在流动流体中，动能只在其速度方向上对压力起作用。因此，如图 5-23 所示，如果导管尖端垂直流体流动方向、正对流体流动方向或远离流体流动中轴，则插入血管的导管记录到的压力会略有不同。当流体流动时，在管腔中测量的压力取决于流体流动的速度。

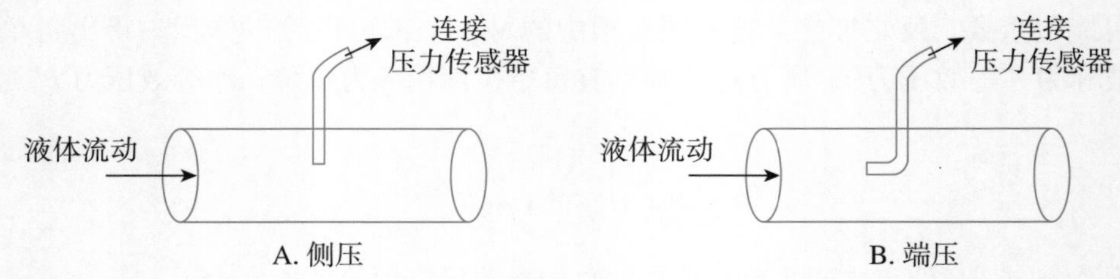

图 5-23　侧压和端压的测量

在液体流动的管腔中可测量侧压 A 和端压 B。流入导管末端的液体会失去部分或全部动能，而动能可被转换为压力，使得测量的端压稍高于侧压

2．不同大小血管血压　血压在各段血管中的下降幅度与该段血管对血流阻力的大小呈正比。在主动脉和大动脉段，血压降幅较小。主动脉（直径约 30 mm）的平均压约 100 mmHg，到直径为 3 mm 的动脉处，平均压仍可维持在 95 mmHg 左右；到小动脉时，血流阻力增大，血压降低幅度变大。在体循环中，微动脉段的血流阻力最大，血压降幅也最显著。微动脉起始端的压力约 85 mmHg，而毛细血管起始端压力仅 30 mmHg 左右，可见血液流经微动脉时压力下降约 55 mmHg。当血液经毛细血管到达微静脉时，压力下降至 15 ～ 20 mmHg，而血液经静脉回流至腔静脉汇入右心房时，压力更是接近 0 mmHg（图 5-24）。

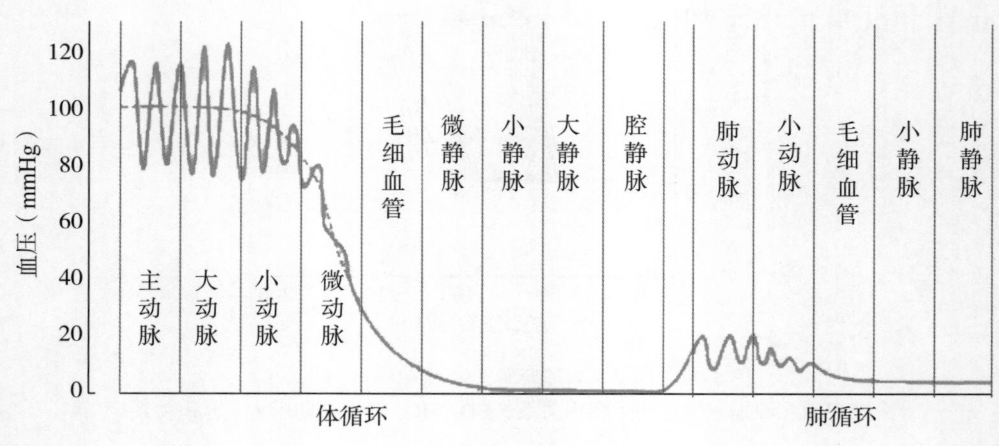

图 5-24　平卧位人体不同血管血压

3．动脉血压的间接测量　1773 年，Stephen Hales 进行了历史上第一次血压测量。他将一根 3 米长玻璃管通过鹅的一段气管与马颈动脉连接，记录了管内血液上升的高度。Poiseuille 发明的汞压力计使非介入性临床测量血压成为可能，该压力计已发展成为血压计。目前测量血压时，先将一个可充气的袖带缠绕于上臂。袖带的下端应与心脏齐平，以防止重力产生压力的影响。听诊器置于肘窝部肱动脉搏动处。然后，向袖带的气囊内充气加压，完全阻断肱动脉血流，肱动脉搏动消失，此时在听诊器上听不到任何声音。缓慢释放压力袖带内气体将减少血管闭塞，当袖带内压力稍低于收缩压的瞬间，血流突入被压迫阻塞的血管段，形成湍流撞击血管壁，此时听到的第一次声响（Korotkoff 音）所对应的血压计读数即为收缩压。随着袖带压力进一步降低，更多的血液进入被压迫阻塞的血管段，Korotkoff 音变得更大。当袖带压力进一步降低接近舒张压时，Korotkoff 音突然变得低沉。然后随着袖带压力的进一步降低，Korotkoff 音消失，此时对应的血压计读数为舒张压（图 5-25）。

Note

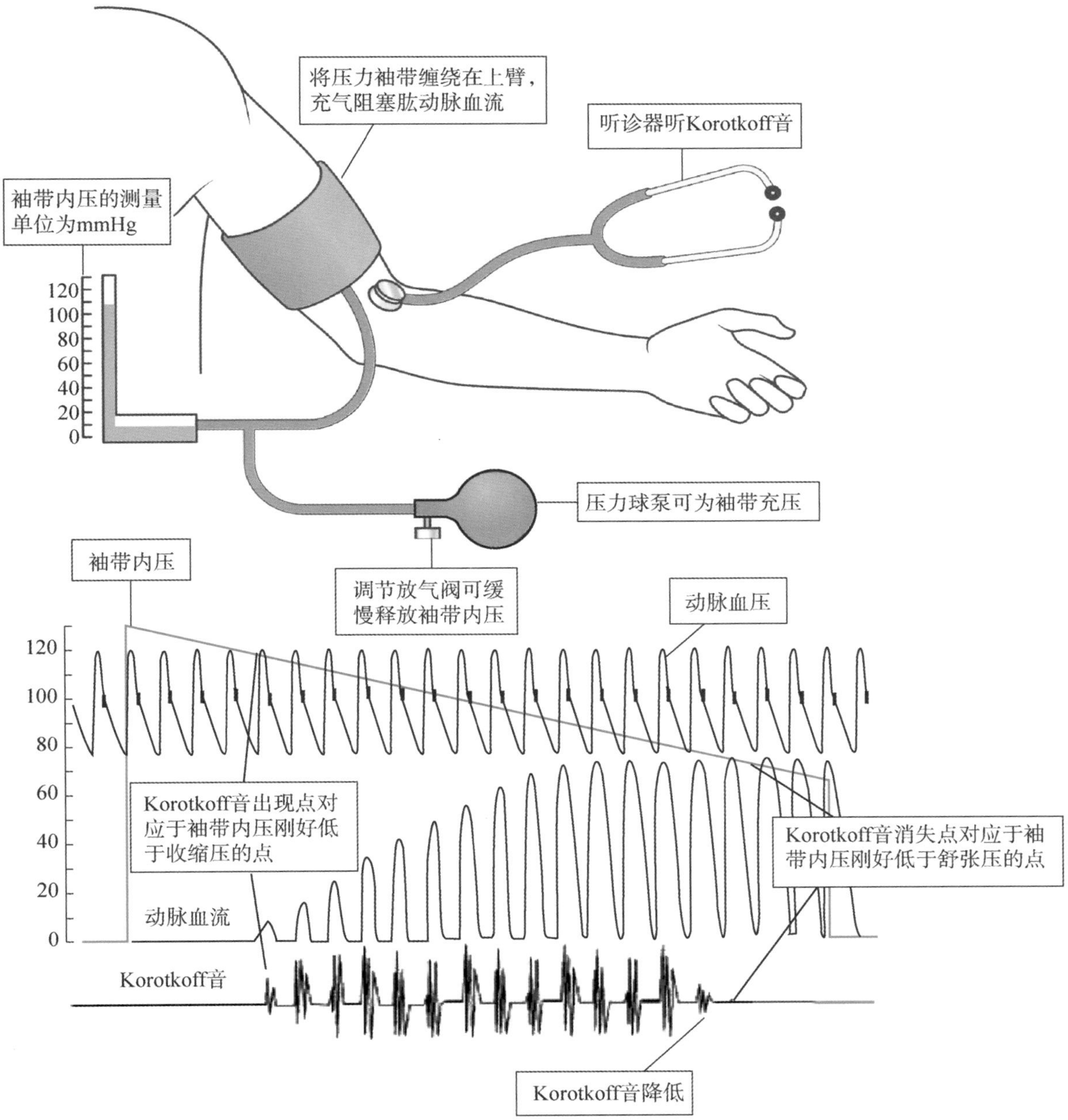
将压力袖带缠绕在上臂，
充气阻塞肱动脉血流
听诊器听Korotkoff音
袖带内压的测量
单位为mmHg
120
100
80
60
40
20
0
压力球泵可为袖带充压
袖带内压
调节放气阀可缓
慢释放袖带内压
动脉血压
120
100
80
60
40
20
0
Korotkoff音出现点对
应于袖带内压刚好低
于收缩压的点
Korotkoff音消失点对应于袖
带内压刚好低于舒张压的点
动脉血流
Korotkoff音
Korotkoff音降低

图 5-25　Korotkoff 音听诊法间接测量肱动脉血压

将压力袖带充气至高于预判的收缩压压力值，缓慢释放袖带内压，观察血压计压力变化同时听诊 Korotkoff 音

（胡　浩）

小测试5-1：动脉血压的调节因素有哪些?

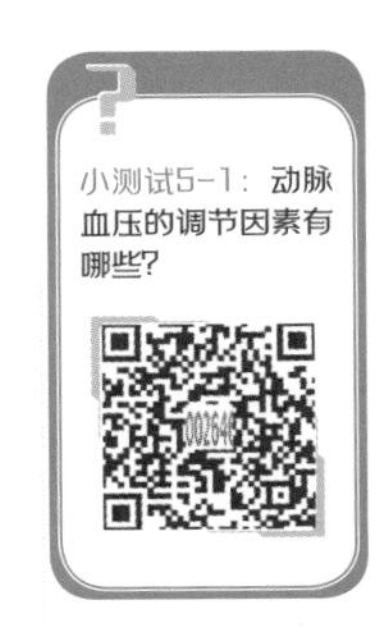

三、血压调节运行原理

（一）血压

血管内流动的血液对血管侧壁的压强，即单位面积上的压力，称为血压（blood pressure）。各段血管的血压并不相同，血压在各段血管中的下降幅度与该段血管对血流阻力的大小呈正比。若大动脉中血压保持恒定不变，则通过各器官的血流可以通过该器官的血管阻力确定。

按照生理功能，可将血管分为弹性动脉血管、静脉血管和阻抗血管。弹性动脉血管指主动脉、肺动脉主干及其大动脉分支，这些血管壁厚，富含弹性纤维，可扩张性和弹性好，因此，大动脉也具有弹性储器作用。静脉血管与动脉血管比较，具有数量多、口径粗、管壁薄的特点，所以容量和可扩张性均较大。因此，静脉也被称为容量血管。阻力血管包括毛细血管前阻力血管和毛细血管后阻力血管。小动脉和微动脉称为毛细血管前阻力血管，微静脉是毛细血管后阻力血管。它们的舒缩可影响毛细血管前后阻力的比值，从而影响组织液的生成和回流。

三类不同功能的血管决定了它们不同的物理特性，共同形成一个高压传输、低压容量和并联的血液供应系统。从左心室射出的血液流经外周血管时，由于不断克服血管对血流的阻力而消耗能量，血压将逐渐降低（图 5-26）。通常所说的血压是指动脉血压。大静脉压和心房压较低，常以厘米水柱（cmH_2O）为单位，1 cmH_2O = 0.098 kPa。

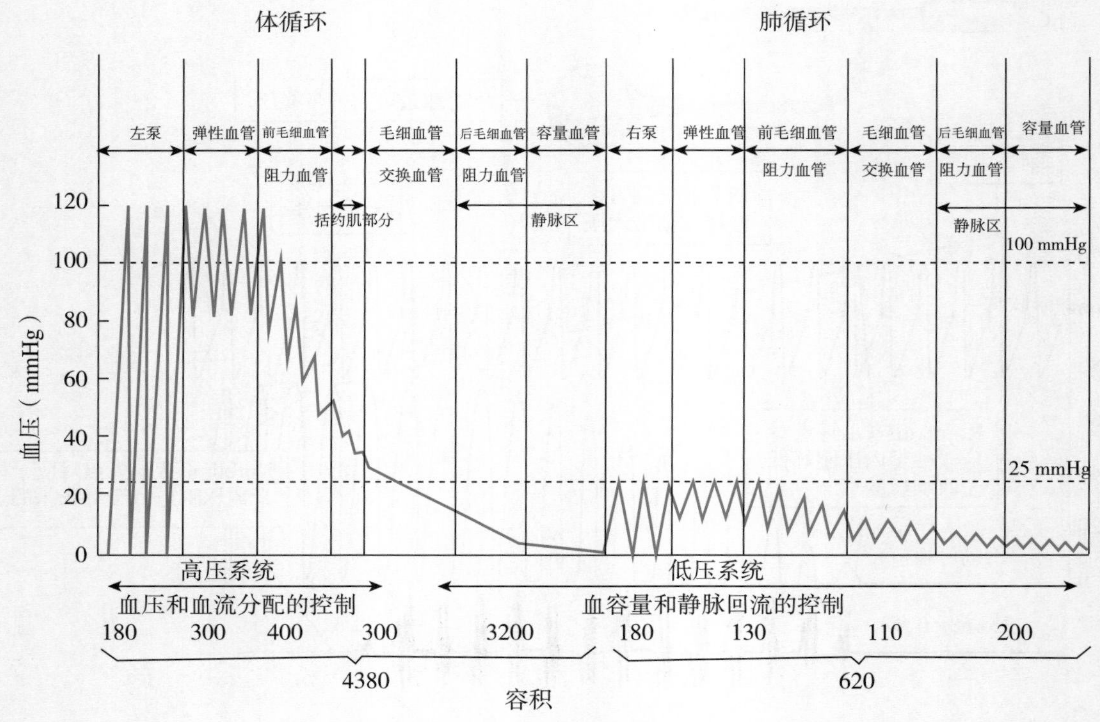

图 5-26 心血管系统不同血管的容积 - 血压分布示意图

（二）动脉血压及其调节

动脉血压（arterial blood pressure）通常是指主动脉血压。在生理情况下，动脉血压的变化是心脏每搏输出量、心率、外周阻力、主动脉和大动脉的弹性储器作用和循环血量与血管系统容量的匹配情况等多种因素综合作用的结果。维持动脉血压的恒定和调节循环系统并联的血管阻力，是由复杂的神经激素控制系统调节的。

其中某些控制机制完全是局部的，主要是根据邻近组织的新陈代谢需要快速调整小动脉的阻力，这些机制不依赖于自主神经或者激素，而是取决于局部血管网络的固有性质，这种固有的调节机制称为自动调节（或固有调节、内在调节），在大多数器官中自动调节起着重要的作用。外部调节机制则依赖于复杂的神经激素机制和心脏、肾以及血管系统的综合作用。

由于血管平滑肌的舒缩活动控制着小动脉和毛细血管前阻力，也调节着零压力下静脉的充盈容积，因此，无论在自动调节还是外部调节过程中血管平滑肌的一些生理学特性都起了主要作

Note

用。表 5-1 显示了控制血管平滑肌收缩的各种复杂的因素和机制（并非全部）。虽然平滑肌主要的特性已经清楚，但其生理机制仍是研究的热点。

表 5-1　控制血管平滑肌收缩的各种因素和机制

激活物 / 配体	通道 / 受体	对血管系统的作用	机制
伸展	伸展激活式钙通道	收缩	伸展打开通道，允许 Ca^{2+} 进入细胞质
膜去极化	电压门控钙通道	收缩	去极化时 Ca^{2+} 流入膜内
去甲肾上腺素（体液或神经）	α1 肾上腺素能受体	收缩	激活磷脂 C（PLC）使 IP_3 形成，IP_3 刺激 SR 使其释放钙离子到浆液中
血管紧张素Ⅱ	血管紧张素Ⅱ受体	收缩	激活磷脂 C（PLC）使 IP_3 形成，IP_3 刺激 SR 使其释放钙离子到浆液中
内皮素（ET1）	ETα 受体	收缩	激活磷脂 C（PLC）使 IP_3 形成，IP_3 刺激 SR 使其释放钙离子到浆液中
乙酰胆碱	毒蕈碱样胆碱能受体	收缩	激活磷脂 C（PLC）使 IP_3 形成，IP_3 刺激 SR 使其释放钙离子到浆液中
膜复极化	K^+ 受体	松弛	膜复极化关闭 Ca^{2+} 通道
肾上腺素	β2 受体	松弛	通过 G 蛋白刺激腺苷酸环化酶，使 cAMP 含量增加，从而抑制 MLCK 激活导致松弛
心房钠尿肽		松弛	通过 G 蛋白刺激腺苷酸环化酶，使 cAMP 含量增加，从而抑制 MLCK 激活导致松弛
ATP，腺苷	ATP 受体	松弛	通过 G 蛋白刺激腺苷酸环化酶，使 cAMP 含量增加，从而抑制 MLCK 激活导致松弛
O_2↓，CO_2↑，$[H^+]$↓，$[K^+]$↑，乳酸		松弛	
一氧化氮（NO）	扩散入细胞	松弛	活化鸟苷酸环化酶使 cGMP 增加，通过下列途径引起松弛： 1．减少 Ca^{2+} 通道开放 2．通过增加 K^+ 通道开放使膜复极化 3．通过 IP_3 减少 SR 释放 Ca^{2+} 4．激活 Ca^+ 泵，降低钙离子浓度

1．心肌的收缩性　心肌的收缩状态受自主神经和激素的调节。交感神经兴奋和循环中的 NE、E 都可使心肌的收缩性增强，从而增加心脏的每搏输出量，心缩期射入主动脉的血量增多，动脉管壁所承受的压强也增大，故收缩压明显升高。由于动脉血压升高，血流速度随之加快，在心舒期末存留在大动脉中的血量增加不多，舒张压的升高相对较小，故脉压增大。降低交感神经兴奋或副交感神经兴奋都会引起心肌收缩性降低，心脏的每搏输出量减少（图 5-27），此时收缩压的降低比舒张压的降低更显著，故脉压减小。

2．心率　心率的快慢取决于窦房结细胞的放点频率，受交感和副交感（迷走）神经纤维支配，而交感和副交感神经控制心率的动力学是完全不同的，迷走神经兴奋直接引起心率的变化，交感神经的作用则慢很多（图 5-28）。图 5-29 显示了刺激一只麻醉的狗迷走神经（A）和交感神经（B）时心率的改变。

心率加快时，心室舒张期明显缩短，因此在心舒期从大动脉流向外周的血量减少，存留在主动脉内的血量增多，致使舒张压明显升高。由于舒张期末主动脉内存留的血量增多，致使心缩期主动脉内血量增多，收缩压也相应升高，但由于血压升高使血流速度加快，在心缩期有较多的

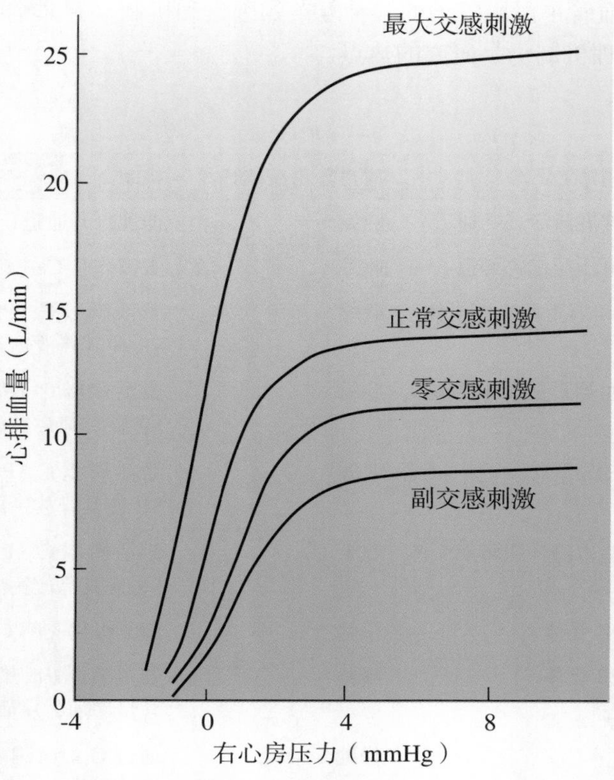

图 5-27　交感神经兴奋引起心排血量的改变

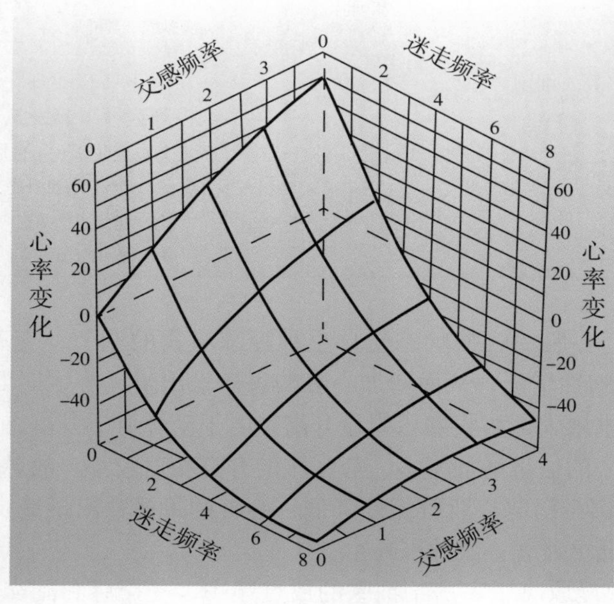

图 5-28　迷走神经和交感神经不同兴奋时心率的变化

血液流向外周，使收缩压升高程度较小，故脉压减小。心率过快（成人大于 180 次 / 分）时，心脏舒张期将明显缩短，不但减少冠脉血液灌流量，使心肌缺血、缺氧加重，而且缩短心室充盈时间，减少充盈量，心排血量反而降低。同理，当心率减慢时，舒张压下降较收缩压下降更显著，因而脉压增大。

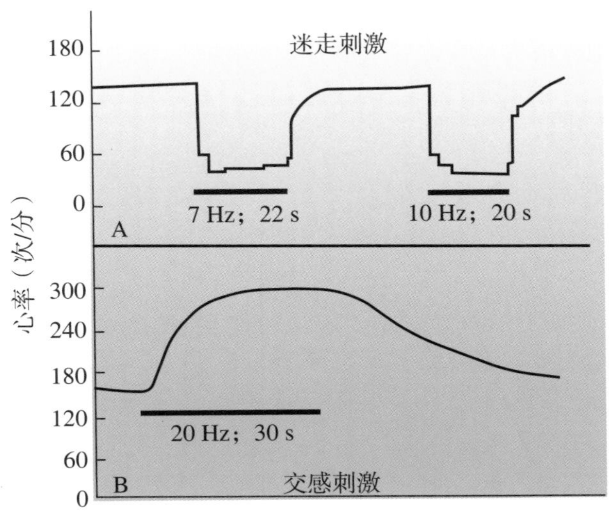

图 5-29　刺激一只麻醉狗的迷走神经（A）和交感神经（B）时心率的改变

3．外周阻力　在刚性血管里的黏稠层流（泊肃叶流动）以抛物线型的离散分布的速度流动，并且在血管里，压降 ΔP 和流量 Q 之间呈线性关系，即

$$\Delta P = RQ \qquad \text{（式 5-47）}$$

比例常数 R 是血流阻力，它取决于血管的几何形状和血流速度 μ：

$$R = \frac{\varepsilon}{\pi}\mu\frac{l}{r^4} \qquad \text{（式 5-48）}$$

式中：l 是血管长度，r 是血管半径。如果 ΔP 以毫米汞柱（mmHg）为单位，血流以立方厘米 / 秒（cm^3/s）为单位，那么单位体积的阻力以“外周阻力单位”或者“PRU”为单位。如果在循环中平均压降为 80 mmHg，心排血量为 5 L/min（血流量约为 80 cm^3/s，那么此时的外周阻力接近 1 PRU。

根据血流阻力 R 可知，血管阻力与血管长度和血流速度呈正比，与血管半径的 4 次方呈反比。因此，血管阻力的大小主要取决于管径最小的血管，其中小动脉在外周阻力中占比最大。正常情况下，小动脉血管平滑肌有一个由基础水平的交感神经刺激所确定的静息张力。当交感神经兴奋性增加时，血管平滑肌张力增加、外周阻力上升，心舒张期内血液外流的速度减慢，因而舒张压明显升高，而收缩压升高不如舒张压升高明显，故脉压减小。当交感神经兴奋降低时，平滑肌张力下降，血管床扩张，舒张压和收缩压都减小，但舒张压降低更显著，故脉压加大。因此，通常情况下，舒张压的高低主要反映外周阻力的大小。同时，有些肌肉的交感神经纤维可能分泌乙酰胆碱，具有舒张血管作用。血管平滑肌一般不受副交感神经的支配。

4．血容量　体液平衡的调节主要取决于体内、外液体交换的平衡，即尿排出和肾动脉压之间的关系。当血压下降时，交感神经兴奋性增加，入球小动脉收缩，肾小球滤过压降低，原尿生成减少。低血压同时会促使近球细胞释放肾素，激活肾素 - 血管紧张素 - 醛固酮系统，醛固酮作用于肾远曲小管和集合管，促进钠水重吸收增加。同时，血容量减少影响了抗利尿激素的分泌，减少了尿量。

在动物实验中，可以通过描记动物的“肾功能曲线”来反映离体肾动脉压对尿排出体积的影响（图 5-30）。但由于神经和激素会影响体液的静水压，因此比较在离体的肾和正常活体系统中的肾功能曲线，可见正常活体系统中的肾功能曲线的斜率非常陡（图 5-31）。通常用基本体液平衡控制循环表示控制细胞外液容量和血容量的各重要物理因素之间的内在联系，即动脉血压为心排血量乘以总外周阻力。

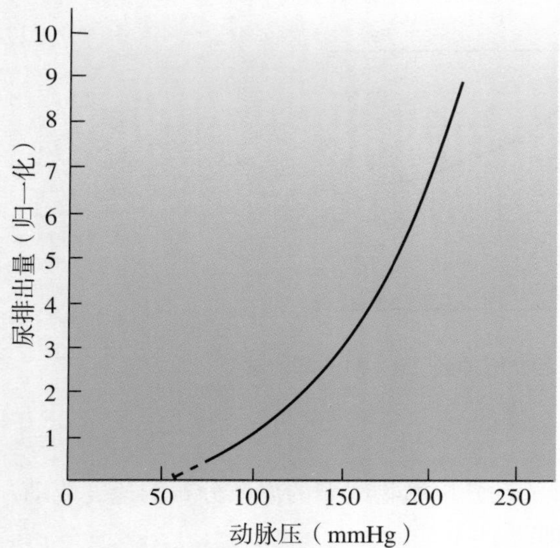

图 5-30　离体肾动脉压对尿排出体积的影响

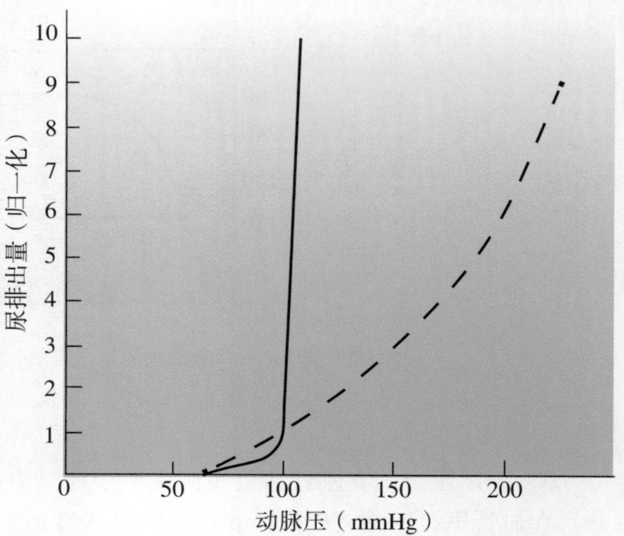

图 5-31　离体肾和活体肾系统中肾功能曲线的比较

实线：活体肾系统中的肾功能曲线；虚线：离体肾系统中的肾功能曲线

5．血管零压力充盈容积　交感神经兴奋使静脉收缩，减小了零压力充盈容积，静脉中的储存血量也随之减少，同时增加了循环血量，使平均体充盈压（P_{ms}）增加。静脉容量血管的收缩对容量血管的静脉电容（C_v）几乎没有影响，但却改变了零压力充盈容积 V_{V0}。因此，交感神经兴奋时，静脉压强 - 容量曲线的斜率没有明显变化，但改变了其容积的截距，即静脉系统的压强没有明显改变，但容量减小了（图 5-32）。

由于容量血管和阻力血管对交感神经兴奋时响应不同，静脉缩窄比小动脉收缩对交感神经兴奋更敏感。同时，不同组织静脉床对交感神经兴奋的响应也不同，内脏静脉对 NE 有明显的响应，皮肤静脉对温度和情绪有强烈的响应，而肌肉静脉则受肌肉收缩的严重影响，静脉缩窄的影响在静脉回流中非常明显。交感神经兴奋主要引起了 P_{ms} 的漂移和曲线斜率的较小变动，反映了在该过程中血管阻力的增加（图 5-33）。因此，交感神经兴奋作用于外周循环，有助于增加心排血量，维持血压的相对恒定。

（三）静脉血压

微静脉血压无收缩压和舒张压之分，且几乎不受心脏活动的影响。血液最后进入右心房，此时血压已接近于零。通常将右心房和胸腔内大静脉血压称为中心静脉压（central venous pressure, CVP），而将各器官静脉的血压称为外周静脉压（peripheral venous pressure）。CVP 的正常波动范围是 4 ～ 12 cmH_2O，其高低取决于心脏射血能力和静脉回心血量之间的相互关系。CVP 可反映心脏功能状态和静脉回心血量，在临床上常作为判断心血管功能（尤其是右心功能）的重要指标，也可作为控制和监测补液速度、补液量的指标。

Note

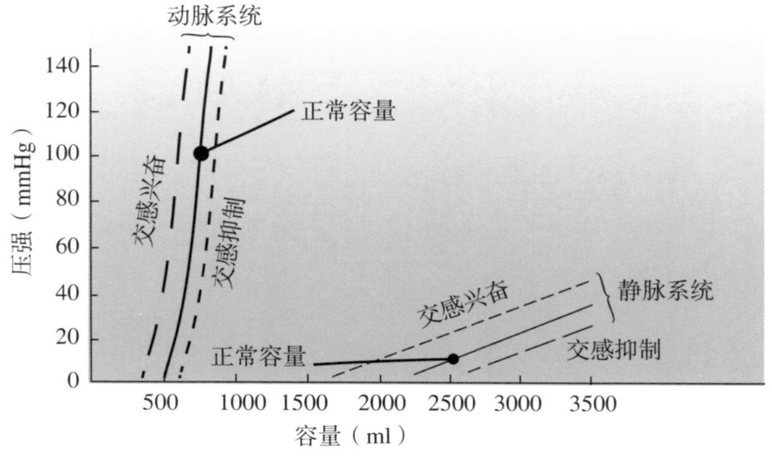

图 5-32　体循环动脉和静脉系统的容量 - 压强曲线

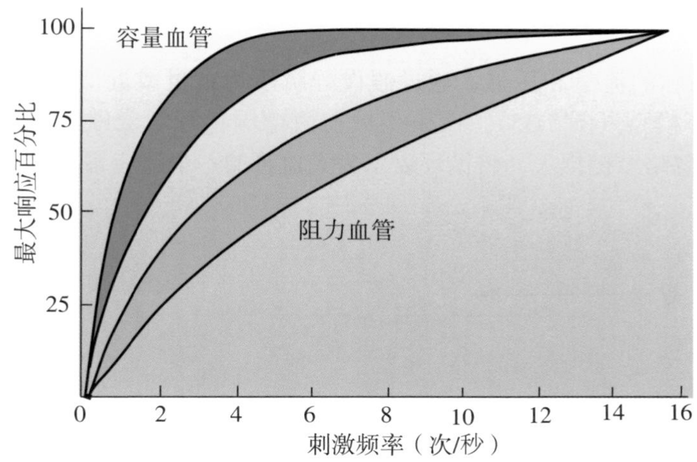

图 5-33　交感神经兴奋时容量血管和阻力血管（皮肤和肌肉）的不同响应

小测试5-3：CVP的正常范围是多少？受哪些因素影响？在临床诊断治疗过程中有何意义？

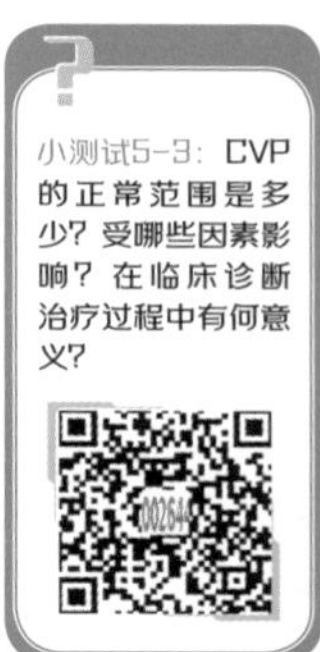

（四）外周循环的电学模型

用电学中的变量和符号来表达流体力学变量是很有效的。表 5-2 即为相关变量的对比。图 5-34 为用电学信号表达的部分外周循环的集中参数模型。

表 5-2　流体力学变量与电学变量对比

流体力学变量	电学变量	正常成人参考值
压强，P	电压，e	C_a = 2 ml/mmHg
流量，Q	电流，i	C_v = 100 ml/mmHg
容量，V	电量，q	R_a = 1 mmHg/(ml · s)
阻力，$R = \Delta P/Q$	电阻，$R = \Delta e/i$	R_v = 0.06 mmHg/(ml · s)
顺应性，$C = \Delta V/\Delta P$	电容，$C = \Delta q/\Delta e$	

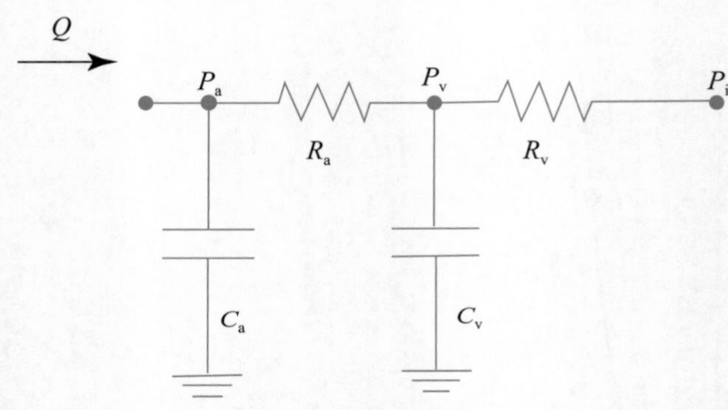

图 5-34　外周循环的集中参数模型

图 5-34 中，C_a 代表动脉的等效电容，C_v 代表循环中考虑的所有静脉的电容，R_a 代表“外周”的电阻，R_v 代表静脉血流电阻，Q 是平均血流量，P_a 是动脉跨壁压，P_v 是静脉跨壁压，P_i 是实际的动脉压强或者“灌注”压强。

（五）Windkessel 简化模型

如果只关注大动脉的流量和压强，通过假设静脉压为常量或近似为零（$P_v = 0$），可以得到一个简化的外周循环模型（图 5-35）。该模型最初由德国物理学家欧·佛兰克提出，也被称为 Windkessel 模型，它忽略摩擦损失，将循环表示为大血管的一个适应系统。

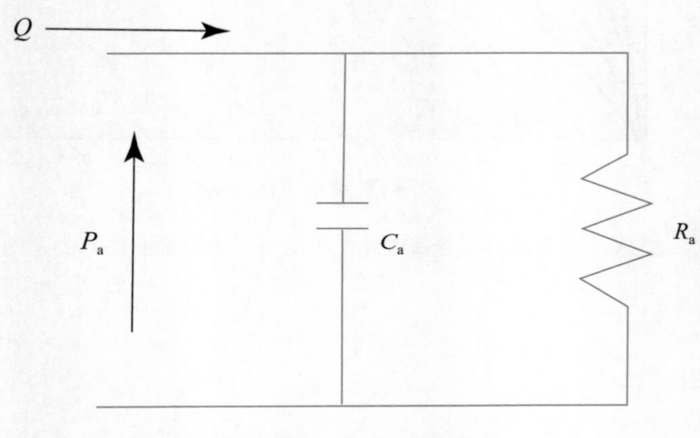

图 5-35　Windkessel 模型

如果用一个周期脉冲发生器模拟心脏泵血，每搏容量为 δ_v，该模型称之为 Windkessel 腔简化模型（图 5-36），对体循环有重要的指导意义。

运用该模型，可以从模型相关参数收缩压、舒张压、平均压来解释动脉压，并研究这些压强对每搏容量、心率、动脉电容和外周阻抗的依赖关系。

如果系统在 $t = 0$ 时启动，且电容的初始值也是零，将会形成图 5-37 所示的压强波幅。

Note

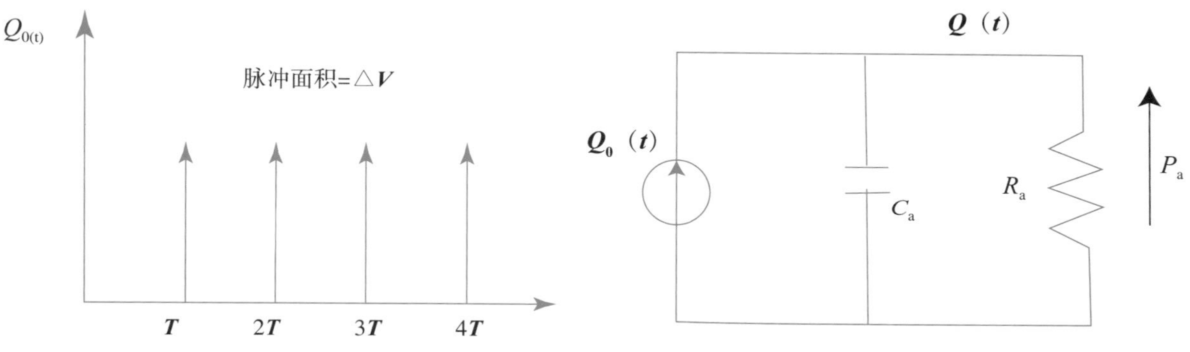

图 5-36　Windkessel 腔简化模型

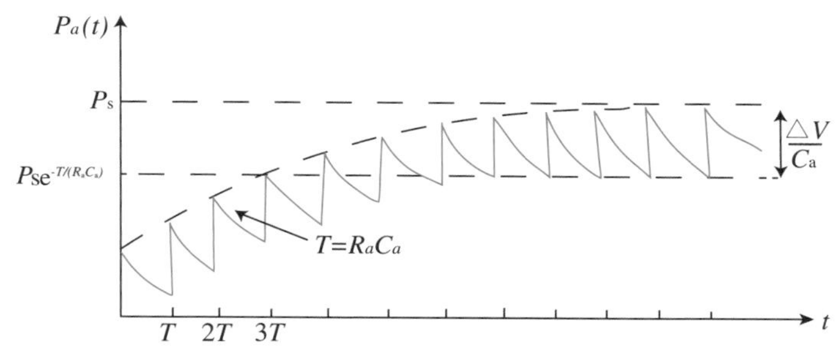

图 5-37　Windkessel 腔简化模型形成的压强变化

当心室收缩时，每搏输出量的血液将瞬间注入大动脉（容性动脉），动脉压将增加 $\Delta V/C_a$。当血液离开大动脉通过外围阻抗为 R_a 的循环系统时，压强（血压）将按照指数形式衰减，时间常数 $\tau = R_aC_a$。在压强降为零之前，下一次输出脉冲的血液注入到大动脉里，又一次使压强增加 $\Delta V/C_a$。最终该系统会达到平衡，使得每次心脏泵血注入大动脉的血液量和离开大动脉通过外周阻力循环系统的血液体积几乎相等。利用此平衡，根据每搏输出量 ΔV、脉冲间隔时间 T（心动周期时间）、R_a 和 C_a，可以求得循环系统中动脉的最大、最小和中间压强。

在稳定状态下，体积为 ΔV 的血液突然注入容性为 C_a 的血管中，压强的增量是 $\Delta V/C_a$。同样，在时间 T 内，容性为 C_a 的血管按指数形式向阻抗为 R_a 的血管排出血液，这时压强的减少量也是 $\Delta V/C_a$。

如果稳态时的最高压强为 p_s（心脏射血时的压强），则 T 秒后的最小压强（心脏舒张时的压强）为

$$p_d = p_s e^{-T/(R_a C_a)} \tag{式 5-49}$$

因此，压强减少量为 p_s $[1 - e^{-T/(R_a C_a)}]$。让此减少量等于 $\Delta V/C_a$，可以得到

$$p_s[1 - e^{-T/(R_a C_a)}] = \Delta V/C_a \tag{式 5-50}$$

因此，心脏收缩时的压强即为

$$p_s = \Delta V/C_a \cdot 1/[1 - e^{-T/(R_a C_a)}] \tag{式 5-51}$$

在时间间隔 $nT < t < (n+1)\ T$ 内，**动脉收缩压的表达式为**

$$p_s = \Delta V/C_a \cdot e^{(t-nT)/(R_a C_a)}/[1 - e^{-T/(R_a C_a)}] \tag{式 5-52}$$

Note

舒张压为：

$$p_{\mathrm{d}} = \Delta V/C_{\mathrm{a}} \cdot \mathrm{e}^{-T/(R_{\mathrm{a}}C_{\mathrm{a}})} / [1-\mathrm{e}^{-T/(R_{\mathrm{a}}C_{\mathrm{a}})}] \quad \text{（式 5-53）}$$

脉压为：

$$p_{\mathrm{s}} - p_{\mathrm{d}} = \Delta V/C_{\mathrm{a}} \quad \text{（式 5-54）}$$

该表达式显示，脉压与每搏输出量呈正比，与动脉顺应性呈反比。心脏舒张压呈指数衰减与人体舒张压的变化相符。如果采用人的正常值 $R_{\mathrm{a}} \approx 1$ mmHg/（ml·s），$C_{\mathrm{a}} \approx 2$ ml/mmHg，衰减的时间常数约为 2 s。

（张鸣号）

四、心血管系统的神经 - 体液调节运行原理

心血管系统的功能是将氧气和营养物质输送到全身的器官组织细胞中，并带走各处产生的废弃物，并通过肝、肾、肺等器官处理或排出体外。物质输送和交换的过程，往往同时还伴随有能量的储存释放及转换。

心血管系统有一套非常复杂的调控系统，虽然和其他器官系统的调节类似，也包括神经调节、体液调节和自身调节三个方面，但心血管系统中三种调控机制的相互配合或关联更加密切，而且受其他系统的影响也更加复杂。且在不同器官或组织中，相同的刺激条件可能会导致不同部位的血管产生不同的反应。这一套复杂的控制系统的作用，是为了针对不同的内外环境的改变，调节出合适的心排血量和最优的血管开放状态，以保证血液的分布能够最合理地符合当前的状态和需求。例如，一般对脑和心脏的供血是最优先的，当出现失血、血压下降等改变时，心血管系统会做出适当的调整，减少对骨骼肌、消化系统等不太重要的器官供血，而更多地保障脑和心脏。

心血管调控系统能够对各种物理、化学和生物的刺激做出反应，这些反应包括急性和慢性两大类，急性的反应一般通过自主神经调节实现，是为了快速调整身体的供血状态，以适应突发的刺激变化，如运动、体位改变等，而慢性反应主要由体液调节即激素的释放来实现，则是为了持续地应对失血、脱水、发热等较为持续的刺激。对于更加长期的刺激，如高海拔地区生活、宇航员长期失重状态等情况，除了心血管功能的改变之外，还会引起超出调控范畴的反应，如红细胞数量的增加、心肌肥厚等改变（表 5-3）。

表 5-3　不同刺激引起的心血管系统反应时间

反应时间	数秒至数分钟	数分钟至数小时	数小时至数日	数周至数月
刺激模式	站起 大吃一顿 跑着追车	发热 失血 心肌梗死	外伤、感冒 脱水 空间迁徙	长时间空间迁徙 马拉松训练 高海拔地区生活

我们可以用这样一个模型来帮助理解心血管系统的调控（图 5-38）。在一定的大动脉压力下，通过各器官的血流（携带有氧气和营养物质）多少取决于局部血管的阻力。心血管系统的调控，就是要维持动脉压在一定范围内，并通过调节血管网络各部分的阻力大小，实现血流最优分布。

Note

这些调控过程，不仅是由复杂的神经和体液调节机制实现的，自身调节也发挥了非常重要的作用。心率、心肌收缩和舒张能力、血管内有效血容量、大动脉弹性、小动脉阻力和静脉紧张性等都能够引起血流在血管网中分布和流动状态的改变。

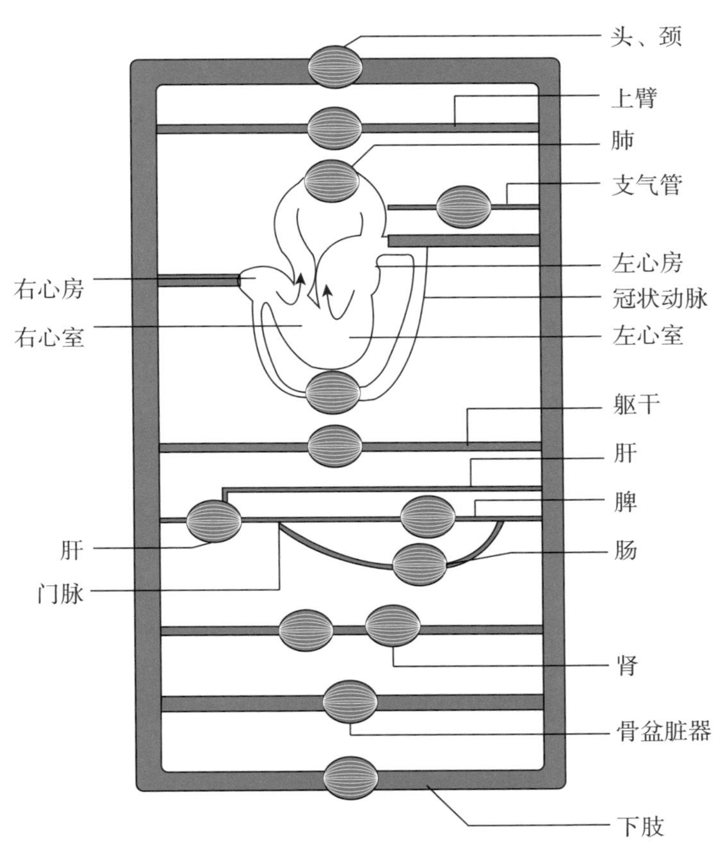

图 5-38 心血管系统并行连续排列的血管模型图

（一）心脏功能的调节——影响心排血量的因素

影响心排血量的因素主要有四个。心率和心肌收缩能力为内因，也可称为“心脏因素”（cardiac fator），反映了心脏自身的特性。前、后负荷为外因，又称为“耦合因素”（coupling factor），因为通过这两个因素，心脏和血管才能相互影响、相互调节其功能。在一个有机的整体中，这四个因素相互关联地调节心脏功能，以适应各种生理状态如应激、运动、体位改变和情绪激动等。

1．前负荷（preload） 是指肌肉收缩前所承载的负荷，它使肌肉在收缩前处于某种程度的拉长状态，即在一定的初长度（initial length）下开始收缩。心室肌收缩前的初长度，取决于心室舒张末期容积。心室内压和心室容积又存在一定的相关性（图 5-39），因此，也可用心室舒张末期压力来反映前负荷。

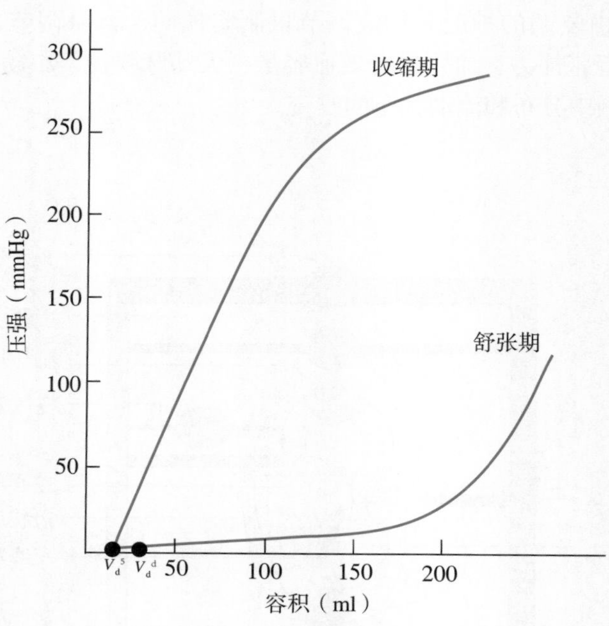

图 5-39　左心室收缩期和舒张期的压强 - 容积曲线

在一定范围内，心室舒张末期容积或压力越大，心室肌初长度越长，心肌收缩能力也越强，心搏出量也越大。这种通过心肌细胞初长度的改变而引起的心肌收缩力强度的变化，称为异长自身调节（heterometric autoregulation）。因为德国生理学家 Frank 和英国生理学家 Starling 最早分别在离体蛙心及犬的心 - 肺标本中观察到，在一定范围内，心室收缩力会随着静脉回心血量增加所致的心室体积增大而逐渐增强；而当静脉回心血量增大超出一定程度时，则心室收缩力不再增强且室内压开始下降。因此异长自身调节也被称为 Frank-Starling 机制。

为了分析前负荷或心室肌初长度对心脏泵血功能的影响，以心室舒张末期压力为横坐标，心室每搏功为纵坐标作图，可得到两者相互关系的曲线，称为心室功能曲线（ventricular function curve）（图 5-40）。

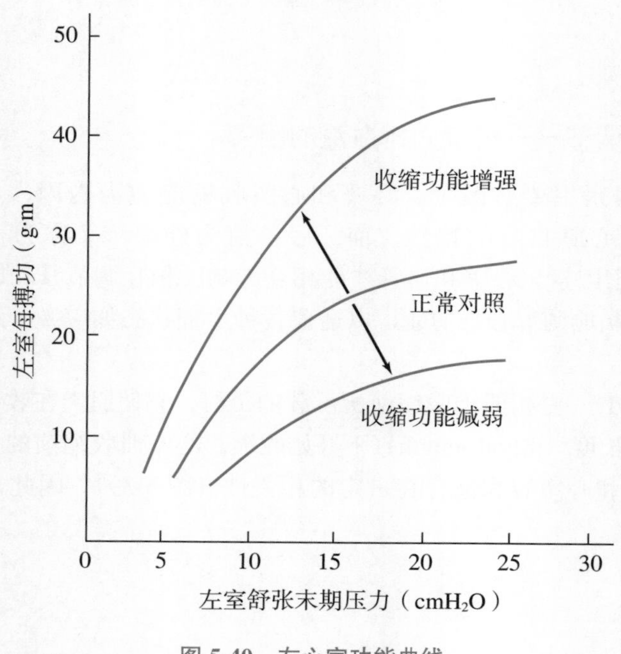

图 5-40　左心室功能曲线

左心室功能曲线大致可以分为三段：①充盈压在 12 ～ 15 mmHg（相当于 16 ～ 20 cmH_2O），是人体心室肌的最适前负荷。一般情况下左心室充盈压为 5 ～ 6 mmHg，处于心功能曲线左侧的升支段，远低于其最适前负荷，表明心室肌具有较大的初长度储备，可以通过增加心室舒张末期压力或容积来增加每搏输出量，即异长自身调节。这保证了每搏输出量能随回心血量的增加而增加，使心室舒张末期容积和压力维持在正常范围内，在左、右心室心排血量保持基本相同中也起着重要的调节作用。心肌的这个特性与骨骼肌有所不同。骨骼肌在体内的自然长度已经接近最适初长度。②充盈压在 15 ～ 20 mmHg（相当于 20 ～ 27 cmH_2O），曲线趋于平坦，表明通过初长度变化调节其收缩功能和心泵功能的作用较小。③充盈压在 20 mmHg 以上部分，曲线平坦或轻度下倾，但一般仍不会出现降支，这与骨骼肌的情况明显不同。只有当心室出现严重的病理变化时，心室功能曲线才会出现降支。

在整体情况下，心室的前负荷主要决定于心室舒张末期充盈的血量。因此，凡是能影响心室充盈量的因素，都可通过异长自身调节来使改变每搏输出量。心室舒张末期充盈的血量是静脉回心血量与前一次心室射血后剩余血量之和，因而，可从静脉回心血量和射血后心室内的剩余血量两方面来调节心室充盈量。具体介绍如下。

（1）静脉回心血量：在大多数生理情况下，心排血量的变化主要是由于静脉回心血量的变化。因此，静脉回心血量的多少是决定前负荷大小的主要因素。静脉回心血量受到心室充盈时间、静脉回流速度、心包腔内压力和心室顺应性等因素的影响。

（2）心室充盈时间：为心室整个舒张期时程与等容舒张期时程之差。当心率加快时心室舒张期较收缩期缩短程度更大，心室充盈时间减少，充盈不完全，静脉回心血量减少。反之，当心率减慢时，心室充盈时间增加，充盈较完全，静脉回心血量增加。但是，由于心肌的可伸展性有限，如果在心室完全充盈后继续延长心室充盈时间，并不能进一步增加静脉回心血量。

（3）静脉回流速度：如果心室充盈时间不变，而静脉内血液通过心房进入心室的速度加快，则静脉回心血量就增多；反之，静脉回流速度减慢，则静脉回心血量减少。静脉回流速度取决于外周静脉压与心房内压之差。当外周静脉压增高（如循环血量增多，外周静脉管壁张力增高）和（或）房内压降低时，静脉回流速度就会加快。

（4）心包腔内压力：在正常情况下，心包有助于限制心室过度充盈。但当心包腔内有积液时，心包腔内压力升高，可妨碍心室充盈，导致静脉回心血量减少。

（5）心室顺应性：当心室顺应性升高时，在相同的心室充盈压条件下能容纳更多的血量；而当心室顺应性降低时，则心室的充盈量减少。

（6）射血后心室内的剩余血量：一方面，如果射血后心室内剩余血量增加而静脉回心血流不变，将导致心室充盈血量增加和室内压升高，使心搏出量增大；另一方面，心室充盈血量增加和室内压增高后，可阻碍静脉回流而致使静脉回心血量减少，因而心室的总充盈量并不一定增加。

2．后负荷（afterload） 是肌肉开始收缩时才遇到的负荷。肌肉收缩所产生的力首先需要克服后负荷。当收缩力超过后负荷时，肌肉才能缩短，此时张力不再增加。这是一个从等长收缩到等张收缩的变化过程。突变点的张力大小等于后负荷。当后负荷增大，肌肉需要产生更大的力才能收缩。当后负荷增大到一定数值后，肌肉将无法缩短，只能够表现为等长收缩，而此时肌肉收缩所产生的张力达到其最大值。心室射血需要心室肌收缩使室内压超过大动脉压，推开动脉瓣后才能实现。所以左心室的后负荷主要是主动脉压；右心室的后负荷则主要是肺动脉压。

对于左心室而言，当主动脉压升高即后负荷增大时，则室内压必须相应提高才能冲开主动脉瓣，因而左心室等容收缩期延长，射血时间推迟并且相应缩短，同时心肌缩短的程度和速度均降低，射血速度减慢，每搏输出量减少。反之亦然，主动脉压降低即后负荷减小，心室射血速度更快，每搏输出量增加。

因此，每搏输出量和动脉血压在一定程度上呈反比。然而当主动脉压在 80 ～ 170 mmHg

Note

变化时，心排血量无明显改变；只有当动脉血压高于 170 mmHg 时，心排血量才开始下降（图 5-41）。

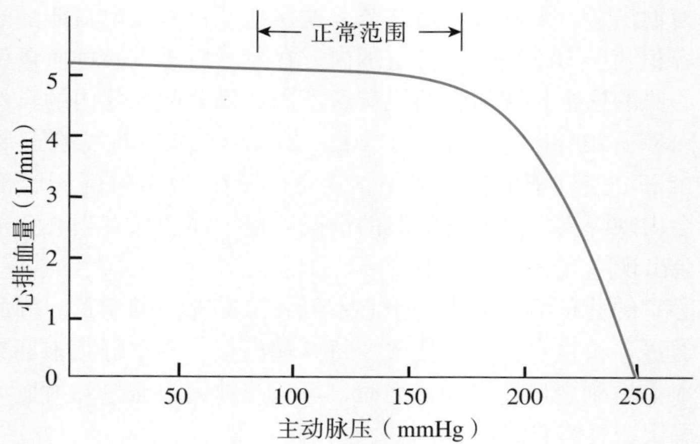

图 5-41 主动脉压变化对心排血量的影响

其机制包括：①当动脉血压增高时，因每搏输出量减少，左心室内残余血量增多，在右心室正常泵血的情况下，左心室舒张末期容积增大，可通过异长自身调节使心肌收缩力增强，每搏输出量增多，心室舒张末期容积逐渐恢复。此后，尽管主动脉压仍维持在高水平，但每搏输出量不再减少，这是心肌收缩力增强的结果。②机体还可以通过神经和体液机制以等长调节的方式改变心肌收缩能力，使每搏输出量能适应后负荷的改变。

影响后负荷的因素如前所述，后负荷在一定范围内增大，可使肌肉收缩所产生的张力增加；心室收缩时，只有当张力升高到足以克服后负荷时肌肉才开始缩短而射血，在射血过程中主动张力却不再增加。因此心室射血期的室壁张力可直接反映后负荷的大小。心室壁张力（T）的大小可用 Laplace 定律进行计算：

$$T=\frac{P\cdot r}{w} \qquad \text{（式 5-55）}$$

心室壁张力（T）取决于室内压（P）、心室半径（r）和室壁厚度（w）。室内压越高，即后负荷越高，心室壁张力越大。当动脉血压升高时，心室必须加强收缩，产生更大的心室壁张力才能射血。这样，心肌耗氧量将增加，而心脏做功效率将下降。在血压持续升高的高血压患者中，后负荷长期增高可引起心室壁代偿性肥大，但心室内径可不明显增加，这种病例改变称为向心性肥大（concentric hypertrophy）。此时由于心室壁厚度增加，将有助于降低心室壁张力，从而可在一定程度上降低心肌耗氧量。

另外，如果前负荷增大，即心室舒张末期半径和容积增大，此时若要使室内压得以维持，心室也须加强收缩，以产生更大的心室壁张力，才能射出足量的血液。这样，心肌耗氧量也将增加，从而导致心脏做功效率下降。上述情况主要发生在病理状态下的心脏。而健康心脏，这一不利影响可由异长自身调节引起的心肌收缩力增强而被克服。

3．心肌收缩能力（cardiac contractility） 前、后负荷是影响心泵功能的外在因素，心肌的功能状态则是决定肌肉收缩的内在因素。心肌不依赖于前、后负荷而改变其收缩功能（包括强度和速度）的内在特性称为心肌收缩能力，又称心肌的收缩状态（contractile state）或变力状态（inotropic state）。

心肌收缩能力增强，可使心肌在任何初长度下进行等长收缩所产生的最大张力和张力的上升速率增加，在一定后负荷下进行等张收缩时的缩短速度也增快。心肌收缩能力增强可使心室功能曲线发生左上移，即在前负荷相同时，等容收缩期的室内压峰值增高，射血后心室容积减小程度增加。同时，室内压的上升速率和射血期容积减小的速率都增加，每搏输出量和每搏功也都增加，心脏泵血功能明显增强。这种通过改变心肌收缩能力调节心脏泵血功能的机制，称为等长调节（homometric regulation）。

在动脉压升高时，心肌收缩能力增强就是后负荷增加引起的等长自身调节。它可以使心脏在后负荷变化时，无需增加左心室舒张末期容积即可维持每搏输出量，在一定程度上为每搏输出量的异长自身调节提供储备。

心肌收缩能力受多种因素的影响，凡能影响兴奋 - 收缩耦联过程各个环节的因素都能影响心肌收缩能力，其中活化横桥的数目和肌球蛋白头部 ATP 酶的活性是调控心肌收缩能力的主要因素。在一定的初长度下，粗、细肌丝的重叠程度决定了能结合的横桥连接数，但并非所有连接的横桥都能活化。因此，在同一初长度下，心肌可以通过增加活化横桥连接的数目来提高心肌收缩能力。活化横桥在全部横桥连接中所占的比例取决于兴奋后胞质内的 Ca^{2+} 浓度和肌钙蛋白对 Ca^{2+} 的亲和力。儿茶酚胺激活 β 受体，通过增加胞内 cAMP 浓度，激活 L 型钙通道，促进 Ca^{2+} 内流，再通过钙促钙释放（CICR）机制，使胞质内 Ca^{2+} 浓度升高，心肌收缩能力增强。钙增敏剂如茶碱可增加肌钙蛋白对 Ca^{2+} 的亲和力，使肌钙蛋白对胞质内 Ca^{2+} 的利用率增加，活化的横桥数目增多，心肌收缩能力增强。甲状腺激素和体育锻炼可提高肌球蛋白的 ATP 酶活性，增强心肌收缩能力。老年人或甲状腺功能减退的患者，因为肌球蛋白分子结构改变，ATP 酶活性降低，故心肌收缩能力减弱。

心肌收缩能力的评定不能采用衡量心脏泵血功能的指标如每搏输出量、每搏功等，因为这些指标受前、后负荷的影响较大。目前有许多速度指标来评定收缩能力，如等容收缩期室内压变化速率（dP/dt）、射血期心室容积变化速率（dV/dt）和心室直径变化速率（dD/dt）等。它们对收缩能力的变化较为敏感，而且受负荷的影响较小，现已被广泛采用，其中尤以 dP/dt 最为常用，因为受前、后负荷的影响较小，故用以评价心肌收缩能力较为合适。

4．心率　即心脏搏动的速率，由窦房结细胞的起搏放电频率决定。

在整体情况下，心率受到神经和体液因素的调节。心交感神经活动增强时心率加快；心迷走神经活动增强时则心率减慢。血液中肾上腺素、去甲肾上腺素和甲状腺激素水平增高时心率加快。此外，体温也可影响心率，体温每升高 1 ℃，心率可增加 12 ～ 18 次 / 分。

因为心排血量即心搏出量和心率的乘积，所以在一定范围内，心率增快，心排血量增加。但如果心率过快（超过 170 ～ 180 次 / 分），心脏舒张期将明显缩短，心室充盈时间过短会导致心室充盈不足，继而使得每搏输出量显著下降，心排血量反而会减少。且此时，舒张期的缩短还会导致冠脉血流减少，使心肌缺血缺氧，心肌收缩能力也会下降，从而导致心排血量减少。反之，当心率过慢时，虽然左心室充盈时间增长，但充盈量因心室容积有限，每搏输出量达到上限而致心排血量也减少。

（二）血压的调节

参见本章“血压调节运行原理”处相关内容。

（三）心血管活动的神经调节——心血管反射

心血管活动的神经调节是以反射的形式进行的。当机体内、外环境发生变化时，可被体内各种相应的感受器所感受，引起各种心血管反射（cardiovascular reflex），反射性地使心血管活动发生相应改变，以维持机体内环境的相对稳定，并适应机体当时所处的状态或环境的变化。

1．颈动脉窦（carotid sinus）与主动脉弓（aortic arch）压力感受性反射　颈动脉窦与主动

Note

脉弓部位存在对血压变化敏感的压力感受器（baroreceptor）。当动脉血压突然升高时，可兴奋颈动脉窦和主动脉弓的压力感受器，反射性地引起心率减慢，心排血量减少，血管舒张和外周阻力减小，称为压力感受性反射（baroreceptor reflex），因其结果是使血压下降，故又称降压反射（depressor reflex）。当动脉血压降低时，则压力感受性反射减弱，血压回升。可见，压力感受性反射是一种负反馈（negative feedback）机制，有助于血压稳态（homeostasis）的维持，在血压发生快速变动时，通过压力感受性反射可使血压恢复到接近原先水平。

压力感受器为分布于动脉、静脉、心房和心室壁内的传入神经末梢。血管或心脏受到被动扩张刺激时，压力感受器传入活动增多。位于循环系统的高压力部分的压力感受器称为高压感受器（high-pressure receptor）。颈动脉窦和主动脉弓是人体内最主要的高压力感受器。在胸腔和腹腔内的大动脉、右锁骨下动脉根部以及甲状腺动脉与颈总动脉的交界处也有高压感受器散在分布，但其作用较弱。颈动脉窦压力感受器的灵敏度要比主动脉弓压力感受器更高。颈动脉窦过度敏感者在颈动脉窦区受到压力或牵拉刺激时易发生颈动脉窦综合征（carotid sinus syndrome），出现突发性头昏、乏力、耳鸣，甚至晕厥等症状。

颈动脉窦压力感受器的传入神经为颈动脉窦神经（carotid sinus nerve，简称窦神经），汇入舌咽神经后进入延髓。主动脉弓压力感受器的传入神经混于迷走神经干内进入延髓。兔和大鼠的主动脉弓压力感受器传入纤维在颈部自成一束，与迷走神经伴行，称为主动脉神经（aortic nerve），又称降压神经（depressor nerve）。由于压力感受性反射的主要作用是缓冲血压波动，故窦神经和主动脉神经又合称为缓冲神经（buffer nerve）。

压力感受性反射的中枢存在于脊髓到大脑皮质的各级水平，但最主要的整合中枢位于延髓，尤其是孤束核（NTS）、延髓头端腹外侧区（RVLM）、延髓尾端腹外侧区（CVLM）、迷走运动背核（DMV）和疑核（NA）等脑区。下丘脑室旁核（PVN）在压力感受性反射的整合中也起重要作用，它们主要通过改变交感神经和迷走神经的紧张性活动来调控心血管活动。

2．化学感受器反射（chemoreceptor reflex） 在生理状态下主要调节呼吸，对心血管活动的调节作用不明显；但在失血、低氧和窒息等紧急情况下，化学感受器反射对心血管活动也具有重要调节作用。

体内的化学感受器（chemoreceptor）包括外周化学感受器（peripheral chemoreceptor）和中枢化学感受器（central chemoreceptor）。外周化学感受器主要是颈动脉体（carotid body）和主动脉体（aortic body）化学感受器。颈动脉体位于颈动脉窦附近，直径仅 1 ~ 2 mm。主动脉体是散在的聚成团的上皮组织，主要位于主动脉弓凹面和肺动脉干凸面。外周化学感受器的血液供应非常丰富，每个化学感受细胞与血液的距离都很近，因而对动脉血液的化学性质非常敏感。颈动脉体的传入纤维行走于窦神经背内侧，加入舌咽神经后进入延髓，在孤束核交换神经元。主动脉体的传入纤维行走于迷走神经中，第一级神经元的细胞体在迷走结状神经节中，进入延髓后也在孤束核换元。在兔和大鼠中，颈动脉体的传入纤维为主动脉神经，加入迷走神经后上行到孤束核。中枢化学感受器位于延髓腹外侧表面，可感受局部脑脊液和细胞外液中的化学性刺激。

化学感受性反射的中枢部位分布广泛。延髓孤束核接受化学感受器的传入冲动，并与来自压力感受器传入纤维和心脏交感神经传入纤维活动发生交互作用，对多种传入信号进行初步整合，与下丘脑室旁核、延髓尾端和头端腹外侧区、迷走运动背核与疑核等形成复杂的联系，调节交感神经、迷走神经的传出活动以及血管升压素的释放。刺激下丘脑某些部位可易化化学感受器反射，在下丘脑某些部位也可记录到接受化学感受性传入冲动的神经元放电。

3．其他心血管反射

（1）心肺感受器反射：存在于心房、心室、腔静脉、肺静脉的参与心血管活动调节的感受器，总称为心肺感受器（cardiopulmonary receptor），心肺感受器的传入神经纤维经交感神经和迷走神经到达中枢，反射性地调节心血管活动，总称为心肺感受器反射（cardiopulmonary receptor

Note

reflex)。引起心肺感受器兴奋的刺激有两类：一是感受某些内源性或外源性化学物质，如前列腺素、腺苷和缓激肽等刺激的化学感受器；另一类是感受机械牵张刺激的机械感受器。当心房、心室或肺循环大血管中压力升高或血容量增多而使心脏或血管壁受到牵张时，这些机械感受器发生兴奋。由于这些感受器位于循环系统的低压力部分，故又称为低压感受器（low-pressure receptor）。主要的心肺感受器反射包括心交感传入反射和心容量感受性反射。

（2）腹腔内脏传入冲动引起的心血管反射：在胃肠、胆道、胰腺等腹腔内脏器官上存在很多机械和化学感受器，其传入纤维行走于迷走神经或交感神经内，当这些感受器受到化学或温度刺激时可引起心血管反射，通常表现为心率加快、心肌收缩力增加、外周血管收缩而使血压升高。轻轻牵拉肠系膜也可反射性引起血压升高、心率加快和心肌收缩力加强。相反，扩张肺、胃、肠、膀胱等空腔器官或挤压睾丸则可引起心率减慢和外周血管舒张效应。

（3）躯体传入冲动引起的心血管反射：肌肉的活动、皮肤冷热刺激和各种伤害性刺激都能引起心血管反射。刺激躯体传入神经（somatic afferent nerve）引起的心血管反射效应取决于感受器的性质、刺激强度和刺激频率等因素。中、低强度的低频率电刺激通常兴奋Ⅱ、Ⅲ类传入纤维，引起交感缩血管中枢活动的抑制，产生降压效应；而高强度、高频率电刺激则可兴奋Ⅳ类传入纤维，引起升压效应。

（4）眼心反射（oculocardiac reflex，OCR）和腹心反射（abdominocardiac reflex）：眼球或眼眶内组织受到压迫或牵张刺激时引起心率减慢的反射，称为眼心反射，严重时可出现血压下降、心律失常，甚至引起心搏骤停，以致死亡。眼科手术和检查引起眼心反射较为常见，每分钟心率可减少 10 ~ 20 次，一般停止刺激后可自行恢复。利用眼心反射可治疗室上性心动过速。眼心反射机制主要与心迷走神经兴奋有关。眼球或眼球周围组织的感受器受到压迫或牵张时，传入冲动经睫状神经和三叉神经眼支到达延髓迷走运动背核和疑核，使心迷走神经兴奋，引起心率减慢。

上腹部受钝力打击或压迫可反射性引起心率减慢和血压下降，严重时可引起心搏骤停，称为腹心反射。

（5）潜水反射（diving reflex）：当头部浸入水中时，呼吸暂停于呼气状态，心率减慢，心排血量减少，皮肤、肌肉、肾与内脏血管普遍收缩而血压无明显变化，这一系列呼吸和心血管活动的反射性改变称为潜水反射。

（6）脑缺血反应（brain ischemia response）：当脑的血流量明显减少或动脉血压过低时，心血管中枢可直接发生反应，引起交感神经系统兴奋，使外周血管强烈收缩，动脉血压升高，这一反应称为脑缺血反应，它有助于在紧急情况下改善脑组织血液供应。其机制可能是脑血流减少时，脑内代谢产物直接刺激心血管中枢，使交感神经系统强烈兴奋。

（四）心血管活动的体液调节

许多体液因素对心血管活动也起着重要的调节作用，称为体液调节（humoral regulation）。心血管活动的体液调节涉及的物质或系统非常多，主要包括：①肾素 - 血管紧张素系统；②肾上腺素和去甲肾上腺素；③血管升压素（抗利尿激素）；④钠尿肽家族（包括心房钠尿肽、脑钠尿肽、心室钠尿肽、尿钠素等）；⑤激肽释放酶 - 激肽系统（包括激肽释放酶、激肽原、激肽、激肽酶）；⑥内皮素；⑦降钙素基因相关肽超家族（包括降钙素、胰岛素、肾上腺髓质素等）；⑧阿片肽家族；⑨其他血管活性多肽（如尾加压素Ⅱ、神经肽 Y、血管活性肠肽等）；⑩气体信号分子（如一氧化氮、一氧化碳、硫化氢等）；⑪花生四烯酸代谢产物（包括前列腺素、前列环素等）；⑫腺苷；⑬组胺等。这些体液因素中，有些是内分泌腺分泌的激素（hormone），由血液携带至全身，广泛作用于心脏和全身血管；有些则是器官组织局部产生的，主要调节局部血流；也有些局部体液因素可直接作用于心肌。

心血管活动的神经和体液调节是互相联系、互相协调的。一方面，许多体液因素的生成是受神经调节的，如肾素、肾上腺素等激素的分泌受交感神经控制；还有一些激素，如血管升压素等则是直接由下丘脑的一些神经细胞合成和分泌的，称为神经内分泌（neuroendocrine）。而另一方面，体液因素也可作用于神经系统，通过改变脑内一些与心血管活动调节有关的神经元的活动，引起相应的反应，这些体液因素包括血管紧张素Ⅰ、心房钠尿肽等。此外，去甲肾上腺素、血管紧张素Ⅰ、前列腺素等体液因素也可作用于交感神经或副交感神经末梢上相应的突触前受体，通过对神经递质释放的调制来改变心肌和血管的活动，其中某些物质如去甲肾上腺素既是激素，也是神经递质。

（严钰锋）

第二节　人体机能实验

一、人体动脉血压和心电图的测定

（一）实验目的

掌握人体动脉血压的测定方法和全导联心电图的记录方法，熟悉心电图各波段的生理意义。

（二）实验原理

血压（blood pressure，BP）是指血管内流动的血液对单位面积管壁的侧压力，通常以 mmHg 为单位表示。临床上常采用听诊法（Korotkoff 音法）间接测量动脉血压，一般使用血压计、听诊器测量人体动脉血压（其原理见前文）。人体可被认为是一个容积导体，心脏各部分在兴奋过程中出现的生物电变化可通过周围导电组织和体液传到体表。如果将测量电极置于体表一定部位，即可导出心脏兴奋过程中所发生的电变化，即为心电图（electrocardiogram，ECG）。通过肢体导联和胸导联方式可以分别获得心电向量在人体冠状面和水平面上的投影，记录出 P 波、QRS 波群、T 波等波形（图 5-42）。在各导联上对波段幅值和时程进行测量，可得到心率、各波段时程、心室电压、心电轴角度等参数指标。

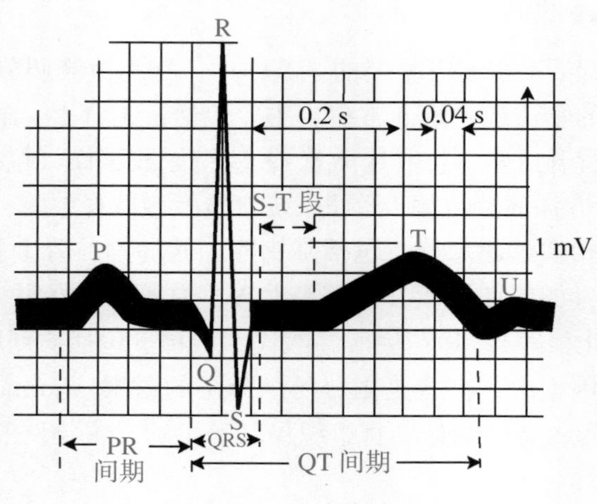

图 5-42　心电图各波段示意图

（三）观察对象

SP。

（四）实验步骤

1．实验准备

（1）试剂和药品：75 % 乙醇溶液、生理盐水。

（2）装置和器材：生物信号采集与处理系统、水银血压计、听诊器、全导联心电线、肢体导联电极、胸导联电极。

2．动脉血压测量

（1）受试者脱去一侧衣袖，端坐静止 5 min。

（2）受试者前臂伸平，置于桌上，使上臂中段与心脏处于同一水平。将压力袖带缠绕在上臂，下缘距肘窝上方约 2 cm，袖带松紧度以能插入 1 ～ 2 指为宜。

（3）于肘窝处靠近内侧触及肱动脉脉搏，将听诊器胸件置于肱动脉搏动最明显处。

（4）一手轻压听诊器胸件，一手挤压球囊向袖带内充气使汞柱上升至听不到“血管音”时，再继续充气使压力再上升 20 ～ 30 mmHg。然后打开放气阀缓慢放气，以降低袖带内压，在汞柱缓慢下降的同时仔细听诊。出现第一次声响（Korotkoff 音）时汞柱所对应的压力值即为收缩压。

（5）继续缓慢放气，血流重新恢复为层流，听诊音突然减弱或消失，此时汞柱所对应的压力值即为舒张压。血压通常以“收缩压 / 舒张压”的形式记录，如 120/80 mmHg，即表示收缩压为 120 mmHg、舒张压为 80 mmHg。

3．心电图记录

（1）皮肤处理：受试者平躺在检查床上，手腕前侧、脚踝内侧和胸前区皮肤用 75% 乙醇溶液脱脂，涂抹少许生理盐水。

（2）连接肢体导联电极：肢体心电夹夹在受试者手腕、足踝处，导电片贴于肢体内侧皮肤。肢体导联电极位置、颜色的关系为：右上肢（RA）为红色，左上肢（LA）为黄色，左下肢（LL）为绿色，右下肢（RL）为黑色（图 5-43 a）。

（3）连接胸导联电极：导电片贴于胸部相应位置后，再将 6 个胸导联接头与相应电极连接。胸导联电极位置为：V_1 在胸骨右缘第 4 肋间，V_2 在胸骨左缘第 4 肋间，V_3 在 V_2 与 V_4 连线的中点，V_4 在左锁骨中线第 5 肋间，V_5 在左腋前线第 5 肋间，V_6 在左腋中线第 5 肋间（图 5-43 b）。

（4）记录正常心电图：受试者全身放松，保持仰卧位，记录 3 min 全导联心电图。

（五）实验结果

1．安静坐位状态下，测定左、右两侧上肢的血压值，比较是否相同。

2．平躺在检查床上，选取血压值较高的一侧上肢，测定安静仰卧位时的血压值。

3．平躺在检查床上，改变受试者上臂的位置，分别观察其在心脏水平以上或心脏水平以下时的血压值变化。

4．平躺在检查床上，记录 3 min 正常心电图。

5．心率计算：测量相邻两个 RR 间期（或 PP 间期）的间隔时间（秒），然后用 60 除以此数值，计算出受试者的心率值。

6．各波段时程的测量：测量 PR 间期（P 波起点至 QRS 波群起点）、QRS 波群时间（QRS 波群起点至 QRS 波群终点）、QT 间期（QRS 波群起点至 T 波终点）。

第五章人体机能实验1：总结与思考解析

（六）总结与思考

1．测量血压时，受试者将手臂垂下测量，测得血压值较正常偏高还是偏低？为什么？

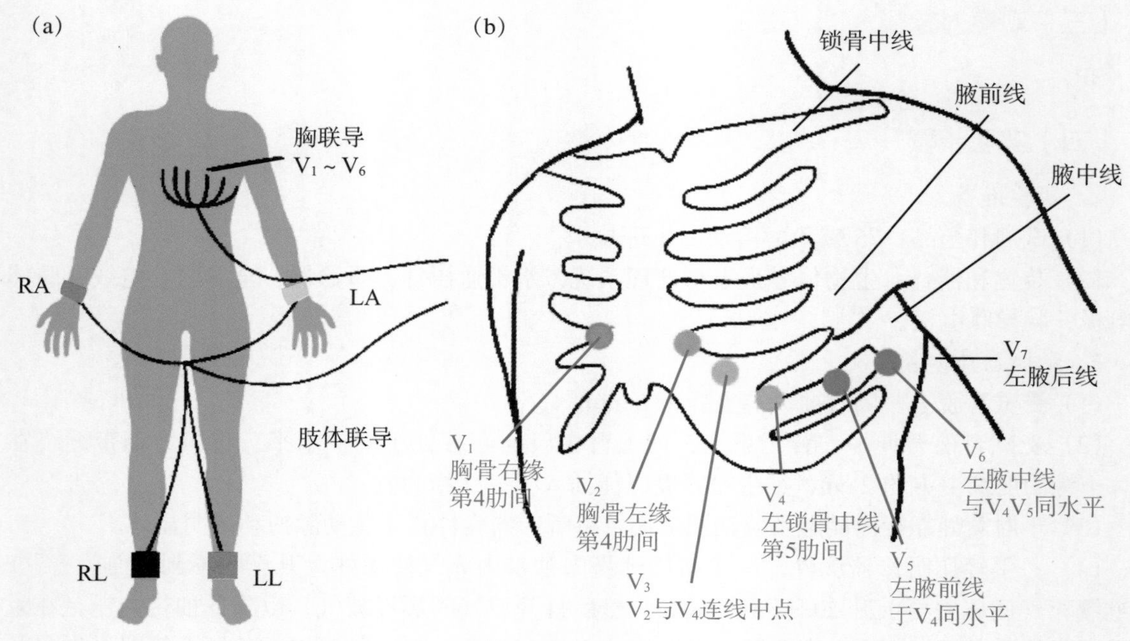

图 5-43　全导联心电图连接示意图

2．记录心电图时，左右手电极反接，会导致哪些导联信号出现改变？
3．心电图中各波段代表的生理意义是什么？

二、运动对循环功能的影响

（一）实验目的

掌握综合评价人体循环系统功能的方法，熟悉运动对循环功能的影响及其调节机制。

（二）实验原理

循环系统是相对封闭的管道系统，包括起主要作用的心血管系统和起辅助作用的淋巴系统。循环系统的活动受神经和体液因素的调节，且与呼吸、泌尿、消化、神经和内分泌等多个系统相互协调，从而使机体能很好地适应内、外环境的变化。血压、心率是反映人体循环系统功能的基本指标，血压和心率随人体功能状态不同而发生变化，如运动、情绪激动、进食等均可引起血压、心率发生改变。血氧饱和度（SO_2）是血液中被氧结合的氧合血红蛋白容量占全部可结合血红蛋白容量的百分比，即血液中血氧的浓度，是呼吸循环的重要生理参数，血氧饱和度正常值为95% ～ 99%。人体在运动时，在体内神经、体液等因素作用下，引起血压升高、心率加快，心排血量可比平时增加 4 ～ 5 倍，心率可达平时的 2 ～ 3 倍，以适应机体的需要。运动后一段时间，由于压力感受器反射的作用，血压等将恢复正常水平。

（三）观察对象

SP。

Note

（四）实验步骤

1．实验准备

（1）试剂和药品：75% 乙醇溶液、生理盐水。

（2）装置和器材：生物信号采集与处理系统、无线血压监测器、无线心电监测器、指夹式血氧仪。

2．选定合适的受试者，佩戴无线血压监测器、无线心电监测器、指夹式血氧仪。

3．打开生物信号采集与处理系统，通道 1 设置为血压信号采集，通道 2 设置为心电信号采集。

（五）实验结果

1．受试者安静端坐 5 min，测定安静状态下的血压值，采集心电图并计算心率值，记录血氧饱和度值。

2．受试者在动感单车上（或使用其他运动方式）进行不同程度负荷的运动，注意观察监测受试者的心率变化。一般心率保持在 120 次 / 分以下为轻微运动负荷，140 ～ 160 次 / 分为中等运动负荷，170 ～ 180 次 / 分为较大运动负荷，建议以轻微、中等运动负荷为佳（运动过程中如感觉不适，应立即停止）。当受试者运动后心率达到 100 次 / 分、120 次 / 分、150 次 / 分时，分别记录相应的血压值和血氧饱和度值。

3．受试者停止运动，分别记录运动停止后 5 min、10 min、15 min、20 min 的血压值、心率值和血氧饱和度值。

（六）总结与思考

第五章人体机能实验2：总结与思考解析

1．运动对人体血压有何影响？变化的机制是什么？

2．运动前后血氧饱和度有何变化？

3．用心率评价运动负荷强度是否合适？

（胡　浩）

第三节　虚拟仿真实验

一、影响动脉血压的因素

（一）实验目的

掌握动脉血压调节的规律，了解临床常见疾病中导致血压异常的主要因素，培养基础医学知识的应用能力。

（二）实验原理

动脉血压的形成和稳定受心脏、血管和血量三个方面因素的影响，这三方面的功能变化又是在神经、体液因素的统一调节下完成的。本实验借助 ESP（electronic standardized patient）实时运算仿真技术，将动脉血压的调节抽象成机械模型，建立“单因素冲击响应”实验模型、血液循环的生理模型，并引入临床案例，模拟常见疾病中动脉血压等指标的异常变化，帮助学生深刻理解动脉血压形成的本质。

（三）实验对象

ESP。

（四）实验步骤

1．打开电子资源链接，登录ESP系统，进入“动脉血压调节虚拟仿真实验”教学系统。在首页点击“血液循环机械模型”，进入“血液循环机械模型”主界面，首先选择“单腔物理模型实验”，活塞液压泵模拟心脏活动，管道模拟血管系统。分别上下调节中间屏下端的“运动幅度”滑块、“运动频率”滑块、“动脉管弹阻”滑块、“外周管阻力”滑块或“液体容量”滑块，观察并记录红色管道（动脉）液压变化。点击“双腔机械模型实验”，进入体循环和肺循环机械模拟系统，活塞液压泵分别模拟左心和右心活动，红色管道模拟动脉，蓝色管道模拟静脉，分别上下调节相应的滑块，观察并记录液压变化。点击“实验报告”，完成并提交。返回到首页面，进入后续步骤。

2．在首页点击“血液循环生理模型”，进入“血液循环生理模型”主界面。点击中间屏下端“开始”，虚拟血液循环模型开始运行。左屏显示生理状态下，人体正常核心指标。分别点击右屏上端“每搏输出量”“心率”“外周阻力”“动脉弹性阻力”和“循环血量与血管系统容积比”，进入相应影响因素作用页面，点击曲线下方“+/–”按钮，观察并记录血压变化，查看右屏下端机制分析。点击“实验报告”，完成实验报告并提交。点击“实验知识考核”，完成并提交。返回到首页面，进入后续步骤。

3．在首页点击“临床案例分析”，进入“临床案例分析”界面。点击“案例1”“案例2”或“案例3”，分别出现相应临床案例患者病情介绍、症状、体征和临床监测指标等。通过观察和分析，应用从机械模型和生理模型中所学的知识，找出临床案例中引起血压异常的主要因素，并进行治疗效果的检验，完成测试题。

4．在首页点击“总结与评价”，进入总结评价模块。点击“总结”，出现本实验知识点汇总。点击“评价”，查看学生操作的数据分析和错题解析。

实验流程如下。

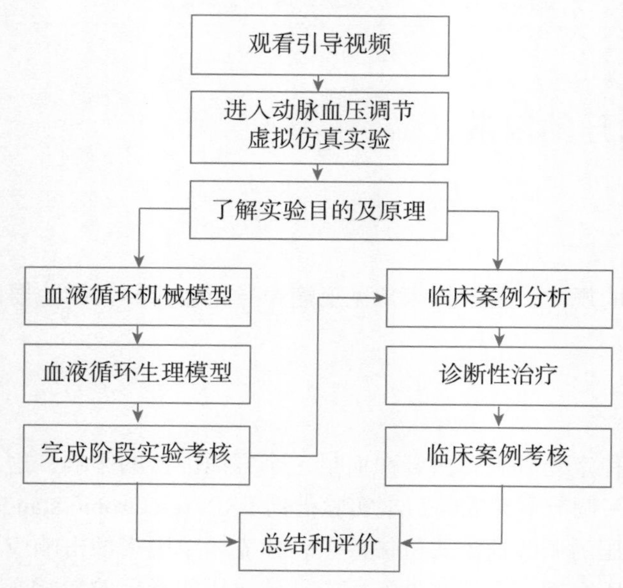

（五）实验结果

扫描 ESP 登录界面中的二维码，完成实验结果的记录、实验报告、各模块考核、成绩查询和学习问题反馈等。

（六）总结与思考

1. 心脏收缩能力增强时，血压如何变化？为什么？
2. 主动脉血管硬化时，血压如何变化？为什么？
3. 血液循环机械模型和生理模型中血管内压力变化是否一致？为什么？
4. 静脉注射肾上腺素对动脉血压有何影响？为什么？

第五章虚拟仿真实验1：总结与思考解析

（王觉进　高兴亚　张鸣号）

二、失血性休克及其抢救虚拟仿真实验

（一）实验目的

旨在探索失血性休克的基本原理，了解救治原则，在虚拟环境下以互动的方式提供实践体验，为后续学习临床课程打下基础。

（二）实验原理

失血性休克是临床常见的急危重症，大量研究表明：各种不同原因引起的休克，都有一个共同的发病环节，即交感 - 肾上腺髓质系统强烈兴奋，导致微循环障碍。本实验以失血性休克为中心，通过多种途径，包括“实验操作视频”“3D 动物虚拟实验”和“ESP 标准化虚拟病人案例实训”进行实践教学。

（三）实验对象

虚拟动物，ESP。

（四）实验步骤

1. 打开电子资源链接。通过“实验操作视频”，使学生对整个动物实验有一个系统的了解；之后进入“动物虚拟实验”环节，以虚拟家兔为实验对象，复制失血性休克动物模型并进行抢救，通过系统的操作结果反馈，熟练掌握实验操作流程，并进行虚拟实验考核。

2. 登陆 ESP 系统，选择不同程度的休克模式，或者自定义失血性休克模式。以“ESP 虚拟病人”为操作对象，模拟临床失血性休克患者的典型临床表现、神经体液调节、机体代偿、微循环改变和重要器官的血液灌流变化等；通过“语音问诊”对病情进行评估；观察并记录虚拟病人的“微循环灌流”“呼吸动力学”“休克指标曲线”“血流动力学”“神经体液调节”和“机体代偿”等改变，了解失血性休克的发生发展和机体的代偿调节机制；填写或查看“电子病历”，明确诊断；选择“抢救措施”并辅以“药物治疗”；最后完成案例考核，并查看计分详情。

3. 完成教师预设的“自测与考核”试题，系统将自动记录每位学生的访问信息、每次操作和考核的结果。

实验流程如下。

Note

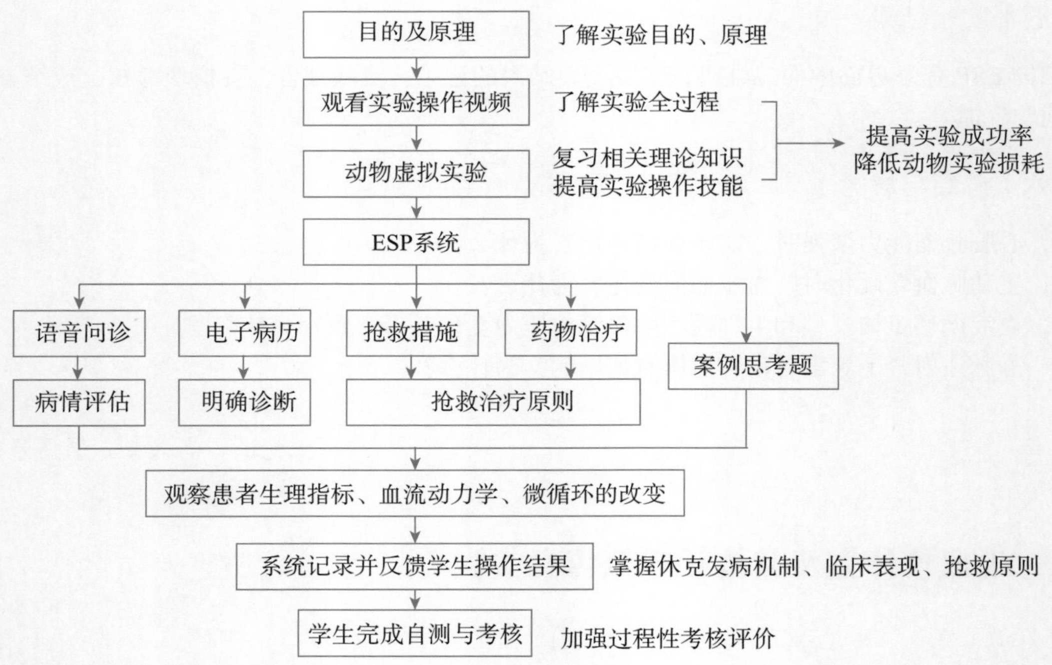

（五）实验结果

扫描 ESP 登录界面中的二维码，完成实验结果的记录、实验报告、各模块考核、成绩查询和学习问题反馈等。

第五章虚拟仿真实验2：总结与思考解析

（六）总结与思考

1．本实验中，家兔及 ESP 是否发生了休克？为什么？如果有休克发生，处于哪一期？其机制如何？

2．本实验中哪些指标可用于临床失血性休克的辅助诊断？联系诊断学知识，还有哪些指标可以用作休克的临床诊断？

3．分析实验过程中各指标变化的机制。

4．分析不同的抢救措施对休克的作用机制。

（张鸣号）

三、急性心肌梗死的机制分析及救治虚拟仿真实验

（一）实验目的

旨在引导学生探索急性心肌梗死从基础到临床的全过程，掌握其病因和发病机制，了解其救治原则，在虚拟环境下以互动的方式提供实践体验，为后续学习临床课程打下基础。

（二）实验原理

急性心肌梗死（简称急性心梗）是心血管疾病中常见的急危重症，起病急、死亡率高，是重症医学的关注热点和难题。急性心梗的发生过程复杂，涉及心脏冠脉循环的结构和功能、冠状动脉粥样硬化的发生、凝血与血栓的形成、缺血 - 再灌注损伤的发生等多种机制的共同作用。为帮助学生

Note

更好理解学习，本实验以急性心肌梗死病例为中心，建立“急性心肌梗死的基础知识”“急性心肌梗死的临床特征”和“ESP 急性心肌梗死案例实训”三大模块进行实践教学，并通过器官系统整合式教学让学生对心血管系统疾病特别是心肌梗死相关的学科知识进行回顾、学习和拓展。

（三）实验对象

ESP。

（四）实验步骤

1．打开电子资源链接，登陆 ESP 系统。通过“案例阅读”，使学生对急性心梗的定义、病理机制、临床分型 / 分级及治疗原则有一个初步了解。之后进入“基础知识”模块，分别点击模块下的各知识点：“冠脉循环的结构与功能特点”“心电图基础及其临床意义”“动脉粥样硬化的形成和进展”“凝血激活和血栓形成的机制”和“心肌缺血 - 再灌注损伤”。每个知识点都有 3D 动画展示和互动考核，通过系统的操作结果反馈，使学生理解掌握上述与急性心梗相关各项基础知识，并进行答题考核。

2．进入“急性心肌梗死的临床特征”模块，点击“急性心肌梗死的标准化病人模型”，首先查看该模块的学习任务，并学习急性心梗发生时心电图的变化、血清酶学改变和典型超声心动图。通过二维码打开“实验报告”功能，可在手机上完成实验报告的相应数据的填写。

3．进入“ESP 急性心肌梗死案例实训”模块，进行急性心梗患者虚拟救治。选择不同程度的心肌梗死模式，系统将模拟展示此时急性心肌梗死患者的典型临床表现、心电图变化和血清酶学改变，学生可通过“语音问诊”“体格检查”和“辅助检查”，对病情进行评估。并通过“救治措施”界面选择相应措施对 ESP 实施救治，如吸氧、静脉通路建立、心肺复苏以及药物治疗等。观察并记录 ESP 的各项指标，完成电子病例报告。

4．完成教师预设的“自测与考核”试题，并查看计分详情，系统将自动记录每位学生的访问信息、每次操作和考核的结果。

实验流程如下。

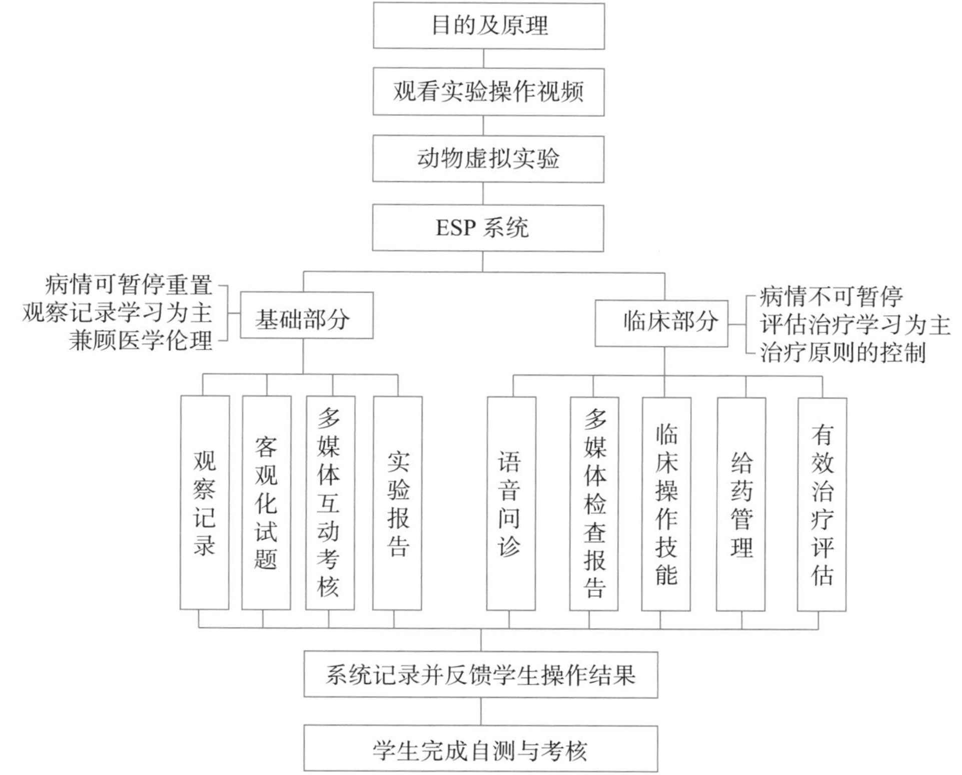

（五）实验结果

扫描 ESP 登录界面中的二维码，完成实验结果的记录、实验报告、各模块考核、成绩查询和学习问题反馈等。

（六）总结与思考

第五章虚拟仿真实验3：总结与思考解析

1．本实验 ESP 急性心梗发生机制如何？

2．本实验中哪些指标可用于临床急性心梗辅助诊断？联系诊断学知识，还有哪些指标可以用作急性心梗的临床诊断？

3．分析不同的抢救措施对急性心梗的作用机制。

（王慷慨）

四、钾代谢紊乱对心电图的影响

（一）实验目的

帮助学生深刻理解心电图形成的本质，掌握钾代谢紊乱引起心电图改变的病理生理学机制，并结合临床病例分析，提高学生的临床思维能力。

（二）实验原理

钾离子是维持心肌细胞静息膜电位的重要物质基础，钾代谢紊乱可严重影响心肌的电生理特性，导致典型的心电图改变。本实验利用 ESP 实时运算仿真技术，观察高钾血症和低钾血症对人体心电图的影响。

（三）实验对象

ESP。

（四）实验步骤

1．打开电子资源链接，登录 ESP 系统，进入“低钾血症对机体的影响”教学系统。调节屏幕下方的“血钾浓度”滑块，观察左屏心电图的变化以及中屏心肌电生理特性变化。

2．打开电子资源链接，登录 ESP 系统，进入“高钾血症对机体的影响”教学系统。调节屏幕下方的“血钾浓度”滑块，观察左屏心电图的变化以及中屏心肌电生理特性变化。

打开电子资源链接，登录 ESP 系统，进入“钾代谢紊乱临床案例分析”界面，分别点击“简要病史”“体格检查”“辅助检查”“诊断治疗”和“考核分析”，出现相应临床案例患者病情介绍、症状、体征和临床监测指标等。通过观察和分析，完成测试题。

（五）实验结果

低钾血症引起 P 波的振幅升高、PR 间期延长、QRS 波群增宽、U 波增高和尖端扭转型室性心动过速。高钾血症时心电图的主要改变包括：① P 波压低、增宽或消失；PR 间期延长，QRS 波群增宽，R 波降低；② T 波狭窄高耸；③ QT 间期缩短。严重高钾血症可引起 QT 缩短、S 波加深、ST 段抬高和 T 波高尖融合的正弦波，最终出现心室停搏。

Note

（六）总结与思考

第五章虚拟仿真实验4：总结与思考解析

1．低钾血症引起心电图 U 波增高的机制是什么？
2．低钾血症引起尖端扭转型室性心动过速的机制是什么？
3．高钾血症引起心电图 T 波高尖的机制是什么？
4．比较低钾血症和高钾血症的发病因素及其对心肌电生理特性的影响。

（王华东）

五、急性左心衰竭及其救治：心力衰竭的发病机制——心脏负荷

（一）实验目的

能够掌握对虚拟患者做出左心衰竭相关的鉴别诊断与依据，掌握基本的用药原则、药物治疗原则，药物治疗的作用机制、药理作用及临床应用和不良反应。最终通过治疗使患者的心电监护等重要的指标恢复或基本恢复正常。

（二）实验原理

急性左心衰竭（acute left heart failure）是指由于各种心脏疾病所致急性心肌收缩力下降、左室舒张末期压力增高、心排血量显著急剧降低，从而引起以肺循环淤血和组织器官灌注不足为主要特征的综合征。急性肺水肿是最主要表现，可发生心源性休克或心搏骤停。

本实验借助 ESP 实时运算仿真技术，研究不同程度的左心衰竭虚拟仿真实验（临床诊断及发病机制、抢救治疗及药物）模块，观察患者的精神状态、血压、呼吸、中心静脉压、血氧饱和度、心率、体温、尿量等指标的主要改变，学习左心衰竭的基本发生发展及水肿等症状出现的机制。

（三）实验对象

ESP。

（四）实验步骤

1．登录 ESP 系统，完成左侧基本情况了解，学习“心力衰竭的发病机制”“心力衰竭的三大主征”“心力衰竭的治疗原则”“急性左心衰竭临床表现病生机制”四个相关理论知识点。

2．选择“急性左心衰竭临床诊断及发病机制”模块，点击进入后阅读病历，并进入实训，以“ESP 虚拟病人”为操作对象，根据患者的临床表现，对患者进行病情评估，可通过问诊、体格检查、辅助检查等手段进行病情采集和评估，并给出相应的治疗。

3．通过学习发病机制版块，掌握左心衰竭时的心脏特点，以及肺循环及神经体液代偿与失代偿的机制。通过屏幕左侧该患者的多参数监护仪数据，在实验报告中记录患者的心率、血压、呼吸等重要指标的变化。最后完成本阶段考核测试试题。

4．切换至“抢救治疗及药物的作用机制、抢救措施及药物”模块，通过学习，掌握心力衰竭时的用药原则及药理机制。根据病情选择不同的治疗方法，观察体位变化、吸氧、静脉开放、气管插管等操作的影响，根据病情选择使用不同药物进行治疗，并了解不同药物的作用及其机制。最后完成本阶段考核测试试题。

Note

实验流程如下。

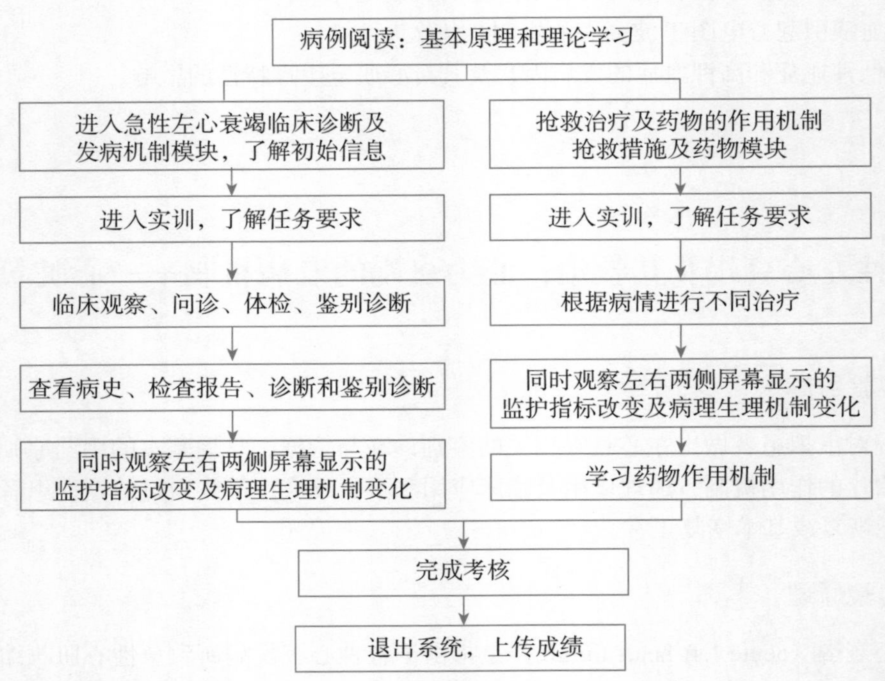

（五）实验结果

在 ESP 系统中，完成实验结果的观察，获得病史、检查报告、诊断和鉴别诊断资料，完成各模块考核并上传成绩等。

（六）总结与思考

第五章虚拟仿真实验5：总结与思考解析

1．心力衰竭的发病机制有哪些？
2．急性心力衰竭和慢性心力衰竭有何异同？
3．急性左心衰竭和急性右心衰竭有何不同？
4．与急性左心衰竭相关的鉴别诊断有哪些？分别用什么依据加以鉴别？

六、心脏瓣膜病血流动力学和心脏变化

（一）实验目的

掌握正常心肺肝解剖结构与组织形态，学习心脏瓣膜病时心肺肝结构形态异常分析及诊治方法。完成系统嵌入的“考核评估”。

（二）实验原理

Note

心脏瓣膜病（valvular heart disease）是由各种病因所导致的心脏瓣膜（瓣叶、腱索和乳头肌）

发生解剖结构和（或）功能的异常，造成单个或多个瓣膜慢性狭窄和（或）关闭不全，引起心血管血流动力学改变而出现的一系列临床症状。心脏瓣膜病会严重影响血液的正常流动，造成心肌重塑、心脏结构改变以及血流动力学异常，最终导致心、肺等重要脏器的结构和功能异常。

本实验借助 ESP 实时运算仿真技术，将心脏泵血的动态生理过程以 3D 动画形式呈现出来，观察相应动力学指标、参数设置，进行理论知识的虚拟仿真实验验证。

（三）实验对象

ESP。

（四）实验步骤

1．登录 ESP 系统，完成左侧基本情况了解，学习“病理机制”“临床分类”“治疗原理”三个相关理论知识点。了解右侧的学习任务和目标。

2．选择“心脏瓣膜病的病理生理及病理变化”模块，观察二尖瓣和主动脉瓣狭窄和关闭不全形态的改变，学习其病理生理、病理变化及临床病理联系。

3．选择“二尖瓣狭窄合并关闭不全的病因、临床诊断和治疗”模块，了解病例初始信息，后进入实训，以“ESP 虚拟病人”为操作对象，根据患者的病史和临床表现，参照左侧的监护信号及超声图像对患者进行病情评估，可通过问诊、体格检查、辅助检查等手段进行病情采集和分析，给出相应的诊断和治疗，并观察和评估治疗效果。

4．在屏幕右侧可学习疾病的病因、症状和体征、辅助检查及诊断、并发症及治疗等相关机制原理及理论。最后完成考核测试试题。

（五）实验结果

在 ESP 系统中，完成实验结果的观察，获得病史、检查报告、诊断和鉴别诊断资料，完成病历和考核测试试题并上传成绩等。

（六）总结与思考

1．一个心动周期中，心脏泵血时的瓣膜活动的变化是怎样的？

2．二尖瓣关闭不全时，对心排血量会有何影响？

3．二尖瓣狭窄时，对排血量会有何影响？

4．二尖瓣狭窄的常见并发症有哪些？如何处理？

第五章虚拟仿真实验6：总结与思考解析

（严钰锋）

小　结

循环系统的主要功能是完成体内的物质运输，运输营养物质和代谢废物，使组织细胞获得足够的营养物质，并且将代谢废物排出体外，从而保证人体内环境的稳态。机体血液循环主要通过心脏节律性收缩与舒张产生的泵血功能维持，单个心动周期包括心房收缩期、等容收缩期、射血期、等容舒张期、心室充盈期过程，涉及了心肌的收缩力、瓣膜的功能、心室内的压力变化以及血液在血管中的流动阻力等方面的力学原理，我们应用力学对其进行分析，并阐述心排血量测定方法和心功能评价指标的力学原理。通过压差驱动等力学原理对血流动力学进行详细阐述。并运用电学模型、Windkessel 简化模型等理学模型对血压调节运行原理进行分析。并运用血管模型等方法阐述神经 - 体液控制系统对维持动脉血压的恒定和调节循环系统并联的血管阻力等方面的重要作用。

整合思考题

第五章整合思考题解析

1．某同学测得自己的血压是 100/80 mmHg。在剧烈运动后血压变成 140/75 mmHg。请用血压调节的因素解释出现这种变化的原因。

2．静脉注射肾上腺素，血压常表现为先升高，而后降低，然后逐步恢复。其原因如何?

3．以左心为例，试述心脏泵血的全过程。

4．心肌兴奋后其兴奋性周期变化、特点及生理意义如何?

5．试述影响心排血量的因素及机制。

6．试述影响动脉血压的因素。

Note

第六章　呼吸系统

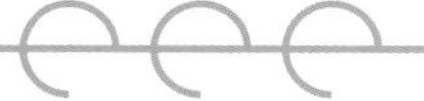

导学目标

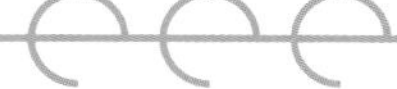

通过本章内容的学习，学生应能够：

※ 基本目标

1. 列出呼吸系统的主要结构，了解呼吸系统各部分的结构特点及其功能，理解呼吸运动的原理。
2. 描述呼吸运动如何通过改变肺内压实现肺通气，肺/胸廓顺应性和气道阻力对肺通气的影响。
3. 列出不同的肺容量和肺容积指标，并能够运用肺容量和肺容积指标评价肺通气能力。
4. 正确识别慢性阻塞性肺疾病（COPD）、哮喘、急性呼吸窘迫综合征（ARDS）三种病理状态，解释主要病理生理机制及机体从局部到整体的功能代谢变化。
5. 正确鉴别 COPD 及其并发症，判断 COPD 急性加重发生呼吸衰竭的原因及机制，并根据氧疗原则对虚拟患者进行正确治疗。
6. 通过从形态学、机能学虚拟仿真探讨肺水肿和气胸的发生机制，逐步建立从宏观到微观、从正常到异常的框架逻辑思维。
7. 描述呼吸衰竭概念及判断标准，了解呼吸衰竭的常见分类，知道Ⅰ型呼吸衰竭和Ⅱ型呼吸衰竭的血气特点。

※ 发展目标

1. 初步具备对 COPD、哮喘、ARDS 三个状态下患者病情评估与治疗方案选择的能力。
2. 基于重要指标参数改变及主要生理指标，分析 COPD 及 ARDS 的发病机制，讨论氧疗方案的选择及依据。
3. 举例说明由肺通气功能障碍与肺换气功能障碍所引起的呼吸衰竭的临床病症。
4. 逐步建立起“基础整合”—“临床拓展”—“科研素养”的阶梯式知识体系。

案例 6-1

女性，42 岁，“发热 2 周，加重 3 天伴呼吸困难”来院。患者 2 周前无明显诱因出现发热，5 天前开始出现气促、胸闷，3 天前症状加重，伴咳嗽、咳痰，痰中带血，有畏寒。查体：体温 39 ℃，呼吸频率 36 次/分，血压 160/95 mmHg；喘息状，口唇发绀；双肺呼吸音低，散在中小水泡音；心率 137 次/分，律齐，无杂音；腹部体征阴性，双下肢无水

肿。辅助检查：血常规 WBC 10.2×10^9/L，N 82%，Hb 112 g/L，PLT 78×10^9/L；血气分析：PaO_2 58 mmHg，$PaCO_2$ 30 mmHg；胸片：双侧肺野弥漫性阴影，外周为重。

问题：

1．请分析患者血气分析结果异常的原因。

2．患者为何出现呼吸、心率等的变化？

第一节　呼吸系统的运行原理

人体系统的稳态离不开持续的能量供给和消耗，后者则需要不断地给机体提供氧，并排出二氧化碳，该功能依赖于呼吸系统的正常运行，即通过与外界大气交换氧和二氧化碳，为机体所有细胞提供足够的氧，同时清除代谢产物二氧化碳。呼吸生理包括外呼吸、气体运输和细胞呼吸（内呼吸）。本节主要围绕外呼吸的生理学原理，阐述外呼吸尤其是肺通气的运行原理。

一、外呼吸的运行原理

呼吸包括四个阶段（图 6-1），外呼吸是指肺毛细血管血液与外界环境之间的气体交换过程，包括肺通气和肺换气。

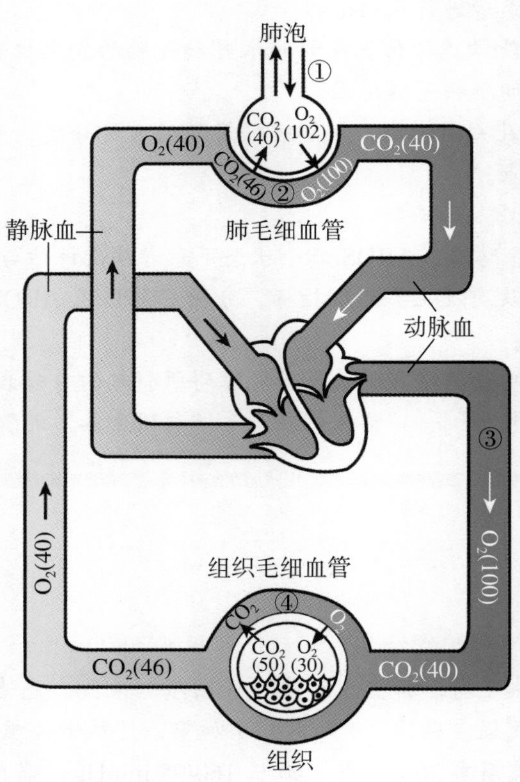

图 6-1　呼吸的四个阶段
①肺通气；②肺换气；③气体运输；④组织换气

1. 肺通气　是指气体在大气与肺之间的交换，包括吸气和呼气两个过程。
2. 肺换气　是指气体在肺泡与血液之间的交换。
3. 气体运输　是指气体通过血液从肺到组织，以及从组织到肺的运输过程。
4. 组织换气　是指气体在组织细胞与血液之间的交换。

参与肺通气和肺换气的组成结构包括：胸廓和呼吸肌，以及呼吸系统的导气部（从鼻腔到肺之间的气道）和肺泡。

（一）肺通气

肺通气指肺与外界之间气体交换的过程，包括吸气和呼气。呼吸肌收缩、舒张所造成的胸廓的扩大和缩小，称为呼吸运动，是肺通气的原动力。肺泡与外界环境之间的压力差则是肺通气的直接动力（图 6-2）。当呼吸肌收缩时，胸廓扩张，肺随之扩张，肺容积增大，肺内压下降并低于大气压，空气就顺此压差而进入肺泡（吸气）；反之，当呼吸肌舒张时，胸廓和肺缩小，肺容积减小，肺内压升高并高于大气压，肺内气体顺此压差流出肺（呼气）。

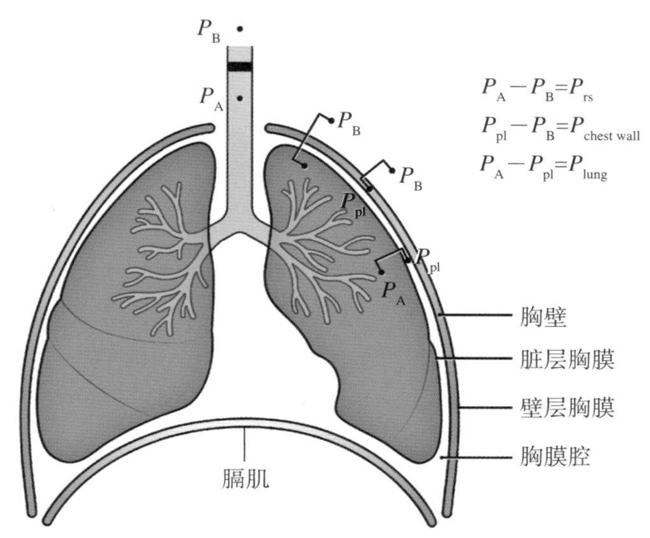

图 6-2　胸腔内各部位的压力

P_A：肺泡压；P_B：大气压；P_{pl}：胸膜腔内压力；P_{lung}：肺弹性回缩压；$P_{chest\ wall}$：胸壁压；P_{rs}：呼吸系统压

为了直观显示肺通气的过程，我们利用图 6-3 中的物理模型来模拟生理状态下胸廓和肺之间的解剖关系，并展示安静状态下膈肌收缩和舒张引起的呼吸运动。将连接塑料管的气球放入下端由弹力膜密封的容器（瓶子）中，容器上段由橡胶塞密封，气球和瓶壁之间的孔隙内充满液体（模拟密封的胸膜腔）。在静止状态下，具有一定向内回缩力的气球处于一定的扩张状态。

为模拟膈肌收缩引起的吸气过程，向下牵拉容器下端的弹力膜，造成容器内容积增加，压力降低，从而牵拉气球容积扩大；松开弹力膜，气球在自身回弹力作用下回缩，容积缩小，模拟膈肌舒张引起的呼气过程。该模型可直观展示平静呼吸过程中，胸廓与肺之间的关系和变化。利用该模型，可以进一步模拟气胸、气道狭窄、肺顺应性变化等对肺通气的影响。

（二）肺换气

肺换气是指肺泡与肺毛细血管血液之间的气体交换过程。静息状态下，血液流经肺毛细血管的时间约为 0.83 秒。肺毛细血管血液与肺泡气 O_2 大约在 0.25 秒达到平衡，CO_2 弥散速度较 O_2 快，则更快达到平衡，因此肺换气有较大的储备；在运动等情况下，心排血量增加、血流速度加快，血液在肺泡毛细血管中停留时间缩短，但即便在这样的情况下，肺泡中的气体与血液交换仍可达到平衡（图 6-4）。

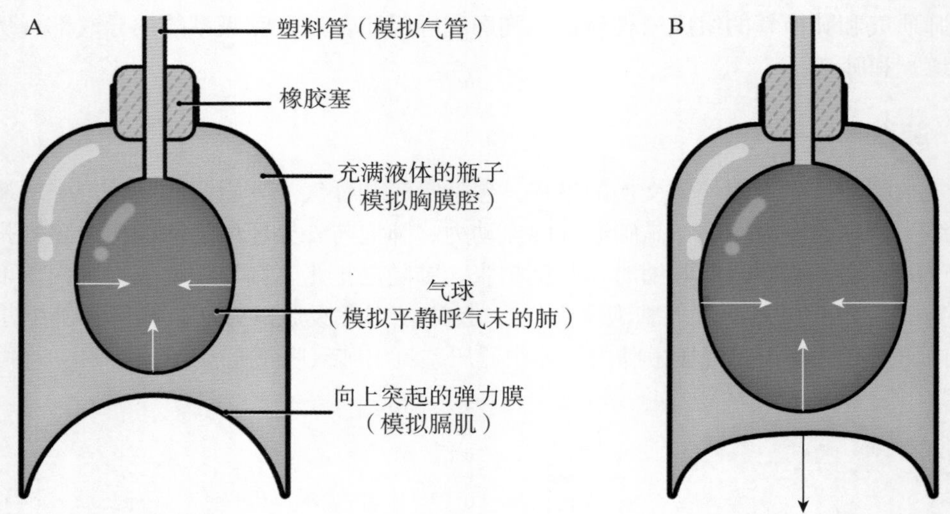

图 6-3　胸廓与肺的物理模型

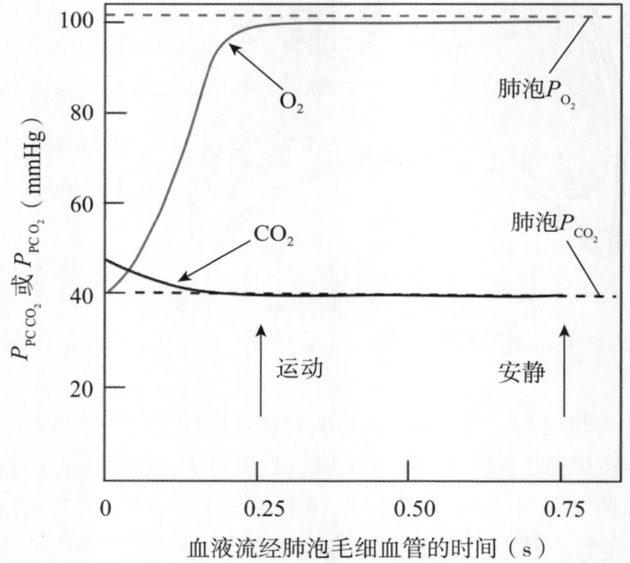

图 6-4　血液通过肺毛细血管中的气体平衡过程
$P_{PC\,CO_2}$：肺毛细血管血二氧化碳分压；$P_{PC\,O_2}$：肺毛细血管血氧分压

（三）呼吸运动的调节

呼吸运动是一种节律性的活动，其频率、深度、吸气时间和呼吸类型等受到来自呼吸器官自身以及血液循环等其他器官感受器传入冲动的反射性调节，如化学感受性呼吸反射和肺牵张反射等，使呼吸运动与代谢水平相适应（图 6-5）。

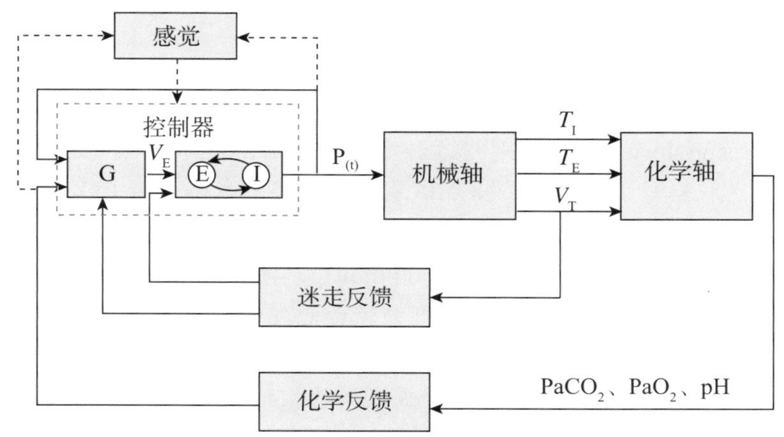

图 6-5　呼吸运动调节优化模型示意图

G：感觉运动整合；E：呼气；I：吸气；V_E：总通气量；T_I：吸气持续时间；T_E：呼气持续时间；V_T：瞬时呼吸量；$P_{(t)}$：等轴呼吸驱动压

呼吸运动反馈系统由呼吸中枢与呼吸感受器组成，呼吸运动的深度和频率可随机体内外环境的改变而发生相应的变化，产生最佳通气量和呼吸模式以满足新陈代谢的需求，这一过程受到机械轴（肺牵张反射）和化学轴（化学感受性呼吸反射）的调节。

1．化学感受性呼吸反射　是呼吸运动调节最主要的方式。机体通过外周和中枢化学感受器感受血液中的 O_2、CO_2 和 H^+ 等的变化。PO_2 下降、PCO_2 升高或 H^+ 浓度增加，可兴奋位于颈动脉体与主动脉体的外周化学感受器，反射性增强呼吸运动。中枢化学感受器的生理性刺激是脑脊液和局部细胞外液中的 H^+ 浓度，而不是 CO_2，但血液中的 CO_2 能迅速通过血 - 脑屏障使化学感受器周围细胞外液中的 H^+ 浓度升高，从而刺激中枢化学感受器，引起呼吸中枢兴奋，使呼吸运动加深加快。PaO_2 降低对中枢的直接作用是抑制，PaO_2 降低通过外周化学感受器对呼吸中枢的兴奋作用可对抗其对中枢的直接抑制效应，但在严重缺氧时（$PaO_2 < 30$ mmHg），外周化学感受器的反射效应不足以克服其对中枢的直接抑制作用，将导致呼吸运动的减弱。

2．肺牵张反射　包括肺扩张反射和肺萎陷反射，也是呼吸运动调节的重要方式。肺扩张反射感受器位于气管到细支气管的平滑肌中，属于牵张感受器。当肺扩张时，牵拉呼吸道使牵张感受器兴奋，冲动经由迷走神经传入延髓，通过呼吸中枢的作用，促使吸气转换成呼气。肺萎陷反射是指肺萎陷时能增强吸气活动，促进呼气转换为吸气的反射。正常情况下，通过化学感受性呼吸反射和肺牵张反射能够满足体内、外环境变化时，机体对氧气的需求。

框 6-1　CO_2 麻醉

CO_2 是调节呼吸运动最重要的生理性化学因素。一定水平的 PCO_2 对维持呼吸中枢的基本活动是必需的。$PaCO_2$ 升高可导致呼吸加深、加快，但当 $PaCO_2$ 超过 80 mmHg，会抑制呼吸中枢，引起呼吸困难、头痛、头昏，甚至昏迷，称为 CO_2 麻醉。因此，Ⅱ型呼吸衰竭时，吸氧浓度不宜过高，以免完全纠正缺氧后出现呼吸抑制，使病情进一步恶化。

框 6-2　呼吸衰竭及分型

呼吸衰竭（respiratory failure）是指各种原因引起肺通气和（或）换气功能严重障碍，导致在海平面静息状态呼吸空气下，出现低氧血症，伴有或不伴有 CO_2 潴留，从而引起机体一系列病理生理改变和临床表现的综合征。

诊断呼吸衰竭的主要标准是 PaO_2 低于 60 mmHg，伴有或不伴有 $PaCO_2$ 高于 50 mmHg，并且排除外呼吸功能外的原因，如心内解剖分流和原发性心排血量降低等因素。当吸入气氧浓度（fractional concentration of inspired oxygen，FiO_2）不是 20% 时，用呼吸衰竭指数（respiratory failure index，RFI）作为诊断呼吸衰竭的指标。$RFI = PaO_2/FiO_2$，如 $RFI \leq 300$ 可诊断为呼吸衰竭。

呼吸衰竭根据动脉血气特点可以分为Ⅰ型呼吸衰竭和Ⅱ型呼吸衰竭。Ⅰ型呼吸衰竭即低氧血症型呼吸衰竭，血气特点为 $PaO_2 < 60$ mmHg，$PaCO_2$ 降低或正常；Ⅱ型呼吸衰竭即伴有高碳酸血症型呼吸衰竭，血气特点为 $PaO_2 < 60$ mmHg，$PaCO_2 > 50$ mmHg。

二、机械通气的原理

1．概念　通过机械装置，代替、控制或辅助患者的自主呼吸运动，实现肺通气功能。是临床上为重症呼吸衰竭患者提供支持治疗的重要手段之一。

2．机械通气的工作原理及基本过程　利用人工的机械通气装置，辅助或控制患者的自主呼吸运动，通过一定的高压把空气压入患者肺部，并以较低的压力把气道内的气体排出体外，从而完成一次呼吸，达到肺内气体交换的功能。

（崔　宇　谭红梅）

第二节　人体机能实验

一、肺通气功能测定

（一）实验目的

学习应用呼吸流量传感器测定肺通气功能。

（二）实验原理

肺通气过程依赖于呼吸肌提供的通气动力，以及通气阻力，包括肺和胸廓的弹性阻力、气道阻力等。因此，上述参与肺通气的各种因素发生异常或障碍，必然导致肺通气功能障碍，临床上主要包括阻塞性和限制性通气不足两种类型。

常用的肺通气功能检测指标包括：潮气量（tidal volume，TV）、补吸气量（inspiratory reserve volume，IRV）、补呼气量（expiratory reserve volume，ERV）、残气量（residual volume，RV）、功能残气量（functional residual capacity，FRC）、肺活量（vital capacity，VC）、用力肺活量（forced vital capacity，FVC）以及用力呼气量（forced expiratory volume，FEV）等。通过测定上述指标，临床上用来判断患者是否存在肺通气功能障碍以及障碍程度及类型。以下实验基于“HPS-103 人体生理实验系统”进行介绍。

（三）实验对象

学生志愿者。

（四）实验步骤

实验器材：BL-420N 生物信号采集与分析系统、无线信号采集器、无线信号接收器、呼吸面罩、过滤器、呼吸流量传感器、绑带、气道阻塞模拟器、一次性纸质吹嘴。

将无线信号接收器接入至 BL-420N 硬件的“CH1”通道，待无线信号接收器指示灯常亮时，表明 BL-420N 硬件对其识别成功。长按电源键，在听到“滴”声后松开，待“通信中”指示灯闪烁，表明无线信号采集器与无线信号接收器通信成功。依次将呼吸面罩、过滤器、呼吸流量传感器相连接，同时将呼吸流量传感器接入到无线信号采集器的“CH1”通道。在系统中打开软件 HPS-103，在首页“人体生理实验”中选择“呼吸系统实验”（图 6-6）。选择“人体肺通气量测定 1”，点击“开始实验”按钮，开始记录波形。实验中使用呼吸流速传感器来记录呼吸原始信号，因此其记录的波形以零基线作为吸气和呼气的分界线，零基线上下分别代表吸气相和呼气相。

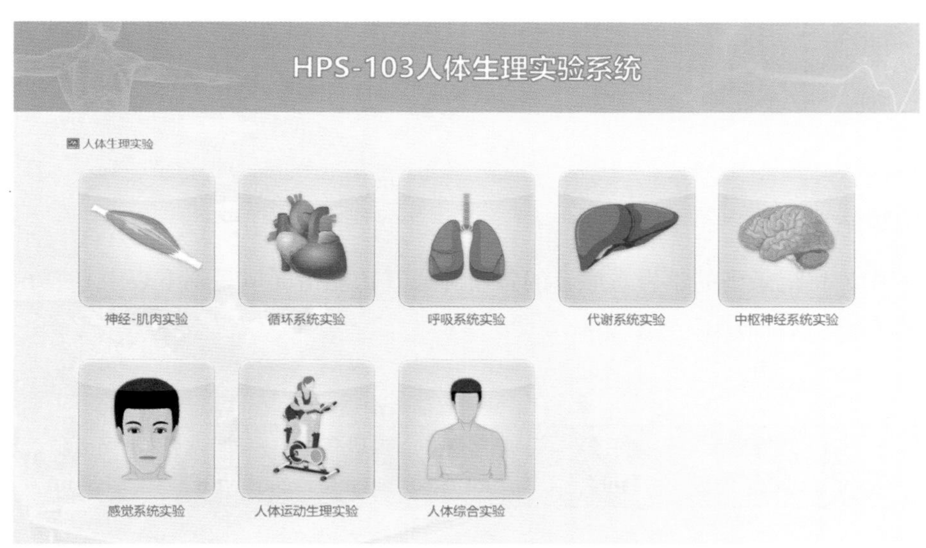

图 6-6　呼吸系统实验界面

1．潮气量及肺活量的测定　受试者站立并背对计算机显示屏，手持呼吸面罩紧贴在自己口鼻，保持正常的呼吸频率和深度，避免有意识的控制呼吸。平静呼吸 4 ~ 5 次后，在平静呼气末，尽力吸气至肺总量后，缓慢而又完全的呼出所有气体至残气量。

暂停实验后，对上述测试结果进行数据测量。首先截取波形，应包含一段潮气量和完整肺活量的曲线，点击“数据测量结果表格”中各单元格后，将鼠标移动到“波形测量区”中对应的波形上，依次测量如下数据：潮气量、呼吸频率、肺活量、深吸气量、用力肺活量、最大呼气流量 - 容积曲线。

2．用力肺活量的测定　单击“开始”按钮，让受试者背对计算机显示屏，尽力深吸气至不能再吸入为止，手持呼吸面罩紧贴在自己口鼻部位，尽快尽力呼出全部气体。单击“暂停”按钮，暂停实验。

截取包含用力肺活量呼吸过程的完整波形图，点击“数据测量结果表格”中各单元格后，将鼠标移动到“波形测量区”中对应波形上，依次测量如下数据：用力肺活量、FEV_1、FEV_2、FEV_3、用力呼气量、呼气时间。

3．最大呼气流量 - 容积曲线 截取上述用力肺活量的波形，在“数据测量结果表格”中点击“统计”按钮，可得到“最大呼气流量 - 容积（MEFV）曲线及其分析结果”。

4．限制胸廓运动对用力肺活量的影响 在受试者呼气末时，将绑带尽量紧紧地绑在其胸廓上部，如果受试者产生明显不适，则要马上松绑。待受试者平静呼吸 4 ~ 5 次后，开始测定上述 1 ~ 3 中的指标。测试完成后，解除绑带。

5．气道阻塞对用力肺活量的影响 为模拟阻塞性肺通气障碍对肺通气各项指标的影响，将内径为 17 mm 的气道阻塞模拟器分别连接纸质呼吸吹嘴和过滤器（图 6-7），然后重复上述实验项目 1 ~ 3，记录呼吸波形并进行测量。

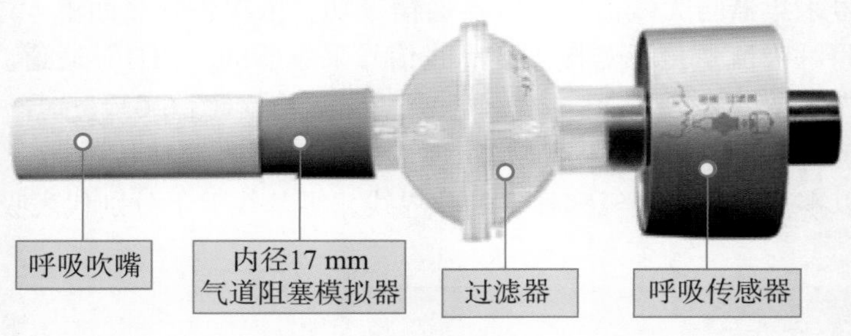

图 6-7 气道阻塞模拟器连接示意图

（五）实验结果

测量过程中，将记录到的学生志愿者的各项肺通气功能指标填写到下表中（表 6-1），并与正常生理值（表 6-2）进行对照。

表 6-1 肺通气功能指标

指标	呼吸频率（次 / 分）	潮气量（ml）	肺活量（ml）	深吸气量（ml）	补吸气量（ml）	用力肺活量（ml）	FEV_1（ml）
正常							
模拟限制性通气障碍							
模拟阻塞性通气障碍							

表 6-2 肺通气功能指标参考数值

指标	数值	单位	释意
潮气量（TV）	8 ~ 12	ml/kg	每次呼吸时，吸入或呼出的气量
肺活量（VC）	2500 ~ 4000	ml	尽力吸气后从肺内所能够呼出的最大气量。是肺功能测定的常用指标
用力肺活量（FVC）	2500 ~ 4000	ml	每分钟氧气消耗量

Note

续表

指标	数值	单位	释意
第一秒用力呼气量（FEV_1）	83%	—	最大深吸气后再尽力尽快呼气，测定在 1 秒钟内呼出的气体量占其肺活量的百分数
补吸气量（IRV）	1500 ～ 2100	ml	平静吸气末再尽力所能吸入的气量
补呼气量（ERV）	1111 ～ 2095（男） 788 ～ 1464（女）	ml	平静呼气末再尽力所能呼出的气量
残气量（RV）	1200 ～ 1500	ml	最大呼气后，肺内仍残留不能呼出的量
功能残气量（FRC）	2500	ml	平静呼气末，肺内所残留的气量。FRC = ERV + RV

二、人体呼吸运动描记及其影响因素

（一）实验目的

观察正常情况下，过度换气、增加无效腔、吸入过多二氧化碳、运动等因素对呼吸运动的影响。

（二）实验原理

机体通过行使正常呼吸系统的功能，维持内环境氧和二氧化碳水平的稳定。在正常情况下，呼吸运动受很多因素的影响而发生变化，包括呼吸频率和呼吸深度（depth of respiration，DR）的变化。

（三）实验对象

学生志愿者。

（四）实验步骤

实验器材：BL-420N 生物信号采集与分析系统、围带式呼吸换能器、呼吸面罩、无效腔管、指脉换能器、保鲜袋、运动单车、转接器等。

将围带式呼吸换能器接入至 BL-420N 硬件的“CH1”通道。如受试者穿着衣服较厚，需脱掉外套，然后将围带式换能器绑定在受试者胸廓呼吸最明显处（如果受试者腹式呼吸更明显，可以将围带绑定于腹部位置）。点击“开始实验”，开始记录呼吸波形。

1．正常呼吸运动描记　受试者站立并背对计算机显示屏，保持正常呼吸频率和深度，避免有意识的控制呼吸。添加“平静呼吸”标签，记录 1 分钟呼吸波形后，暂停实验并对记录数据进行测量。

首先截取“平静呼吸”时连续若干个呼吸波形，点击“数据测量结果表格”中各单元格后，将鼠标移动到“波形测量区”中对应的波形上，进行相关测量，包括：呼吸频率、吸气时程、呼气时程及呼吸深度。

2．过度换气对呼吸运动的影响　受试者平静呼吸数次后，进行快速深呼吸运动，持续 5 ～ 10 秒后停止深呼吸（中途如感觉不适，需立即停止），记录一段深呼吸后的呼吸波形。暂停实验，按照上述项目“1”进行相关测量。

3．**增大无效腔对呼吸运动的影响** 将无效腔管充分拉伸后，将其一端与转接器、呼吸面罩连接，如图 6-8 所示。

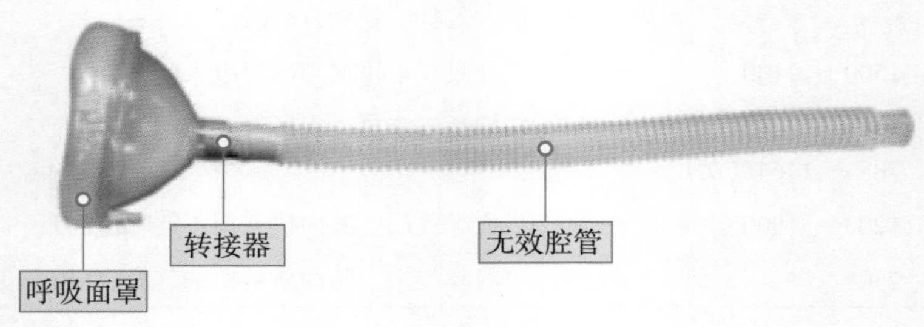

图 6-8 无效腔管连接示意图

受试者手持面罩紧扣在自己口鼻部位，并调整好呼吸面罩位置，使其四周不漏气。点击“开始”按钮，持续记录 30 秒以上，观察呼吸波形的变化。记录完成后，暂停实验，进行数据测量。

4．**增加吸入气中二氧化碳含量** 取一个纸质食品包装袋，将包装袋开口处包裹并紧贴住受试者口鼻，让受试者仅呼吸纸袋内气体。持续 30 秒以上，观察呼吸波形的变化。记录完成后，暂停实验，进行数据测量。

5．**运动对呼吸运动的影响** 连接指脉换能器到 BL-420N 主机的“CH2”通道后，将换能器佩戴到受试者中指指腹，用来测定测试者运动时的心率。受试者选择适中的骑行阻力，以 15 km/h 速度骑行，直到心率达到运动心率时暂停骑行。在骑行过程中，持续记录呼吸波形。停止运动后，继续记录一段呼吸波形。暂停实验，进行相关数据测量。

（五）实验结果

对学生志愿者进行测量的过程中，将记录到的各项指标填写到下表中（表 6-3），并分析对比不同情况下，各指标变化。

表 6-3 呼吸运动指标

指标	呼吸频率（次 / 分）	吸气时程（秒）	呼气时程（秒）	峰值（mV）
正常				
过度换气				
增大无效腔				
增加 CO_2 吸入量				
运动				

（六）总结与思考

第六章人体机能实验 2：总结与思考解析

1．简述高位脊髓损伤（C5 ~ C7）患者肺通气功能会发生的变化。

2．结合日常生活，哪些情况下会导致阻塞性及限制性肺通气障碍？并分析肺通气指标变化的原因。

（崔 宇）

Note

三、基于 ESP 驱动的可穿戴设备人体实验——气胸

（一）实验目的

学生通过使用 ESP 可穿戴设备，沉浸式体验临床情景，理解和掌握肺通气的原理，呼吸运动、肺内压、胸膜腔内压等概念；掌握胸膜腔内压的形成与作用，了解气胸的发病机制。

运用已掌握的知识进行临床病例分析和研判，对虚拟患者进行正确的诊断和基本治疗。通过实际操作发现并解决临床问题，培养临床思维；提高对医学专业的责任感，加强正确的生命观和医德教育。

（二）实验原理

气胸是临床的常见病症，是指气体在胸膜腔内异常聚集，增加了胸膜腔内的压力而导致肺的塌陷。不同类型的气胸都有一个共同的发病过程，即胸膜腔负压增加。通过 ESP，创建标准化自发性和外伤性气胸模型，模拟患者发病症状和临床生理指标改变。

（三）实验对象

ESP。

（四）实验步骤

1．熟悉实验设备　ESP Wearables 标准化病人模拟穿戴式设备教学系统（图 6-9）：系统包括可穿戴上衣，可记录五导联三通道心电图测量，具备两通道体温、阻抗式呼吸、心肺音、脉搏血氧等测量功能，信号通过无线方式与主机实时通信。支持通过手机 / 平板设备设定、查看患者参数，通过静脉模拟进行采血、实验室检查等操作，支持将实验室检查数据输出到平板设备。在其中完成 ESP 案例虚拟实验——气胸（图 6-10）。

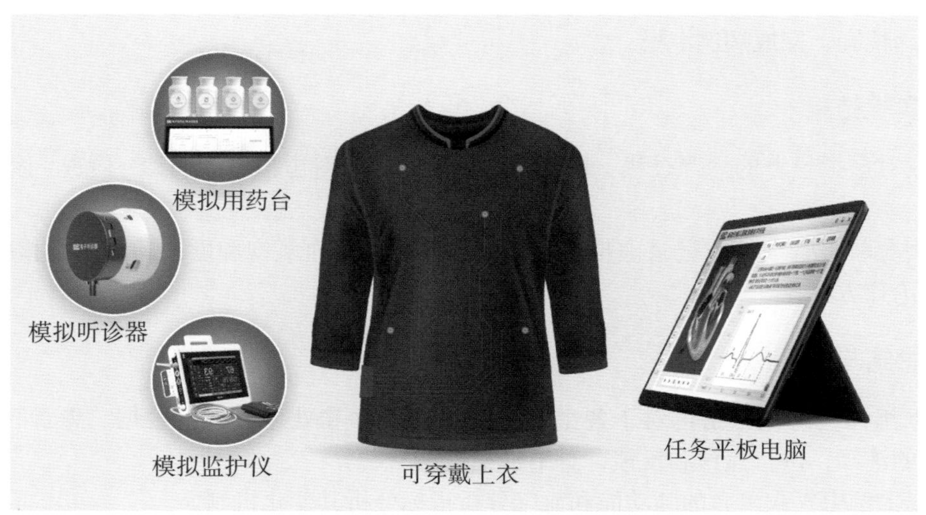

图 6-9　标准化病人模拟穿戴式设备教学系统示意图

2．分组及课前准备　以 5 ～ 8 人小组学习效果最佳。课前完成病理生理学理论课“气胸”部分的学习，气胸案例的虚拟实验。完成肺通气的原理、胸膜腔负压形成与作用理论知识的学

临床案例：气胸—学习模式
进入考核模式
查看病史
② 院内急诊时出现轻度呼吸困难，伴有刺激性咳嗽，表情痛苦，神清，精神差。
医生发现患者胸部隆起，呼吸运动减弱，触觉语颤减弱，叩诊呈过清音。
① 刘先生，58岁，白天工作后拎重物回家，突然左侧胸痛，呈刀割样疼痛，持续大约10分钟，继而出现胸闷，由家人陪同至医院急诊就诊

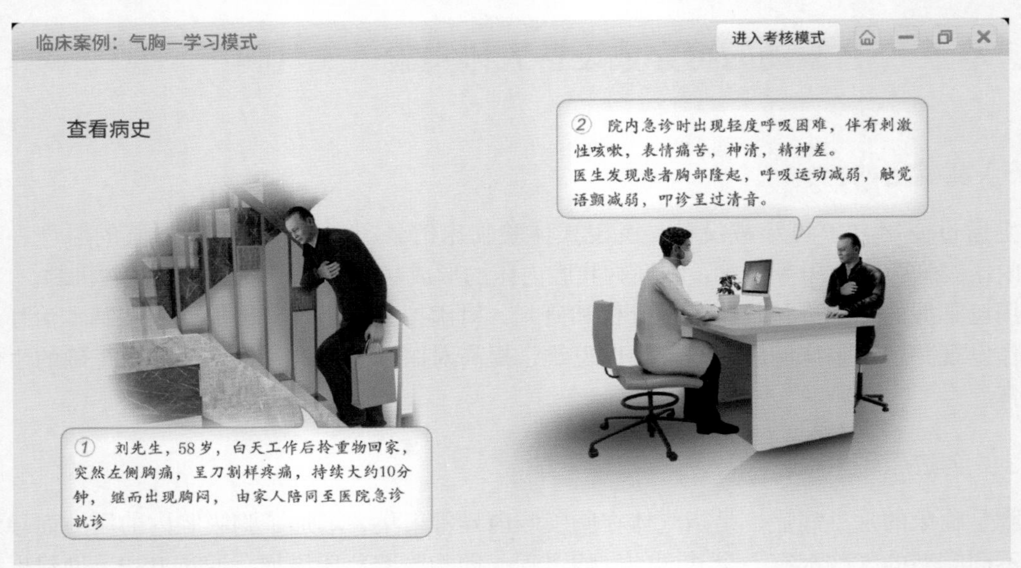

图 6-10 虚拟实验——气胸

习，了解气胸患者的临床表现。通过气胸案例的虚拟实验，完成案例导读。

3．角色扮演及临床案例分析 在教师引导和组织下，完成角色分配和培训。“患者”1 名，穿戴 ESP 设备，确认剧本内容、角色任务、演绎角色的初始临床表现，配合“医生”角色完成交流。“医生”1 名，手持平板设备，确认剧本内容和角色任务，配合“患者”或“患者家属”角色演绎完成问诊过程，基于穿戴设备完成体格检查，基于操控设备进行实验室检查，完成诊断，并给予治疗手段。“患者家属”1 名，确认剧本内容和角色任务，演绎或辅助“患者”角色演绎描述的现病史和既往病史，配合“患者”和“医生”角色在不同的诊疗阶段演绎沟通过程。教师和其他小组成员作为“观察员”，根据组内“医生”对于各个环境的操作和处理方式进行打分，根据“患者”及“患者家属”角色对病例的演绎给予评价和评分。

4．病例汇报 以小组为单位对病例进行复盘分析，根据问诊信息及检查数据，分析并评价各角色的演绎情况，完成病例汇报。

（五）实验结果

1．完成对虚拟患者的诊疗过程 以小组为单位，完成对虚拟患者问诊 - 检查 - 诊断 - 治疗的全过程。

2．案例分析报告 检查记录虚拟患者的血压、心率、血氧饱和度、肺活量等指标，给出合理的诊断与治疗方案。

（六）总结与思考

第六章人体机能实验 3：总结与思考解析

1．根据组内“医生”角色对于各个环境的操作实际和处理方式，根据“患者”及“家属”角色对病例的演绎，进行点评和反馈，总结常见错误。

2．根据案例中气胸患者的肺功能和血气分析指标分析其变化机制。

3．总结原发性和自发性气胸的临床表现和诊断要点。

（可 燕）

Note

第三节　虚拟仿真实验

一、呼吸生理虚拟仿真实验

（一）实验目的

基于数学模型驱动的电子标准化病人（electronic standardized patient，ESP），以虚拟互动的教学形式，模拟不同身体参数与性别的人在不同生理和病理状态下的呼吸系统相关的数据及呼吸曲线的变化，并根据氧疗原则对虚拟患者进行治疗（包含鼻导管吸氧、面罩吸氧以及调节氧流量和浓度）。通过交互操作解决问题，多角度、全方位培养临床思维能力与创新实践能力。

正常状态：根据性别、身高、体重、年龄，模拟当前实验对象在不同的海拔（0 m、1500 m、2500 m、3600 m）、不同的运动强度下（静止、轻度、中度、重度）各项生理指标参数的变化。

病理状态：COPD、哮喘、ARDS。

（二）实验原理

基于数字化生理模拟技术的核心基础，通过呼吸系统相关的多种互动物理模型和数字模型来开展呼吸系统基础理论与临床表现相结合的互动调节实验。

（三）实验对象

ESP。

（四）实验步骤

打开呼吸生理虚拟仿真实验系统。

1. 正常状态

（1）将“状态”调至“正常”，分别将性别设置为男、女，观察肺部结构及功能改变，点击“数据采集”按钮记录并分析肺功能和动脉血气（arterial blood gas，ABG）各项指标（图 6-11）。

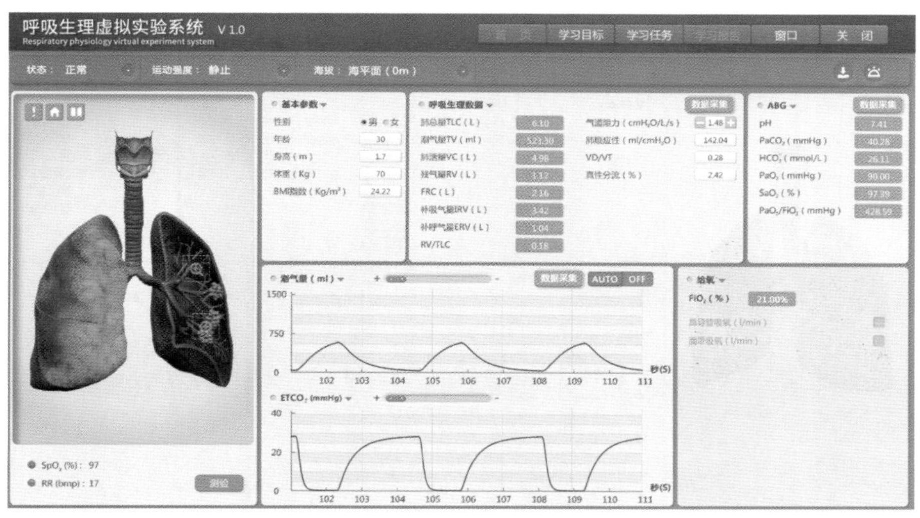

图 6-11　正常状态下呼吸生理虚拟实验界面示意图

（2）选择不同运动强度，点击“数据采集”按钮记录并分析肺功能和 ABG 各项指标。

（3）选择不同海拔高度，点击“数据采集”按钮记录并分析肺功能和 ABG 各项指标。

（4）点击“测验”按钮，结合学习内容完成测验题。

2．COPD 状态

（1）将“状态”调至“COPD”，观察肺部结构及功能改变，通过调节“气道阻力”模拟不同程度 COPD 时肺通气功能异常的状态，点击“数据采集”按钮记录，并分析正常静息状态以及不同程度 COPD 时肺功能和 ABG 各项指标的变化（图 6-12）。

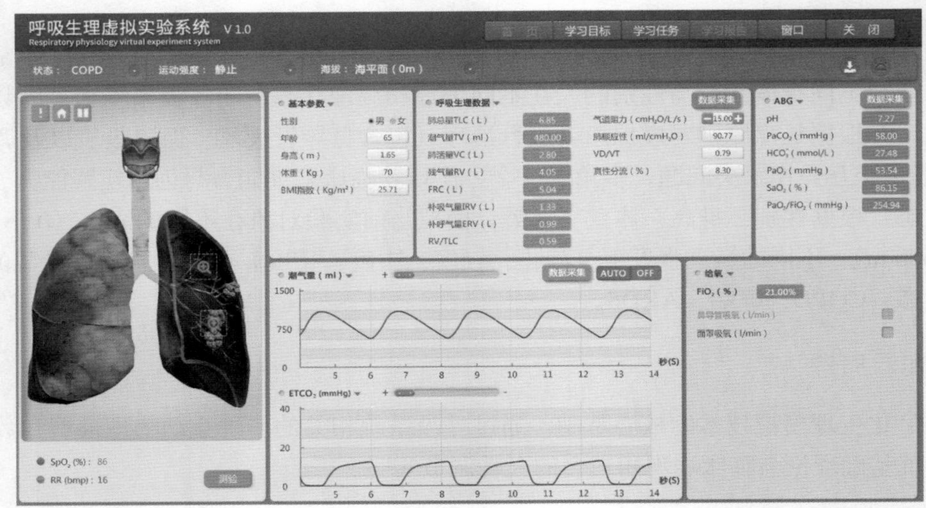

图 6-12 COPD 状态下呼吸生理虚拟实验界面示意图

（2）将“气道阻力”选择 5 $cmH_2O/L/s$，给予不同浓度吸氧治疗，点击“数据采集”按钮记录，并分析每分通气量、潮气量。

（3）点击“测验”按钮，结合学习内容完成测验题。

3．ARDS 状态

（1）将“状态”调至“ARDS”，观察肺部结构及功能政变，点击“数据采集”按钮记录，并分析与正常静息状态相比肺功能和 ABG 各项指标的变化（图 6-13）。

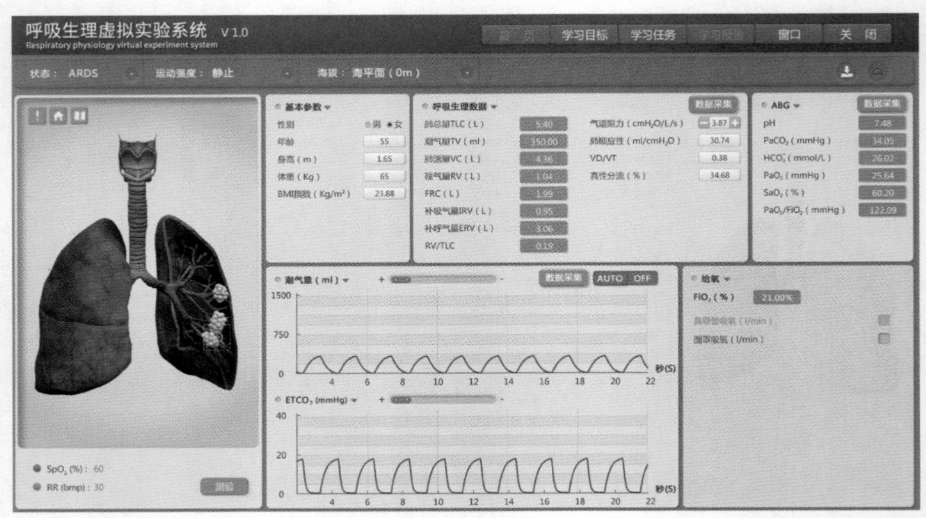

图 6-13 ARDS 状态下呼吸生理虚拟实验界面示意图

Note

（2）点击“测验”按钮，结合学习内容完成测验题。

4．哮喘状态

（1）将“状态”调至“哮喘”，观察肺部结构及功能改变，点击“数据采集”按钮记录，并分析与正常静息状态相比肺功能和 ABG 各项指标的变化（图 6-14）。

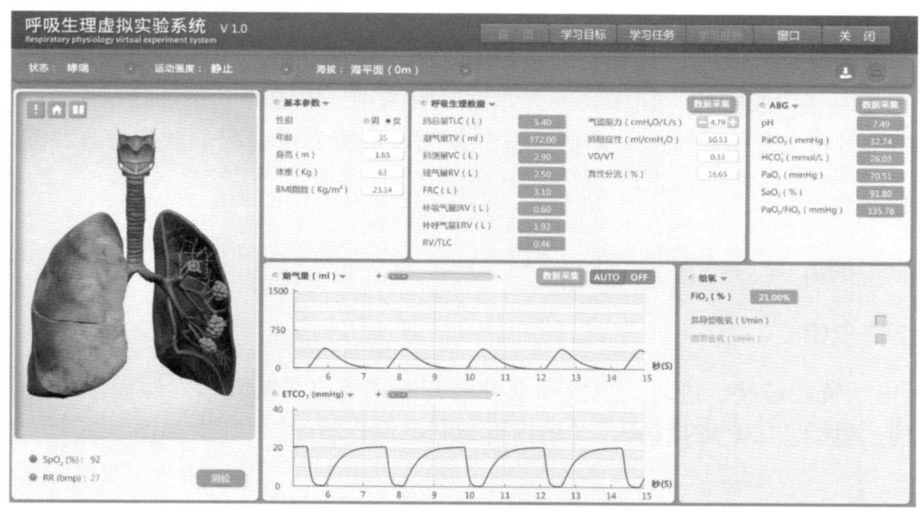

图 6-14　哮喘状态下呼吸生理虚拟实验界面示意图

（2）给予 1 ～ 5 L/min 鼻导管吸氧治疗，点击“数据采集”按钮记录，并分析吸氧前后每分通气量、潮气量、呼吸频率（respiration rate，RR）及 ABG 的指标变化。

（3）点击“测验”按钮，结合学习内容完成测验题。

（五）实验结果

1．采集实验数据，包括呼吸生理数据（呼吸波曲线、呼吸频率、潮气量、肺活量、残气量、功能残气量、补吸气量、补呼吸量、残气量 / 肺总量的比值）、血气参数等。

2．完成实验结果的记录、实验报告、各模块考核、成绩查询和学习问题反馈等。

（六）总结与思考

1．分析在一定条件下深而慢的呼吸和浅而快的呼吸的气体交换率。

2．描述血液中 CO_2、H^+、O_2 对呼吸的影响及其作用机制。

3．在“ARDS”模式下尝试给患者予以吸氧治疗，ARDS 状态下应给予何种氧疗方法？

第六章虚拟仿真实验1：总结与思考解析

（谭红梅）

二、急性肺水肿

（一）实验目的

本实验以“ESP 急性肺水肿案例”为实验内容，旨在从临床问题切入，层层递进探索肺水肿的发生机制，在理解发病机制的基础上进行标准化治疗，训练临床思维，辅助实施“早临床”；

Note

实验中引入科研训练模式，以“动物模型制备混合教学”作为课后思考与探索的平台进行实验设计，激发科研创新意识，逐步建立“基础整合”—“临床拓展”—“科研素养”的阶梯式知识体系。

（二）实验原理

肺水肿是指某些原因引起肺内组织液的生成和回流平衡失调，使大量组织液在很短时间内不能被肺淋巴和肺静脉系统吸收，从肺毛细血管内外渗，积聚在肺泡、肺间质和细小支气管内，从而造成肺通气与换气功能障碍。临床表现为急性呼吸困难，呼吸做功增加，两肺布满湿啰音，甚至从气道涌出大量粉红色泡沫样痰，口唇、皮肤发绀，严重者可引起晕厥及心搏骤停。

（三）实验对象

ESP，实验动物。

（四）实验步骤

1．打开电子资源链接。进入“急性肺水肿的开放式整合实验教学”课程首页（图 6-15），了解该课程架构，包括“ESP 虚拟病人”“动物模型制备混合教学”“师生互评”三大模块。

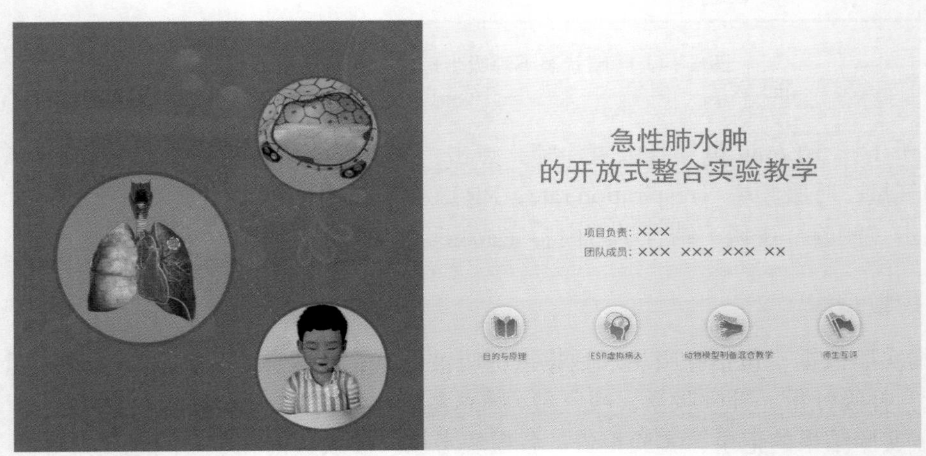

图 6-15　急性肺水肿的开放式整合实验教学界面

2．登录 ESP 系统，进入“ESP 虚拟病人”页面（图 6-16），依次选择“临床诊断”“发病机制”“抢救治疗”学习模块，以“ESP 虚拟病人”为操作对象，模拟临床急性肺水肿患者的典型临床表现，虚拟仿真组织液的生成与回流、肺间质水肿和肺泡肺水肿的形成过程，以及限制性通气不足、气体弥散障碍和肺泡通气血流比失调等；通过“语音问诊”“体格检查”观察虚拟患者的临床症状和体征，选择评估病情所需要的实验室检查，力求发现、提出临床问题；观察并记录虚拟患者的“血管生理学”“呼吸动力学”“病理生理学”等改变，探索急性肺水肿的发生发展和机体的调节机制，解释临床症状及实验室异常指标的发生原理；填写或查看“电子病历”明确诊断；在理解发生机制的基础上，选择“抢救治疗”并辅以“药物治疗”，初步了解治疗原则，解决临床问题；最后完成案例考核，并查看计分详情。

3．在课程首页选择“动物模型制备混合教学”，进入该界面后，学生在线上完成实验设计报告并提交，教师给出评估意见；根据设计报告，酌情在线下完成动物实验；线上完成实验报告并提交。

4．完成“师生互评”，选择“上传”，系统将自动记录每位学生的访问信息、操作和考核结果。

Note

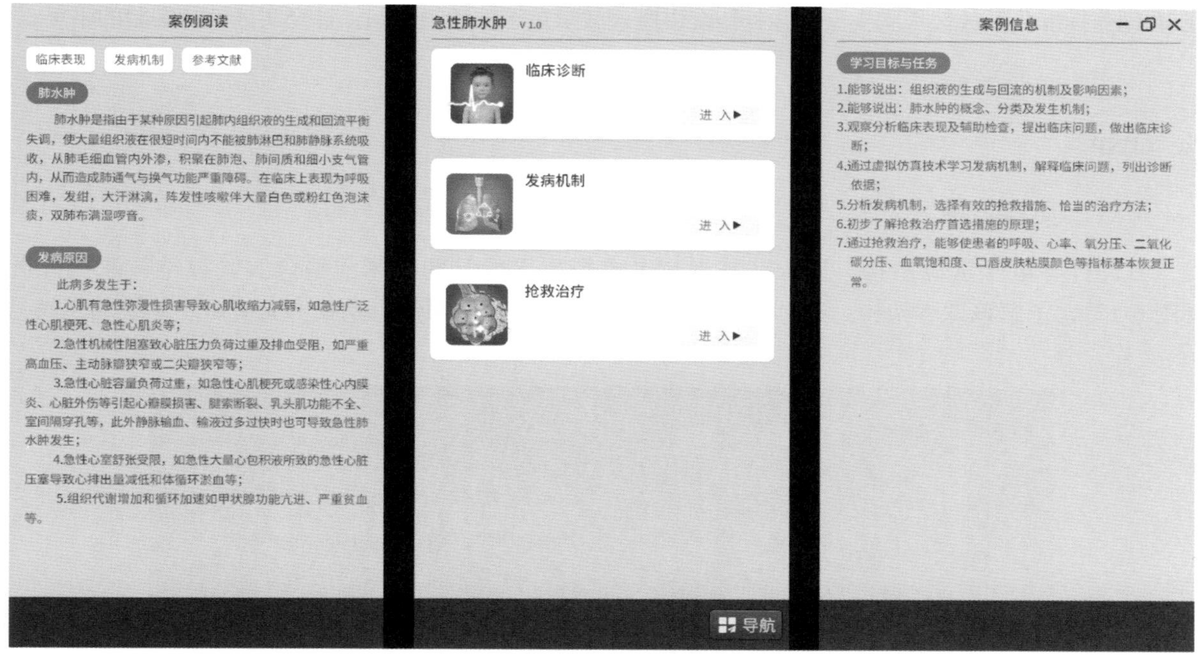

图 6-16　急性肺水肿 ESP 虚拟病例

（五）实验结果

1．“ESP 虚拟病人”模块　在每个学习模块中依次完成相应考核后提交，最终系统将给出各个模块的得分和操作过程的评价。

2．“动物模型制备混合教学”模块　根据设计方案进行动物实验，就实际结果完成并提交实验报告。

（六）总结与思考

1．患者血气分析为什么显示血氧分压降低？可能与什么因素有关？

2．患者口腔内出现粉红色泡沫样痰，提示机体内发生了什么变化？可能的机制是什么？

3．通过学习“临床诊断”模块，你发现和提出的问题是什么？

4．2019 年诺贝尔生理学或医学奖颁给了三位科学家，他们的主要贡献是什么？

第六章虚拟仿真实验2：总结与思考解析

（郭建红）

三、气胸及其抢救

（一）实验目的

通过 ESP 临床实训，有助于学生建立多学科间的逻辑思维架构：由临床表现到发病机制，再由标准化治疗、内环境稳态的恢复，到相关指标的动态演变过程，这样一个由表及里、由内而外的顺序，符合由临床到基础、再由基础回到临床的转化医学研究过程。

（二）实验原理

气胸是临床的常见病症，不同类型的气胸都有一个共同的发病过程即胸膜腔负压增加。利用

ESP 创建标准化开放性气胸模型，弥补传统讲座式教学过于抽象的缺陷，补充实体动物实验的不足。

（三）实验对象

ESP。

（四）实验步骤

1．打开电子资源链接。进入“基于 ESP 虚拟病人的气胸临床前整合实验教学”课程首页（图 6-17），了解该课程架构。通过“实验教学视频”，使学生对整个动物实验有一个系统的了解。

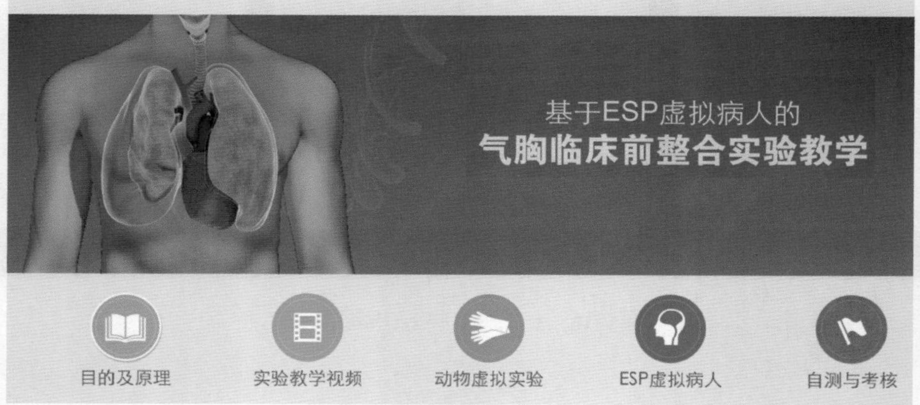

图 6-17　基于 ESP 虚拟病人的气胸临床前整合实验教学界面

2．登录 ESP 系统，进入“ESP 虚拟病人”页面（图 6-18），依次选择“临床诊断”“发病机制”“抢救治疗”学习模块，以“ESP 虚拟病人”为操作对象，模拟临床开放性气胸患者的典型临床表现，虚拟仿真胸膜腔压力变化引起限制性通气不足、阻塞性通气不足、纵隔扑动、弥散障碍、解剖分流增加、神经源性休克、心源性休克等病理过程；通过“语音问诊”“体格检查”了

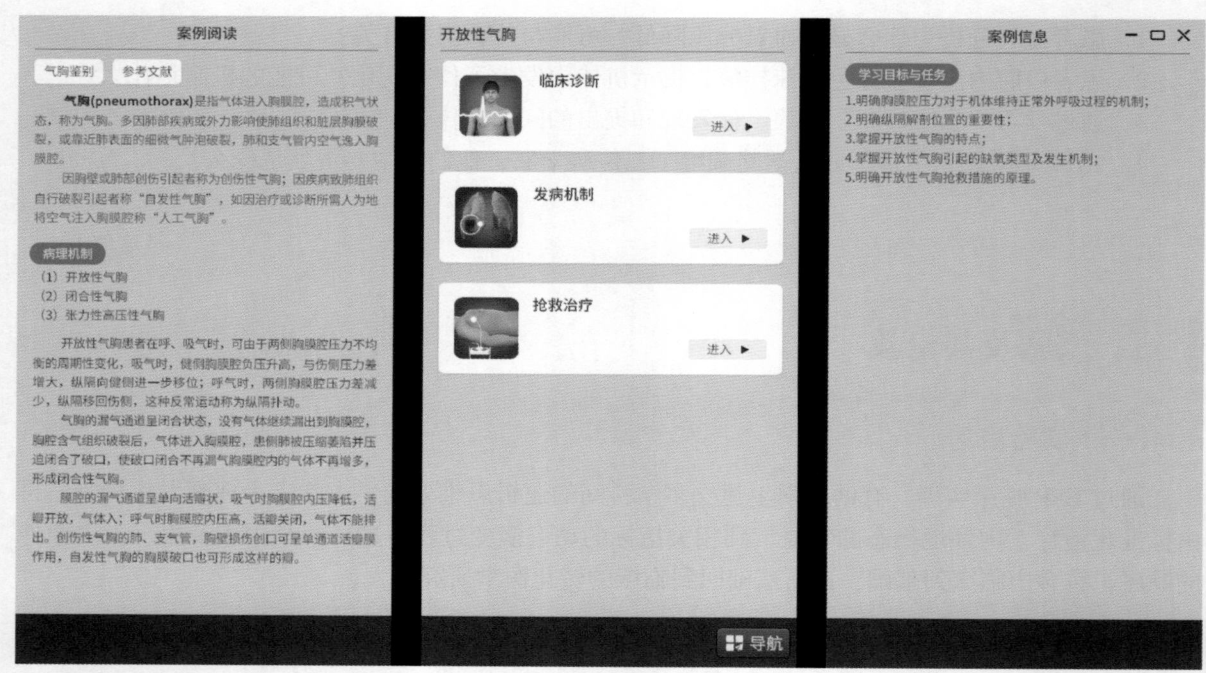

图 6-18　气胸 ESP 虚拟病例

解虚拟患者的症状和体征，选择评估病情所需要的实验室检查项目，发现提出临床问题；观察并记录虚拟患者的呼吸频率、幅度、心率、血氧饱和度、血压等指标的异常改变，以及“呼吸动力学”“微循环模块”和“组织换气”，探讨开放性气胸的发生机制及对机体的影响；填写或查看“电子病历”明确诊断；在理解发病机制的基础上，选择“抢救措施”并辅以“药物治疗”，初步掌握气胸的治疗原则，解决临床问题；最后完成案例考核，并查看计分详情。

3．完成教师预设的“自测与考核”试题，系统将自动记录每位学生的访问信息、每次操作和考核的结果。

（五）实验结果

在每个学习模块中依次完成相应考核后提交，最终系统将给出各个模块的得分和操作过程的评价。

（六）总结与思考

第六章虚拟仿真实验3：总结与思考解析

1．本实验中哪些指标可用于开放性气胸的辅助诊断？联系诊断学知识，还有哪些指标可以用作开放性气胸的临床诊断？

2．分析实验过程中各指标变化的机制。

3．分析抢救措施对开放性气胸的作用机制。

（郭建红）

四、COPD 合并呼吸衰竭虚拟患者实验

（一）实验目的

结合虚拟患者的临床表现和检查结果，正确鉴别 COPD 及其并发症的发病机制，分析从呼吸系统局部到机体整体的功能代谢变化，判断 COPD 急性加重发生呼吸衰竭的原因及机制，并根据氧疗原则对虚拟患者进行正确治疗。在实验过程中提高应用呼吸系统基础医学知识解决临床实践问题的综合能力和批判性思维，展现医学人文精神。

（二）实验原理

COPD 是一种临床常见的呼吸系统疾病，其主要特征是持续存在不完全可逆的气流受限。吸烟是导致 COPD 最重要的环境因素，而慢性支气管炎和阻塞性肺气肿则是引起 COPD 最常见的疾病。COPD 患者存在肺通气和肺换气障碍，严重时可引起呼吸衰竭，继发酸碱平衡紊乱、循环系统及中枢神经系统功能障碍。

通过计算机信息技术模拟 COPD 合并呼吸衰竭典型患者的肺通气功能障碍（包括阻塞性通气不足和限制性通气不足）、肺换气功能障碍（包括肺泡通气与血流比例失调和弥散障碍）以及常见并发症（如肺源性心脏病、肺性脑病和酸碱平衡紊乱）的发病机制和临床表现。实验系统以呼吸系统代偿及失代偿改变为核心，整合心血管系统、神经系统等调节信号，并可通过吸氧、给药等操作与外部环境进行互动，从而实现疾病状态下生理数据的实时驱动和反馈。

通过问诊、体格检查（包括视、触、叩、听）、实验室检查（如血常规、血生化、痰培养、动脉血气分析、胸部影像学、肺功能检查、心电图、心脏超声等）、发病机制探查等明确诊断，并可进行氧疗和药物治疗观察病情变化（图 6-19）。

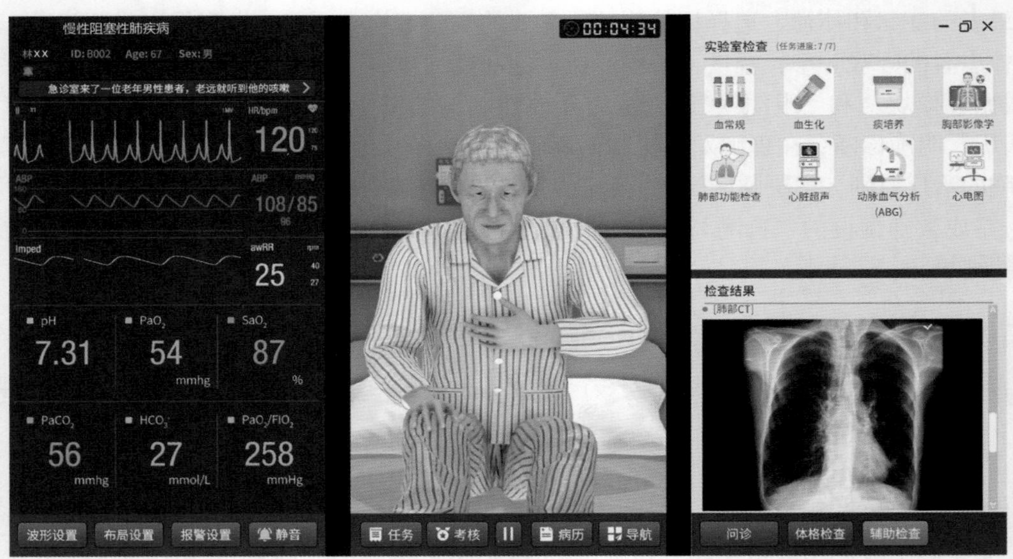

图 6-19　COPD 合并呼吸衰竭虚拟患者实验界面示意图

（三）实验对象

ESP。

（四）实验步骤

1. 准备　登录软件，完成“学习资料”和“视频微课”的学习导读，明确“学习目标”和“学习任务”，观察患者病情和状态。

2. 问诊　通过“语音输入”或从“问题目录”中选择提问内容，完成“个人史”“现病史”和“既往史”信息采集，完成自测题，提交后可进入下一模块。

3. 体格检查　依次操作“视诊”“触诊”“叩诊”和“听诊”，完成自测后进入下一模块。

4. 实验室检查　按提示进行“血常规”“血生化”“痰培养”“动脉血气分析”“胸部影像学”“肺功能检查”“心电图”“心脏超声”等检查，完成自测后进入下一模块。

5. 发病机制　查看“呼吸动力学”“肺通气功能障碍”“肺换气功能障碍”和“循环系统”改变，完成自测后进入下一模块（图 6-20）。

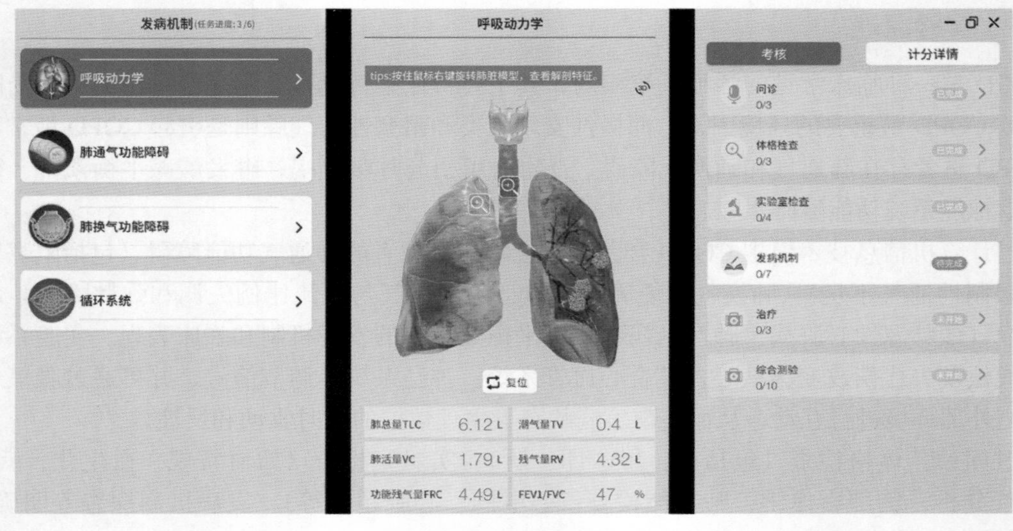

图 6-20　COPD 合并呼吸衰竭虚拟患者实验的发病机制模块界面示意图

6. 诊断　填写或查看“电子病历”，分析实验结果，明确诊断。

7. 治疗　对虚拟患者进行“吸氧治疗”和“药物治疗”。为患者提供合理的医学知识和人文关怀。通过“数据采集”记录吸氧前后患者的动脉血气分析数据。

（五）实验结果

完成各模块操作，正确诊断和治疗，并形成完整的电子病历。记录吸氧前后动脉血气分析数据，以 $\bar{X} \pm S$ 表示，采用 t 检验分析。

（六）总结与思考

第六章虚拟仿真实验4：总结与思考解析

完成疾病核心知识点相关的综合测验，查看学习报告以及实验全过程的学习评价和反馈。进一步结合下列思考题，分析虚拟患者的整体发病机制以及主要功能代谢改变，讨论临床上类似疾病的治疗原则和必要的患者教育措施。

1. 哪些实验结果可以反映该患者的肺通气和肺换气功能改变？
2. 患者发生呼吸衰竭的主要机制是什么？哪些因素可能加重呼吸衰竭？
3. 引起该患者心脏病变的主要原因是什么？
4. 何时应对患者进行意识评估？评估结果异常提示什么？
5. 患者治疗前后的动脉血气分析结果提示什么？发生机制是什么？
6. 该患者的长期预后如何？需要怎样的生活方式改变和康复措施来提高生活质量？

（沈　静）

框 6-3　中国肺移植第一人

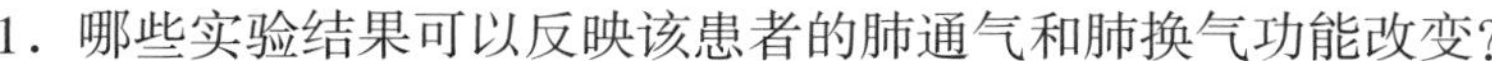

当慢阻肺、肺纤维化、肺动脉高压、弥漫性支气管扩张等呼吸系统疾病发展至终末阶段，患者呼吸困难，有的甚至24小时离不开氧气，没法下床走路活动，生活质量非常低，肺移植是根本且唯一有效的临床手段。

1963年，人类进行了第一台肺移植手术，但该患者短期内去世。1979年1月，中央直属结核病研究所辛育龄教授为一位肺结核患者进行肺移植治疗，开创了中国肺移植的先河。1983年，加拿大多伦多总医院Cooper教授为一终末期肺纤维化患者进行右肺移植，该患者存活了7年多，成为全球范围内真正意义上第一例成功的肺移植。1995年2月，首都医科大学附属北京安贞医院陈玉平教授为一例终末期结节病肺纤维化患者行左侧单肺移植，术后存活5年10个月，标志着真正意义上中国肺移植的成功。2001年，无锡市人民医院陈静瑜医生赴加拿大多伦多总医院进修学习肺移植，回国后，在动物实验成功的基础上，于2002年9月成功开展了国内第一例肺移植治疗肺气肿。2018年，全国共完成了403例肺移植手术，陈静瑜团队就完成了257例，约占全国肺移植手术的六成，术后效果接近国际水平，开创了我国肺移植工作的新局面。陈静瑜教授完成了亚洲首例非体外循环下序贯式双肺移植，开展全国首例单肺移植结合对侧肺减容治疗肺气肿，全国率先解决供受体不匹配肺移植技术难题，全国首例应用体外膜肺氧合技术进行肺移植围术期心肺支持，自行研制获得国家专利的肺灌注保存液，为中国肺移植事业做出重大贡献。

小　结

第六章自测题

呼吸系统由呼吸道和肺组成，肺是呼吸系统中最重要的器官，其主要功能是与外界进行气体交换，通过其外呼吸功能不断给机体提供O_2，排出CO_2。外呼吸包括肺通气和肺换气，前者指肺泡气与外界气体交换的过程，后者是肺泡气与肺毛细血管血液之间的气体交换过程。呼吸肌有节律的收缩和舒张，引起胸腔的扩大和缩小，称为呼吸运动。呼吸运动是肺通气的原动力，由此造成肺内压和大气压之间形成压力差，实现气体进出肺，即肺通气过程。呼吸运动受到化学感受性呼吸反射、肺牵张反射等方式的调节，以满足体内外环境变化时机体对氧气的需求。肺换气是指肺泡与肺毛细血管血液之间的气体交换过程，有较大的储备能力，以满足运动等情况下心排血量增加、血流速度加快时，肺毛细血管血液与肺泡气体交换的需要。气体弥散速度取决于肺泡膜两侧的气体分压差、气体的分子量和溶解度、肺泡膜的面积和厚度，气体弥散量还取决于血液与肺泡接触的时间（弥散时间）。

肺通气功能检测是临床诊断呼吸系统疾病和评价呼吸功能的重要辅助检测指标。当肺通气功能障碍（如COPD患者）使肺泡通气不足时，导致PaO_2降低和$PaCO_2$升高，出现Ⅱ型呼吸衰竭。肺换气功能障碍（如ARDS患者）通常发生Ⅰ型呼吸衰竭，极端严重患者由于肺部病变广泛，肺总通气量减少，可加重为Ⅱ型呼吸衰竭。Ⅱ型呼吸衰竭原则上采用低浓度、低流量吸氧。

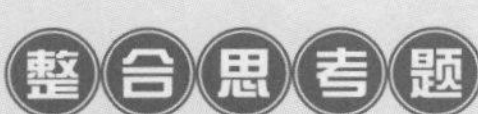

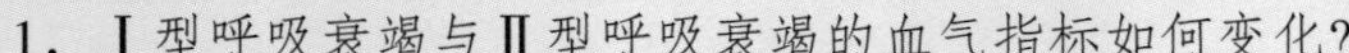

第六章整合思考题解析

1. Ⅰ型呼吸衰竭与Ⅱ型呼吸衰竭的血气指标如何变化？
2. 为何Ⅱ型呼吸衰竭氧疗的原则是低浓度、低流量吸氧？
3. ARDS患者通常发生哪一种类型呼吸衰竭？
4. Ⅰ型呼吸衰竭常引起哪些酸碱平衡紊乱？Ⅱ型呼吸衰竭常引起哪些酸碱平衡紊乱？

（谭红梅）

Note

第七章　消化系统

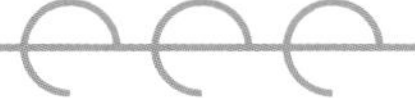
导学目标
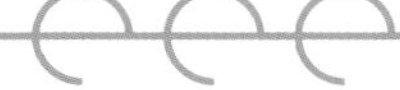

通过本章内容的学习，学生应能够：

※ **基本目标**

1．解释消化道平滑肌电位与机械收缩的关系原理。
2．理解急性中毒性肝损伤和门脉性肝硬化的病因和发生机制。
3．分析肝损伤时肝功能指标的变化特点和机制。

※ **发展目标**

1．理解相关模型的肌电耦合原理。
2．解释急性中毒性肝损伤和门脉性肝硬化的临床表现和治疗原则。

案例 7-1

男性，45 岁。反复反酸、嗳气，胃灼热，伴胸闷、胸痛不适 2 个月，行心电图检查未见异常，胃镜检查确诊为反流性食管炎，医生建议服用奥美拉唑及多潘立酮 4 周后复查。

问题：

1．反流性食管炎的可能发病机制是什么？
2．医生建议用药的作用机制是什么？
3．你对这位患者还有其他建议吗？

案例 7-1 解析

第一节　消化系统的运行原理

根据玻尔兹曼函数，处于低熵状态的人体，其生理活动稳态的维持依赖于能量的交换。人体在进行新陈代谢的过程中，除了摄取氧气，还需要不断地从外界摄取各种营养物质，以合成自身组织并提供能量。食物中的营养物质需要在胃肠道内进行机械性和化学性的加工，把大分子的有机物变成结构简单、可溶性的小分子物质，再通过胃肠道黏膜上皮细胞吸收进入血液和淋巴液从而被机体组织细胞所利用，为机体维持、运动和生长提供养分。

胃肠道由多个器官组成，每个器官在消化过程中都扮演着不同的角色。以协调、有规律的收缩模式，运输、同化和排泄摄入的食物内容物。深入研究胃肠道在生物电活动，并与被动和主动胃肠道机械运动结合，就能够构建一个综合肌电耦合模型，将为研究消化道的生理学和病理生理学提供一个高效的研究手段。

一、消化道平滑肌电位与机械收缩的关系原理

胃肠道运动是肠壁高度协调的收缩和舒张模式的结果，促进胃肠道混合和运输摄入的食物。肠壁的收缩运动由起搏细胞和平滑肌细胞的电活动控制。消化道平滑肌的电活动比骨骼肌的复杂，可分为静息电位、慢波电位和动作电位。

（一）消化道平滑肌电生理特性

1. 静息电位　消化道平滑肌的静息电位较小，为 –60 ~ –55 mV，且不稳定，存在一定波动，能够发生节律性的自发性去极化。静息电位主要因 K^+ 平衡电位而产生；但 Cl^-、Ca^{2+} 和生电性钠泵等也都参与静息电位的形成。

2. 慢波电位　如图 7-1 所示，消化道平滑肌细胞在静息电位的基础上，自发地产生周期性的低振幅去极化和复极化，由于其频率较慢，故称为**慢波（slow wave）**。因慢波频率对平滑肌的收缩节律起决定性作用，故又称**基本电节律**（**basic electrical rhythm，BER**）。

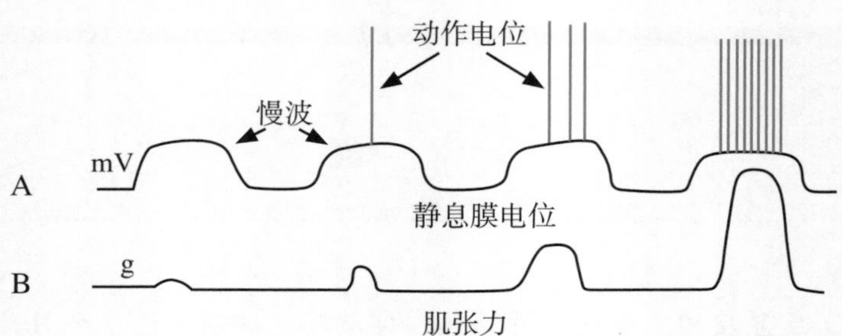

图 7-1　消化道平滑肌的电活动

A．细胞内记录的细胞内电位变化曲线；B．肌肉收缩曲线

慢波的幅度为 10 ~ 15 mV，持续时程为 1 ~ 8 s。频率随组织特性而异，人体胃为 3 次 / 分，十二指肠为 11 ~ 12 次 / 分，回肠末端为 8 ~ 9 次 / 分。

慢波起源于消化道纵行肌和环行肌之间的 Cajal 间质细胞（interstitial cell of Cajal，ICC）。因此，ICC 被认为是胃肠运动的起搏细胞。产生慢波的离子机制尚不清楚，目前认为与细胞内的钙波有关。当细胞内 Ca^{2+} 浓度增高时，激活细胞膜上钙激活的氯通道，Cl^- 外流，膜电位去极化。慢波电位通过 ICC 与平滑肌细胞之间的缝隙连接扩散到平滑肌细胞，引起平滑肌细胞电压门控钙通道开放，Ca^{2+} 内流。肠道平滑肌慢波的频率、传播速度和方向，是决定肌肉收缩频率、传播速度和方向的重要因素。

3. 动作电位　在慢波的基础上，消化道平滑肌受到各种理化因素刺激后，膜电位可进一步去极化，产生动作电位。消化道平滑肌动作电位为单相锋电位，又称快波，重叠加在慢波的顶峰上，振幅为 60 ~ 70 mV。消化道平滑肌细胞动作电位的去极化主要依赖 Ca^{2+} 内流，因此锋电位上升较慢，持续时间较长；复极化也由 K^+ 外流所致，且 K^+ 的外向电流与 Ca^{2+} 的内向电流在时间过程上几乎相同。因此，锋电位的幅度较低，且大小不等。

（二）消化道平滑肌机械收缩

肠壁平滑肌收缩大致可分为两类：强直性收缩和阶段性收缩。在强直性收缩过程中，收缩力会增加并长时间保持在一个特定水平。这有助于保持器官的形状，抵御外加负荷。在阶段性收缩过程中，收缩力从基线值增加到峰值，然后根据激活的平滑肌细胞产生的钙离子瞬态返回基线值。这就在胃肠道中形成了一种节律性收缩，并产生蠕动波，推动食糜向前移动。

肠道运动的形式有：紧张性收缩、分节运动和蠕动。

紧张性收缩：是小肠进行其他运动的基础，使小肠保持一定的形状和位置。小肠紧张性高时，肠内容物的混合与运动速度增快。

分节运动（segmentation）：以肠壁环行肌为主的协调收缩和舒张。局部环行肌以一定时间间隔交替收缩，将食糜分割成许多节段，同时分节运动不断挤压肠壁促进血液和淋巴回流，增加食糜与小肠黏膜的接触，促进吸收。

蠕动：小肠全长均可发生蠕动，推进速度是 0.5 ～ 2.0 cm/s，行数厘米后消失，将食糜向小肠远端推进。蠕动冲（peristaltic rush）是传播很快、距离很长的运动形式，由进食时的吞咽动作或食糜进入十二指肠引起，是小肠和结肠中一种由神经介导的反射，可导致食糜从小肠始段送入末端或者大肠。回肠末端会出现一种与一般运动方向相反的逆蠕动，功能是防止食糜在小肠内的停留时间过短，促进小肠对食糜进行充分的消化和吸收。

移行性复合运动（migrating motor complex，MMC）：又称移行性肌电复合体，空腹状态下出现的运动模式，是胃 MMC 向下游传播形成的。移行运动复合体是“肠道管家”，将食糜等推进结肠。

（三）消化道平滑肌电位与机械收缩的关系

平滑肌电兴奋是启动平滑肌收缩最重要的因素，胃肠平滑肌又是自动节律性组织，因此节律性慢波和快波是启动并控制胃肠平滑肌节律性收缩和舒张的基础。

慢波起源于环行肌和纵行肌之间与肌间神经丛重叠分布的 Cajal 间质细胞（interstitial cell of Cajal，ICC）。ICC 可自发地、节律性地产生起步电流，并通过 ICC 与平滑肌细胞间的缝隙连接将起搏电流传给平滑肌。肠运动神经末梢、ICC 和平滑肌细胞组成一个功能元件，肠运动神经的神经冲动可通过 ICC 作用于平滑肌细胞，平滑肌细胞与 ICC 是电耦联关系。

平滑肌细胞存在机械阈（mechanical threshold）和电阈（electrical threshold）两个临界膜电位值。当慢波去极化达到或超过机械阈时，细胞内 Ca^{2+} 浓度增加到足以激活肌细胞收缩水平，平滑肌细胞出现小幅度收缩，收缩幅度与慢波幅度呈正相关；当慢波去极化达到或超过电阈时，可引发动作电位，平滑肌细胞收缩增强，慢波上出现的动作电位数目越多，平滑肌细胞收缩越强。

平滑肌细胞的电兴奋通过一系列的生理过程转变为平滑肌的机械收缩，这一过程称为平滑肌的兴奋 - 收缩耦联（excitation-contraction coupling），收缩耦联的启动因子是细胞内的游离 Ca^{2+} 浓度。

平滑肌细胞中肌球蛋白（myosin）和肌动蛋白（actin）之间的相互作用是通过肌球蛋白分子亚单位的磷酸化而引起的。肌球蛋白分子亚单位磷酸化依赖于以下两个因素：一是 Ca^{2+}/ 钙调蛋白（calmodulin，CaM）依赖的肌球蛋白轻链激酶（myosin light chain kinase，MLCK）；另一个是不依赖钙的几种激酶，包括 Rho-kinase、整合素关联激酶（integrin-linked kinase，ILK）和拉链相互作用蛋白激酶（zipper-interacting protein kinase，ZIPK）。在生理条件下，平滑肌兴奋促使胞外 Ca^{2+} 进入细胞以及胞内钙库释放 Ca^{2+}，使胞质内游离 Ca^{2+} 水平升高，通过 Ca^{2+}/ 钙调蛋白 -MLCK，使肌球蛋白分子亚单位磷酸化，进而促使肌动蛋白与肌球蛋白的横桥结合，触发肌丝滑行而引起平滑肌收缩。肌球蛋白磷酸化（即收缩状态）与肌球蛋白脱磷酸化（即舒张状态）之间的平衡受肌球蛋白轻链磷酸酶（myosin light chain phosphatase）的调节。当肌质中 Ca^{2+} 浓度

Note

降低，MLCK 失活，肌球蛋白轻链磷酸酶使肌球蛋白分子上磷酸基团解裂，横桥与肌纤蛋白解离，平滑肌舒张。

平滑肌兴奋 - 收缩耦联过程中的重要介质 Ca^{2+} 来自细胞外及细胞内钙库。胞外 Ca^{2+} 进入细胞内的主要通道是电压门控通道（也称电压依赖性钙通道，voltage-dependent calcium channel，VDCC）、受体操纵通道（receptor-operated channel，ROC）和牵张激活通道（stretch-activated channel，SAC），后两者为非选择性阳离子通道，属于瞬时受体电位（transient receptor potential，TRP）通道家族成员。收缩相关的刺激，如神经和体液因素以及来自 ICC 的刺激均可使平滑肌细胞膜非选择性阳离子通道开放，引起平滑肌细胞膜去极化而激活 VDCC，使细胞外 Ca^{2+} 内流。

平滑肌胞内 Ca^{2+} 主要储存在肌质网（sarcoplasmic reticulum，SR）和线粒体内。SR 释放 Ca^{2+} 有两种机制：主要通过雷诺丁受体（ryanodine receptor，RyR）和肌醇三磷酸受体［inositol-(1,4,5)-triphosphate receptor，IP_3R］门控钙通道。研究表明，胃肠平滑肌细胞内 RyR 数量甚少，IP_3R 和 RyR 门控通道数目的比例（IP_3R：RyR）通常为 10：1，甚至由 IP_3R 介导的 SR 上缺乏 RyR 门控通道。此外，胞外进入胞内的 Ca^{2+} 不能引起有效的钙诱导钙释放（calcium-induced calcium release，CICR），这是因为胃肠平滑肌细胞内的 RyR 对 Ca^{2+} 的敏感度很低，故在胞内 Ca^{2+} 动员中不足以产生生物效应。IP_3R 介导的钙库 Ca^{2+} 释放受肌醇三磷酸（IP_3）水平的调节，胃肠平滑肌兴奋剂如乙酰胆碱可与膜上的 C 蛋白耦连受体结合，激活 C 蛋白继而激活磷脂酶 C（phospholipase C，PLC）而产生 IP_3，引发肌醇三磷酸诱导钙释放（IP_3-induced calcium release，IICR）。细胞内游离 Ca^{2+} 水平对 IP_3R 通道起负反馈调节。低浓度的 Ca^{2+} 可提高 IP_3R 通道的通透性，而高浓度的 Ca^{2+} 则起相反的作用。

靠近细胞膜的 SR 与平滑肌细胞膜有密切关系，此处的 SR 与细胞膜之同存在 10 mm 的间隙，在这个间隙内 Ca^{2+} 浓度的微小变化，甚至通过钙荧光都检测不出的钙波对细胞膜离子通道活性的调控起着重要作用。这个间隙内的钙波并不影响平滑肌的收缩，但能激活 Ca^{2+} 激活的钾通道，在胃肠平滑肌，这种由 Ca^{2+} 激活的钾通道介导的外向 K^+ 电流可引起平滑肌细胞的超极化和舒张。

胃肠平滑肌细胞兴奋 - 收缩耦联的过程可归纳为：平滑肌的兴奋性刺激，如神经和体液因素用于平滑肌细胞，激活其膜上的非选择性阳离子通道，使膜去极化，引起 VDCC 开放和 Ca^{2+} 内流。由此而触发 IICR 过程，细胞内游离 Ca^{2+} 水平升高；Ca^{2+} 与钙调蛋白结合，激活肌球蛋白轻链激酶，使肌球蛋白分子亚单位磷酸化，从而使肌球蛋白的横桥与肌动蛋白结合，启动粗、细肌丝之间的滑行，即平滑肌发生收缩（图 7-2）。

肠道运动非常复杂，涉及连续固体力学与细胞电生理学、兴奋 - 收缩模型和肌丝滑行理论等，因此构建能够预测消化道生理和病理生理学的多尺度模型尚处于起步阶段，表 7-1 是目前有关消化道电位、机械运动以及肌电耦合相关建立的较成熟模型。

2018 年，Martin Lindsay Buist 团队利用连续固体力学与细胞电生理学、兴奋 - 收缩模型和肌丝滑行理论相结合，建立了一个消化道肌电框架模型，基本实现模拟消化道壁节律性收缩模式的能力。

表 7-1　模拟肌电模型汇总

电生理模型	功能模型
电位模型	Corrias and Buist 平滑肌细胞模型 Gajendiran and Buist 肌动蛋白 - 肌球蛋白相互作用模型 Murtada - 肌丝滑行模型
机械运动模型	横观各向同性黏弹性材料模型 残余应力模型
肌电模型	AFNHVM 主动机械模型 Monodomain 慢波传播模型

Note

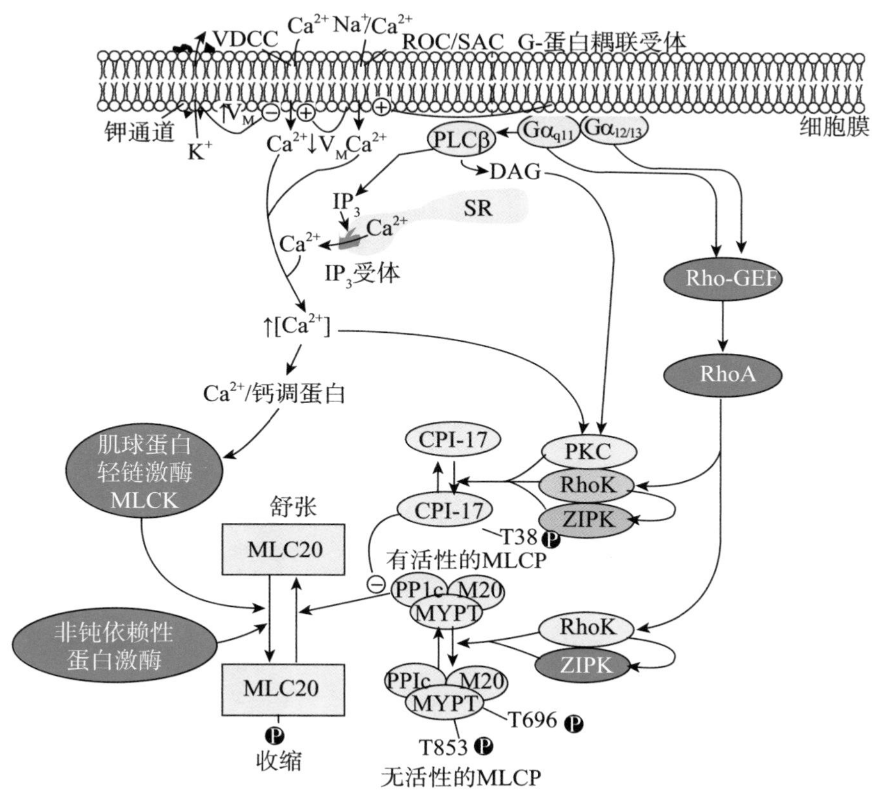

图 7-2　胃肠平滑肌兴奋 - 收缩耦联模式图

消化道壁的平滑肌分为两层，即内部的环行肌层和外部的纵行肌层。在消化道内，环行肌层的平滑肌细胞朝向圆周方向，而纵行肌层的平滑肌细胞朝向轴向，与环行肌细胞正交。直观地说，纵向细胞收缩会导致消化道缩短，而环行平滑肌细胞收缩则会缩小管腔直径。视觉化的网格模型（图 7-3）可以直接观察和研究这两层肌肉之间相互作用的机械结果。

图 7-4 显示了圆柱形网格上 15 个不同时间点的肌电模拟结果。刻度条显示的膜电位在 −80 ~ −35 mV 变化。慢波从圆柱体的左端开始，向另一端移动。收缩波紧随慢波之后，但时间略有滞后。图 7-5 显示了圆柱体内部压力和内部横截面积随时间的变化。从图 7-5 可以看出，内压有一个恒定的基础值 0.7 kPa，等于施加的内压，在此基础上叠加了一个振荡分量。各层产生的作用力导致肠道沿径向收缩，从而使内压增加。

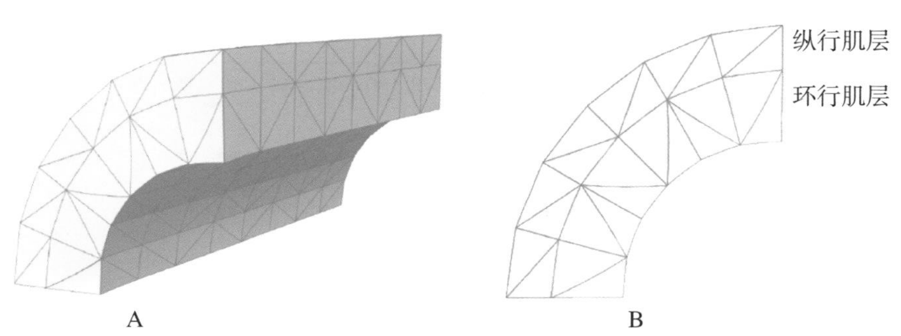

图 7-3　使用圆柱形网格进行机电模拟的示意图

A．构建一个含量 720 个元素的四分之一圆柱体，以表示小肠的一小段长度；B．圆柱体的厚度分为两层，分别代表纵行肌层和环行肌层

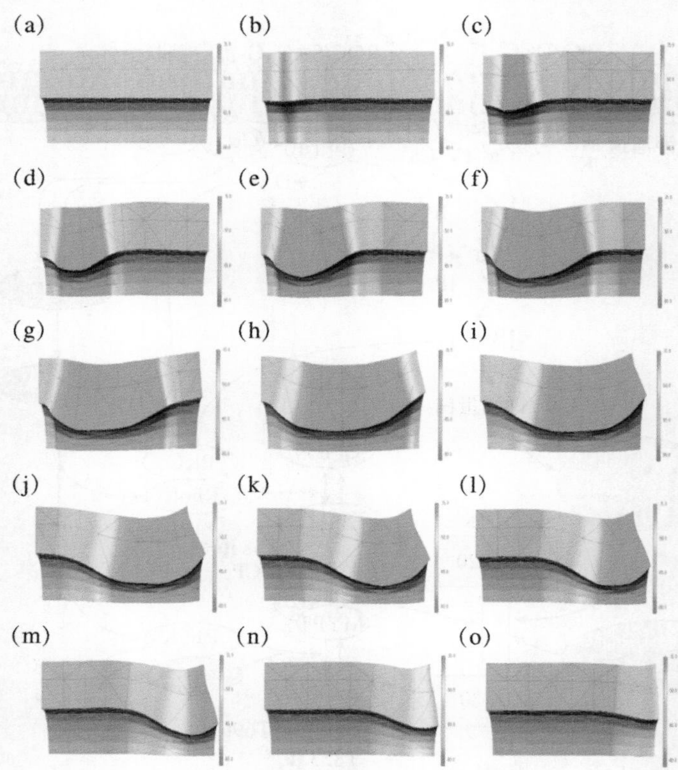

图 7-4　慢波和收缩波在不同时刻沿气缸长度传播

a) t = 80 秒；b) t = 80.5 秒；c) t = 81 秒；d) t = 81.5 秒；e) t = 82 秒；f) t = 82.5 秒；g) t = 83 秒；h) t = 83.5 秒；i) t = 84 秒；j) t = 84.5 秒；k) t = 85 秒；l) t = 85.5 秒；m) t = 86 秒；n) t = 86.5 秒；o) t = 87 秒。刻度线，显示膜电位从 -80 mV 到 -35 mV 不等

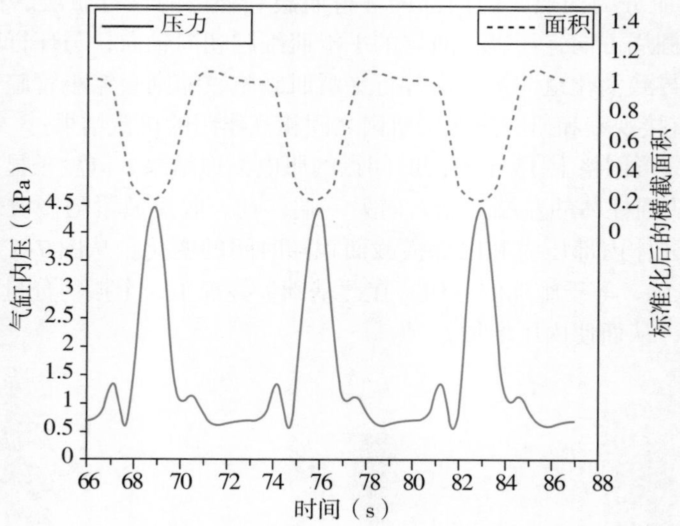

图 7-5　收缩波传播过程中气缸内压和标准化后的横截面积

（王玉芳）

二、胃内消化

（一）胃的运行原理

图 7-6 为胃内消化总示意图。

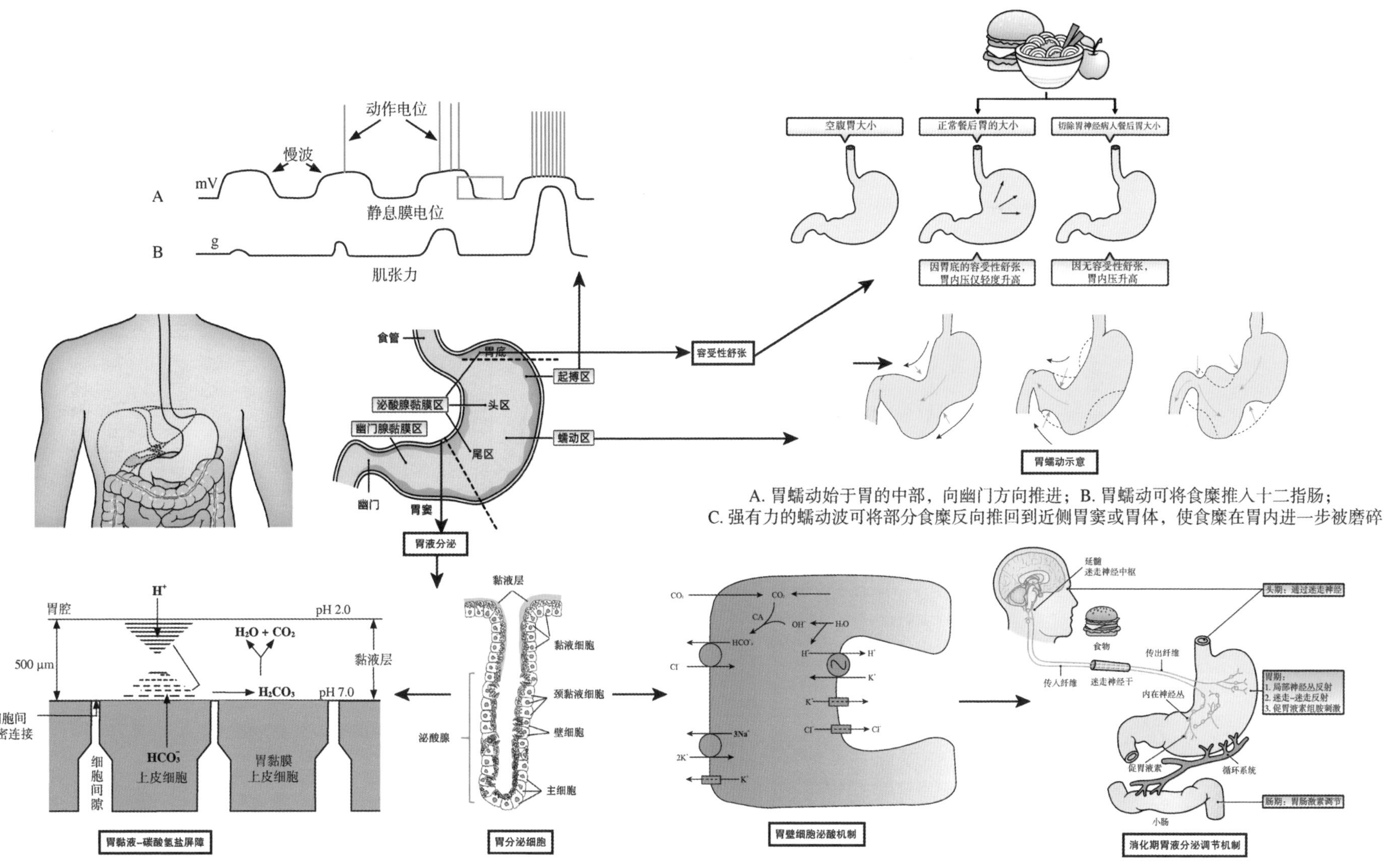

图 7-6　胃的活动原理总示意图

（二）胃的机械运动原理

胃作为消化道中最膨大的部分，可暂时储存食物，又能将食物磨碎，使之与胃液充分混合形成食糜。同时，胃还具有泵功能，可将食糜逐步排入十二指肠。这些功能都与胃平滑肌舒缩所产生的胃的运动有关。

胃常见的运动形式有：持续存在的紧张性收缩、进食后出现的蠕动和胃容受性舒张，以及空腹时存在的移行性复合运动。

紧张性收缩（tonic contraction）：这种缓慢收缩状态作为消化道平滑肌一般生理特性，持续存在，有利于维持胃的位置与形态、促进消化，也是消化道其他部位运动形式的基础。

进食后，食物对咽、食管等处感受器的刺激反射性地引起胃底和胃体舒张，使胃容量增加的这种现象称为容受性舒张（receptive relaxation）。容受性舒张基于胃平滑肌伸展性大的特性，通过迷走 - 迷走反射而实现，使胃可从空腹时的 50 ml 变为进食后的 1.5 L，容纳大量食物而不损伤胃（图 7-7）。

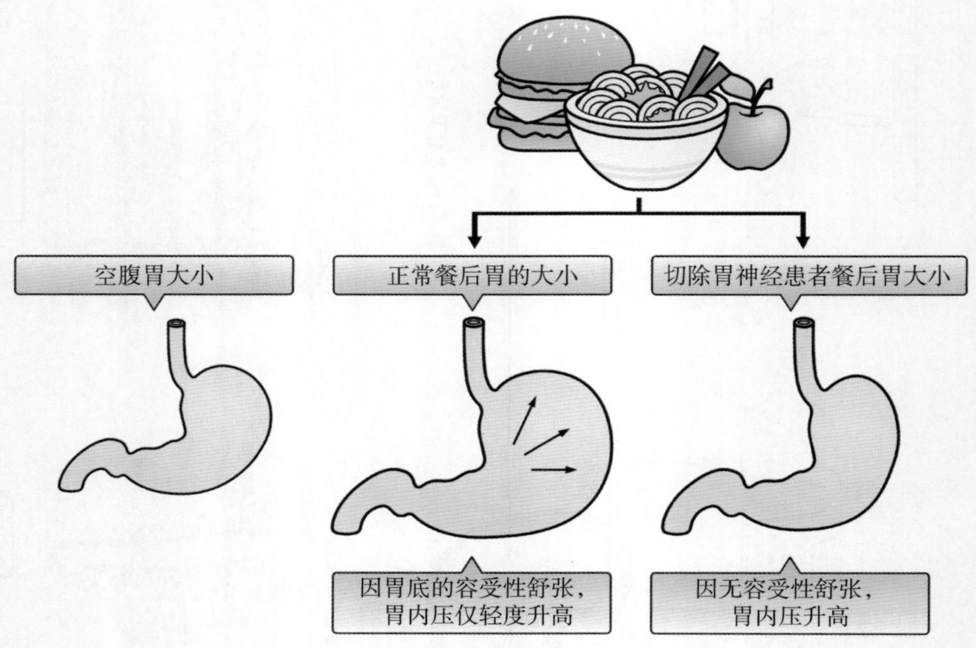

图 7-7 胃的容受性舒张意义

此外，食物进入胃后约 5 分钟后能检测到胃的蠕动。胃蠕动波在胃中部出现，向幽门方向推进。胃蠕动频率受我们在本章前文中学习过的慢波控制，大概每分钟 3 次，需要 1 分钟左右能到达幽门，通常是一波未平，一波又起。当它到达幽门的时候，每次能将 1 ～ 2 ml 食糜推入十二指肠，但是大部分的食糜被幽门括约肌推回，在下一次蠕动波的推动下，再次向幽门方向推进（图 7-8）。如此反复，可以搅拌和粉碎食物，也有利于食物和消化液混合，从而使胃液充分发挥化学性消化作用。

胃在空腹时存在间歇性强力收缩的周期性运动，称为移行性复合运动（migrating motor complex，MMC）。这种运动始于胃体上部，向肠道方向推进。每一周期为 90 ～ 120 分钟，帮助排除上次进食的遗留物。

Note

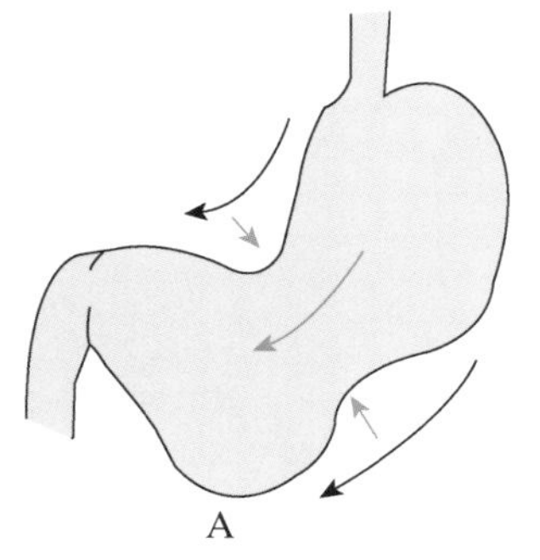

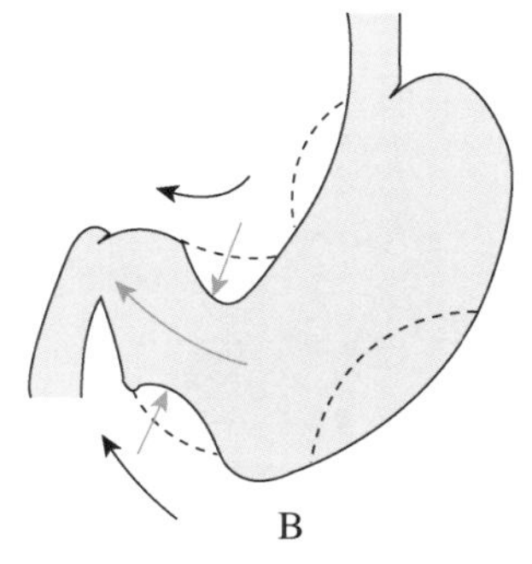

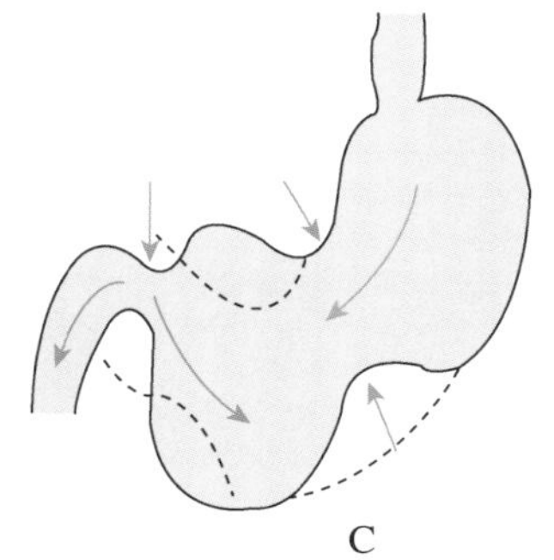

图 7-8　胃的蠕动示意图

A．胃蠕动始于胃的中部，向幽门方向推进；B．胃蠕动可将食糜推入十二指肠；C．强有力的蠕动波可将部分食糜反向推回胃窦或胃体，使食糜在胃内进一步被磨碎

（三）胃液分泌的机制

胃存在三种外分泌腺，分别是近贲门处的贲门腺、广泛分布于胃底胃体的泌酸腺和幽门部的幽门腺。胃液就是这三种腺体分泌物的混合液。其中，泌酸腺里包括 3 种外分泌细胞，分别是壁细胞（parietal cell）、主细胞（chief cell）和颈黏液细胞（neck mucous cell）（图 7-9）。

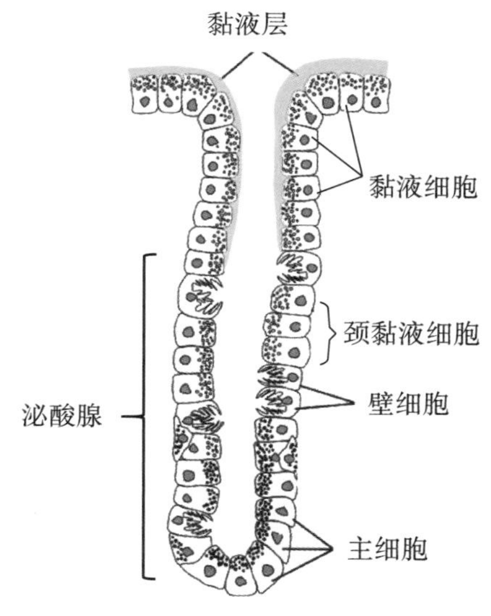

图 7-9　胃的分泌细胞

正常成人每天的胃液分泌量可以达到 1.5 ～ 2.5 升。纯净的胃液是无色、透明的强酸性液体（pH 为 0.9 ～ 1.5）。强酸性由胃液中的胃酸提供，其余的胃液主要成分还包括内因子（intrinsic factor）、胃蛋白酶原（pepsinogen）、黏液（mucus）以及水和一些离子。胃酸由壁细胞主动分泌。空腹时胃酸也有少量分泌，为 0 ～ 5 mmol/h，称为基础分泌。进食或者药物刺激等情况下，胃酸的分泌量大幅增加，可达 20 ～ 25 mmol/h。壁细胞分泌盐酸的基本过程如图 7-10 所示。合成胃酸所需氢离子主要源于壁细胞里水的解离。氢离子在壁细胞膜上的 H^+-K^+-ATP 酶（质子泵）的作用下，从壁细胞泵入到胃腔。水解产生的氢氧根离子和胞内的二氧化碳在碳酸酐酶的催化下生成了碳酸氢根离子，继而通过细胞膜上的 Cl^--HCO_3^- 转运体运到组织间液。同时组织间液里面的氯离子也经此转运体进入壁细胞，再通过细胞膜上的氯离子通道进入胃腔，继而和氢离子合成胃酸。除胃酸外，壁细胞还分泌内因子。它可以保护维生素 B_{12} 免遭消化酶的破坏。一旦内因子缺乏，会因维生素 B_{12} 吸收障碍而导致巨幼红细胞性贫血。胃液中的胃蛋白酶原主要由主细胞分泌，需要活化成胃蛋白酶才能发挥消化作用，将蛋白质分解为胨、胨、氨基酸。胃蛋白酶需要的适宜 pH 为 1.8 ～ 3.5，由胃酸提供。

胃液中还有黏液和碳酸氢盐，黏液可以由颈黏液细胞和其他多种分泌细胞共同分泌，它覆盖在胃黏膜上形成一个厚度约为 500 μm 的凝胶层。胃黏膜的非泌酸细胞可以分泌碳酸氢根离子。由此，黏液和碳酸氢根就组成了一道屏障——黏液 - 碳酸氢盐屏障（图 7-11）。黏液能明显减慢氢离子的扩散速率，起到物理屏障的效果。同时，碳酸氢根离子会不断与氢离子相遇中和，起到化学屏障的效果。这二者合一，从而使得 pH 从靠近胃腔侧的 2.0 转变为靠近胃黏膜侧的 7.0。因此，通过黏液 - 碳酸氢盐的双重屏障效果，保护胃黏膜不被氢离子侵袭。

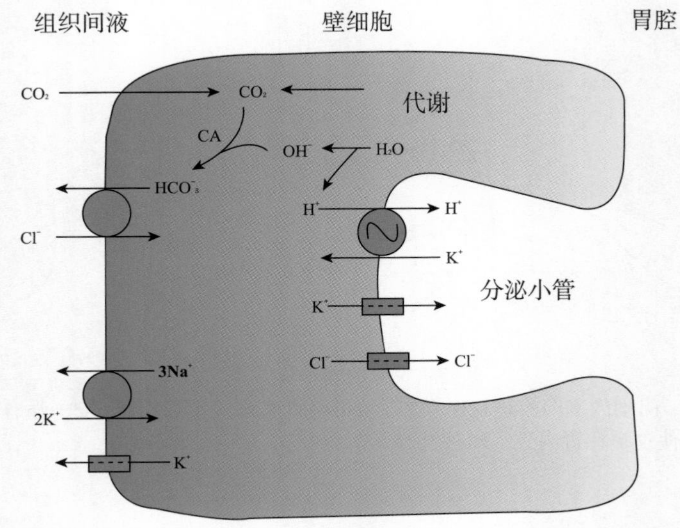

图 7-10 胃黏膜壁细胞分泌盐酸的基本过程模式图

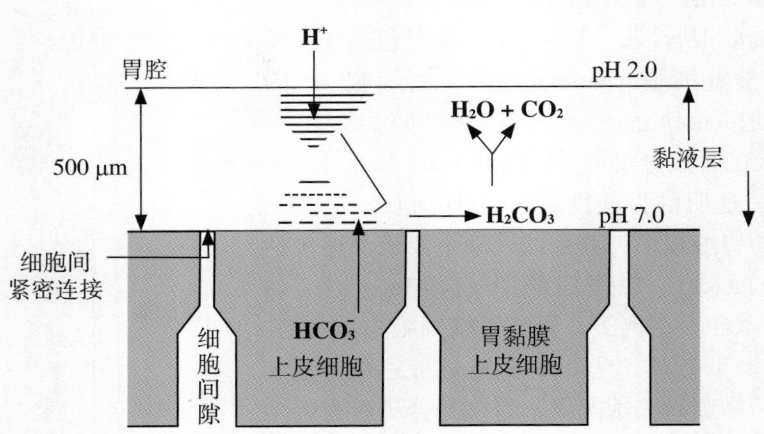

图 7-11 胃黏液 - 碳酸氢盐屏障模式图

空腹时，胃液的分泌量很少。进食可刺激胃液大量分泌，称为消化期的胃液分泌。根据消化道感受食物刺激的部位，将消化期的胃液分泌分为头期、胃期和肠期三个时相。消化期胃液分泌调节机制如图 7-12 所示。进食时，食物的色、香、味以及咀嚼、吞咽动作可刺激眼、耳、鼻、口腔等处的感受器，通过传入冲动反射性地引起胃液分泌，称为头期胃液分泌。引起头期胃液分泌的机制包括条件反射和非条件反射。①条件反射：食物的颜色、形状、气味、声音等对视、听、嗅觉器官的刺激引起的反射；②非条件反射：当咀嚼和吞咽时，食物刺激口腔、舌和咽等处的机械和化学感受器，这些感受器的传入冲动传到位于延髓、下丘脑、边缘叶和大脑皮质的反射中枢后，再由迷走神经传出引起胃液分泌。头期分泌的胃液量大，可占整个消化期胃液分泌量的 30%，易受情绪和食欲的影响。其中的胃酸和胃蛋白酶原含量均很高，消化能力强。

如将食糜通过胃瘘直接灌进胃部能收集到大量胃液，这种食物刺激胃部的感受器所引起的胃液分泌被称为胃期胃液分泌。一方面，食物刺激胃底、胃体和幽门部的感受器，通过迷走神经和内在神经丛，使 G 细胞释放促胃液素，继而促进胃液分泌。另一方面，食物中的蛋白质降解产物也可以直接作用于 G 细胞而引起胃液释放。胃期分泌的胃液量最大，可占总量 60%，酸度很高，胃蛋白酶原高，但较头期少。

食糜进入小肠后，也能刺激胃液分泌，称之为肠期胃液分泌。此作用切断支配胃的迷走神经后依然存在，说明肠期胃液分泌主要通过体液调节实现。食物进入小肠后，其扩张和化学成分能直接刺激小肠黏膜释放多种胃肠激素，从而促进胃液分泌。肠期分泌的胃液量较少，约占总量10%，酸度和胃蛋白酶原都较低。

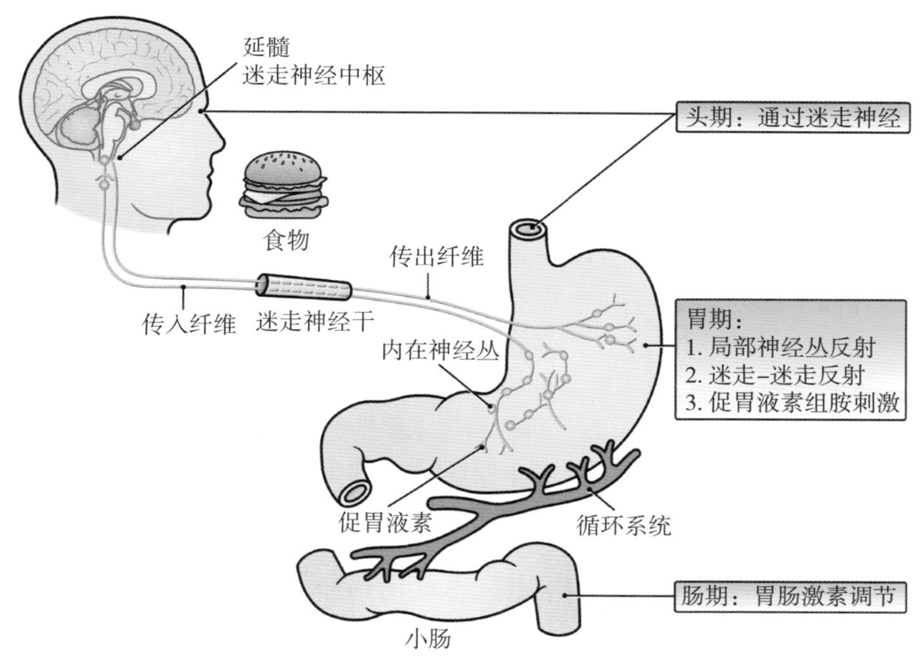

图 7-12 消化期胃液分泌的时相及其调节

（郑云洁）

第二节 人体机能实验

一、唾液分泌及影响因素

（一）实验原理

唾液淀粉酶由唾液腺分泌，存在于唾液中，能将淀粉分解为麦芽糖。淀粉遇碘变蓝，而班氏试剂（由碳酸钠、枸橼酸钠和硫酸铜配制而成）可用来检测除蔗糖以外的所有单糖和二糖。如果测试样本是还原糖（如麦芽糖），会将硫酸铜中的二价铜离子（Cu^{2+}）还原成一价铜离子（Cu^{+}），并以氧化亚铜（Cu_2O）的形式沉淀出来，因此混合物中会形成砖红色的沉淀物。如果溶液中还原糖含量较低，产生的氧化亚铜便会相应减少，因此实验后可能只会出现绿色、混浊的黄色或橙色沉淀物。以此判断混合物中还原糖的含量。消化酶的消化作用受外部环境的影响，其中温度的影响最大。

（二）实验目的

1．体外验证唾液淀粉酶对淀粉的消化。

2．观察不同反应条件对酶活性的影响。

（三）实验器材

试管，烧杯，加热板，薯条，纯净水，冰水，麦芽糖，淀粉酶。

（四）实验步骤

1．将薯条放入烧杯，加约 125 ml 水，煮沸 1 小时。

2．取 6 个试管并编号，按表 7-2 依次将相应试剂加入到每个试管。

3．按表 7-2 所示，37 ℃或冰上孵育 1 小时，偶尔摇动机架，使内容物充分混合。

4．标记点样板 1A ～ 6A，以便后期进行样品识别。

6．用吸管从每个试管取一滴样品滴加至点样板上对应的点。

7．在每个样品中放入一滴碘溶液。如混合物变成蓝黑色表示存在淀粉，称为淀粉阳性试验；如不变蓝称为淀粉阴性试验。将结果记录在表 7-2 中（+ 表示阳性，- 表示阴性）。

8．滴加 3 滴班氏溶液到每个试管剩余的混合物中。将试管放入沸腾烧杯中约 5 分钟。如果形成砖红色沉淀物，则表示存在麦芽糖，称为糖测试阳性，如果形成绿色至橙色的沉淀物，称为糖测试阴性。将结果记录在表 7-2 中（+ 表示阳性，- 表示阴性）。

（五）观察项目

按表 7-2 依次将相应试剂加入到每个试管，观察出试管内混合物颜色变化，并记录。

表 7-2 唾液淀粉酶消化淀粉的作用

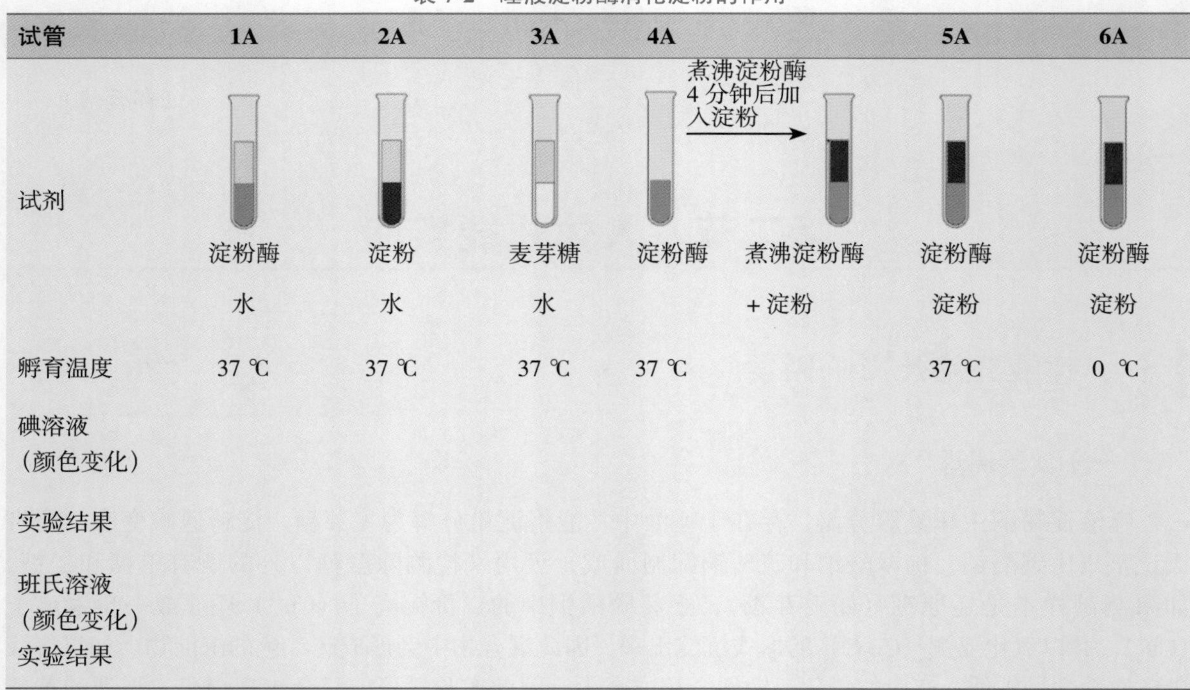

试管	1A	2A	3A	4A		5A	6A
试剂	淀粉酶 水	淀粉 水	麦芽糖 水	淀粉酶	煮沸淀粉酶4分钟后加入淀粉 → 煮沸淀粉酶 +淀粉	淀粉酶 淀粉	淀粉酶 淀粉
孵育温度	37 ℃	37 ℃	37 ℃	37 ℃		37 ℃	0 ℃
碘溶液（颜色变化）							
实验结果							
班氏溶液（颜色变化）							
实验结果							

注：■ = 淀粉酶 ■ = 淀粉 □ = 麦芽糖 ■ = 水

二、消化道推进和混合食物的过程

（一）实验目的

观察吞咽活动以及消化系统的运动，并通过听诊器记录上消化道系统的运动和肠蠕动。

（二）实验原理

食物的消化通过化学性消化和物理性消化（又称机械性消化）共同完成。食物的物理性消化是指食物经过口腔的咀嚼，牙齿的磨碎，舌的搅拌、吞咽，胃肠肌肉的活动，将大块的食物变成碎小的食团或食糜，使消化液充分与之混合，并推动其下移，从口腔推移到肛门的过程。

食物通过咀嚼形成食糜后，通过三个阶段将食糜推进至胃的贲门：由口到咽；由咽部到食管上端；沿食管下行至胃。食糜从吞咽开始至食物到达贲门所需的时间，与食物的性状以及人的体位有关。整个过程，液体食物移动的速度最快，需 3 ～ 4 秒，糊状食物次之，约 5 秒，固体食物最慢，为 6 ～ 8 秒。人在卧位情况下，食糜也能因蠕动入胃，但移动较慢。

胃既有贮存食物的功能，又具有泵的功能，主要通过两种形式实现：胃的容受性舒张和胃蠕动。人胃蠕动波的频率约为每分钟 3 次，需要大约 1 分钟的时间将食糜推进至幽门并向十二指肠移行。

小肠的运动形式包括分节运动、蠕动、移行性复合运动以及紧张性收缩 4 种。食糜在小肠内实际的推进速度约为 1 厘米 / 分，食糜从幽门部到回盲瓣，历时 3 ～ 5 小时。小肠蠕动时，肠管内气体和液体随之而流动，产生一种断断续续的咕噜声（或气过水声），称为肠鸣音。正常肠鸣音在脐部听得最清楚，时隐时现，时强时弱。正常情况下，肠鸣音每分钟 4 ～ 5 次，并呈规律性出现。全腹均可听到，其频率、声响和音调变异较大，餐后频繁而明显，休息时稀疏而微弱。当肠蠕动增加时，肠鸣音每分钟将增加到 10 次以上，称为肠鸣音活跃。其音响亮、高亢，见于急性肠炎、服泻药后或胃肠道大出血等；如次数多且肠鸣音响亮、高亢，甚至呈金属音，称肠鸣音亢进，见于机械性肠梗阻。此类患者肠腔扩大，积气增多，肠壁被胀大、变薄，且极度紧张，与亢进的肠鸣音可产生共鸣，因此在腹部可听到高亢的金属性音调。肠鸣音减弱或消失，是指持续 5 分钟以上才听到一次或听不到肠鸣音者，见于急性腹膜炎、电解质紊乱或肠麻痹等。

尽管消化道器官在消化食物时发生多种类型的运动，但蠕动和分节运动是最重要的混合和推进机制。本质上，蠕动先通过收缩波，然后是松弛波，利用消化道挤压食糜，并且叠加在分节运动上。它们的主要作用是将食糜与消化液混合，在推进食糜通过大部分消化道的过程中，将食糜的不同部分与肠壁相邻区域紧密接触来提高吸收率。

（三）观察对象

学生志愿者。

（四）实验方法

1．试剂与器材　水杯，听诊器，乙醇溶液棉签，镜子。

2．观察吞咽活动以及上消化系统的运动

（1）每组选一位男性志愿者，取坐立位并准备饮水，其他同学准备观察并记录。

（2）吞咽一口水时，志愿者自身注意在此过程中舌的运动，并记录结果。

（3）重复吞咽动作，同时小组成员将示指横置于志愿者甲状软骨上缘，确认喉头随吞咽动作上举越过示指后复位，为一次吞咽活动完成。

（4）叮嘱志愿者尽快反复吞咽，并记录 30 秒内完成的吞咽次数。

（5）用乙醇溶液清洁消毒并温暖听诊器，然后将听诊器放在志愿者腹壁上，在剑突下并向左下方大约 2.5 厘米处，请志愿者再次吞咽 2 ～ 3 次口水，聆听声音并记录时间。

3．听诊法记录肠鸣音间接检测肠蠕动

（1）在志愿者开始腹部检查之前，先清空膀胱，并询问进食时间（是否空腹）。

（2）志愿者呈舒适仰卧位，膝部稍微弯曲。确保实验室光线充足并尽量保持安静。

（3）暴露志愿者的腹部区域，腹部暴露从剑突到耻骨上区，包括腹股沟区域。

（4）充分温暖测试者的手和听诊器，将听诊器头端置于脐部或右下腹，进行听诊。肠蠕动时，肠管内气体和液体随之而流动，产生肠鸣音。正常肠鸣音在脐部听得最清楚，时隐时现，时强时弱，至少听诊 1 分钟，每分钟出现 4 ～ 5 次。

（五）观察项目

（1）通过听诊器应该能听到两种声音：一种是水溅到食管的上食管括约肌，另一种是当食管的蠕动波到达下食管括约肌而括约肌打开时，使水进入到胃中。尽可能准确记录这两种声音之间的时间间隔，并将其记录下来。

（2）水到达上食管括约肌与下食管括约肌之间的间隔时间：________秒。

此间隔可以很好地表明蠕动波沿 25 厘米长的食管传播所需的时间。

（3）请志愿受试者 2 分钟内喝 100 ml 冷纯净水，再次听诊肠鸣音，记录肠鸣音的次数。

（六）总结与思考

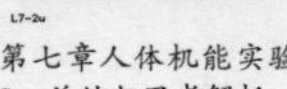

第七章人体机能实验 2：总结与思考解析

1．进食后肠道蠕动会有什么变化?

2．喝冷水和温水对肠道运动的影响有什么不同?

3．小肠不同的运动形式的生理意义是什么?

第三节　虚拟仿真实验

一、肠道平滑肌受体动力学实验

（一）实验目的

1．熟悉消化道平滑肌标本的制作方法、记录消化道平滑肌自发收缩以及平滑肌胞内记录方法。

2．了解小鼠小肠 ICC 培养及其起搏电流记录的方法。

3．通过虚拟实验观察消化道平滑肌慢波、快波与自发收缩之间的关系以及理化因素对消化道平滑肌生理和电生理特性的影响，加深对消化道平滑肌生理特性的理解。

（二）实验原理

消化道平滑肌具有自动节律性运动的特性，即没有任何刺激的情况下，离体胃肠平滑肌在适宜的环境中自动节律地收缩和舒张。这种自动节律性收缩特性的基础是其所固有的电生理特性，即慢波（基本电节律）所决定。慢波是消化道平滑肌自发产生的去极化和复极化的周期性电活动，这种电节律决定消化道平滑肌自发收缩频率。慢波是一种静息电位，在慢波的去极化峰值上

Note

会引发出速度非常快的电位波动，称为快波，是动作电位。当慢波上出现快波的时候引起平滑肌的收缩，而快波的幅度和频率与收缩幅度呈正比。从时间上看，电活动出现在前，机械的收缩出现在后，因此，每当慢波和快波后引起平滑肌收缩。慢波起源，就像心脏的节律性搏动由窦房结的正常起搏点的起搏细胞控制一样，消化道也有类似的起搏细胞。消化道的起搏细胞是分布于纵行肌和环行肌之间与肌间神经丛重叠分布的 Cajal 间质细胞（ICC-MY），ICC-MY 的自动节律放电传给平滑肌产生慢波和快波，诱发平滑肌收缩。根据以上的基本原理，本实验模拟胃肠平滑肌收缩和电活动的同步记录以及慢波和 ICC 起搏电位的同步记录，并观察温度、化学因素，如各种神经递质、缺氧以及 pH 等对其影响。具体设计参数：胃平滑肌收缩波的频率设定为 3 ～ 6 次 / 分；小肠收缩波频率设定为 12 ～ 16 次 / 分；结肠收缩波频率设定为 8 ～ 12 次 / 分。消化道的蠕动（peristalsis）、分节运动（segmentation）、移行性复合运动（migrating motor complex）等运动形式是在慢波节律的基础上、在肠神经系统的调节下实现的。

（三）实验对象

虚拟动物。

（四）实验步骤

1．描记肠道平滑肌正常时电活动和自动节律性收缩曲线。
2．观察温度对离体肠道平滑肌电活动和节律性的影响。
3．观察乙酰胆碱对离体肠道平滑肌电活动和节律性的影响。
4．观察 NO 供体硝普钠对离体肠道平滑肌电活动和节律性的影响。
5．观察无钙灌流液对离体肠道平滑肌电活动和节律性的影响。
6．观察 L 型钙通道阻滞剂尼卡地平对离体肠道平滑肌电活动和节律性的影响。
7．观察钾通道阻滞剂（TEA）对离体肠道平滑肌电活动和节律性的影响。
8．观察 KATP 通道开放剂（Pinacidil）对离体肠道平滑肌电活动和节律性的影响。

（五）实验结果

在表 7-3 中记录不同药物和理化因素作用后，肠道平滑肌电活动和收缩的频率和幅度，比较不同条件下电活动与肠道收缩的频率和幅度的关系。

表 7-3　药物及理化因素对离体胃肠平滑肌运动的影响

	实验条件	肠肌电活动（mV）	肠肌运动变化	
			收缩频率	收缩幅度
1	正常（台氏液，37 ℃）			
2	降低温度（25 ℃）			
3	乙酸胆碱			
4	NO 供体硝普钠			
5	无钙灌流液			
6	L 型钙通道阻滞剂尼卡地平			
7	钾通道阻滞剂（TEA）			
8	KATP 通道开放剂（Pinacidil）			

第七章虚拟仿真实验1：总结与思考解析

（六）分析与总结

1．肠道平滑肌正常时电活动和自动节律性收缩之间的关系是什么？
2．如何证明钙离子对离体肠道平滑肌电活动和节律性的影响？
3．如何证明钾离子对离体肠道平滑肌电活动和节律性的影响？
4．温度影响离体肠道平滑肌电活动和节律性的可能机制是什么？

二、消化道平滑肌的电活动虚拟仿真实验

（一）实验目的

1．掌握手术植入电极及动态在体胃肠浆膜表面肌电的检测方法。
2．学习大鼠胃肠肌电慢波和快波的辨认方法和特点。
3．了解胃肠电活动的生理意义。

（二）实验原理

胃肠电活动可反映胃肠平滑肌的运动功能，胃肠电活动特点和规律分析对于研究胃肠动力障碍性疾病机制及促胃动力药物的研发有重要作用。

动物在体慢性胃肠肌电记录多采用浆膜表面记录法，是将电极置于浆膜表面记录到电活动，一般称为胃或肠的肌电图（gastric or enteric electromyogram）。探测电极尖端可通过浆膜插入纵行肌或环行肌并缝合固定，在慢性实验中不仅可记录到慢波、锋电位，还可记录到消化间期的复合肌电。

在体胃肠平滑肌电活动主要表现为慢波和快波（锋电），胃电慢波多呈正弦波，因有大小不等的切迹，而使慢波呈双或多型波。小肠慢波呈三相波，胃肠电快波为针形，单个或呈簇状发放，负载于慢波之上。锋电会引发胃肠平滑肌的收缩，慢波上负载的锋电数目越多，肌肉收缩的幅度和张力就越大。

在消化间期，胃肠锋电活动呈现周期性的变化，这种变化由胃或小肠上部开始向肛门方向移行，因此将这种周期性电活动称为消化间期复合肌电（interdigestive myoelectric complex，IMC）。IMC 包括Ⅰ至Ⅳ四个时相的变化，其中Ⅰ相，很少或者没有锋电活动，负载锋电位的慢波少于5%，无明显的蠕动或分节运动，故称为静止期；Ⅱ相具有间断的不规律的锋电活动，故称为不规律锋电活动期，此期锋电位和收缩活动逐渐增多，带有锋电位的慢波达 5% ~ 95%；Ⅲ相发生在Ⅱ相之后，且常突然发生在这一时相中，几乎每个慢波上都负载有大振幅成簇的锋电活动，带有锋电位的慢波达 95% ~ 100%，因此称为规律的锋电活动期，此期胃肠收缩运动强烈，小肠出现明显的分节运动或蠕动；在Ⅲ相之后进入Ⅳ相，仍有部分慢波上负载有锋电活动，但锋电位的数目突然减少，此期是转入新周期的移行阶段。进食以后 IMC 周期性活动紊乱，代之以不规律的锋电活动。

在清醒空腹情况下，胃肠道的这种复合肌电，总是按照四个时相的顺序，周而复始地规律进行。消化间期综合肌电很规律地从胃十二指肠和空肠上部开始，缓慢向小肠下端移行，且愈靠近小肠末端，移行愈慢。这种移行性活动可将肠内容物（包括上次进餐后遗留的残渣、脱落的细胞碎片和细菌等）清除干净。

Note

（三）实验对象

虚拟动物。

（四）步骤与方法

1. 准备不锈钢针型双极电极，用于记录小肠肌电活动。
2. 大鼠手术前禁食 12 小时以上，不禁水。
3. 称重，0.3% 戊巴比妥钠溶液麻醉（30 mg/kg），并固定。
4. 气管插管。
5. 腹部手术区域备皮，铺无菌巾，沿腹正中线打开腹腔。
6. 暴露十二指肠，将不锈钢针型双极电极垂直肠管行走方向，刺入十二指肠浆膜层，间距 0.3 ~ 0.5 cm，弯曲固定不锈钢针。
7. 将电极导线从皮下经两肩胛之间引出皮外。
8. 手术荷包缝合腹部手术切口肌层。
9. 常规饲养 1 周。
10. 连接生物信号采集与处理系统，记录波形，观察慢波、快波，并分析电活动。

（五）实验结果

1. 观察大鼠清醒空腹状态下慢波出现频率。
2. 观察大鼠清醒空腹状态下快波（锋电）出现的频率。
3. 记录大鼠清醒空腹状态下小肠有自发的 IMC 活动，记录并分析 Ⅰ、Ⅱ、Ⅲ、Ⅳ相顺序规律发生平均周期，及各时相持续时间。

（六）分析与总结

1. 胃肠道复合肌电周期性变化的意义是什么？
2. 在体胃肠平滑肌电活动主要表现的形式有哪些？生理意义是什么？

第七章虚拟仿真实验2：总结与思考解析

（王玉芳）

三、基于 ESP 的消化液生理调控机制仿真实验

（一）实验目的

消化食物离不开消化液。消化液的分泌调控机制是生理学知识的重点和难点之一。本实验利用 3D 仿真技术，基于 ESP 系统，构建可自由旋转观察的人体消化道虚拟仿真模型，实时同步分析多种消化液的性质、成分。通过任意设置调节参数，直观可控地观察神经、体液调节。通过人机互动，自主选择系统中模拟真实食物不同种类进行对比，清晰感受各种食物所引发的消化液异同。

（二）实验原理

各种消化液的分泌调控机制包括神经调节及体液调节。胃液消化期分泌调控机制详见本章第一节“胃内消化”部分“胃液分泌的机制”相关内容。

（三）实验对象

ESP。

（四）实验步骤

1．打开课程链接，选择课程“基于ESP的消化液生理调控机制仿真实验”。进入“专项资料”模块，可在线学习消化系统慕课，总时长约45分钟，可以自由选择观看或跳过视频。

2．参加在线慕课理论测试，回答对应题目，约5分钟。可反复测试，取得满分，确定已掌握必备理论知识后才能进入下一环节。

3．观看虚拟仿真项目教学引导视频，约5分钟。熟悉虚拟实验内容架构及基本操作流程。

4．选择课程中“虚拟实验”模块，按照正常消化道节段顺序进行仿真训练实验。首先，在线进行唾液分泌调控仿真实验训练（图7-13），以ESP为操作对象，模拟嗅到食物、进食食物、副交感神经兴奋等各项刺激，观察虚拟患者的唾液分泌量、唾液消化酶量等改变，约20分钟。

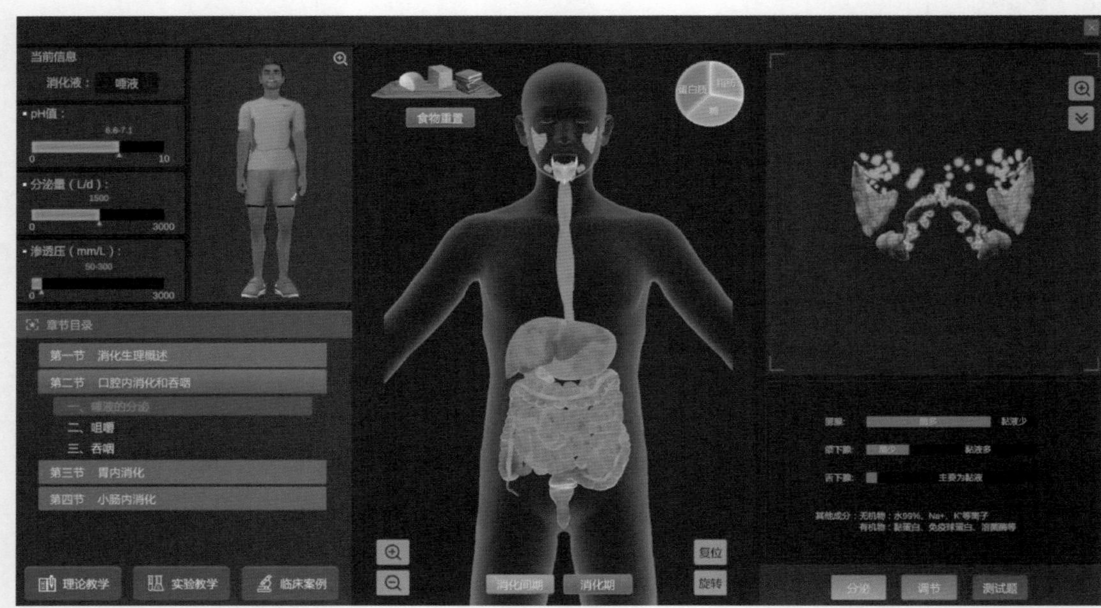

图7-13　唾液分泌调控虚拟仿真实验示意图

5．在“虚拟实验”模块中选择胃液分泌调控仿真实验训练，对虚拟患者进行看到食物、进食食物、迷走神经兴奋，乙酰胆碱、组胺等各项神经、体液刺激操作，观察虚拟患者的胃液分泌量、胃液pH、胃液消化酶量等改变，约50分钟。

6．在“虚拟实验”模块中选择胰液分泌调控仿真实验训练，让虚拟患者进食不同种类食物：糖类、蛋白质类、脂肪类；进行迷走神经兴奋、促胃液素、促胰液素等各项神经、体液刺激操作，观察虚拟病人的胰液分泌量、胰液消化酶量、胰液水量等改变，约30分钟。

7．在“虚拟实验”模块中选择胆汁分泌调控仿真实验训练（图7-14），对虚拟患者进行进食不同种类食物、迷走神经兴奋，促胰液素、缩胆囊素等各项神经、体液刺激操作，观察虚拟患者的胆汁分泌量、胆囊收缩程度等改变，约30分钟。

8．在线进行小肠液分泌调控仿真训练实验，对虚拟患者进行各项模拟刺激操作，观察虚拟患者的小肠液性状改变，约10分钟。

9．在线进行消化液分泌调控仿真操作测试，包括唾液调控、胃液调控、胰液调控、胆汁调

Note

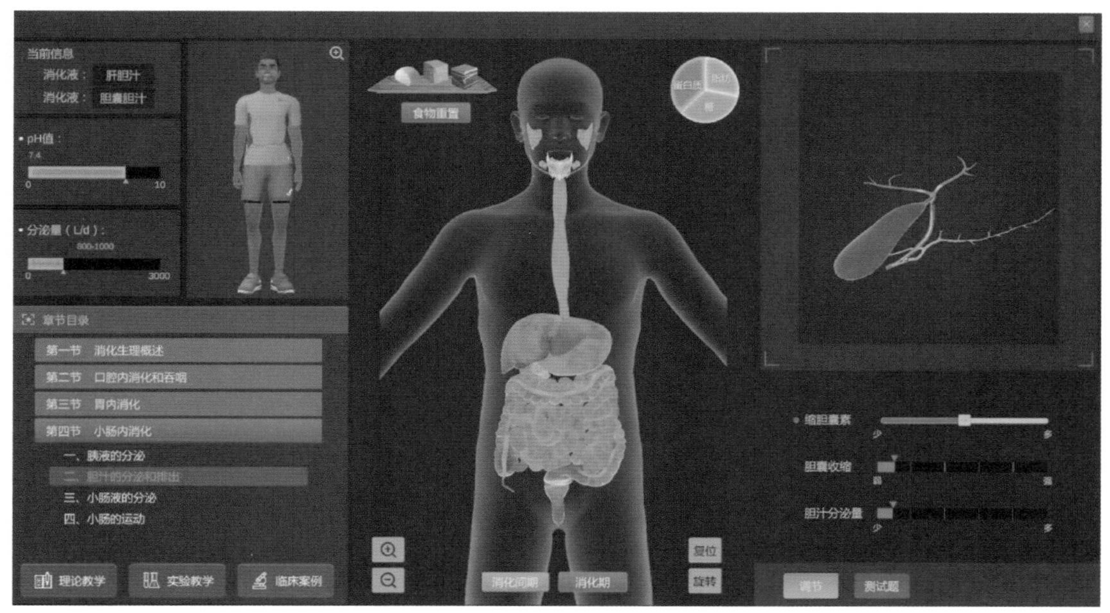

图 7-14 胆汁分泌调控虚拟仿真实验示意图

控、小肠液调控各部分，约 30 分钟。

10．选择课程内课后作业模块，在线完成并提交 PDF 版实验报告，约 30 分钟。教师批改实验报告并评分。

11．在线参加总测试，约 10 分钟。

12．系统将自动记录每位学生的访问信息、每次操作和考核的结果。可以在线获取总分及学习分析报告。

整个实验流程如图 7-15 所示。

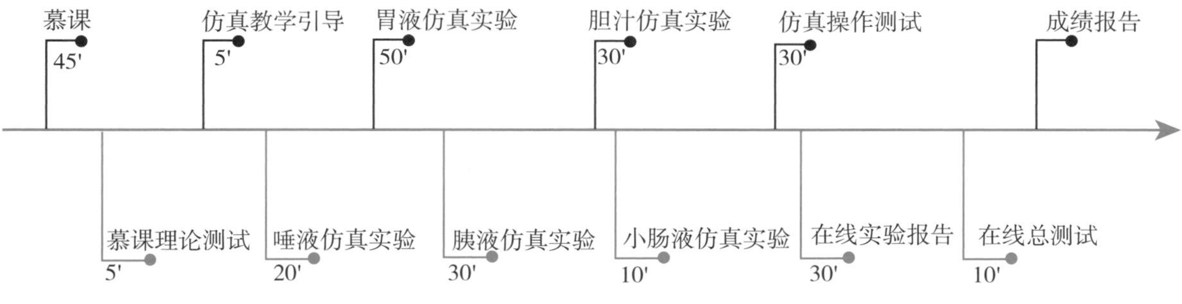

图 7-15 实验流程图

（五）实验结果

1．调节并观察各虚拟神经、体液因素对各种消化液性状（pH、分泌量、成分、渗透压等）的影响。

2．通过人机互动，给模拟人喂不同食物（糖类、蛋白质类、脂肪类），对比观察不同种类食物所引发的各种消化液性状异同。

实验结果示例如表 7-4 所示。

表 7-4　神经、体液因素对各种消化液性状影响

实验结果及分析	
（1）唾液	给虚拟人看食物、嗅食物，会观察到虚拟人唾液分泌出现何种变化？为什么？
（2）胃液	选择刺激迷走神经，会观察到虚拟人胃液分泌出现何种变化？为什么？
（3）胰液	选择升高促胰液素，会观察到虚拟人胰液分泌出现何种变化？为什么？
（4）胆汁	为促进虚拟人胆囊收缩，最好选择给虚拟人喂食哪种食物？为什么？
（5）小肠液	选择升高促胃液素，会观察到虚拟人小肠液分泌出现何种变化？为什么？

第七章虚拟仿真实验3：总结与思考解析

（六）分析与总结

“基于 ESP 的消化液生理调控机制仿真实验”系统将自动记录每位学生的访问信息、每次操作和考核的结果。结果反馈系统便于自我评价，也便于教师评价学习效果。

1．迷走神经在各种消化液分泌调控机制中的作用有何异同？

2．请提出一个关于消化液分泌调控机制相关的疑问。

（郑云洁）

四、急性中毒性肝损伤及治疗

（一）实验目的

1．描述肝和门脉的解剖结构，列举肝的主要功能。

2．解释四氯化碳致肝损伤的机制，描述自由基的产生和作用机制。

3．观察急性中毒性肝损伤患者的症状和体征，解释出现这些变化的机制。

4．了解肝功能检测的常用指标，分析急性中毒性肝损伤时指标的变化特点及发生机制。

5．列举急性中毒性肝损伤的临床表现和治疗原则。

（二）实验原理

肝是人体重要的代谢器官。某些药物、毒物或其代谢产物可对肝造成严重损害，引起中毒性肝损伤，又称为化学性或药物性肝损伤（drug-induced liver injury）。四氯化碳（CCl_4）是工业上常用的溶剂，具有很强的肝毒性，可引起急性或慢性肝损伤，严重时可引发肝硬化甚至肝癌。CCl_4 在肝内经细胞色素 P450 代谢产生自由基，引起细胞膜和细胞器膜的不饱和脂肪酸发生过氧化而改变膜的结构和通透性，并与细胞内核酸、蛋白质和脂质发生反应，导致细胞变性或坏死。本实验通过四氯化碳致急性肝损伤的临床案例，运用动画演示与虚拟仿真技术，展示急性中毒性肝损伤的发病机制、临床表现、肝功能检测主要指标的变化和防治原则。

Note

（三）实验对象

ESP。

（四）实验步骤

1．安装并运行实验软件（图 7-16）。

背景知识阅读
参考文献
中毒性肝损伤
中毒性肝损伤，也称药物性或化学性肝病，主要是指药物、外源性毒物及其代谢产物引起的肝脏损伤性病变。许多药物如异烟肼、氟烷、四环素、中枢神经类药、麻醉剂、解热镇痛药等可对肝造成严重损害，引起肝实质细胞坏死或脂肪变性等。某些工业毒物如四氯化碳、三氯乙烯、磷、氯仿等对肝也会产生严重损伤作用。
肝损伤临床分级
根据我国《药物性肝损伤诊治指南》，将药物性肝损伤(drug- induced liver injury, DILI)的严重程度分为1～5级。
[0级无肝损伤]
患者对暴露药物可耐受，无肝毒性反应。
[1级轻度肝损伤]
血清谷丙转氨酶(ALT)和/或碱性磷酸酶(ALP)呈可恢复性升高，总胆红素TBIL<2.5 ULN(正常值上限)(2.5mg/dL或42.75μmol/L)，且以凝血酶原时间国际标准化比率(INR)<1.5。多数患者可适应。可有或无乏力、虚弱、恶心、厌食、右上腹痛、黄疸、瘙痒、皮疹或体质量减轻等症状。
[2级中度肝损伤]
血清ALT和/或ALP升高，TBIL≥2.5ULN，或虽无TBil升高但INR≥1.5。上述症状可有加重。
急性中毒性肝损伤及治疗
NO.JNK1053302
中毒性肝损伤基础知识
进入 ▶
四氯化碳致急性肝损伤标准化病例
进入 ▶
导航
案例信息
学习目标与任务
1.掌握腹部脏器特别是肝脏和门脉的解剖结构；肝脏循环和体循环的解剖结构。
2.药物经静脉和口服两种不同给药方式在体内的代谢及生物转化过程，重点观察口服药物的首过消除效应。
3.巩固复习自由基损伤机制。
4.中毒性肝损伤对肝脏生物转化功能的影响；肝脏生物转化功能障碍对药物代谢的影响及用药原则。
5.急性中毒性肝损伤的临床表现及治疗措施，巩固学习临床表现及治疗措施的病理生理学基础。
6.了解多参数监护仪的实时察记和临床应用。
7.了解病历的构成和书写格式。

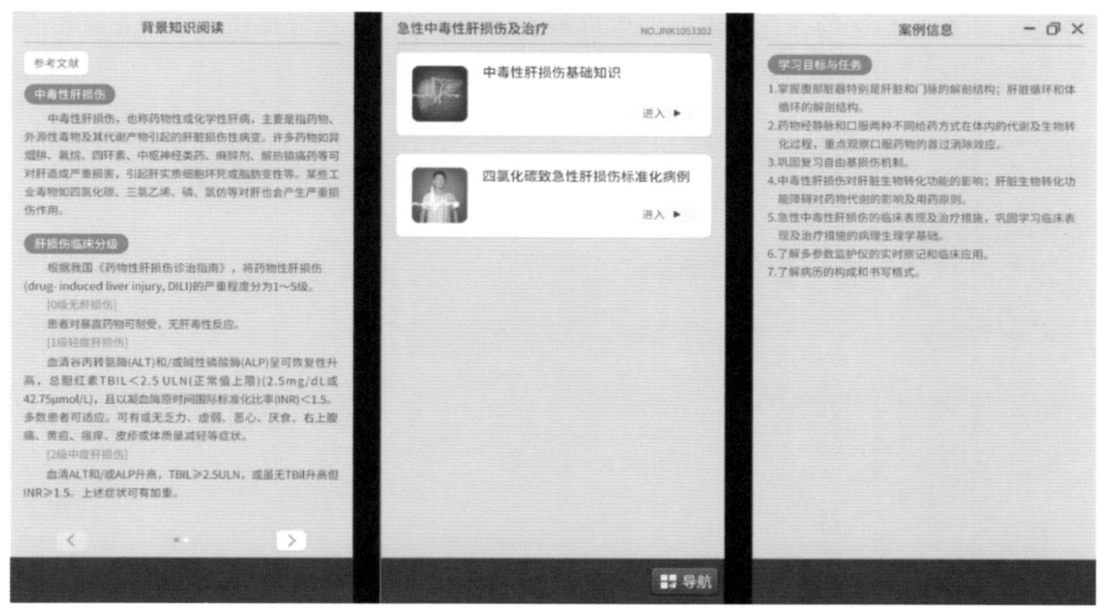

图 7-16　急性中毒性肝损伤实验界面示意图

2．点击进入“中毒性肝损伤的基础知识”（图 7-17）。依次点击“肝解剖结构”“给药方式”“自由基损伤机制”“临床表现”“防治原则”等模块及其下各级子模块，进行各项内容的学习（肝和门脉的从大体到微观的结构；肝的血管系统组成和体循环的路径；药物经静脉或口服进入体内后的运输路径和代谢过程；四氯化碳产生自由基的过程、自由基损伤的机制等），并完成本阶段考核。

基础知识学习
肝脏解剖结构
给药方式
自由基损伤机制
临床表现
防治原则
肝脏解剖结构
任务
使用帮助
点击右上方关闭按钮，可关闭该页面；
点击“重置实训”可重新开始当前实训。
中毒性肝损伤基础知识：
掌握腹部脏器特别是肝脏和门脉的解剖结构；肝脏循环和体循环的解剖结构
药物经静脉和口服两种不同给药方式在体内的代谢及生物转化过程，重点观察口服药物的首过消除效应。
巩固复习自由基损伤机制。
巩固肝功能障碍的临床表现及治疗措施的病理生理学基础
考核：点击考核，完成本阶段考核测试题。 去完成
重置实训
确 定
后观面
上观面
下观面
任务
考核
病历
导航
肝脏解剖结构
肝脏的形态
冠状韧带
镰状韧带
肝右叶
下 缘
裸 区
肝左叶
肝圆韧带
胆 囊
1.膈面
隆凸光滑
镰状韧带：两 叶
肝左叶
肝右叶
2.下缘
肝下缘是肝脏面和膈面的分界线：
薄而锐利
胆囊切迹
肝圆韧带切迹
3.肝的位置
大部分位于右季肋区和腹上区，小部分位于左季肋区。前面仅腹上区左、右肋弓间小部分露出于剑突下，余被肋所掩盖。
左锁中线
前正中线
右锁中线
右锁中线 前正中线 左锁中线
上界 平第5肋 体与剑突 第5肋间隙
下界 右肋弓 剑突下3cm 第5肋间隙

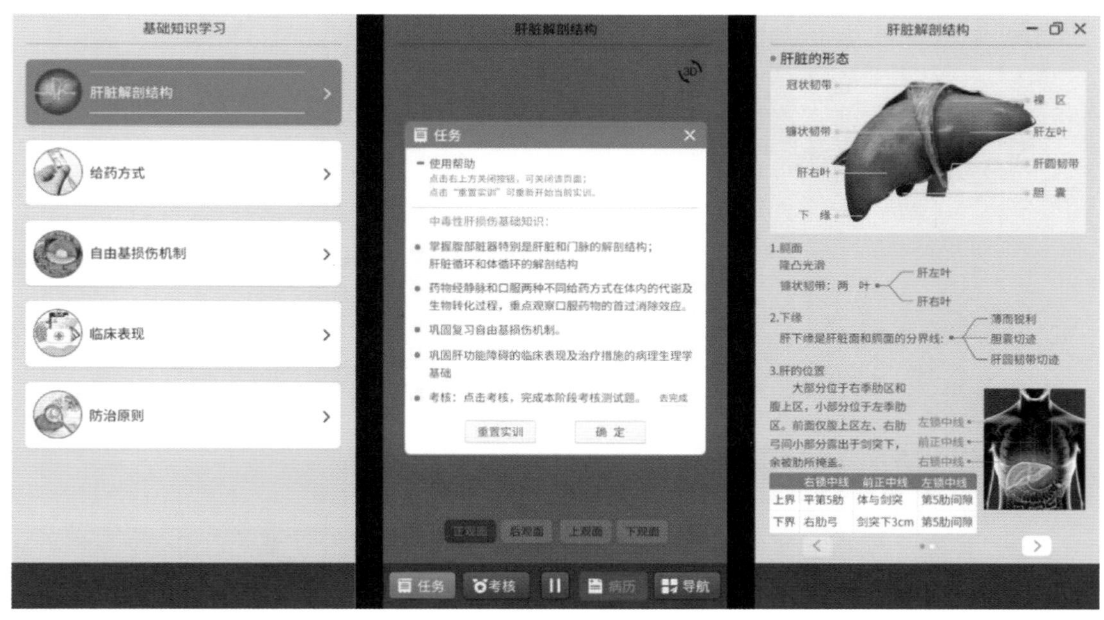

图 7-17　基础知识学习界面示意图

3．点击进入“四氯化碳致急性肝损伤病例”，查看患者基本信息、主诉和基本体征参数，依次点击“病史采集”（图 7-18）“临床检查”（图 7-19）“诊断分级”“抢救治疗”等模块及其下各级子模块，观察患者的症状和监测指标（患者的精神状态及皮肤黏膜颜色，有无肝掌、蜘蛛痣；心率、呼吸频率、血氧饱和度、心电图、动脉血压、中心静脉压、呼吸阻抗曲线、体温等），进行体格检查和辅助检查，查看检测结果（乳酸脱氢酶、谷丙转氨酶、谷草转氨酶、总胆红素、结合胆红素、非结合胆红素、总胆汁酸、总蛋白、白蛋白、球蛋白、肌酐、尿素氮、血小板计数；影像学检查），分析指标的变化特点及发生机制，理解急性中毒性肝损伤的临床表现和治疗原则，并完成本阶段考核（图 7-20）。

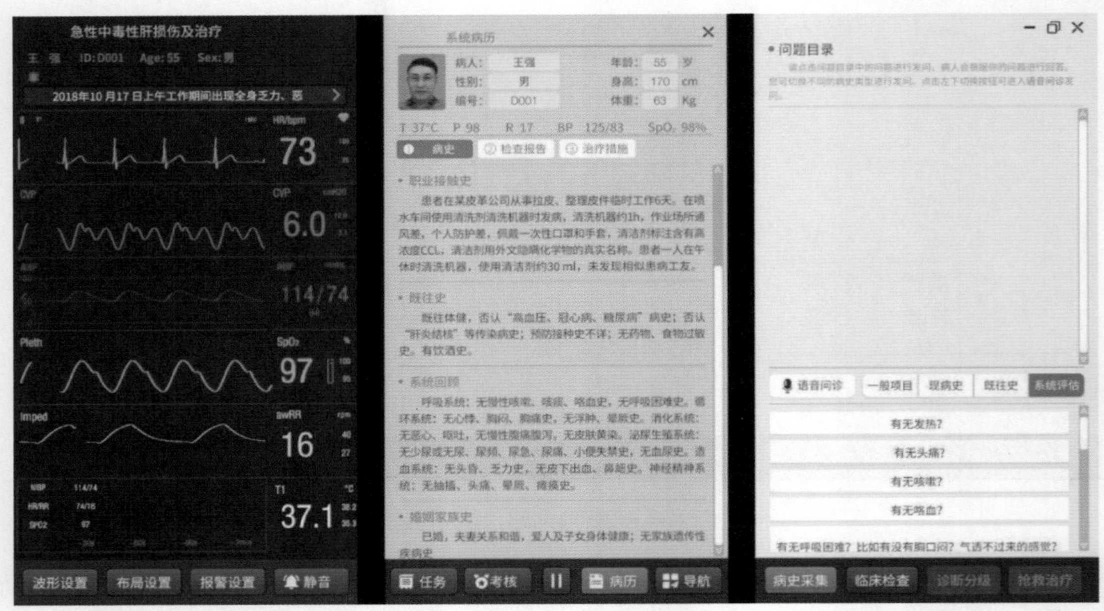

图 7-18　病史采集界面示意图

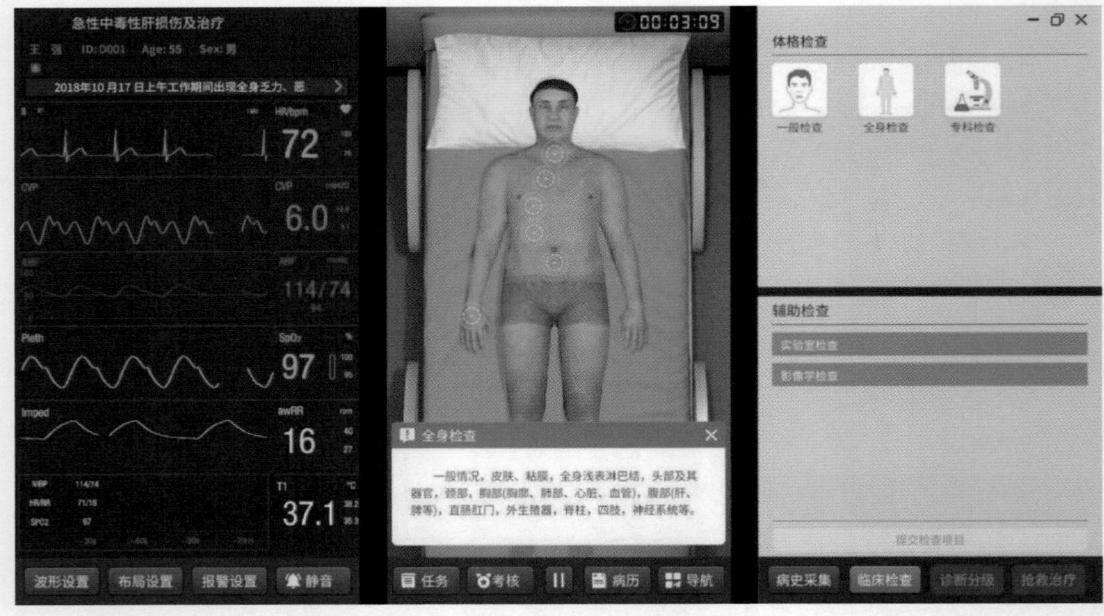

图 7-19　临床检查界面示意图

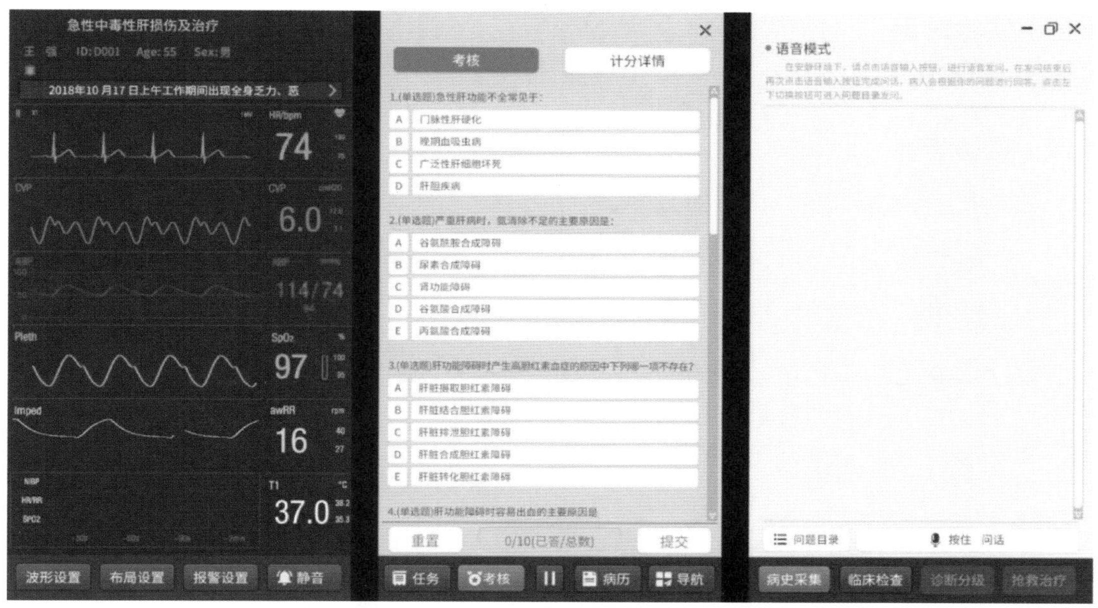

图 7-20 阶段考核界面示意图

（五）实验结果

完成实验结果记录、实验报告和阶段考核。

（六）总结与思考

第七章虚拟仿真实验4：总结与思考解析

1．本实验虚拟患者发生急性中毒性肝损伤的原因、机制和临床表现是什么？
2．分析实验过程中各指标变化的特点和机制。
3．解释实验中各项治疗措施的目的和原理。

五、门脉性肝硬化虚拟仿真实验

（一）实验目的

1．能描述正常肝和门脉的解剖结构，列举肝的主要功能。
2．能解释门脉型肝硬化的发病机制，描述主要的病理变化。
3．观察肝硬化患者的症状和体征，解释出现这些变化的机制。
4．了解肝功能检测的常用指标，分析肝硬化时指标的变化特点及发生机制。
5．列举门脉性肝硬化的临床表现和治疗原则。

（二）实验原理

门脉性肝硬化（portal cirrhosis）为各型肝硬化中最常见类型。在病毒性肝炎、慢性酒精中毒、化学毒物损伤等因素影响下，肝内发生广泛的细胞变性、坏死、纤维组织增生及肝细胞结节状再生。这些病变反复交替发生，导致肝小叶结构被破坏和肝内血管系统改建，使肝体积变小，质地变硬而形成肝硬化。临床上，病变早期可无明显症状，后期出现一系列不同程度的门静脉高压症和肝功能障碍。本实验通过门脉型肝硬化的临床案例，运用动画演示与虚拟仿真技术，展示肝硬化的发病机制、临床表现、肝功能检测主要指标的变化和防治原则。

（三）实验对象

ESP。

（四）实验步骤

1．安装并运行实验软件（图 7-21）。

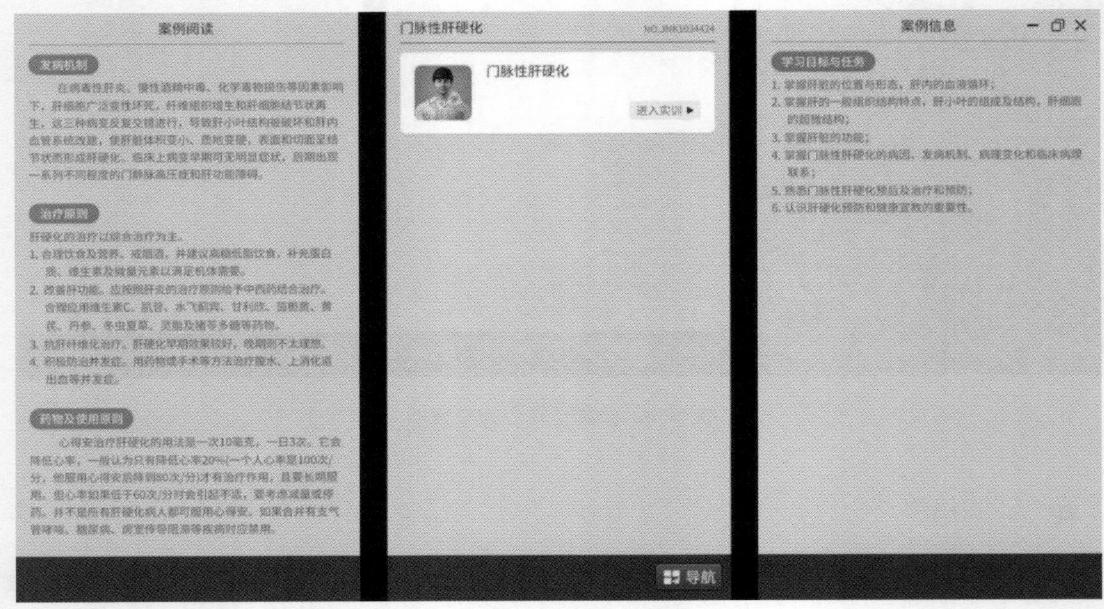

图 7-21　门脉性肝硬化实验界面示意图

2．点击进入“门脉性肝硬化”，查看患者基本信息、主诉和基本体征参数。依次点击“腹部器官”“形态结构”“临床表现”“肝性脑病”“治疗原则”等模块及其下各级子模块，进行基础知识的学习（肝和门脉的解剖结构；肝的血管系统组成；肝小叶的组成及结构，肝细胞的超微结构；门脉性肝硬化的病因、发生机制、病理变化等）（图 7-22）。

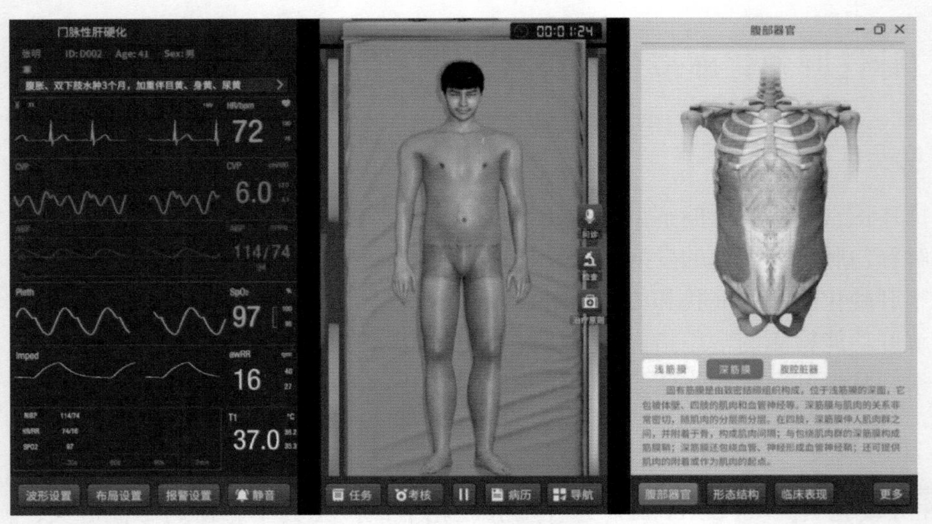

图 7-22　基础知识学习界面示意图

3．依次点击“问诊”“检查”“治疗原则”等模块及其下各级子模块，观察患者的症状和监测指标（患者的精神状态及皮肤黏膜颜色，有无肝掌、蜘蛛痣，移动性浊音；心率、呼吸频率、血氧饱和度、心电图、动脉血压、中心静脉压、呼吸阻抗曲线、体温等），进行体格检查和辅助检查，查看检测结果（谷丙转氨酶、谷草转氨酶、总胆红素、总蛋白、白蛋白、白球比；凝血酶

Note

时间、部分活化凝血活酶时间、凝血酶原时间、纤维蛋白原；B 超检查结果；肝穿刺活检病理报告），分析指标的变化特点及发生机制，理解门脉型肝硬化的临床表现和治疗原则，并完成本阶段考核（图 7-23、图 7-24、图 7-25）。

（五）实验结果

完成实验结果记录、实验报告和阶段考核。

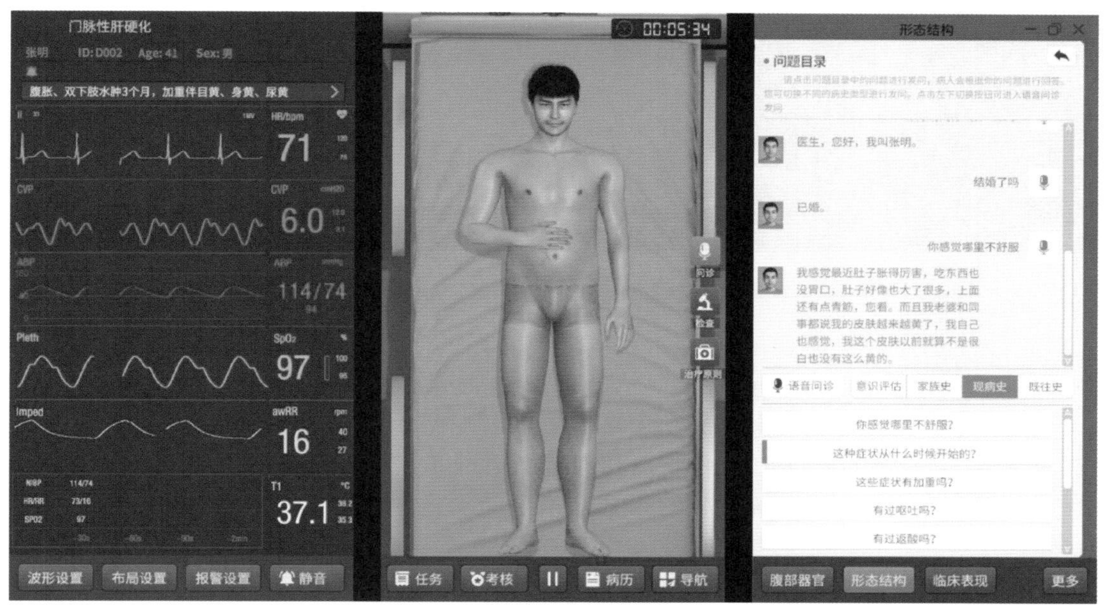

图 7-23　病史采集界面示意图

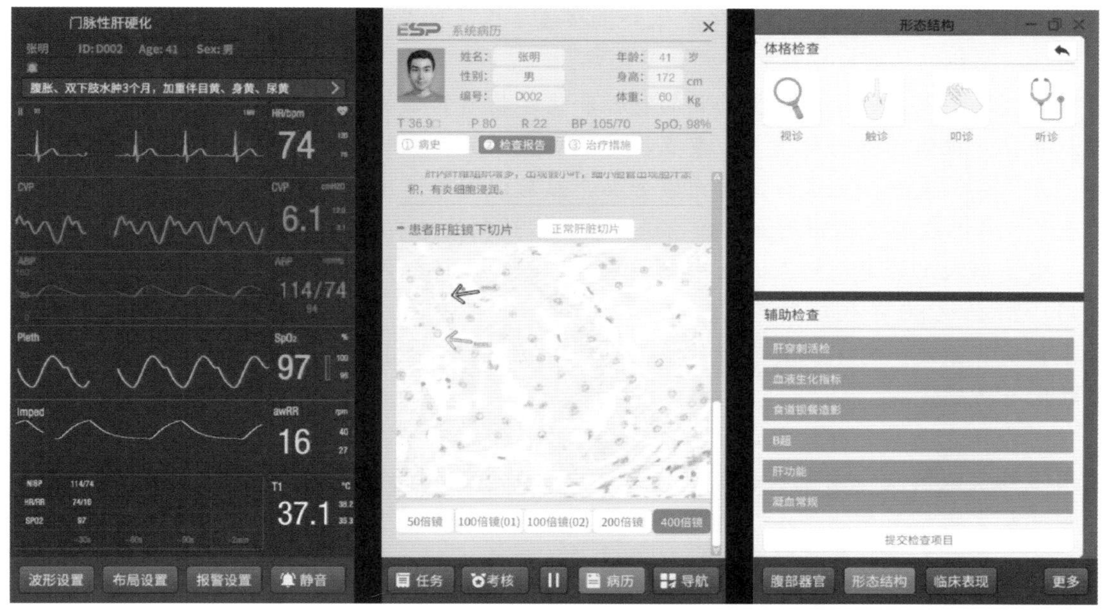

图 7-24　检查报告界面示意图

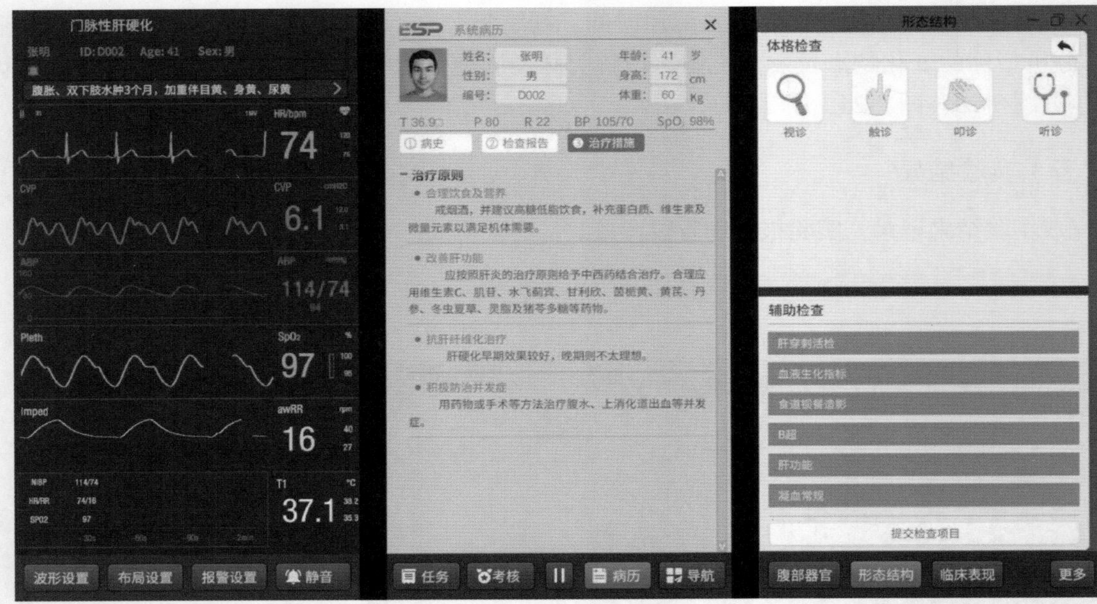

图 7-25　治疗措施界面示意图

（六）总结与思考

第七章虚拟仿真实验5：总结与思考解析

1．本实验虚拟患者发生门脉性肝硬化的原因、机制和临床表现是什么？
2．分析实验过程中各指标变化的特点和机制。
3．解释实验中各项治疗措施的目的和原理。

（李　皓）

框 7-1　人工肝

人工肝（artificial liver）是借助体外机械性、化学性或生物性装置，暂时或部分替代肝功能，从而协助治疗肝功能不全或相关疾病。

非生物型人工肝是利用生物膜的特性和化学物质的吸附作用将患者体内的有害物质清除，并补充机体所需的物质。血浆置换是一种常用的人工肝技术，即将患者的血液引出体外，分离成血浆和细胞成分，将血浆舍弃，然后以同等速度将新鲜血浆、白蛋白、平衡液等血浆代用品代替分离出的血浆回输进体内，以达到清除有害物质的目的。

生物型人工肝是利用人源性或动物源性肝细胞代替体内不能发挥功能的肝而起到代偿作用。20 世纪 80 年代后期，生物型人工肝一般专指以人工培养的肝细胞为基础构件的体外生物反应系统。它不仅具有肝的特异性解毒功能，而且具有参与能量代谢、进行生物合成转化等功能。

因为肝衰竭患者血浆中毒性物质对体外的肝细胞有损害，因此目前的生物人工肝一般先用活性炭吸附或血浆置换去除患者血浆中的部分毒性物质，再与肝细胞进行物质交换。这种把非生物型与生物型人工肝结合的装置被称为组合型生物人工肝。动物和初步临床研究提示，这类人工肝装置对暴发性肝衰竭有一定疗效，但存在可能引起异体排斥反应以及生产、保存和运输受限制等问题。

Note

小 结

消化是食物在消化道内被分解为可吸收的小分子物质的过程，包括机械性消化（mechanical digestion）和化学性消化（chemical digestion）。消化道通过消化道肌肉的收缩和舒张实现机械性消化，将食物磨碎并混合后，向消化道远端推送，为化学性消化和吸收奠定基础。

消化道平滑肌具有自动节律性运动的特性。Cajal 间质细胞自发节律放电传给平滑肌产生慢波，在慢波的去极化峰值上会引发快波，节律性慢波和快波是启动并控制胃肠平滑肌节律性收缩和舒张基础。胃常见的运动形式有：持续存在的紧张性收缩，进食后出现的蠕动和胃容受性舒张，以及空腹时存在的移行性复合运动。肠道运动的形式有紧张性收缩、分节运动和蠕动。

化学性消化通过消化液中的化学物质将食物分解成更小的分子，以便身体能够吸收和利用营养物质的过程。胃部分泌胃液（胃酸、胃蛋白酶、胃蛋白酶原、黏液和内因子等），小肠分泌包含多种酶的胰液、肠液，以及乳糖酶、蔗糖酶和脂肪酶等酶类，有助于消化吸收糖类、脂肪和蛋白质。

机械性消化和化学性消化两种消化方式相互配合，共同作用，在肠神经系统、交感和副交感神经调节下，为机体的新陈代谢提供养料和能量。

整合思考题

1．比较急性中毒性肝损伤和门脉性肝硬化在病因、发病机制、病理变化和临床表现方面的不同之处。

2．分析化学性和机械性消化之间的相互作用对食物消化的意义。

3．分析胃肠道不同形式运动中平滑肌电位与机械收缩的关系。

第七章整合思考题解析

第八章 泌尿系统

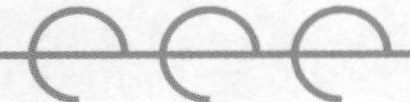

导学目标

通过本章内容的学习，学生应能够：

※ **基本目标**

1．描述泌尿系统的解剖结构，理解肾小球滤过、肾小管重吸收和分泌、尿液的浓缩及稀释的运行原理及意义。
2．列出影响尿液生成的各种因素，并解释各种因素的作用机制。
3．列出评价泌尿系统功能的常用指标。
4．通过从形态学、机能学虚拟仿真探讨肾功能不全的发生机制，逐步建立从宏观到微观、从正常到异常的框架逻辑思维。
5．描述肾功能不全的概念及判断标准，了解肾功能不全的常见分类。

※ **发展目标**

1．运用泌尿系统功能的检测指标，评价泌尿系统的功能变化。
2．说明各种病因（如急性大量失血、尿路梗阻、肾毒性药物等）对肾功能的影响及机制。
3．举例说明肾前性急性肾衰竭发展至肾性肾衰竭的病理生理过程。
4．逐步建立起“基础整合”—“临床拓展”—“科研素养”的阶梯式知识体系。

案例 8-1

案例 8-1 解析

8 岁，男性，小学生，3 周前患上呼吸道感染，治疗后痊愈。近几日家长发现男孩晨起双眼睑和下肢水肿，且逐渐加重，但水肿在活动后可减轻，并伴有食欲缺乏、恶心、呕吐和尿量减少，尿液色呈洗肉水样。检查发现：血压 145/100 mmHg，尿蛋白（++），肉眼血尿，血清抗链球菌溶血素“O”滴度升高。诊断：急性肾小球肾炎。

问题：

请分析患者蛋白尿和血尿的原因是什么？患者为何出现水肿、高血压和少尿？

Note

第一节　泌尿系统的运行原理

一、肾小球滤过的运行原理

1．肾小球滤过功能的解剖基础　肾包括肾皮质和肾髓质。肾皮质呈颗粒状，其内含有大量肾小球，后者是位于入球小动脉和出球小动脉之间的球形毛细血管簇。肾的基本功能单位即**肾单位**（nephron），由肾小体和肾小管组成，肾小体由肾小球及肾小囊构成（图 8-1）。肾小囊腔向肾皮质深层和肾髓质层延续成为肾小管。肾单位又分为皮质肾单位和近髓肾单位。**皮质肾单位**的肾小体分布于外、中皮质层，数量多（85% ～ 90%），髓袢短，肾小球毛细血管压力高，管周毛细血管压力低，有球旁器结构，主要功能是肾小球滤过和肾小管重吸收。**近髓肾单位**的肾小体分布于内皮质层，数量少（10% ～ 15%），肾小球毛细血管压力不高，但髓袢长，且伴有 U 字形直小血管，参与肾髓质渗透梯度的建立和维持，主要参与尿液的浓缩和稀释（图 8-2）。

肾髓质分为外髓部和内髓部。外髓呈条纹状，有大量肾小管从肾皮质向下延伸到肾髓质。肾小管聚集形成若干个肾锥体，并在聚集过程中逐渐合并成集合管。集合管与肾单位共同作用生成尿液。

肾的血供丰富，由肾动脉入肾的血液要经过两套毛细血管床，即肾小球毛细血管网和管周毛细血管网才转为静脉血。皮质肾单位和近髓肾单位的结构差异决定了流经肾的血液约 94% 供应给肾皮质，约 6% 供应给肾髓质（图 8-1）。

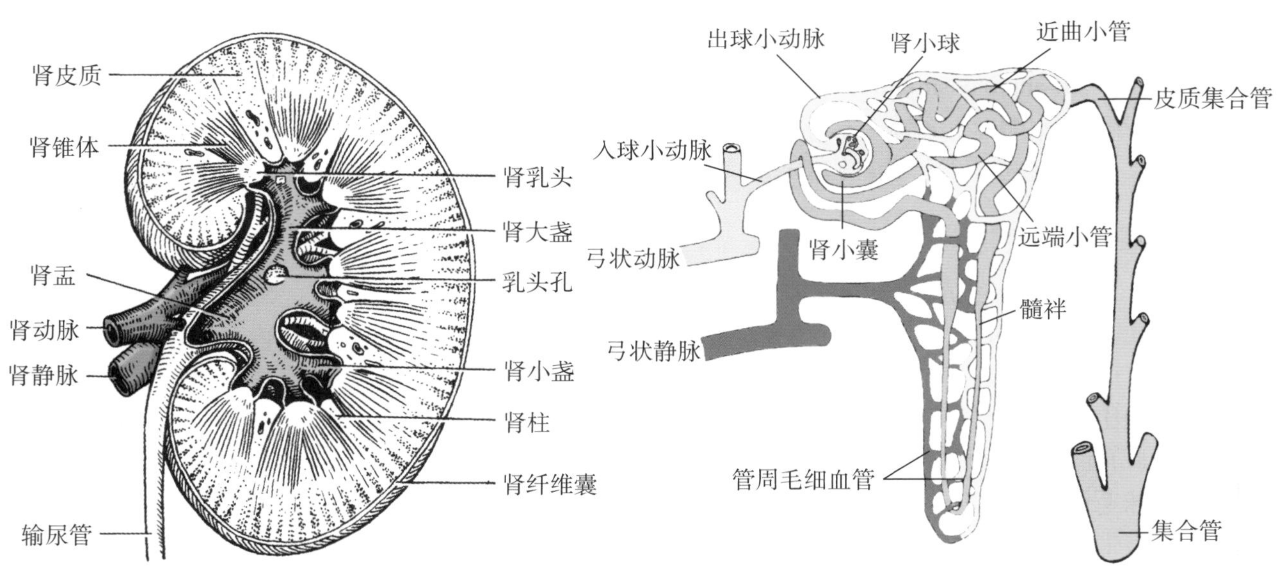

图 8-1　肾的结构、肾血管分布和肾单位示意图

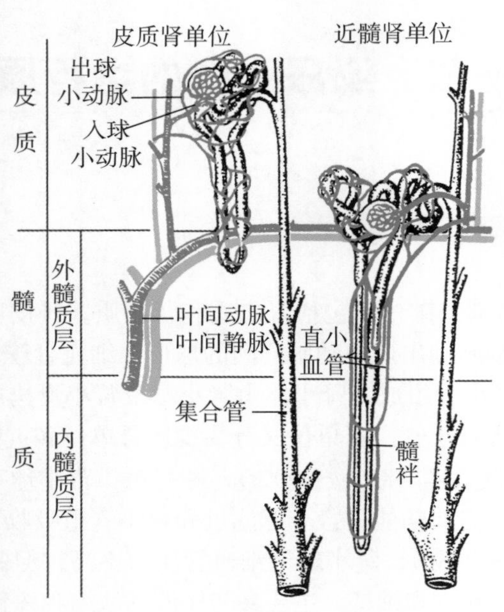

图 8-2　皮质肾单位和近髓肾单位结构示意图

框 8-1　球旁器和肾素 - 血管紧张素 - 醛固酮系统

肾小管髓袢升支粗段由外髓部向肾小球方向走行时，会在入球小动脉和出球小动脉进出肾小球的夹角处穿出并与它们密切接触，这一区域包含三种特殊的细胞，即球旁细胞、致密斑和球外系膜细胞，因紧邻肾小球而被称为球旁器。球旁细胞是位于入球小动脉中膜内的肌上皮样细胞，内有分泌颗粒，可以分泌肾素。致密斑是位于髓袢升支粗段末或远曲小管起始处的呈高柱状的上皮细胞，使管腔内局部呈现斑状隆起，可以感知小管液中 NaCl 含量的变化，并将信息传递至球旁细胞，调节肾素分泌，通过肾素 - 血管紧张素 - 醛固酮系统（renin-angiotensin-aldosterone，RAAS），影响肾小球滤过和尿量生成。球外系膜细胞位于由入球小动脉、出球小动脉和致密斑围成的三角区内，是一群具有吞噬和收缩能力的细胞，其可能通过缝隙连接与球内系膜细胞和球旁细胞进行“信息”传递。

2．肾小球滤过的运行原理　血液流经肾小球时，在滤过压的作用下，血浆中的水和小分子溶质从毛细血管滤出，进入肾小囊腔，形成原尿或肾小球超滤液。单位时间内（每分钟）双肾生成的原尿或超滤液量称为**肾小球滤过率**（glomerular filtration rate，GFR）。肾小球滤过率和肾血浆流量的比值称为**滤过分数**（filtration fraction）。

（1）滤过膜和滤过系数：血浆成份由肾小球毛细血管滤入肾小囊囊腔的结构称为滤过膜，由肾小球毛细血管内皮细胞层、毛细血管基膜层和肾小囊上皮细胞（足细胞）层构成。三层膜结构上都有带负电荷的糖蛋白，能阻止带负电荷的蛋白质通过。滤过膜的通透性取决于被滤过物质的分子大小及其所带的电荷。病理情况下，滤过膜上带负电荷的糖蛋白减少或消失，将导致带负电荷的血浆白蛋白滤过增加，从而出现蛋白尿。

滤过膜的通透性还取决于毛细血管通透性和滤过膜的面积大小，后二者乘积称为滤过系数（filtration coefficient，K_f）。在某些疾病状态下，如急性肾小球肾炎，肾小球基底膜断裂，滤过膜通透性增加，红细胞异常漏出，出现血尿；肾血浆流量变化不大，但由于肾小球毛细血管管腔变窄或阻塞，导致有滤过功能的肾小球数量减少，有效滤过面积随之减少，GFR 降低，滤过分数减小。

（2）有效滤过压：在滤过动力即有效滤过压（effective filtration pressure，EFP）作用下，血浆中的某些成份从肾小球毛细血管滤出，进入肾小囊形成原尿。当血液流经肾小球时，由于水分不断被滤出而血浆蛋白几乎不被滤过，血浆胶体渗透压逐渐升高，导致 EFP 逐渐下降。当 EFP 下降为零时，达到滤过平衡（filtration equilibrium），滤过停止（图 8-3）。由此可见，肾小球毛细血管不是全段都有滤过功能，只有从入球端到达到滤过平衡前的一段才有滤过功能。滤过平衡点移动会引起有效滤过面积改变。

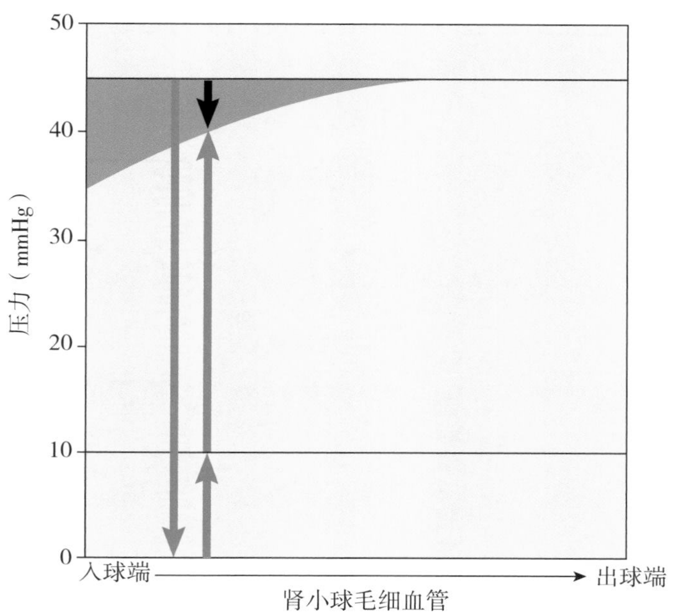

图 8-3　有效滤过压与滤过平衡

二、肾小管重吸收和分泌的运行原理

1．肾小管重吸收和分泌的解剖基础　尿液的形成始于肾小囊内原尿的生成。肾小球滤过液中约 99% 的水被肾小管和集合管重吸收，葡萄糖全部被肾小管**重吸收**（reabsorption）回血液；Na^+、尿素等被不同程度的重吸收；而肌酐、尿酸和 K^+ 等被肾小管**分泌**（secretion）至尿液中。可见，原尿还需经肾小管和集合管的重吸收和分泌过程，才能形成最终的尿液（终尿）。原尿由肾小囊进入肾小管后称为**小管液**。小管液先后流经近曲小管、髓袢、远曲小管后，汇入集合管。集合管不属于肾单位，每条集合管都与多条远曲小管相连，收集各肾单位的小管液经进一步重吸收和分泌后形成终尿，经肾盏、肾盂、输尿管、膀胱排出体外。

原尿中物质的重吸收主要发生在近端小管（近曲小管 + 髓袢降支粗段），这段小管上皮细胞的顶端膜具有强大的刷状缘，增大了重吸收面积；上皮细胞内有大量线粒体，代谢率高，膜表面装配有大量离子通道和载体，这些特点为近端小管内物质的被动和主动转运过程提供了重要结构基础。而髓袢降支细段和升支细段的上皮细胞层很薄，无刷状缘，细胞内几乎无线粒体，代谢水平低；髓袢降支细段对水通透，对溶质通透性很低；髓袢升支细段对水不通透，对 Na^+、Cl^- 易通透，可被动重吸收 NaCl。髓袢升支粗段上皮细胞厚，有很高的代谢活性，顶端膜上有 Na^+-$2Cl^-$-K^+ 同向转运体，对 Na^+、Cl^- 和 K^+ 具有主动重吸收作用，但对水不通透。远曲小管前部对水仍然不通透，但可继续主动重吸收 NaCl；远曲小管后部（即连接远曲小管和集合管的连接小管）和集合管的上皮细胞有主细胞和闰细胞两种细胞类型，主细胞可根据机体水和盐平衡的状况在激素的调节下参与对 NaCl 和水的重吸收：Na^+ 的重吸收受醛固酮调节，水的重吸收受抗利尿激素（antidiuretic hormone，ADH）调节。

2．肾小管重吸收和分泌的运行原理　对近端小管末端的小管液取样分析发现：约 2/3 的 Na^+、Cl^-、K^+ 和水，约 85% 的 HCO_3^-、全部的磷酸盐、葡萄糖、氨基酸及滤过的少量蛋白质被重吸收；而 H^+ 被分泌入近端小管的小管液中。流经近端小管后的小管液与血浆是等渗的，意味着在近端小管处物质的重吸收是等渗的。髓袢的其余节段、远曲小管和集合管能重吸收少量溶质，分泌 NH_3、K^+ 和其他一些代谢产物，它们主要在尿液的浓缩和稀释中发挥作用。肾小管重吸收和分泌过程都是物质跨肾小管和集合管的转运过程。近端小管的几种主要物质的转运过程见图 8-4。

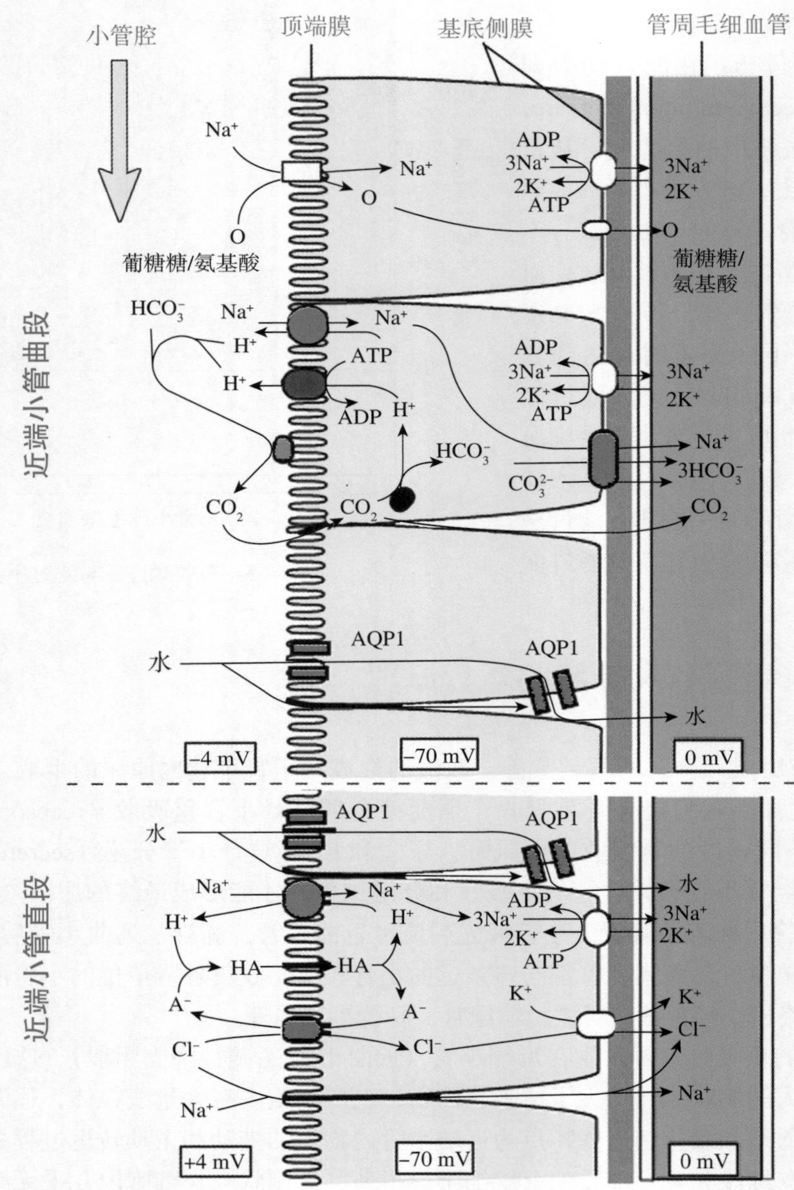

图 8-4　近端小管的物质转运示意图

框 8-2　近端小管对葡萄糖重吸收的有限性和渗透性利尿

微穿刺实验表明，重吸收葡萄糖的部位仅限于近端小管，这是由于参与葡萄糖转运的载体仅位于近端小管上皮细胞的顶端膜和基底侧膜上。转运葡萄糖的载体数量有限，当血糖浓度过高，滤过液中所含葡萄糖超过了该肾单位近端小管重吸收葡萄糖的最大限度，则不能被全部重吸收，而从尿液中排出。尿液中开始出现葡萄糖时的血糖浓度称为肾糖阈(renal glucose threshold)。

肾糖阈因人而异，一般情况下，当血糖浓度达 180 mg/100 ml 时尿中将开始出现葡萄糖。血糖进一步升高后，尿糖含量随之增加。当血糖浓度增高到使全部肾小管对葡萄糖的

Note

重吸收能力均达极限时，尿中葡萄糖排出率则随血糖浓度升高而平行增加，此时的葡萄糖滤过量为葡萄糖吸收极限量（transport maximum），反映了肾小管重吸收葡萄糖的最大能力。

小管液中溶质浓度影响小管液的渗透压，从而影响肾小管对水及各种溶质的重吸收。糖尿病患者的血糖较高，往往超过肾糖阈，滤过液中葡萄糖含量较高，不能全部被重吸收，提高了小管液的溶质浓度，将对抗水的重吸收而引起多尿即渗透性利尿（osmotic diuresis）。临床上利用渗透性利尿原理，使用能被肾小球自由滤过，但不被肾小管重吸收的甘露醇提高小管液溶质浓度，以达到利尿消肿的目的。

实验证明，不论肾小球滤过率增大或减小，近端小管是定比重吸收（constant fraction reabsorption）的，近端小管对 Na^+ 和水的重吸收率始终占肾小球滤过率的 65% ~ 70%。这种现象被称为球 - 管平衡（glomerulotubular balance）。其生理意义在于可使排出的尿量及其成分不因肾小球滤过率的变动而出现大幅度的变化。渗透性利尿时，球 - 管失衡，肾小球滤过率不变而近端小管重吸收减少，尿量增多。

框 8-3　髓袢升支粗段对 NaCl 的重吸收和髓袢利尿剂

髓袢升支粗段可主动重吸收 NaCl，这在尿液的浓缩和稀释机制中具有重要意义。髓袢升支粗段上皮细胞顶端膜上有 Na^+-$2Cl^-$-K^+ 同向转运体，使 Na^+、Cl^- 和 K^+ 按比例一同被主动转运至上皮细胞内。该段小管上皮细胞的基底侧膜上有钠泵，钠泵将 Na^+ 泵入组织间液，维持胞内低 Na^+ 浓度，是小管液中 Na^+ 顺浓度梯度经 Na^+-$2Cl^-$-K^+ 同向转运体进入细胞的动力，同时携带 $2Cl^-$ 和 K^+ 一同转运入胞。进入细胞后，Cl^- 顺浓度梯度经基底侧膜上的 Cl^- 通道进入组织间液，K^+ 顺浓度梯度经顶端膜返回管腔内，再次参与转运。由于 Cl^- 进入组织间液，K^+ 返回管腔，导致管腔内出现正电位（+10 mV），促使小管液中的 Na^+ 等正离子顺电位差经细胞旁路重吸收，此过程不耗能。

在髓袢升支粗段对 NaCl 的重吸收中，钠泵主动转运 1 个 Na^+，可继发重吸收 2 个 Cl^-，同时有一个 Na^+ 顺电位差经细胞旁路被动重吸收。髓袢升支粗段对水不通透，小管液在沿升支粗段流动时，NaCl 的重吸收会形成管周组织间液高渗，而小管液低渗的状态。这种水和盐的重吸收分离是外髓部高渗梯度形成的重要原因，有利于尿液的浓缩。Na^+-$2Cl^-$-K^+ 同向转运体对速尿、利尿酸等利尿药敏感，当利尿药与同向转运体结合后，可抑制其功能，使管腔内正电位消失，抑制 NaCl 的重吸收，影响尿的浓缩，导致利尿。

三、尿液的浓缩及稀释的运行原理

尿液的浓缩和稀释是尿液的渗透压和血浆渗透压相比而言的。当机体缺水时，尿液被浓缩，尿液渗透压明显高于血浆渗透压，为高渗尿；当机体液体量过多时，尿液被稀释，尿液渗透压低于血浆渗透压，为低渗尿。正常人尿液的渗透压波动在 50 ~ 1200 mOsm/（kg・H_2O）。

1．尿液的浓缩及稀释的解剖基础　髓袢是一个垂直于肾包膜表面的肾小管袢，髓袢降支由肾皮质层向下插入肾髓质，经“U”形袢折返回肾皮质。皮质肾单位的髓袢短，且髓袢升支粗段末与入球小动脉和出球小动脉间形成球旁器结构，主要在重吸收中发挥作用，参与管 - 球反馈。近髓肾单位髓袢长，可深达肾乳头部，“U”形袢结构对于其作为逆流倍增器至关重要，是肾髓

Note

质渗透梯度（肾皮质 300 mOsm 到内髓部高达 1200 mOsm）建立的结构基础。这种渗透梯度对肾浓缩尿液至关重要。流经近端小管（近曲小管 + 髓袢降支粗段）后的等渗小管液在进入髓袢的其余节段后，由于髓袢降支细段、升支细段和升支粗段对水和溶质的通透性和重吸收不同，导致水盐重吸收分离，小管液的渗透压发生改变：①髓袢降支细段对尿素和水通透，对 NaCl 相对不通透；②髓袢升支细段对水不通透，对 Na^+、Cl^- 易通透；③髓袢升支粗段对水不通透，主动重吸收 NaCl。

2．尿液的浓缩及稀释的运行原理　远曲小管后部和集合管可根据机体水平衡的状况在 ADH 作用下调节管壁细胞对水的重吸收。尿液是否被浓缩或稀释取决于两个因素，一是肾髓质高渗梯度的建立，二是管壁细胞对水的通透性。

（1）肾髓质渗透梯度的建立和维持：外髓部髓袢升支粗段可主动重吸收 NaCl 而对水不通透，周围组织间液的渗透浓度由于 NaCl 的泵入而增加。因此，外髓部渗透梯度主要是由髓袢升支粗段对 NaCl 的重吸收形成的。

在内髓部，渗透梯度的形成与尿素再循环和髓袢升支细段对 NaCl 的重吸收有关：①远曲小管及皮质部和外髓部的集合管对尿素不通透，但在 ADH 作用下对水的通透性增加，由于外髓部组织间液高渗，水在渗透作用下被重吸收，小管液中尿素浓度逐渐增加，渗透浓度逐渐增加；②内髓部集合管主细胞的顶端膜上有尿素通道蛋白 UT-A1，基底侧膜上有 UT-A3，对尿素高度通透，使浓缩的尿素易化扩散入内髓，提高内髓部组织间液渗透压；③内髓部高渗的尿素经髓袢降支细段 UT-A2 的介导重新进入髓袢，随着小管液流动经内髓部集合管再扩散入髓质组织间液，这个过程称为**尿素再循环（urea recycling）**；④髓袢升支细段对 NaCl 的被动重吸收使内髓组织间液渗透浓度进一步升高。

从肾髓质渗透梯度形成的全过程看，髓袢升支粗段对 NaCl 的主动重吸收是形成髓质渗透梯度的主要动力，而尿素和 NaCl 是形成髓质渗透梯度的主要溶质。髓袢的降支与升支形成了一个逆流倍增系统，使肾髓质组织间液形成高渗梯度。等渗的小管液不断由近端小管流入髓袢，在髓袢折返处形成高渗，低渗的小管液由远曲小管流出。髓袢的长度越长，这种逆流倍增越明显。

框 8-4　逆流倍增和逆流交换

物理学中逆流的含义是指两个并列的管道中液体流动的方向相反，逆流系统是指两并列的管道下端连通，且两管间的隔膜容许液体中的溶质或热能进行交换。在逆流系统中，由于管壁通透性和管周环境的作用，产生逆流倍增和逆流交换现象。

髓袢、远曲小管和集合管的结构排列类似于物理学中的逆流倍增模型。直小血管的结构排列近似于逆流交换模型。

通过髓袢的逆流倍增作用，不断有溶质（NaCl 和尿素）和水透过小管上皮细胞进入肾髓质组织间液，参与髓质渗透梯度的建立。去除组织间液中多余的溶质和水是维持髓质渗透梯度的必要条件，这一过程有赖于直小血管的逆流交换。直小血管是近髓肾单位的出球小动脉离开肾小球后形成的垂直于肾包膜表面的细长的“U”字形血管袢，插入内髓层，与髓袢伴行，在肾髓质内下降支与上升支之间还有交通支相连。直小血管管壁对水和溶质的通透性高，在进入髓质处，血浆的渗透压接近 300 mOsm/L，在向髓质深部下行过程中，髓质组织间液中高渗的溶质顺浓度梯度进入直小血管降支中，而血液中的水则在髓质高渗梯度的作用下不断被“抽吸”到组织液中，直至血浆的渗透浓度与组织间液中的渗透浓度达到平衡。因此，越向内髓部深入，直小血管内血浆的渗透压越高，在折返处可达 1200 mOsm/L。当血液经升支从内髓部返回外髓时，血浆中的溶

Note

质浓度高于同一水平组织间液中的溶质浓度，溶质又扩散回组织间液，而组织间液中的水返回血液。这样直小血管离开外髓部时仅将多余的溶质和水带回血液，以维持髓质的渗透梯度。

通过直小血管逆流交换的溶质主要是 NaCl 和尿素。由内髓部集合管扩散入组织间液的尿素，一部分进入髓袢降支细段参与尿素再循环，另一部分经直小血管降支的尿素通道蛋白 UT-B 进入血液，虽然直小血管升支没有尿素通道蛋白，但此段血管对尿素的通透性高，尿素随血液在升支段向肾皮质方向流动时可以顺浓度梯度再扩散入组织间液。NaCl 在直小血管内的逆流交换也是类似的顺浓度梯度的物质转运。溶质连续地在直小血管降支和升支之间循环，有助于肾髓质间液高渗透压的维持。直小血管维持髓质高渗的能力是流量依赖性的。正常生理条件下，肾髓质血流量较少、流速较慢，有利于溶质在直小血管降支和升支间循环。当直小血管血流量增加、流速加快时，溶质来不及交换，从直小血管升支末端被带走的量就会增多，导致肾髓质组织间液渗透梯度下降，影响尿液浓缩。此外，肾血流量明显减少，血流速度明显变慢也会影响髓质间液高渗梯度的维持，是由于供氧不足，肾小管转运功能发生障碍，特别是髓袢升支粗段主动重吸收 Na^+ 和 Cl^- 功能受损。肾髓质渗透梯度建立和维持的机制见图 8-5。

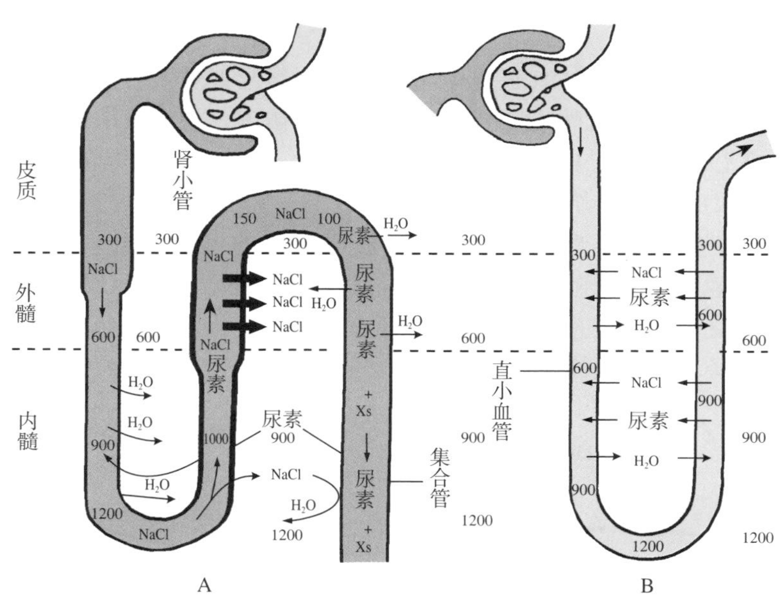

图 8-5　肾髓质渗透梯度建立和维持的机制示意图
图中数字表示该处的渗透浓度，单位：mOsm/（kg · H_2O）

（2）ADH 调节远曲小管后部和集合管对水的通透性：远曲小管后部和集合管对水的通透性依赖 ADH。ADH，又称血管升压素，是由下丘脑视上核和室旁核的神经内分泌细胞合成的一种九肽激素，经下丘脑 - 垂体束运输到神经垂体，再释放入血。经血液循环到达远曲小管后部和集合管处的 ADH 可以与小管上皮主细胞基底侧膜上的 V_2 受体结合，激活膜内腺苷酸环化酶，使上皮细胞中 cAMP 生成增加，进而激活蛋白激酶 A。蛋白激酶 A 使膜蛋白磷酸化，导致细胞内顶端膜附近的含有水通道蛋白 2（AQP2）的囊泡移动并镶嵌在顶端膜上，增加顶端膜对水的通透性。进入小管上皮细胞内的水通过基底侧膜上的 AQP3 和 AQP4 进入组织间液，再重吸收入血（图 8-6）。

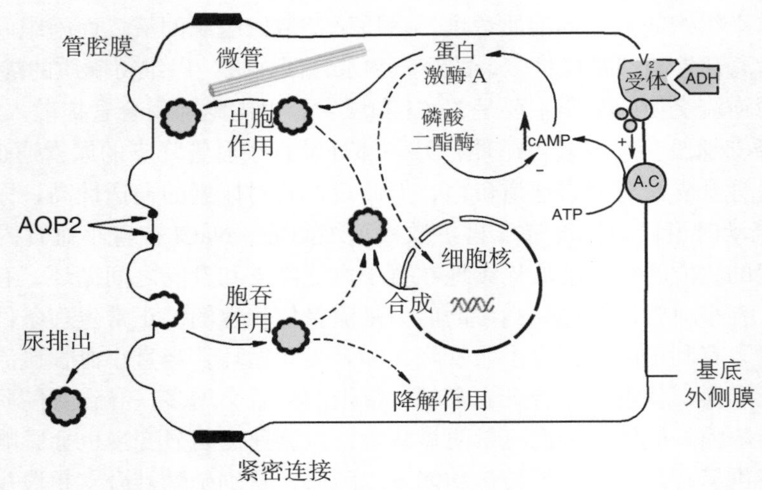

图 8-6　抗利尿激素的作用机制示意图

当有 ADH 存在时，远曲小管后部和集合管顶端膜上水通道的数目增多，水通透性增大，由于周围组织间液渗透浓度较高，小管液中的水在渗透作用下进入组织间液，小管液被浓缩，形成高渗尿，即尿的浓缩。此外，ADH 还可以增加内髓部集合管对尿素的通透性，促进髓袢升支粗段对 NaCl 的重吸收，通过增加肾髓质组织间液的渗透浓度，使尿液浓缩（图 8-7）。当下丘脑病变累及视上核、室旁核时，ADH 合成与释放发生障碍，远曲小管和集合管对水的重吸收减少，尿液不能浓缩，出现尿崩症，患者 24 小时尿量可多达 5 ～ 10 L，最多者甚至可达 40 L。

ADH 受血浆晶体渗透压、循环血量和动脉血压变化的调节。血浆晶体渗透压轻度升高（1% ～ 2%），就可刺激位于下丘脑前部室周器的**渗透压感受器**，引起 ADH 分泌增多，使远曲小管后部和集合管的顶端膜对水通透性增加，水的重吸收增多，尿液被浓缩，尿量减少。当大量饮用清水后，血液被稀释，血浆晶体渗透压降低，反射性地抑制 ADH 的释放，远曲小管、集合管

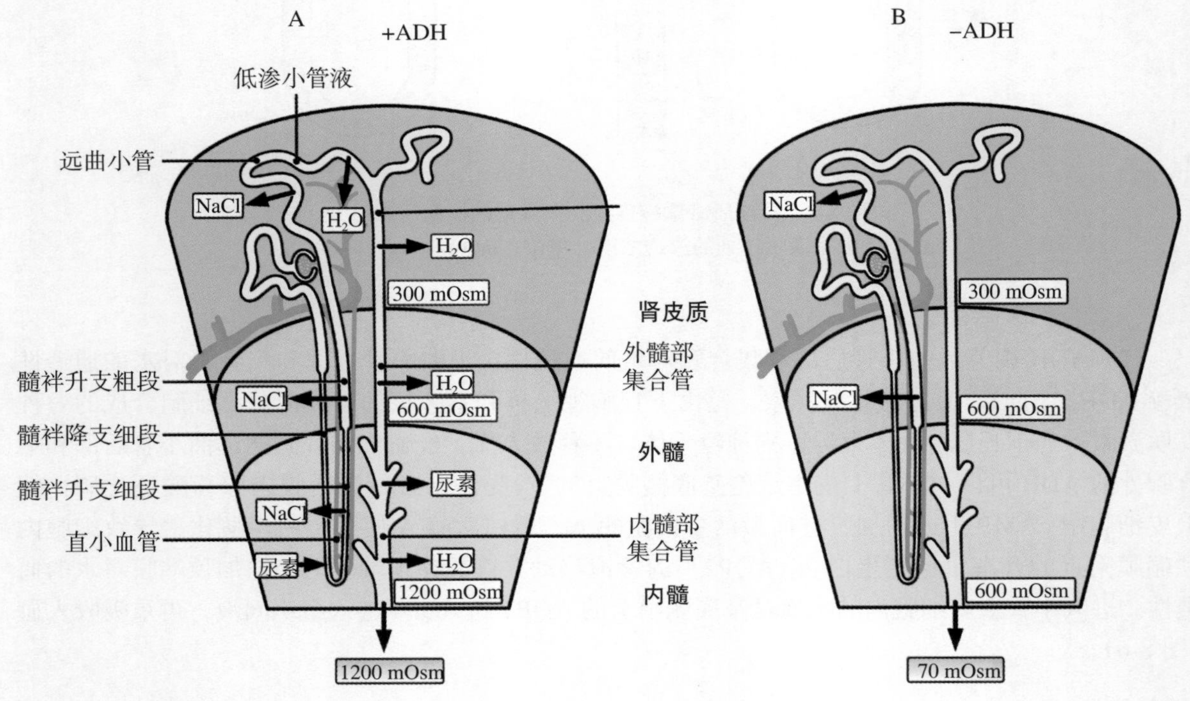

图 8-7　尿液的浓缩及稀释运行原理示意图

对水重吸收减少，小管液的渗透压可低至 50 mOsm/(kg · H_2O)，尿液被稀释，尿量增加。这种大量饮用清水后引起尿量增多的现象，称为**水利尿**（water diuresis），临床上可利用此现象来检测肾的稀释能力。

循环血量的改变也可影响 ADH 的释放。过度输液时，血量过多，刺激左心房内膜下的容量感受器，传入冲动经迷走神经传入中枢，可抑制下丘脑 - 垂体后叶系统，减少 ADH 的释放；动脉血压升高时，刺激颈动脉窦压力感受器，传入冲动经窦神经传到中枢，抑制 ADH 的释放，增加尿液的排出以调节体内液体量，维持血压的稳定。

框 8-5 肾功能的常用评价指标

尿

1．尿量 成人 24 小时尿量超过 2500 ml 称为多尿，少于 400 ml 称为少尿，少于 100 ml 称为无尿；夜间尿量和白天尿量相近，甚至超过白天尿量，称之为夜尿。

2．尿渗透压 正常尿比重为 1.003 ～ 1.030，肾浓缩能力减退而稀释功能正常，出现低比重尿或低渗尿；肾浓缩功能和稀释功能均丧失，以致尿比重常固定在 1.008 ～ 1.012，尿渗透压为 260 ～ 300 mmol/L，接近于血浆晶体渗透压，称为等渗尿。

3．尿成分 正常尿液中存在痕量蛋白，包括来源于血浆和尿路分泌的，一般低于 150 mg/24 h，每日尿蛋白持续超过 150 mg 称为蛋白尿。尿沉渣镜检每高倍镜视野红细胞超过 3 个，称为血尿；若出血量达到或超过 1 ml/L 时，即呈现肉眼血尿。管型尿：尿中管型的出现表示蛋白质在肾小管内凝固，其形成与尿液酸碱度、尿蛋白的性质和浓度以及尿量有密切关系。

血

1．肌酐 成年男性血肌酐正常值范围为 53 ～ 106 μmol/L，成年女性血肌酐正常值范围为 44 ～ 97 μmol/L，肾功能不全时血肌酐水平会升高。

2．尿素氮 血尿素氮正常值为 3.2 ～ 7.1 mmol/L，肾功能不全时明显升高。

3．尿酸 血尿酸正常值为 180 ～ 420 μmol/L，肾功能不全时会升高。

4．β_2- 微球蛋白 血 β_2- 微球蛋白正常参考值为 1 ～ 2 mg/L，是反映肾小球滤过功能的灵敏指标，各种原发性或继发性肾小球病变如累及肾小球滤过功能，均可致血 β_2- 微球蛋白升高。

框 8-6 肾功能不全及分类

当各种病因引起肾功能严重障碍时，会出现多种代谢产物、药物和毒物在体内蓄积，水、电解质和酸碱平衡紊乱，以及肾脏内分泌功能障碍，从而出现一系列症状和体征，这种临床综合征称为肾功能不全（renal insufficiency），肾衰竭（renal failure）是肾功能不全的晚期阶段，但在临床应用中，这两者往往属同一概念而不加区别。

根据病因与发病的急缓，肾功能衰竭又可分为急性和慢性两种。引起急性肾功能衰竭的病因很多，一般根据发病环节可将其分为肾前性肾衰竭（prerenal renal failure）、肾性肾衰竭（intrarenal renal failure）和肾后性肾衰竭（postrenal renal failure）三大类。肾前性或肾后性损伤，如果持续较久或者比较严重，均可转为肾性肾衰竭。

（臧 颖）

第二节　人体机能实验

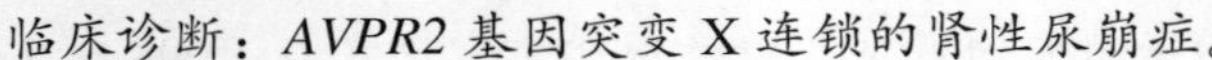

案例 8-2

男性，26 岁。因多尿、口干、多饮多年，入院。患者口述从小尿量比较多，饮水较多，成年后每日饮水量约 2500 ml，每次排尿 500 ~ 600 ml。入院检查：体温 36.5℃，呼吸 20 次 / 分，脉搏 63 次 / 分，血压 120/70 mmHg。血钠 140 mmol/L（参考值 130 ~ 150 mmol/L），血钾 3.9 mmol/L（参考值 3.5 ~ 5.5 mmol/L），尿渗透压 200 mmol/L（参考值 50 ~ 1200 mmol/L），尿比重 1.001（参考值 1.003 ~ 1.030）。禁饮 - 血管升压素试验结果：禁饮和抗利尿激素（用垂体后叶素替代）均不能提高尿液渗透压和减少尿量。辅助高通量测序结果：抗利尿激素 V2 受体（*AVPR2*）突变，突变位点 c：281Tdel（E2）。

案例 8-2 解析

临床诊断：*AVPR2* 基因突变 X 连锁的肾性尿崩症。

问题：

患者为什么会出现多饮多尿？为什么禁饮和血管升压素实验不能改善尿量和尿渗透压？

一、水利尿实验：大量饮用清水和生理盐水对尿生成影响的差异分析

（一）实验目的

检测肾尿液浓缩稀释能力；验证血浆晶体渗透压的变化对抗利尿激素分泌、肾小管重吸收、尿素再循环和尿生成的影响。

（二）实验原理

正常人一次饮 1000 ml 清水后，约 30 分钟后尿量就开始增加，1 小时末尿量可达最高峰，2 ~ 3 小时后尿量恢复到原水平。当大量饮清水后，血液被稀释，血浆晶体渗透压降低，引起抗利尿激素分泌减少，集合管对水的重吸收减少，尿液稀释，尿量增加，出现水利尿现象。饮用生理盐水，血浆晶体渗透压变化不明显，无利尿现象。

（三）观察对象

学生志愿者。

（四）实验步骤

1．人体机能尿稀释试验　30 分钟内饮水 20 ml/kg，每小时收集尿液样本一次，共 3 次，如在 3 小时内排出饮水量的 50%，且其中一次尿渗透压低于 100 mOsm，则反映肾稀释功能良好。对照组学生采取同样方法饮用等量生理盐水检测尿量、尿比重、尿常规。（注：本实验反映远端小管的稀释功能，但需要在短时间内大量饮水，对于有肾及心血管疾病的患者，可引起不良反应甚至水中毒。）

Note

2．课堂结合虚拟仿真实验和病例分析互动操作 选择仿真实验中的相应模块，分别观察大量饮用清水和运动后大量出汗对尿生成的影响，监测血浆晶体渗透压、抗利尿激素、尿量、尿成分（尿常规）、尿肌酐、血气分析、肾功能（血肌酐、尿素氮、尿酸）、心电图、血生化等指标的变化，分析血浆晶体渗透压改变对尿生成影响的机制。

（五）实验结果

1．检测饮水前和饮水后3个时段收集的尿液样本中尿量、尿比重和尿常规，分析肾的稀释功能。

2．比较饮用清水和饮用生理盐水对尿量、尿比重、尿常规的影响差异。

3．完成虚拟仿真实验。

4．完成病例分析。

（六）总结与思考

1．调节抗利尿激素合成和分泌的因素有哪些？

2．尿浓缩功能障碍，长期多尿对机体的危害是什么？

第八章人体机能实验1：总结与思考解析

（臧 颖）

二、基于可穿戴病理马甲的虚拟仿真实验：急性肾衰竭

案例 8-3

男性，32岁，饭店厨师。因操作失误导致面部、颈部、右侧手臂和胸部的大面积烧伤，紧急送往当地卫生所。当地卫生所在进行简单的清创处理，约10小时后转至上级医院，途中静脉持续滴注头孢菌素，输液量不超过500 ml。患者自诉创面疼痛，口渴，声音嘶哑，意识清楚，明显烦躁，恶心，呕吐，无尿，下肢苍白湿冷。

体温38.1℃，血压95/60 mmHg，心率120次/分，呼吸急促，25次/分。腹部和下肢皮肤完整，右侧的面部、颈部、手臂、右侧胸部和背部的可见大片皮肤缺损，创面表皮脱落，基底为潮红、暗红色或红白相间，渗出液多，少部分创面呈苍白皮革状。

案例8-3解析

实验室检查：WBC 12.1×10^{12}/L，PLT 356×10^{9}/L，Hb 134 g/L。血肌酐356 μmol/L（↑），血尿素氮15.1 mmol/L（↑），血尿酸561.5 μmol/L（↑），血钾5.8 mmol/L（↑），血钠134 mmol/L，血pH 7.31（↓），HCO_3^- 14.1 mmol/L（↓），$PaCO_2$ 37 mmHg（↓）。尿比重1.005，尿红细胞（-），尿蛋白（-）。

问题：

1．案例中的男性患者现阶段有可能处于哪种类型的急性肾衰竭？判断依据是什么？

2．该患者的体温升高、白细胞和血小板计数明显升高，提示可能存在哪些加重肾衰竭的危险因素？并请简要说明相应的防治策略。

（一）实验目的

通过使用可穿戴病理马甲，内置数学模型驱动的电子标准化病人（ESP）系统，学生演绎大面积烧伤导致急性肾衰竭的虚拟标准化病例。通过情景演绎和虚拟仿真的互动操作，使学生能够分析烧伤引起大量失液后所致急性肾衰竭的病理生理学机制，解释从肾前性急性肾衰竭到肾性急性肾衰竭演变的病理生理学机制以及急性肾衰竭的临床表现，并提出相应治疗原则。通过人人对话和人机对话的学习形式，小组协作，在虚拟仿真实验的学习过程中引导学生运用基础知识解释临床问题，培养临床思维意识和团队协作能力，提高临床实践能力。通过完成角色任务和考核评价，锻炼学生与患者、家属和团队的沟通技巧，培养学生关心和尊重患者、关注患者心理需求的人文关怀素养。

（二）实验原理

各种原因导致血容量降低时，引起有效循环血量急剧减少；并且交感肾上腺髓质兴奋引起肾血管强烈收缩，会导致肾血流量急剧减少，肾小球滤过率显著降低，表现为尿量减少，尿液高度浓缩，尿比重、尿渗透压升高等，此时，肾尚未发生器质性损伤，及时恢复肾的血流灌注，患者的肾功能也可迅速恢复，称为肾前性急性肾衰竭。若肾前性肾衰竭的各种病因在早期未能及时去除，可能会由于持续较长时间的肾缺血而引起急性肾小管坏死（acute tubular necrosis，ATN），肾前性肾衰竭进而发展转变为肾性肾衰竭，此时即便给予补充血容量的治疗，肾功能也不能立刻恢复。

肾性急性肾衰竭是由各种原因引起肾实质病变而产生的急性肾衰竭，又称器质性肾衰竭，是临床常见的危重病症，其中 ATN 是引起肾性肾衰竭的最常见、最重要原因，约占肾性急性肾衰竭的 80% 左右。临床上引起 ATN 最常见的因素有肾缺血和肾中毒。①肾缺血和再灌注损伤：各类休克未及时抢救而发生的持续肾缺血，或休克复苏后的再灌注损伤，是引起 ATN 的重要原因，此时，功能性肾衰竭转变为器质性肾衰竭。②肾中毒：引起肾中毒的毒物可分为外源性毒物和内源性毒物。外源性毒物包括重金属（汞、砷、锑、铅等）、抗生素类药物、肿瘤化疗药物、免疫抑制剂、造影剂、有机化合物（四氯化碳、氯仿、甲醇、甲苯等）、细菌毒素等；内源性毒物包括肌红蛋白、血红蛋白、尿酸等。

急性肾衰竭是大面积烧伤患者常见的并发症之一。大面积烧伤患者皮肤和黏膜的屏障功能受损，由于在烧伤部位大量体液渗出，有效循环血容量严重降低，可导致低血容量性休克。在烧伤的急性期体液大量渗出可导致低血容量性休克的发生从而引起肾血液灌流量严重不足，同时由于疼痛引起交感肾上腺髓质兴奋引起肾血管强烈收缩，肾小球滤过率明显降低，引起肾前性急性肾衰竭，主要表现为伤后 24 小时内出现少尿，尿比重升高，氮质血症等。若未能进行及时有效地进行休克复苏和抗炎治疗，可能会由于肾血流量持续减少和应激状态引起肾素 - 血管紧张素系统及交感 - 肾上腺髓质系统的激活，肾血管持续收缩引起肾小管上皮细胞的变形、坏死、脱落和基膜断裂，堵塞和损伤肾小管，导致 ATN；并且，肾入球小动脉痉挛导致肾小球有效滤过压进一步降低，GFR 降低导致少尿甚至无尿，继而转化为肾性急性肾衰竭。另外，在烧伤的急性感染期，有可能由于继发性感染合并脓毒性休克引起肾组织结构、代谢和功能受损，加重肾性急性肾衰竭。

（三）实验对象

学生志愿者，ESP。

（四）实验步骤

1．完成病理生理学理论课“休克”和“肾功能不全”的理论复习，自主查阅有关烧伤、低

Note

血容量性休克和急性肾功能衰竭的相关临床知识。

2．可穿戴病理马甲实验设备（图 8-8）使用的培训，提前熟悉虚拟仿真实验设备的设置方法和使用流程。

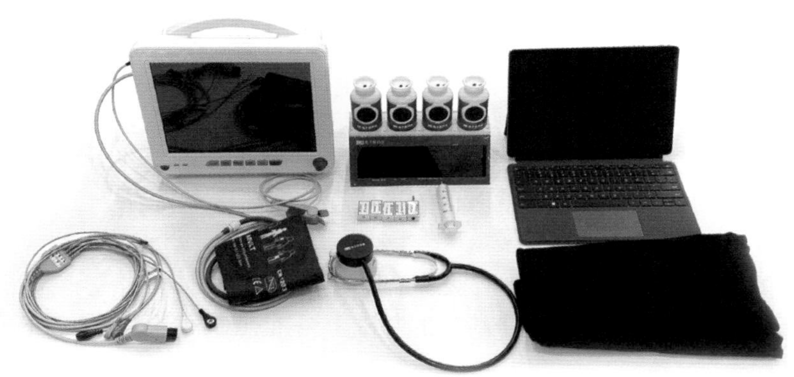

图 8-8　可穿戴式病理马甲实验装置

3．自主分组，一组 5 ～ 6 人。

4．在教师引导下，组内成员根据临床案例分配角色，明确自己的案例内容和角色任务，拟定演绎剧本。建议“医生”角色扮演者 3 ～ 4 人。

5．布置场地，穿戴和检测实验设备。熟悉“患者”角色的案例内容后，“患者”角色扮演者穿戴病理马甲，“患者家属”角色扮演者协助演绎，“医生”角色扮演者设置虚拟仿真诊疗设备和平板操控设备（图 8-9）。

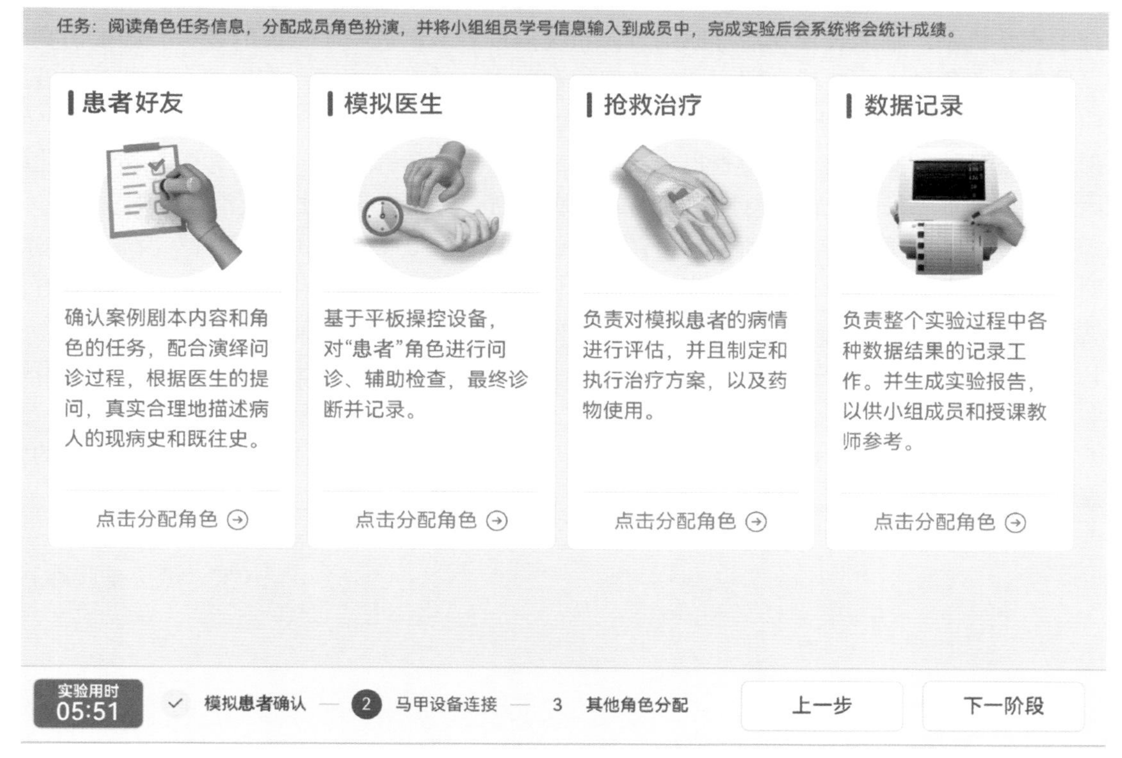

图 8-9　实验角色分配界面

6．依照案例内容和角色任务，学生完成虚拟仿真实验的演绎环节，模拟医院内完整的就医和诊断治疗过程。“患者”角色结合虚拟平台信息呈现大面积烧伤患者的病情状态，“患者家属”角色辅助患者呈现病史，“医生”角色对“患者”进行病史采集、体格检查、诊断和治疗，系统记录检查、诊断和治疗的全过程，并对操做过程进行自动评估。

7．结束演绎环节，各组自行保存系统内生成的电子病例。整理可穿戴设备和实验道具，放归原位以便后续使用。

（五）实验结果

ESP可穿戴马甲系统模拟大面积烧伤导致肾性急性肾衰竭患者的临床表现，通过人人对话、人机互动、模块反馈的方式完成急诊就医、体格检查、辅助检查和治疗，并记录治疗前后各指标的变化，分析其变化机制。

生命体征监测指标：体温，脉搏、呼吸、血压。

体格检查指标：在对患者进行全身检查的基础上，重点对面部、颈部、右侧手臂和胸部等烧伤部位进行体格检查。

辅助检查指标：包括血常规、尿量、尿常规、尿沉渣、尿肌酐、肾功能（血肌酐、尿素氮、尿酸）、血气分析、血常规、血生化、心电图。

治疗原则：密切监测生命体征、液体复苏、控制疼痛、预防感染、心理疏导、营养支持。

（六）总结与思考

第八章人体机能实验2：总结与思考解析

虚拟仿真操控系统中点击“结束实验”，系统自动生成完整的电子病例和学生学习评估报告，对诊疗过程进行分析和评估。综合分析学生诊断的准确性，评估治疗效果和应急处理能力，总结和反思虚拟仿真实验操作流程，学生经过讨论复盘后分小组进行病例汇报。

考核指标：需完成系统内设置的课后思考题，掌握大面积烧伤引起大量失液后所致的肾前性急性肾衰竭的发生机制，以及肾前性急性肾衰竭进展至肾性急性肾衰竭的病情演变、发生发展的病理生理学机制、临床表现和治疗原则等。系统内设置病例进一步进展的题目，虚拟仿真实验中的“患者”角色进入急性感染期，坏死的组织和肌肉开始广泛溶解，创面的污染性渗出液回吸收，应激反应等引起的全身免疫功能低下等因素对肾造成毒性损害，肾性急性肾衰竭进一步恶化，形成病情延续的案例内容和检查报告。各小组再次进行诊疗分析，并思考引起病情恶化的可能原因，掌握严重感染加重肾性急性肾衰竭的发病机制、功能代谢变化及其治疗原则。

需在系统内对“角色”演绎情况进行考核评价（图8-10），组内的“患者”及“患者家属”角色对“医生”角色的应急处理、诊疗流程和关怀交流进行评分，强化医学人文和思政教育。学生的答题情况和互评结果自动记录入学生虚拟仿真实验学习过程，并在评估报告中体现。

1．肾前性急性肾衰竭引起的少尿与肾性急性肾衰竭的少尿期相比，尿液性质变化上有哪些不同？

2．请从能量代谢和离子转运的角度，分析肾持续缺血如何影响肾小管上皮细胞损伤的发生和发展。

（张　敏　姜晓辉）

Note

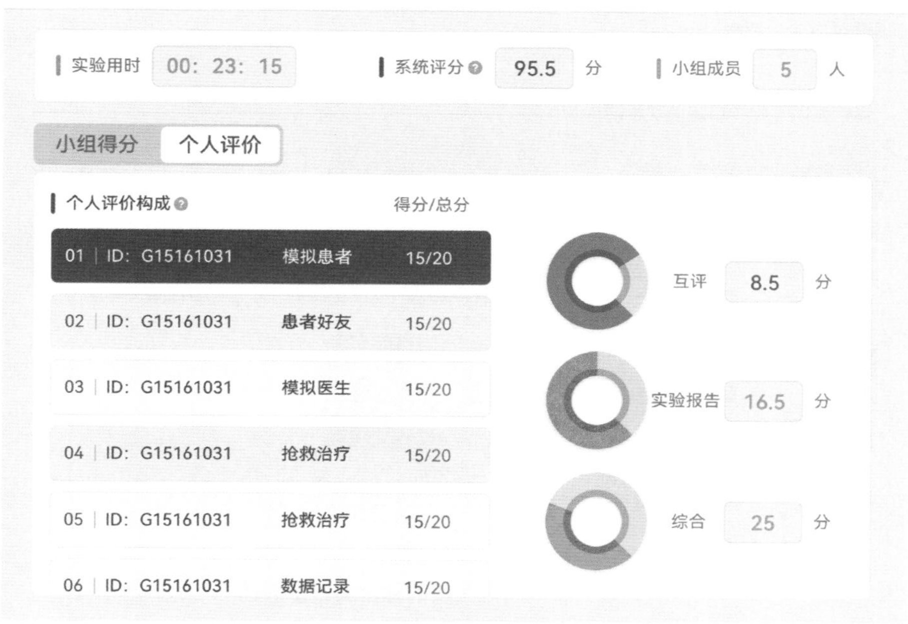

图 8-10　角色演绎情况评价

第三节　虚拟仿真实验

一、影响尿液生成的综合实验

（一）实验目的

基于数学模型和生理驱动的 ESP 系统对疾病数据进行数字建模处理，引导学生观察各种因素对尿液生成的影响。旨在探索失尿液生成的基本原理，在虚拟环境下以互动的方式提供实践体验，为后续学习临床课程打下基础。

（二）实验原理

通过调控机体血容量、血浆晶体渗透压、血浆胶体渗透压、动脉血压、肾血流量、肾小球囊内压、小管液渗透压、肾小管重吸收等多种途径，观察对尿液生成的影响。

1．生理相关因素　大量饮用清水、大量生理盐水、大量出汗。

2．病理相关因素　糖尿病、急性失血、尿路梗阻。

3．药物作用　去甲肾上腺素、生理盐水、20% 甘露醇溶液、呋塞米。

（三）实验对象

ESP。

（四）实验步骤

1．启动系统进入界面后，先浏览系统界面，了解各教学模块分布。根据教学模块依次学习，了解该实验的目的及原理（图 8-11）。

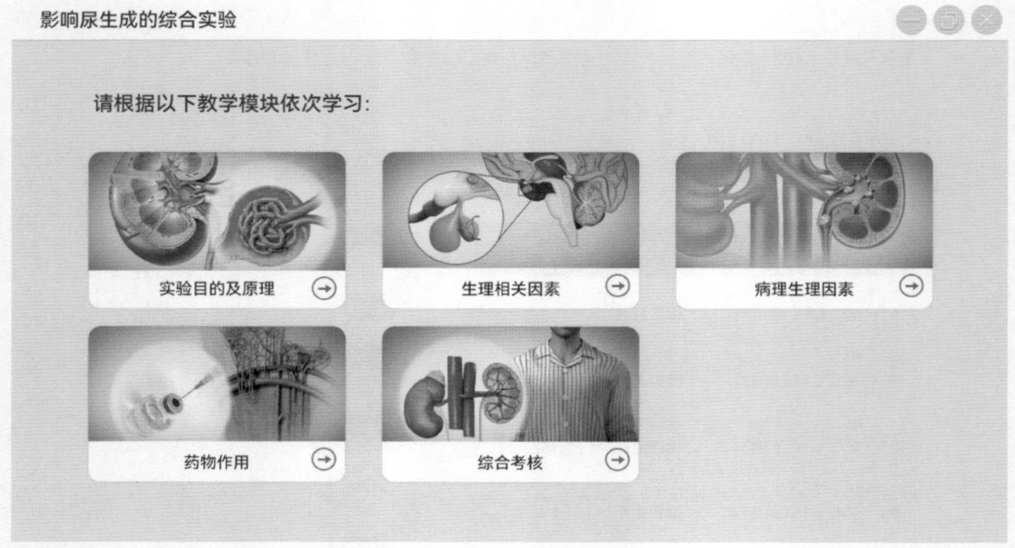

图 8-11　影响尿液生成的综合实验主界面

2．点击“生理相关因素”教学模块（图 8-12），学习不同生理相关因素下对尿液生成的影响。通过点击不同的行为模块，如大量饮用清水，观察所选行为下的尿液及尿液参数、血压及血生化参数的变化，学习相关的机制原理，点击“相关的知识库”学习、巩固该教学模块的知识后返回主界面。

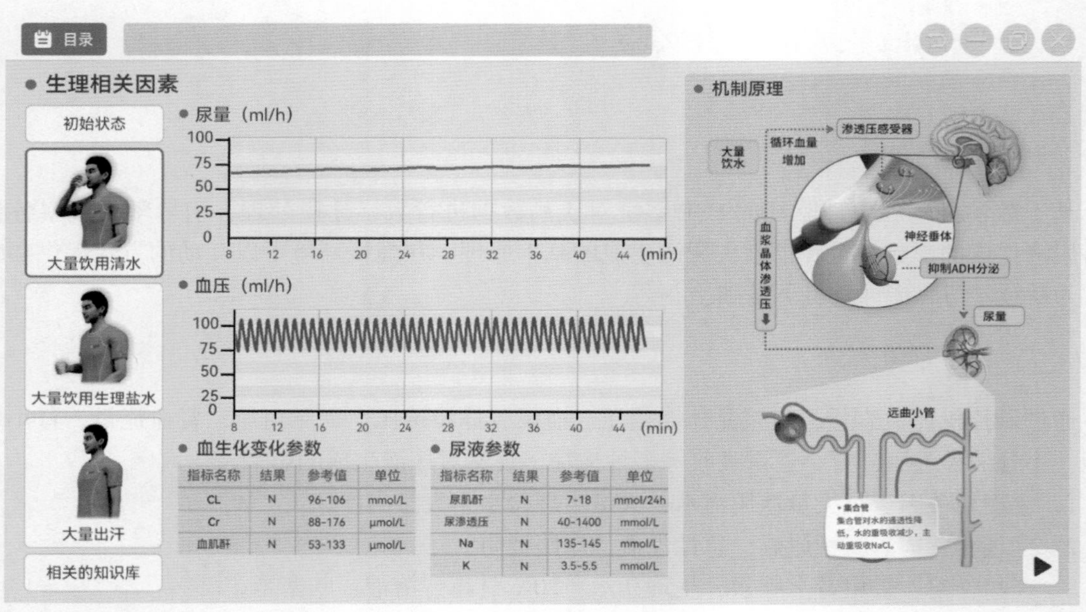

图 8-12　生理相关因素模块界面

3．点击“病理生理因素”教学模块（图 8-13），学习不同病理相关因素对尿液生成的影响。通过选择不同的病理生理因素及疾病严重程度，模拟临床患者病理状态，并观察相关参数指标，了解该病理情况下的机体状态。点击“相关的知识库”学习、巩固该教学模块的知识后返回主界面。

Note

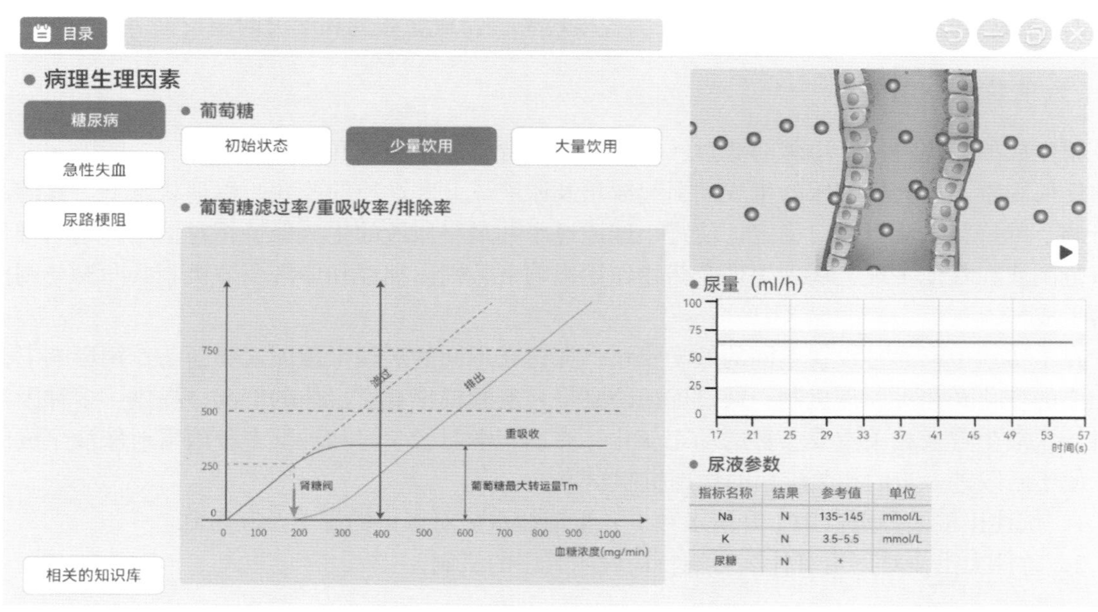

图 8-13　病理生理因素模块界面

4．点击“药物作用”教学模块（图 8-14），了解不同药物的使用对尿液生成的影响。通过选择不同的药物，模拟临床患者用药。先阅读各药物板块的病例信息后模拟临床给药后观察患者相关参数指标，了解该药物的使用对机体尿液生成的影响。点击“相关的知识库”学习、巩固该教学模块的知识后返回主界面。

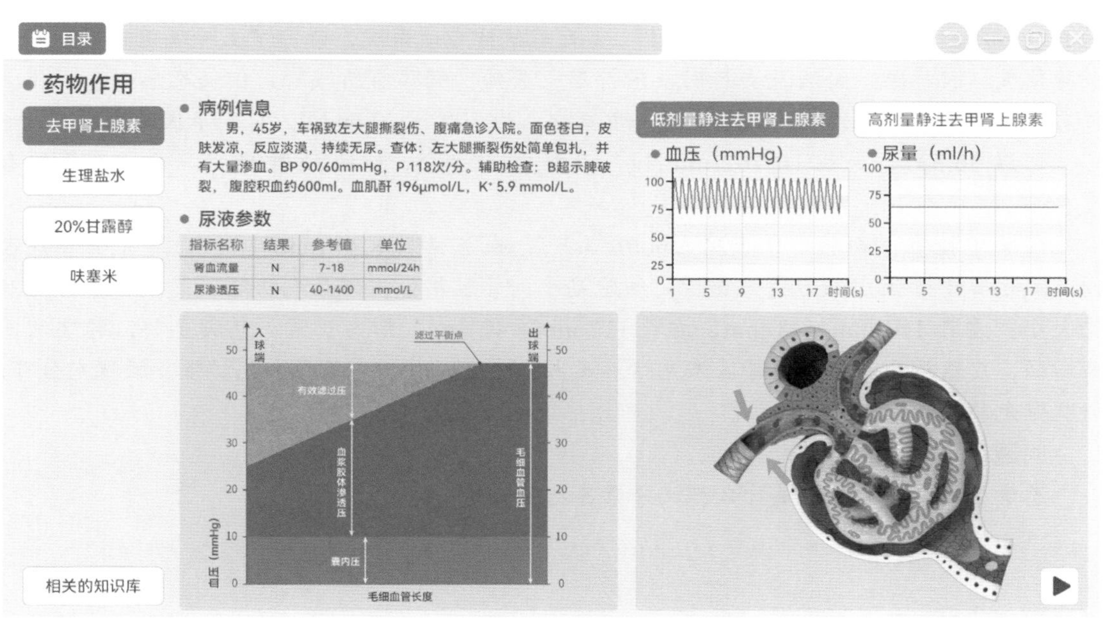

图 8-14　药物作用教学模块界面

5．点击“综合考核”模块，完成该实验部分的考核。

（五）实验结果

1．观察指标：尿量、尿比重、尿常规、动脉血压等。

2．完成实验结果的记录、实验报告、各模块考核、成绩查询和学习问题反馈等。

（六）总结与思考

第八章虚拟仿真实验1：总结与思考解析

尿生成的过程包括肾小球的滤过、肾小管和集合管的重吸收和分泌三个过程，能影响上述过程的任何因素，均会影响尿的生成并引起尿量及尿液成分和性质的改变。生理状态下，肾能通过自身调节维持肾血流量相对稳定，使肾小球滤过率和最终尿液的生成保持相对恒定。超出肾自身调节范围或在其他生理、病理生理及药物作用影响下，则由神经和体液调节机制共同参与调控尿液的生成。

在本实验中，通过设置不同的教学模块，探讨在不同的病理生理因素和药物作用影响下，尿液生成的变化及相关原理机制。通过虚拟仿真平台实验模拟真实机体的情况，提供了多种因素对于机体尿液生成及相关重要参数的动态变化，有助于学习者学习和理解多种因素对尿液生成的影响，便于后续进一步的相关疾病的病理机制学习。

1．试述正常人分别饮用1升清水和1升生理盐水后对尿量的影响及其机制。

2．急性大出血对尿量有什么影响？请说明其中的机制。

二、药物所致的急性肾损伤

案例 8-4

男性，36岁。患者3天前受凉后头晕、头痛，咽痛，口服氨咖黄敏胶囊（速效伤风胶囊）2粒不缓解，又早晚各口服安乃近2片，次日口服去痛片2片。但开始出现尿量减少，约600 ml/d。在家中休息后仍难以缓解。1天前就诊当地医院，考虑“上呼吸道感染”给予头孢他啶、抗感染、补液及支持对症治疗后，头痛、咽痛有所减轻，但仍感恶心、呕吐少许胃内容物，乏力、腰酸痛。尿量进一步减少，为100 ～ 200 ml/d。后到市医院急诊。

案例 8-4 解析

体温36.5℃，血压102/62 mmHg，心率81次/分，呼吸频率18次/分，血氧饱和度96%。

实验室检查：血肌酐155.24 μmol/L（↑），血尿素氮8.26 μmol/L（↑）。肾小管病理切片显示肾小管上皮细胞空泡变性、细胞扁平、管腔扩张、部分刷状缘脱落。超声可见双肾大小：左肾110 mm×43 mm，右肾112 mm×42 mm，形态正常，包膜光整，肾实质回声增强，皮髓质分界清晰。肾区未见结石及占位病变。双侧输尿管未见扩张。膀胱充盈可，膀胱壁光整，未见结石及占位。

问题：

患者尿量减少的原因是什么？试分析其发生机制。

（一）实验目的

借助于数学模型和生理驱动的ESP系统，以使用镇痛药不当所引起的肾毒性为病因，模拟不同时期肾损伤，通过动画和数据曲线的反馈，使学生可以通过人机互动、模块反馈的方式完成急诊就医、体格检查、辅助检查和治疗，并记录治疗前后各指标的变化，分析其变化机制。同时可熟悉急性肾损伤的诊治原则及预防措施，培养学生理论联系实际，基础结合临床的意识和能力。

Note

（二）实验原理

机体中的药物主要经肾代谢，由于肾局部药物浓度较高，且部分药物有肾毒性，因此药物的使用不当极易引起药物性急性肾损伤（drug-induced acute kidney injury，DIAKI）。临床上常见的引起肾毒性药物有止痛药、抗癌药及中药。对于 DIAKI 诊断，早期的识别是非常重要的。急性肾损伤的诊断标准为肾功能在 48 小时内突然减退，血清肌酐绝对值升高大于等于 26.5 μmol/L，或者是 7 天以内血肌酐增至基础值的 1.5 倍，尿量小于 0.5 ml/(kg · h)，持续时间大于 6 小时。需要注意的是，当以尿量来评估急性肾衰竭时，一定要考虑导致尿量改变的一些其他因素，如失水、失血或进水量减少、心力衰竭等原因。急性肾衰竭根据病变部位和病因不同，可分为肾前性、肾性和肾后性三大类。药物所致急性肾损伤主要会引起间质性肾炎、肾乳头坏死、肾功能不全等，常见的镇痛药有去痛片、阿司匹林、对乙酰氨基酚等。急性肾损伤的表现包括尿量明显减少，液体及电解质平衡紊乱，代谢酸中毒，消化系统、呼吸系统、循环系统、神经系统、血液系统出现紊乱，营养和代谢异常，感染等。临床表现有轻有重，但大多数病例有明确的病因，去除病因、及时治疗，疾病可痊愈或使病情得到不同程度的逆转。目前对 DIAKI 主要治疗方法主要包括停用可能导致肾损伤的药物，对症治疗和积极干预，控制血压、液体管理、平衡电解质等，并根据肾功能情况来决定是否需要透析。对于 DIAKI 的诊治，早期识别和停用可能导致肾损伤的药物是最重要的一步，此外对症治疗和积极干预也是常规的治疗方法。

基于数学模型和生理驱动的 ESP 系统利用物理学、数字电路技术和计算机信息技术对疾病数据进行数字建模处理，学生可对虚拟患者进行语音评估、体格检查和治疗操作，并通过点击不同的操作轨迹实时反馈患者的当前数据。系统对学生在病例诊疗过程中的表现进行记录和评估，输出学习者的病例诊疗评估报告。

（三）实验对象

ESP。

（四）实验步骤

1．启动系统进入界面后（图 8-15），阅读“案例信息”模块，了解学习目标与任务，以及“案例阅读”模块中的急性肾损伤简介，学习疾病相关知识；随后点击进入各时期学习界面。

2．进入“起始期”界面，阅读“初始数据”，了解患者基本信息与病情。点击任务，查看学习任务，根据患者临床表现，采集病情并对患者进行病情评估和给出相应的治疗原则。查看肾解剖结构，血尿生化指标和病理表现，并监控该患者的多参数监护仪数据，记录患者的血肌酐、血尿素、血磷、血钙等重要指标的变化，和该时期的血压、呼吸等重要指标的变化（图 8-16）。点击考核按钮，完成本阶段考核测试试题。

3．进入“进展期和维持期”阶段界面，阅读“初始数据”，了解患者基本信息与病情。查看学习任务，根据患者临床表现，对患者进行病情评估和病情采集并给出相应的治疗原则。查看肾解剖结构，血尿生化指标和病理表现，并监控该患者的多参数监护仪数据，记录患者的重要指标的变化。点击考核按钮，完成本阶段考核测试试题。

4．进入“恢复期”界面，阅读“初始数据”，了解患者情况和操作系统界面。查看学习任务，根据患者临床表现，对患者进行病情评估和病情采集并给出相应的治疗原则。查看肾解剖结构，血尿生化指标和病理表现，并监控该患者的多参数监护仪数据，记录患者的重要指标的变化。点击考核按钮，完成本阶段考核测试试题。

案例阅读
病因与分类
急性肾损伤病程分期
急性肾损伤
急性肾损伤(acute kidney injury,AKI)是由各种病因引起短时间内肾功能快速减退而导致的临床综合征。意义：早期识别，早期有效干预。
AKI诊断标注(符合以下情况之一者可临床诊断AKI)
1.48h内Scr升高≥0.3mg/dL(≥26.5μmol/L)
2.确认或推测7天内Scr较基础值升高≥50%
3.尿量减少[<0.5ml/(kg.h)，持续时间≥6小时]
急性肾损伤的临床诊断分期
最新国际AKI临床实践指南——急性肾损伤的临床分期
急性肾损伤
起始期
进入 ▶
进展期和维持期
进入 ▶
恢复期
进入 ▶
导航
案例信息
学习目标与任务
1.掌握：急性肾损伤的定义(包括急性肾脏病)、病因和分类、治疗；
2.掌握：急性肾小管坏死的病因、临床表现、诊断与鉴别诊断、治疗；
3.熟悉：急性肾损伤的临床表现和诊断、鉴别诊断；
4.了解：特殊类型急性肾损伤的诊断、治疗；
5.了解：急性肾损伤的发病机制及病理生理基础。

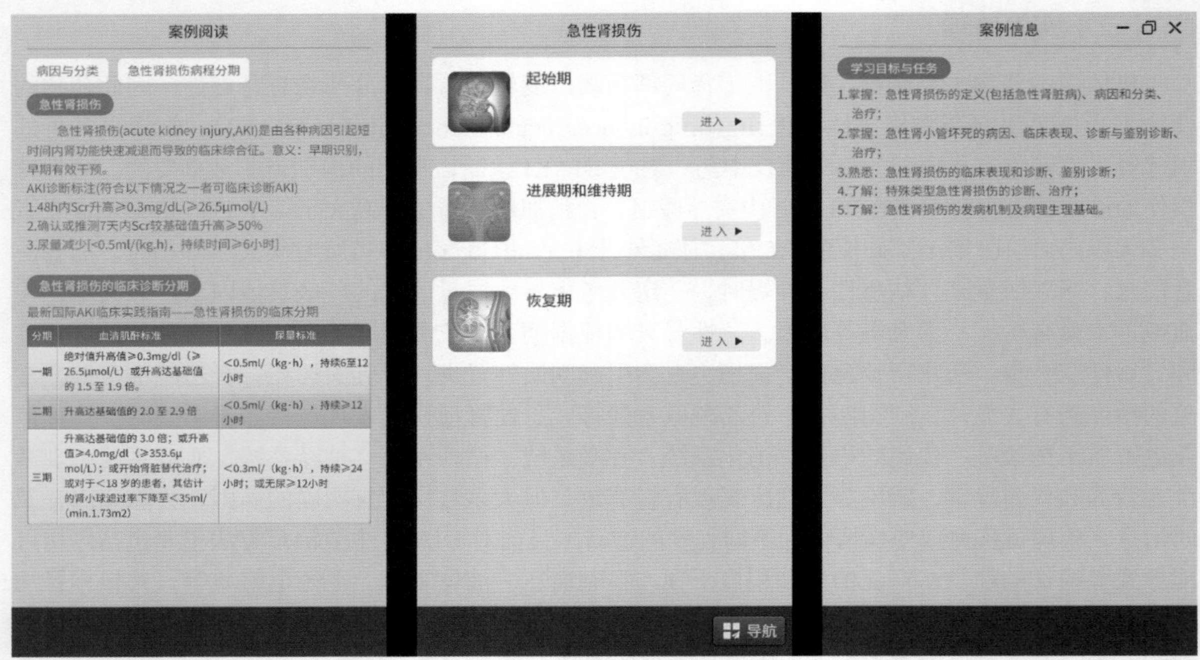

分期	血清肌酐标准	尿量标准
一期	绝对值升高值≥0.3mg/dl（≥26.5μmol/L）或升高达基础值的 1.5 至 1.9 倍。	<0.5ml/（kg·h），持续6至12小时
二期	升高达基础值的 2.0 至 2.9 倍	<0.5ml/（kg·h），持续≥12小时
三期	升高达基础值的 3.0 倍；或升高值≥4.0mg/dl（≥353.6μmol/L）；或开始肾脏替代治疗；或对于<18 岁的患者，其估计的肾小球滤过率下降至<35ml/(min.1.73m2)	<0.3ml/（kg·h），持续≥24小时；或无尿≥12小时

图 8-15　药物所致的急性肾损伤系统主界面

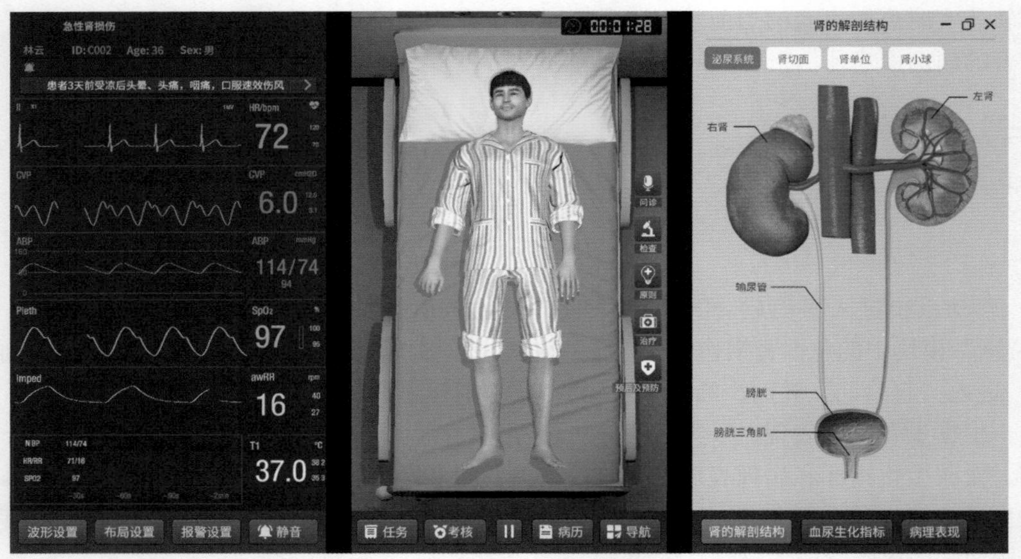

图 8-16　药物所致的急性肾损伤重要指标参数界面

（五）实验结果

1．观察项目：精神状态、血压、呼吸、尿量、肌酐、血尿素、尿渗透压等重要指标的改变。

2．完成实验结果的记录、实验报告、各模块考核、成绩查询和学习问题反馈等。

（六）总结与思考

肾是人体重要的代谢器官，其通过产生尿液将机体每日代谢产物及药物排出机体，这也使其成为药物损伤的主要靶器官。药物导致的急性肾损伤指使用药物后数天到数周后肾功能的恶化，也被称为肾毒性急性肾损伤。对于药物所致急性肾损伤的诊断治疗，早期识别是非常重要的，诊

Note

断不及时是导致患者治疗延误及预后不良的重要原因。临床上通常采集患者的详细病史及药物服用史，检查其体征和症状，如水肿、尿量减少、高血压等，及配合一些相关的重要指标分析诊断，如尿液分析，血肌酐和尿酸等生理指标，此外也会借助肾影像学检查，如超声检查，有助于疾病的诊断与治疗。对于药物引起的急性肾损伤总体治疗原则主要是去除病因，停用具有肾毒性的药物；维持血流动力学、电解质和酸碱平衡稳定；保证足够的营养摄入；采用肾替代疗法；此外病情严重的患者可考虑肾移植。

第八章虚拟仿真实验2：总结与思考解析

在本实验中，通过标准化的虚拟患者模拟临床药物所致急性肾损伤病例，学习者可在虚拟仿真平台系统中对患者进行问诊，诊断及治疗，有助于深入学习理解该疾病的病理机制及进程，了解并掌握各时期相应的治疗原则及方案，从而实现沉浸式了解学习该疾病的发病机制，并熟悉临床常规治疗手段。

急性肾衰竭少尿期患者血肌酐、血尿素氮及血 pH 如何变化？请说明机制。

（谭红梅）

三、大量失血导致肾前性急性肾衰竭

案例 8-5

女性，42 岁，网约车司机。2 天前，因车祸外伤大出血急诊入院。检查发现脾破裂，遂行急诊手术摘除脾。术中血压平稳，术后安返普通病房。术后常规补液，膀胱导尿。术后第 2 天患者出现明显烦躁、恶心、呕吐、少尿等症状。

体温 36.5℃，血压 110/65 mmHg，心率 120 次 / 分，律齐，无杂音，呼吸急促，25 次 / 分。急性面容，双肺呼吸音清，未闻及干湿性啰音，双下肢轻度凹陷性水肿，腹软，切口轻压痛，无反跳痛和肌紧张，肝脾未及，肝肾区无叩击痛；48 小时导出总尿量 600 ml。

案例 8-5 解析

实验室检查：WBC 4.0×10^{12}/L，PLT 101×10^{9}/L，Hb 90 g/L。血生化检查，CREA 225.1 μmol/L（↑），BUN 19.3 mmol/L（↑），UA 450.5 mmol/L（↑），K^{+}6.1 mmol/L（↑），血 pH 7.31（↓），HCO_3^- 15.5 mmol/L（↓），$PaCO_2$ 32 mmHg（↓），AB 15 mmol/L（↓），SB 14.9 mmol/L（↓）。尿比重 1.025，尿红细胞（-）。

问题：

患者在术后第 2 天出现少尿，是否提示其出现了急性肾衰竭？如果出现了急性肾衰竭，是哪种类型的急性肾衰竭？有何依据？

（一）实验目的

借助于数学模型驱动的电子标准化病人（ESP），通过虚拟仿真的互动操做，使学生能够分析急性大失血引起肾前性急性肾衰竭患者的病理生理学改变及其发生机制，并提出治疗原则。同时在人机对话的学习过程中，引导学生运用基础知识解释临床问题，培养临床思维意识，提高临床实践能力。

（二）实验原理

大量失血早期可导致肾前性急性肾衰竭，又称功能性肾衰竭。是由于大量失血导致有效循环血量减少，交感神经兴奋，肾血管强烈收缩，导致肾血液灌流量和肾小球滤过率（GFR）显著降低，表现为尿量减少，尿液高度浓缩，尿比重、尿渗透压升高等，对机体具有一定的代偿作用。此时，患者肾并没有发生器质性坏死，只要及时补足血容量，恢复肾血液灌流，患者肾功能即可迅速完全恢复。持续较长时间的肾缺血可以导致肾小管上皮细胞变性、坏死甚至脱落，从而出现肾性急性肾衰竭，又称为器质性肾衰竭。在临床上，及早发现肾前性肾衰竭，并及时进行有效的干预和治疗，避免患者进展为肾性急性肾衰竭，具有重要的临床意义和社会价值。

基于数学模型和生理驱动的ESP系统利用物理学、数字电路技术和计算机信息技术对疾病数据进行数字建模处理，学生以人机对话的互动模式对AI虚拟病人完成问诊、病史采集和人文关怀，以模块反馈的方式进行体格检查、实验室检查、诊断及鉴别诊断、治疗等临床诊疗过程。系统对学生在病例诊疗过程中的表现进行记录和评估，输出学习者的病例诊疗评估报告。

（三）实验对象

ESP。

（四）实验步骤

1. 进入虚拟仿真实验操作界面，认真阅读课前基础知识和案例导入，了解实验目的和要求。

2. 进入“肾前性急性肾衰竭”虚拟病例（图8-17），观看病例摘要和患者基本信息。进入病例后，系统显示基于ESP的失血性休克虚拟患者的监护仪参数，学生观察并记录ESP的实时状态，包括血压、心电图、心率、呼吸、血氧饱和度等参数的改变，以初步了解患者的病情。

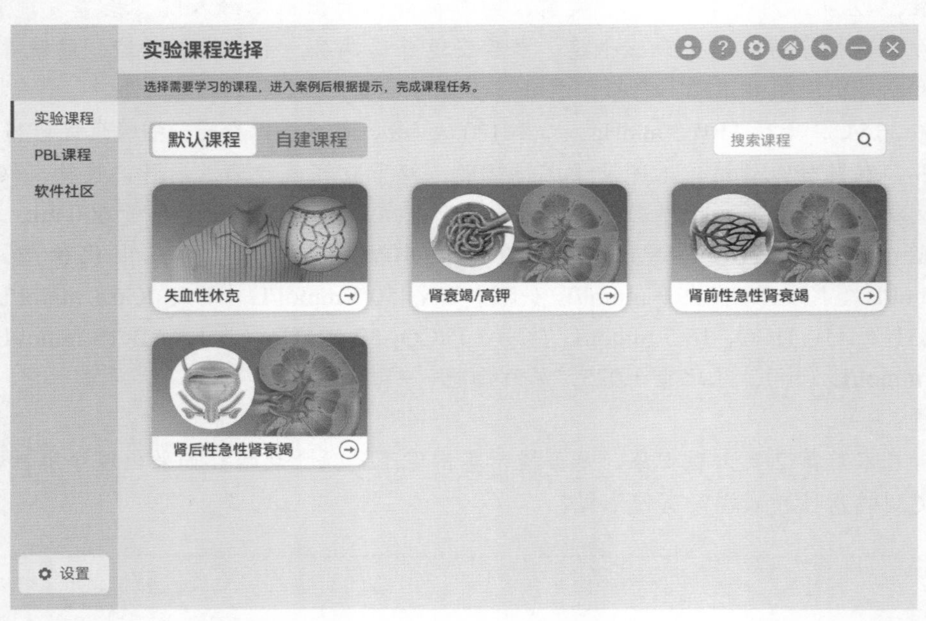

图8-17　病例课程选择

3. 点击“问诊”按钮，与虚拟患者进行人机对话，在对话框内选择或输入问题（也可语音输入），进行问诊，了解患者一般情况。（注意：学生提问内容若具有诱导性或暗示性，或以发难的提问方式进行问诊，均会被系统识别并扣除部分分数。）

4. 点击“体格检查”按钮，在系统内选择需要进行的体格检查项目，在对患者进行全身检查的基础上，重点对胸部、腹部进行体格检查，及时记录系统反馈的病理体征，完善患者病历。

5. 辅助检查　根据问诊结果和患者的体格检查，在系统内选择实验室检查和辅助检查项目，及时记录系统反馈的检查报告（图 8-18）。

肾前性急性肾衰竭-检验/结果-检查结果

任务：查看检查结果，完成实验报告。

临床案例
教学目标
任务分配
检查记录
诊断鉴别
治疗方案
综合考核
情景思考

检查报告

• 血生化指标检测

05-09 00:12:33

检查项目	结果	参考正常值	单位
肌酐（CREA）	225.1	44 ~ 123	μmol/L
尿素氮（BUN）	19.3	3.2 ~ 7.1	mmol/L
尿酸（UA）	450.5	<420	μmol/L
钾（K^+）	6.1	3.5 ~ 6.3	mmol/L
血pH	7.31	7.35 ~ 7.45	
HCO_3^-	15.5	22 ~ 28	mmol/L
$PaCO_2$	32	35 ~ 45	mmHg
AB	15	8 ~ 40	U/L

检验结果

预览报告

实验用时 10:39

上一级

图 **8-18**　血生化检查结果示例

6．诊断与鉴别诊断　依据问诊、体格检查和辅助检查结果，对虚拟患者进行综合分析，作出临床诊断。在系统内输入诊断结果和诊断依据，并列出鉴别诊断。

7．治疗原则　根据虚拟患者病情的轻重和发展，在系统内选择治疗措施，治疗措施可以同时或依次叠加，系统会自动记录所选的治疗措施。治疗后再次进行体格检查和实验室检查，评估治疗效果。

（五）实验结果

ESP 虚拟患者系统模拟大量失血导致肾前性急性肾衰竭患者的临床表现，通过人机互动、模块反馈的方式完成体格检查、辅助检查和治疗。记录治疗前后各指标的变化，并分析其变化机制。

生命体征监测指标：体温，脉搏、呼吸、血压。

体格检查指标：在对患者进行全身检查的基础上，重点对胸部、腹部进行体格检查。

辅助检查指标：包括血常规、尿量、尿常规、尿沉渣、尿肌酐、肾功能（血肌酐、尿素氮、尿酸）、血气分析、血生化、心电图。

治疗原则：输血，补液。

（六）总结与思考

第八章虚拟仿真实验3：总结与思考解析

虚拟仿真实验中点击“结束实验”，系统自动生成电子病例和学生学习评估报告，对诊疗过程进行分析和评估。分析同学诊断的准确性，评估治疗效果和应急处理能力，总结和反思虚拟仿真实验操作流程，学生经过讨论复盘后分小组进行病例汇报。

考核指标：学生需完成系统内设置的课后思考题，掌握大量失血导致的肾前性急性肾衰竭的发病机制、临床表现、治疗原则，以及肾前性急性肾衰竭患者的病情演变。学生的答题情况自动记录入学生虚拟仿真实验学习过程，并在评估报告中体现。

机体在严重缺血时，为什么肾小管的损伤会先出现？每段损伤情况为什么不一样？

四、尿路梗阻——输尿管结石对肾功能的影响

案例 8-6

女性，65 岁，退休在家。今日上午突发双侧腰痛，难以忍受，伴恶心、呕吐，急诊入院。患者既往体健，爱好唱歌，平日多吃素，尤其爱吃菠菜和苋菜，每天临睡前喝 300 ml 牛奶。近日由于参加的老年合唱团即将比赛而进行排练，每日饮水量明显减少，排练期间也有憋尿行为。今日上午在排练过程中，突发难以忍受的腰部疼痛，并伴有恶心、呕吐，遂急诊入院。

案例 8-6 解析

体温 36.8℃，脉搏 96 次 / 分，血压 120/80 mmHg，心率 96 次 / 分，律齐，无杂音，呼吸急促，30 次 / 分。急性面容，额头出冷汗，面色苍白，表情痛苦。心肺听诊正常。腹软，肝脾未触及，双侧上中输尿管点有压痛，双肾区叩击痛，无肌紧张、反跳痛。

实验室检查：WBC 4.5×10^{12}/L，PLT 121×10^{9}/L，Hb 112 g/L。血生化检查，血肌酐 237 μmol/L（↑），血尿素氮 20.1 mmol/L（↑），血尿酸 375.5 mmol/L（↑）。尿隐血阳性，尿红细胞镜检 +++。

泌尿系超声检查提示双侧肾内可探及多个强回声，肾盂肾盏呈局限性扩张，左输尿管下端近膀胱处有一个 7 mm × 5 mm 的强回声，右侧输尿管中段有一个 10 mm × 6 mm 强回声。

问题：

1．该患者是何种类型的急性肾衰竭？诊断依据有哪些？

2．该患者的哪些行为可能促进了疾病的发生？

（一）实验目的

借助于数学模型驱动的电子标准化病人（ESP），通过虚拟仿真的互动操作，使学生分析双侧输尿管结石引起肾后性急性肾衰竭的病理生理学改变并提出治疗原则。同时在人机对话的学习过程中，培养学生运用基础知识解释临床问题的能力，培养临床思维意识，提高临床实践能力。

（二）实验原理

肾后性急性肾衰竭指肾以下尿路（从肾盏至尿道口）的任意部位梗阻所致的急性肾功能障碍。尿路结石、肿瘤占位、前列腺肥大等引起的尿路梗阻是引起肾后性急性肾衰竭常见的病因。尿路梗阻导致梗阻部位上方的尿路压力升高，肾间质压力升高，肾小球囊内压升高，导致肾小球有效滤过率（GFR）降低，进而引起肾后性急性肾衰竭。持续的尿路梗阻有可能发展为肾盂积水，进而导致肾实质受到挤压。

输尿管结石引起肾后性急性肾衰竭的发病机制主要是由于结石导致的机械性阻塞，输尿管内尿液运输受阻，尿液无法顺利排出，引起梗阻近端尿液潴留，并向上引起肾盂排空障碍，肾盂内压力增高，逐步引起肾小管和肾小囊内压力增高，尿液生成量减少。肾后性急性肾衰竭的早期，肾并无器质性损伤，梗阻解除后泌尿功能即可恢复；但若梗阻持续存在，梗阻上方的管道和肾盂持续积水扩大，压迫肾实质和肾周毛细血管，引起健存肾单位进行性减少和肾血流量下降，久而久之可造成肾组织萎缩。输尿管结石引起肾后性急性肾衰竭的临床表现可见于单侧或双侧的腰部或腹部绞痛、恶心、呕吐、尿频、尿急、尿痛等。急性发病的情况下可出现少尿或无尿，高钾血

Note

症，代谢性酸中毒等。尿液或血生化分析等实验室检查可以评估肾脏的功能状态，超声或 CT 扫描等影像学检查可以显示结石的位置和大小。

基于数学模型和生理驱动的 ESP 系统利用物理学、数字电路技术和计算机信息技术对疾病数据进行数字建模处理，学生以人机对话的互动模式对虚拟患者完成问诊、病史采集和人文关怀，以模块反馈的方式进行体格检查、实验室检查、诊断及鉴别诊断、治疗等临床诊疗过程。系统对学生在病例诊疗过程中的表现进行记录和评估，输出学习者的病例诊疗评估报告。

（三）实验对象

ESP。

（四）实验步骤

1．进入虚拟仿真实验界面，认真阅读课前基础知识和案例导入内容，了解实验目的和要求。

2．进入“肾后性急性肾衰竭”虚拟病例，观看病例摘要和患者基本信息（图 8-19）。进入病例后，系统显示基于 ESP 的双侧输尿管结石的虚拟患者的监护仪参数，学生观察并记录 ESP 的心电监护数据，包括血压、心电图、心率、呼吸、血氧饱和度等参数的改变，以初步了解患者的病情。

肾后性急性肾衰竭-临床案例
任务：仔细阅读患者信息，阅读完成后点击“我已了解”进入下一环节。
临床案例
教学目标
任务分配
检查记录
诊断鉴别
治疗方案
综合考核
情景思考
个人信息
姓名：丽娟
性别：女
年龄：65 岁
身高：158 cm
体重：63 kg
入院时体征
心率：96 次/min
血压：120/80 mmHg
呼吸频率：30 次/min
体温：36.8 ℃
简要病历
今日上午突发双侧腰痛，难以忍受，伴恶心呕吐，急诊入院。患者既往体健，爱好唱歌，平日多吃素，尤其爱吃菠菜和苋菜，每天临睡前喝300ml牛奶。近日由于参加的老年合唱团即将比赛而进行排练,每日饮水量明显减少，排练期间也有憋尿行为。今日上午在排练过程中，突发难以忍受的腰部疼痛，并伴有恶心呕吐，遂急诊入院。
检验结果
预览报告
实验用时
00:21
我已了解

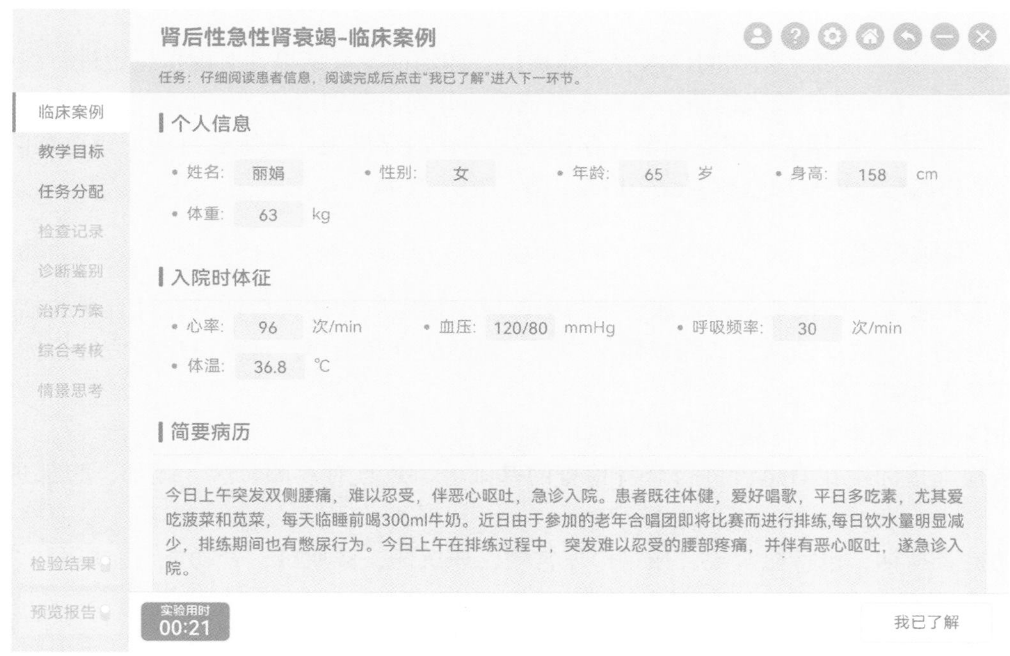

图 8-19　肾后性急性肾衰竭案例摘要

3．点击“问诊”按钮，与虚拟患者进行人机对话，在对话框内选择或输入问题（也可语音输入），进行问诊，了解患者一般情况。（注意：学生提问内容若具有诱导性或暗示性，或以发难的提问方式进行问诊，均会被系统识别并扣除部分分数。）

4．点击“体格检查”按钮，在系统内选择需要进行的体格检查项目，在对患者进行全身检查的基础上，重点对双侧肾区、腰部、腹部进行体格检查，及时记录系统反馈的病理体征，完善患者病历。

5．辅助检查　根据问诊结果和患者的体格检查，在系统内选择辅助检查项目，及时记录系统反馈的检查报告（图 8-20）。

Note

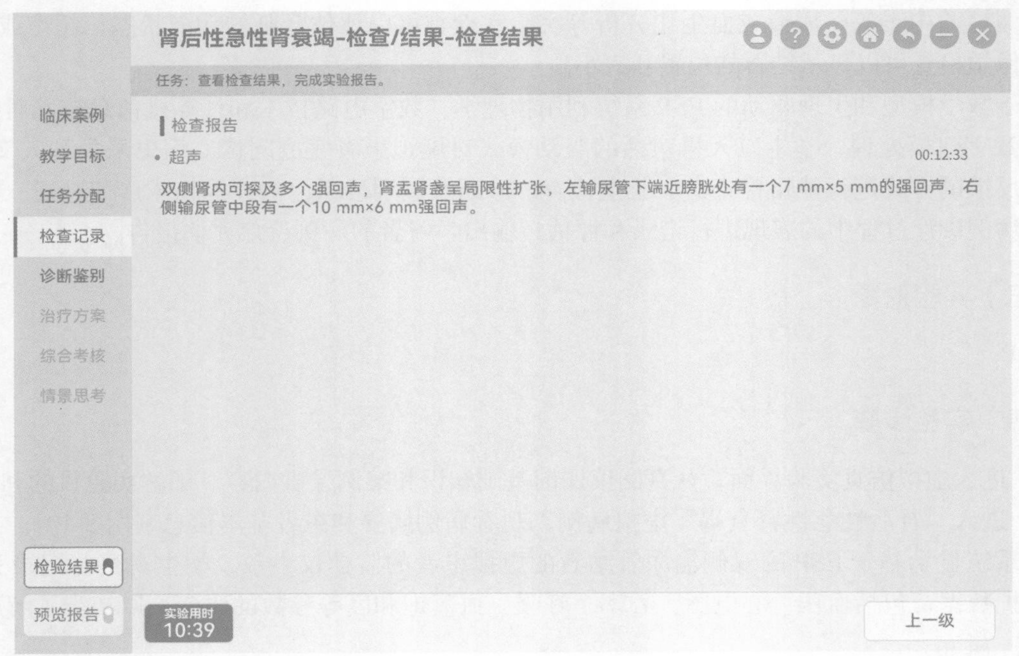

图 8-20　超声检查结果示例

6．诊断与鉴别诊断　依据问诊内容、体格检查和辅助检查结果，对虚拟患者进行综合分析，作出临床诊断。在系统内输入诊断结果和诊断依据，并列出鉴别诊断。

7．治疗原则　根据虚拟患者病情，在系统内选择治疗措施，系统会自动记录所选的治疗措施。治疗后再次进行体格检查和实验室检查，评估治疗效果。

（五）实验结果

ESP虚拟患者系统模拟双侧输尿管结石引起尿路梗阻所致的肾后性急性肾衰竭的临床表现，通过人机互动、模块反馈的方式完成体格检查、辅助检查和治疗。记录治疗前后各指标的变化，并分析其变化机制。

生命体征监测指标：体温，脉搏、呼吸、血压。

体格检查指标：在对患者进行全身检查的基础上，重点对双侧肾区、腰部、腹部进行体格检查。

辅助检查指标：包括血常规、尿量、尿常规、尿沉渣、尿肌酐、肾功能（血肌酐、尿素氮、尿酸）、血气分析、血生化、心电图。

治疗原则：去除结石，恢复输尿管通畅，改善肾脏血供。

（六）总结与思考

第八章虚拟仿真实验4：总结与思考解析

虚拟仿真实验中点击“结束实验”，系统自动生成电子病例和学生学习评估报告，对诊疗过程进行分析和评估。分析同学诊断的准确性，评估治疗效果和应急处理能力，总结和反思虚拟仿真实验操作流程，学生经过讨论复盘后分小组进行病例汇报。

考核指标：学生需完成系统内设置的课后思考题，掌握双侧输尿管结石引起尿路梗阻所致的肾后性急性肾衰竭的发病机制、临床表现、治疗原则，以及肾后性急性肾衰竭患者的病情演变。学生的答题情况自动记录入学生虚拟仿真实验学习过程，并在评估报告中体现。

1．生理情况下，尿液的生成和排出主要经历哪些过程？

2．女性输尿管结石容易嵌顿的部位有哪些？

Note

（张　敏　姜晓辉）

小　结

泌尿系统是人体代谢产物的重要排泄途径，能调节水盐代谢和酸碱平衡，并产生多种具有生物活性的物质，对维持机体内环境稳态有重要作用，其中肾是主要的排泄器官。肾的基本生理功能是生成尿液，从尿中排出各种需要消除的水溶性物质。当各种病因引起肾功能严重障碍时，会出现多种代谢产物、药物和毒性物质在体内蓄积，水、电解质和酸碱平衡紊乱，以及肾内分泌功能障碍的病理过程，从而出现一系列症状和体征，这种临床综合征称为肾功能不全。

在本章中，基于理论知识，介绍泌尿系统的生理结构功能和运行原理，并结合实验巩固理论知识。通过人体机能实验检测肾尿液浓缩稀释能力及饮水量对机体泌尿系统的影响，借助病理马甲的人体机能学实验了解肾功能衰竭时机体病理状态。在虚拟仿真实验中，基于生理、病理相关因素和药物作用，了解影响尿液生成的各种因素及机制；并借助虚拟案例，通过ESP模拟临床不同病因所致肾损伤的病理生理过程与临床特征，有助于学生深入了解相关疾病的内在发病机制，并通过虚拟实验培养实际动手能力。通过本章的理论学习及人体机能实验、虚拟仿真实验学习，学生可以更好地了解泌尿系统的运行原理及影响因素、相关疾病的病理发展进程，以及疾病的治疗原则。

整合思考题

1．正常成年人每昼夜尿量为多少？请简述尿液生成的基本过程。

2．剧烈运动大量出汗后尿量会出现何种变化？试述其机制。

3．静脉注入大剂量去甲肾上腺素对尿量有何影响？试述其机制。

4．正常人和糖尿病患者的肾糖阈分别是多少？为什么糖尿病患者的肾糖阈会出现异常？且糖尿病患者有多尿症状的原因是什么？

5．高钾血症是急性肾衰竭患者少尿期常见的致死原因，请阐述其中的机制。该如何纠正？

6．甘露醇和呋塞米都是临床上常用的脱水利尿剂，请从生理学角度对比这两种药物的利尿机制。

第八章整合思考题解析

（谭红梅）

第九章　内分泌和能量代谢系统

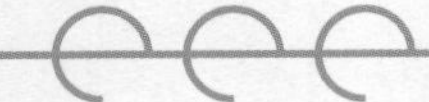
导学目标
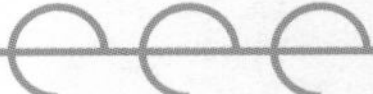

通过本章内容的学习，学生应能够：

※ 基本目标

1．描述甲状腺激素合成的调节，以及甲状腺激素对机体基础代谢率的影响。

2．描述调节人体血糖的主要因素，理解血糖的动态变化，并能运用系统方法描述血糖变化过程。

3．陈述酮症酸中毒的概念，发病机制和临床表现。

※ 发展目标

1．说明糖尿病患者血糖的变化和动态监测的意义。

2．运用基础知识分析患者血糖水平意义和降糖药的药理作用。

案例 9-1

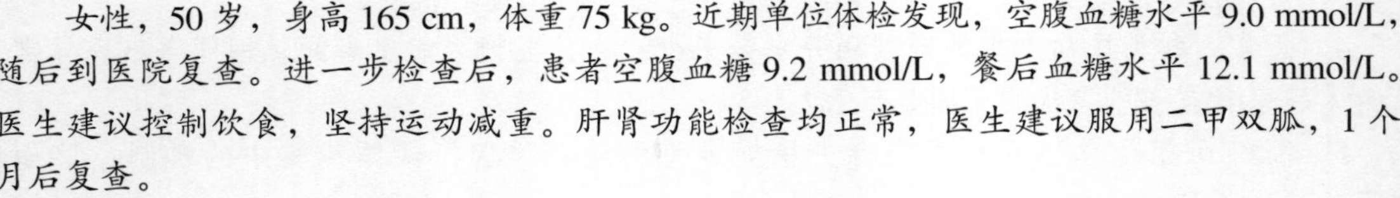

案例 9-1 解析

女性，50 岁，身高 165 cm，体重 75 kg。近期单位体检发现，空腹血糖水平 9.0 mmol/L，随后到医院复查。进一步检查后，患者空腹血糖 9.2 mmol/L，餐后血糖水平 12.1 mmol/L。医生建议控制饮食，坚持运动减重。肝肾功能检查均正常，医生建议服用二甲双胍，1 个月后复查。

问题：

1．空腹血糖的正常范围是多少？糖尿病的判断标准如何？

2．二甲双胍属于哪类降糖药？其主要的作用机制和作用特点是什么？

第一节　内分泌和能量代谢系统的运行原理

一、甲状腺激素的合成及其调节

甲状腺是人体内最大的内分泌器官，其合成和分泌的甲状腺激素是生命过程所必需的。甲状腺激素的合成主要受到下丘脑 - 腺垂体 - 甲状腺轴的调控，即受下丘脑释放的促甲状腺激素释放激素和腺垂体释放的促甲状腺激素调控，血液中游离的甲状腺激素能够负反馈调节这两种促激素的水平（图 9-1）。

促甲状腺激素释放激素（thyrotropin-releasing hormone，TRH）：是下丘脑神经元合成与分泌的激素。TRH 经垂体门脉系统到达腺垂体，促进促甲状腺激素（thyroid-stimulating hormone，TSH）的分泌。TRH 神经元通过调节 TSH 分泌，起到决定下丘脑 - 腺垂体 - 甲状腺轴“调定点”的重要作用。寒冷环境等外界刺激以及某些激素、药物都可以影响 TRH 的合成和分泌过程。

促甲状腺激素（TSH）：腺垂体分泌的 TSH 是直接调节甲状腺活动的主要激素，短期效应是促进甲状腺激素的合成和分泌，长期效应是促进甲状腺的生长发育。TSH 的分泌受甲状腺功能状态、禁食、视交叉上核活动与 TRH 的影响。

甲状腺激素的反馈效应：甲状腺激素（thyroid hormone，TH）是酪氨酸的碘化物，主要包括四碘甲腺原氨酸（3,5,3′,5′-tetraiodothyronine，T_4，或称甲状腺素，thyroxin）和三碘甲腺原氨酸（3,5,3′-triiodothyronine，T_3）。血液中游离的甲状腺激素能够通过负反馈机制调节 TRH 和 TSH。甲状腺激素主要负反馈调节垂体 TSH 细胞对 TRH 的敏感性及 TSH 的合成。其中，T_3 是负反馈抑制腺垂体分泌 TSH 最重要的因素。如果 T_3 水平升高，则 TRH 受体下调，TSH 细胞对 TRH 的敏感性降低；反之亦然。

此外，甲状腺过氧化物酶（thyroid peroxidase，TPO）是甲状腺激素合成的关键酶，催化甲状腺激素合成过程中的多步反应。硫脲类（thioureas）药物，如丙硫氧嘧啶、甲巯咪唑等通过抑制 TPO 活性而抑制甲状腺激素的合成，可用于治疗甲状腺功能亢进（hyperthyroidism，简称甲亢）。

甲状腺激素具有多种功能，如增加机体的新陈代谢，加强心脏收缩和肠道运动等。提高机体基础代谢率（basal metabolic rate，BMR）是甲状腺激素最显著的效应。甲状腺激素可增加全身绝大多数组织的基础氧耗量，增大产热量，体温也将因此升高。甲状腺功能亢进患者的 BMR 较常人高 60% ~ 80%。

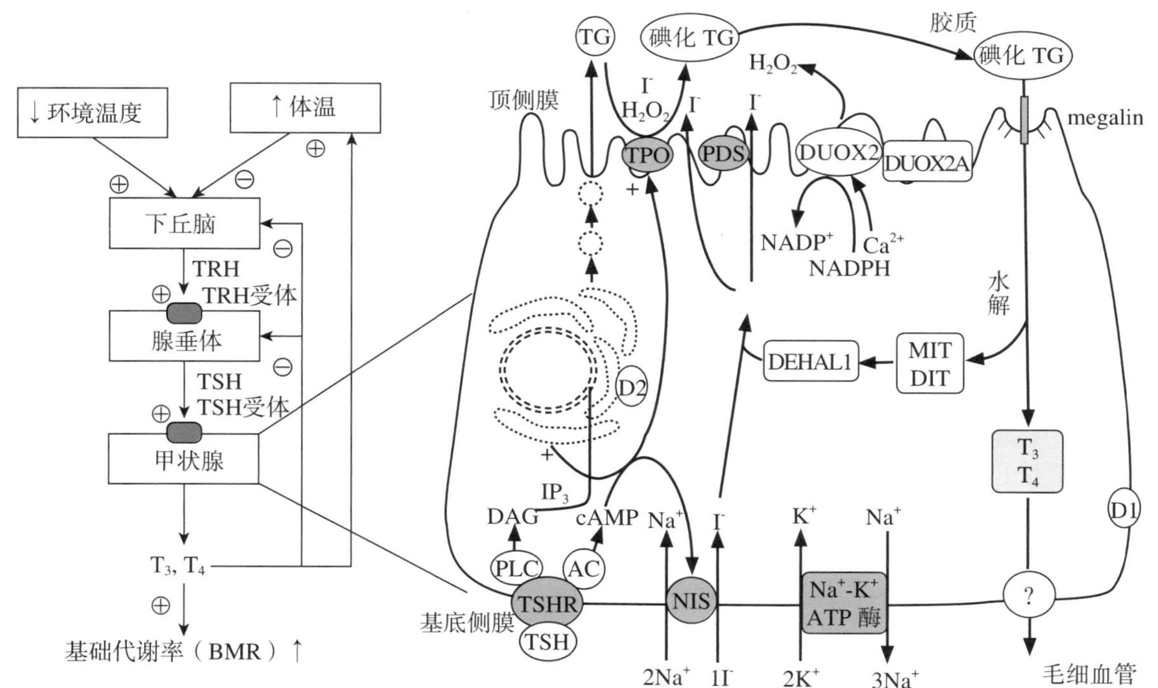

图 9-1　甲状腺激素的合成及其调节

AC：腺苷酸环化酶；cAMP：环－磷酸腺苷；D1：1 型脱碘酶；D_2：2 型脱碘酶；DAG：二酰甘油；DEHAL1：碘化酪氨酸脱卤素酶；DIT：二碘酪氨酸残基；DUOX2：双氧化酶；IP_3：肌醇三磷酸；MIT：一碘酪氨酸残基；NIS：Na^+/I^- 同向转运体；PDS：Pendrin 蛋白，一种氯－碘转运蛋白；PLC：磷脂酶 C；TG：甲状腺球蛋白；TPO：甲状腺过氧化物酶；TSH：促甲状腺激素；TSHR：TSH 受体；megalin（gp330）：一种多配体的受体糖蛋白，广泛分布在体内多种极化上皮细胞（如肾小管、甲状腺细胞、内耳迷路及胆囊上皮细胞等），在甲状腺细胞可作为 Tg 受体介导其入胞

二、血糖的调节

血糖（blood glucose）是指血液中的葡萄糖，是人体活动所需能量的主要来源。血糖维持在一个稳定的水平，对保证机体各组织、器官，尤其是脑、红细胞等发挥正常功能非常重要。血糖的来源主要包括饮食摄入、糖原分解和体内非糖物质（如：氨基酸、乳酸、甘油等）的转化，即糖异生。机体中血糖的去路主要包括：葡萄糖氧化分解为机体供能、在肝和肌肉等合成为糖原、通过磷酸戊糖途径转化为其他糖类或糖类衍生物，以及转化为脂肪和氨基酸等非糖物质。当血糖浓度过高时葡萄糖可由尿液排出（图 9-2）。

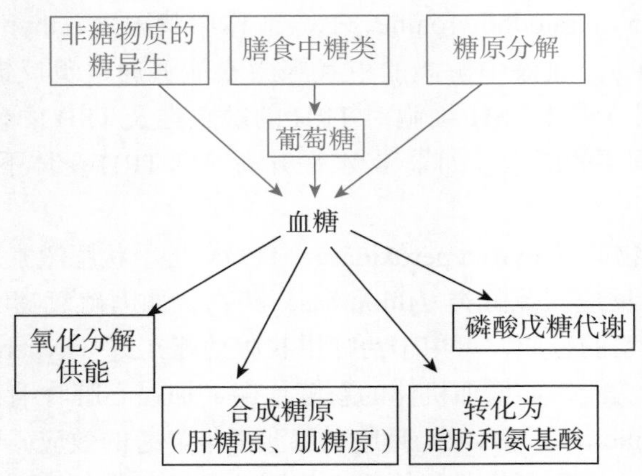

图 9-2　人体血糖的来源（蓝绿色）和去路（黑色）

机体血糖的调节主要有激素调节和神经调节。其中，调节血糖水平的激素有两类：一类能够降低血糖，目前发现的只有胰岛素；另一类升高血糖，这类激素包括胰高血糖素、肾上腺素、肾上腺皮质激素、生长激素等。

血糖的神经调节通路是：当血糖浓度升高时，血管壁等处的化学感受器兴奋→传入神经→下丘脑中调节血糖平衡的相关区域兴奋→副交感神经→胰岛 β 细胞分泌胰岛素→肝、骨骼肌、脂肪组织等处的细胞→血糖浓度降低；当血糖浓度过低时，血管壁等处的化学感受器兴奋→传入神经→下丘脑中调节血糖平衡的相关区域→交感神经兴奋→胰岛 α 细胞分泌胰高血糖素，肾上腺髓质分泌肾上腺素→肝等处的细胞→血糖浓度升高。

血糖检测是临床最常见的项目之一，有效及时的血糖监测可以为疾病的诊断和治疗提供可靠依据。临床血糖检测主要采用常规生化分析仪和快速血糖仪方法。

常规生化分析仪的检测原理是利用葡萄糖氧化酶法（GOD-POD 法），即将待测样品与液态的试剂混合，样品中的葡萄糖被葡萄糖氧化酶（glucose oxidase，GOD）氧化生成葡萄糖酸和过氧化氢。过氧化氢在过氧化物酶（peroxidase，POD）的作用下，进一步使缩合为红色醌类化合物，即 Trinder 反应（图 9-3）。该红色醌类化合物的颜色在一定范围内与血糖浓度呈正比，符合分光光度法的基本定律——朗伯 - 比尔定律。因此，通过测定其在 505 nm 波长的吸光度值而得到待测样品中葡萄糖的浓度。

快速血糖仪法是在试纸条表面固定葡萄糖氧化酶等反应试剂，血液样品中的葡萄糖与试纸上的铁氰化钾在葡萄糖氧化酶的作用下反应生成葡萄糖酸及亚铁氰化钾，血糖仪给予试纸条一定的工作电压，使亚铁氰化钾氧化为铁氰化钾，产生氧化电流，该氧化电流的大小与葡萄糖浓度呈正比，血糖仪记录该氧化电流大小，并换算出样品中葡萄糖的浓度。

Note

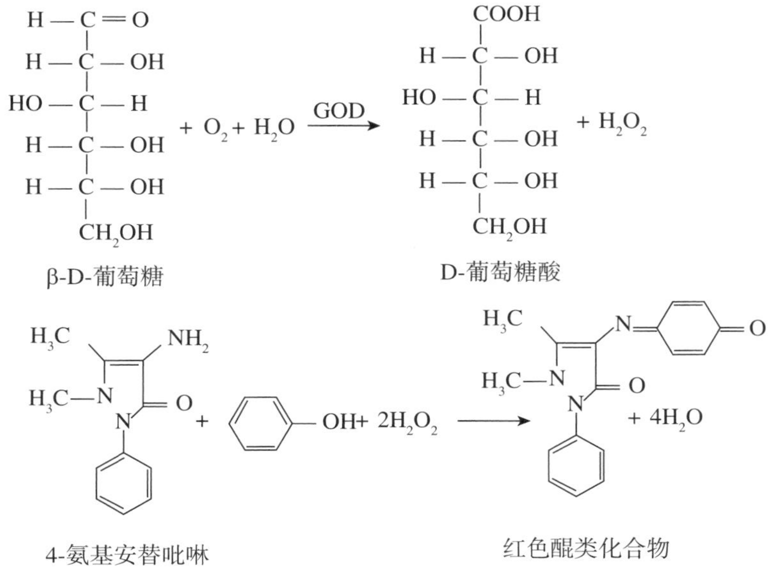

β-D-葡萄糖 + O_2 + H_2O $\xrightarrow{GOD}$ D-葡萄糖酸 + H_2O_2

4-氨基安替吡啉 + 苯酚 + $2H_2O_2$ → 红色醌类化合物 + $4H_2O$

图 9-3　葡萄糖氧化酶法（GOD-POD 法）的 Trinder 反应原理

三、酮症酸中毒

酮症酸中毒（ketoacidosis）常见于糖尿病、酒精中毒、严重饥饿等病因。糖尿病患者由于胰岛素的绝对或相对不足，葡萄糖的利用率明显降低，进而脂肪动员加速。大量脂肪酸进入肝代谢形成过多的酮体，酮体中的 β- 羟丁酸和乙酰乙酸属于固定酸，当其堆积量超过机体的代偿能力后会导致糖尿病酮症酸中毒的发生。

1．概念及发病机制　酮症酸中毒是指与酮体蓄积相关的代谢性酸中毒，当血中的酮体积蓄过多超过机体的代偿能力时会引起酮症酸中毒。

酮体是脂肪酸在肝中分解利用时产生的中间代谢产物，包括乙酰乙酸、β- 羟丁酸和丙酮。正常情况下，机体代谢产生少量酮体，可作为能量来源被组织器官利用，血液中酮体浓度较低，尿液中也检测不到酮体。但当体内胰岛素分泌不足或长期处于饥饿、禁食等情况下，机体可利用的葡萄糖减少，而脂肪分解过多，导致酮体生成增多。部分酮体可通过尿液排出体外，形成酮尿，当酮体生成的量超过外周组织的利用和代谢能力时，血酮体浓度过高，引发酮血症。酮体中的乙酰乙酸和 β- 羟丁酸都属于机体的固定酸，在血液中积蓄过多，可使血中酸性物质增多而引起代谢性酸中毒，称为酮症酸中毒。

2．临床表现及实验室检查指标　患者发生酮症酸中毒后，中枢神经系统功能抑制，早期表现为乏力、精神倦怠，严重者可出现嗜睡、昏迷等；同时还可出现食欲缺乏、恶心、呕吐，呼吸加深加快，呼气中有丙酮特征性的烂苹果味，严重者可发生心律失常、心肌收缩力降低等心血管系统相关症状。

酮症酸中毒患者尿酮呈阳性，可伴有蛋白尿和管型尿。血液中酮体含量升高，一般大于 1.0 mmol/L 称为高血酮。血酮体大于 3.0 mmol/L 提示可能发生酸中毒。血中 β- 羟丁酸升高，血液中 HCO_3^- 代偿性消耗，实际碳酸氢盐（actual bicarbonate，AB）和标准碳酸氢盐（standard bicarbonate，SB）降低。酸中毒失代偿后，血 pH 明显下降，碱剩余的负值增大，阴离子间隙增大。

3．糖尿病酮症酸中毒（diabetic ketoacidosis，DKA）　糖尿病酮症酸中毒是最常见的糖尿病急性并发症，以高血糖、酮血症和代谢性酸中毒为主要表现，是胰岛素分泌不足和胰岛素抵抗效应共同作用下所致的严重的代谢紊乱综合征。1 型糖尿病患者由于胰岛素分泌绝对减少，具有自发 DKA 的倾向；2 型糖尿病患者在一定的诱因作用下，如感染、应激、酗酒等，也可以引起 DKA。研究表明，部分长期使用钠 - 葡萄糖协同转运蛋白 -2 抑制剂（列净类药物，如达格列净、恩格列净等）的糖尿病患者，在血糖水平相对稳定的情况下由于胰岛素的绝对或相对缺乏，也可以导致非典型的 DKA 发生。

在糖尿病加重时，胰岛素缺乏和反向调节作用的激素增加（如胰高血糖素、皮质醇等）导致组织器官以动员脂肪作为主要获取能量的方式，而不再是葡萄糖代谢，因此脂肪分解加强，血中游离脂肪酸水平升高。脂肪酸在肝细胞内经 β 氧化生成大量乙酰辅酶 A，但是由于糖代谢紊乱，草酰乙酸的不足导致乙酰辅酶 A 无法顺利进入三羧酸循环，进而缩合形成酮体。同时，胰高血糖素的增加可以刺激肝糖异生水平增强，蛋白质分解增加，血中成糖和成酮氨基酸均增加，使血糖和血酮进一步升高。

DKA 的发展呈现阶段性：早期血酮升高，尿酮排出增多，其他症状并不典型，统称为酮症。机体通过消耗 HCO_3^-，代偿血液中增多的乙酰乙酸和 β- 羟丁酸，维持血 pH 在正常范围，即为代偿性代谢性酸中毒；若血液中的酮体继续蓄积，超过机体的代偿能力，则导致失代偿性酸中毒，血 pH 明显下降，患者可表现为恶心、呕吐、多尿、口干、头痛、嗜睡等症状；病情进一步恶化，还可引起严重失水、尿量减少、皮肤黏膜干燥、血压下降、心律失常等症状，同时引发严重的中枢神经系统抑制症状，如意识障碍、昏迷等。

四、代谢率的检测

生命活动需要消耗能量，但人体无法直接利用外界环境供给的各种形式的能量（如太阳能）。人体唯一能够利用的是食物中的营养物质中所蕴藏的化学能，其中糖类、脂肪和蛋白质是机体主要的能量来源，这些有机分子在机体内可被完全氧化，且消耗的氧气量与热能释放量直接相关。机体的能量代谢遵循能量守恒定律，因此测定一定时间内机体所散发的热量和做作的外功，或者测定单位时间内机体利用食物及这些食物所含的热量，都可以计算出整个机体的能量代谢水平。通常测定机体的能量代谢有两类方法，即直接测热法和间接测热法。间接测热法测定简单易行，因此多采用间接测热法。

间接测热法的理论依据是化学反应的“定比定律”：即同一化学反应中，反应前底物的量和反应后底物的量之间呈现一定的比例关系（如葡萄糖反应公式）。间接测热法就是利用这种定比关系，测定机体一定时间内的耗氧量和 CO_2 产生量，间接推算出同一时间内机体糖、脂肪和蛋白质的氧化量和产热量，从而计算出能量代谢率。通常将一定时间内机体的 CO_2 产生量和耗氧量的比值，称为呼吸商（respiratory quotient，RQ）。呼吸商可以表征代谢底物利用比例的参数，用于分析体内糖脂竞争利用关系，判断机体内的代谢功能状况。

以葡萄糖为例，氧化 1 摩尔的葡萄糖，需要 6 摩尔 O_2，同时产生 6 摩尔的 CO_2 和 6 摩尔的 H_2O，并释放一定的热能。根据公式显示的这种定比关系，呼吸商 RQ = 产生的 CO_2/ 消耗的 O_2 = 6 mol/6 mol = 1。

$$C_6H_{12}O_6 + 6H_2O + 6O_2 \rightarrow 6CO_2 + 12H_2O + \text{能量}\ (2.78\ \text{MJ/mol})$$

在一般情况下，体内的能量主要来自糖和脂肪的氧化，蛋白质可以忽略不计。有机分子在机体内可被完全氧化，并且消耗的氧气量与热能释放量直接相关。由糖和脂肪氧化时产生的 CO_2 量和消耗的 O_2 量的比值，称为非蛋白呼吸商（non-protein respiratory quotient，NPRQ）。

Note

影响能量代谢的因素很多，为了消除这些因素的影响，通常把基础代谢作为测定能量代谢的标准。基础状态是指在机体处在清醒而安静的状态下，不受肌肉活动、环境温度、食物及精神紧张等因素影响时的状态。基础代谢率（BMR）是指机体基础状态下单位时间内的能量消耗量。基础代谢是人体维持生命器官所需的最低能量需要，而静息代谢是在静息状态下维持机体活动的能量消耗。静息代谢率（resting metabolic rate，RMR）是维持机体正常的功能和体内稳态，再加上交感神经系统活动所消耗的能量。由于基础代谢率的测定比较困难，WHO 于 1985 年提出用 RMR 代替 BMR。测定时，全身处于休息状态，不是空腹而是在进食 3 ～ 4 小时后测量，此时机体仍在进行着若干正常的消化活动。因此，RMR 的值略高于 BMR，但两者的差别很小（相差约 10%），因而目前用测定 RMR 更为普遍。

静息代谢率是检测人体能量消耗的金标准。代谢率检测的意义在于：通过计算呼吸商和代谢率，可以解析机体三大营养物质在能量构成中的比例，评估人体的代谢和平衡状况。代谢率的检测对于识别机体早期的代谢异常，指导和管理非感染性性慢性病患者的营养支持和膳食干预（如高血压、糖尿病和肿瘤等）具有重要的临床意义。

第二节　人体机能实验

一、人体代谢分析实验

（一）实验目的

1．掌握能量代谢测定的基本原理。

2．学习运用公式计算人体体质指数（BMI）、呼吸商（RQ）、产热量和静息代谢率（RMR）等代谢指标，观察和比较人体在安静和运动状态下能量代谢的变化。

（二）实验原理

能量代谢分析实验中采用混合食物，测定代谢率需要测定氧气消耗量、CO_2 释放量以及尿氮排出量。为简化测算方法，能量代谢率的测定将蛋白质氧化的产热量忽略不计，将测定的一定时间内耗氧量和 CO_2 产生量所计算的呼吸商视为非蛋白呼吸商，根据对应的氧热价，可计算出一定时间内的产热量。

实验采用开放式测定法，让志愿者自然呼吸空气，收集受试者一定时间内的呼出气，通过气体检测仪测出呼出气量，并分析呼出气体中 CO_2 和 O_2 的容积百分比。由于吸入气为空气，其中各种气体的容积百分比是已知的，因此可以根据吸入气和呼出气中 O_2 和 CO_2 的容积百分比的差值和呼出气量，计算出单位时间内的耗氧量和 CO_2 产生量，然后根据如下公式计算出呼吸商（RQ）：

$$\text{呼吸商（RQ）} = \text{产生的 } VCO_2 / \text{消耗的 } VO_2 \quad \text{（式 9-1）}$$

根据表 9-1，查找呼吸商对应的氧热价（例如呼吸商 0.82，对应的氧热价为 20.20 kJ/L），然后根据以下公式计算出 24 小时内的产热量。

$$\text{产热量} = \text{耗氧量（L/24 小时）} \times \text{RQ 对应的氧热价} \quad \text{（式 9-2）}$$

表 9-1　非蛋白呼吸商和氧热价

呼吸商	糖（%）	脂肪（%）	氧热价（kJ/L）
0.707	0.00	100.00	19.62
0.71	1.10	98.90	19.64
0.72	4.75	95.20	19.69
0.73	8.40	91.60	19.74
0.74	12.00	88.00	19.79
0.75	15.60	84.40	19.84
0.76	19.20	80.80	19.89
0.77	22.80	77.20	19.95
0.78	26.30	73.70	19.99
0.79	29.00	70.10	20.05
0.80	33.40	66.60	20.10
0.81	36.90	63.10	20.15
0.82	40.30	59.70	20.20
0.83	43.80	56.20	20.26
0.84	47.20	52.80	20.31
0.85	50.70	49.30	20.36
0.86	54.10	45.90	20.41
0.87	57.50	42.50	20.46
0.88	60.80	39.20	20.51
0.89	64.20	35.80	20.56
0.90	67.50	32.50	20.61
0.91	70.80	29.20	20.67
0.92	74.10	25.90	20.71
0.93	77.40	22.60	20.77
0.94	80.70	19.30	20.82
0.95	84.00	16.00	20.87
0.96	87.20	12.80	20.93
0.97	90.40	9.58	20.98
0.98	93.60	6.37	21.03
0.99	96.80	3.18	21.08
1.00	100.00	0.00	21.13

基础代谢率（basal metabolismrate，BMR）是指机体在基础状态下单位时间内的能量消耗量。能量代谢率与体表面积呈正比。体表面积可以根据图 9-4 进行测算。

由于基础代谢率的测定比较困难，常用静息代谢率（resting metabolismrate，RMR）代替 BMR。RMR 的计算公式如下，单位为 kcal/m^2/h。

静息代谢率（RMR）= 单位时间内的产热量 / 体表面积　（式 9-3）

在临床上，呼吸热量代谢测试仪（简称营养代谢车）可以实时检测人体呼出二氧化碳量、吸入氧气量，准确计算呼吸商与基础代谢率，解析三大营养物质（碳水化合物、脂肪和蛋白质）在能量供给中的构成，评估人体代谢平衡状况。呼吸热量代谢仪的数据采集原理图见图 9-5。

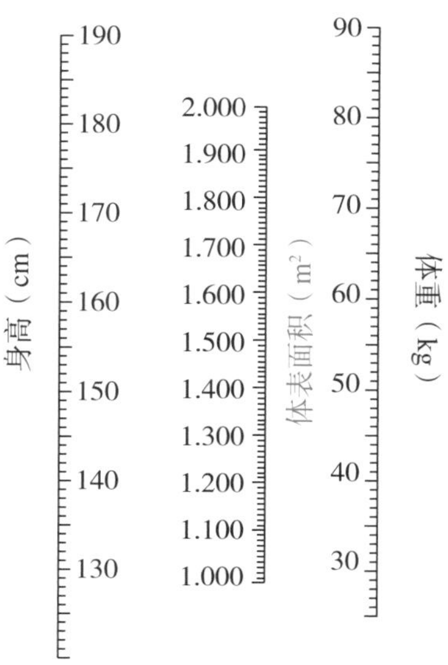

图 9-4　体表面积测算图

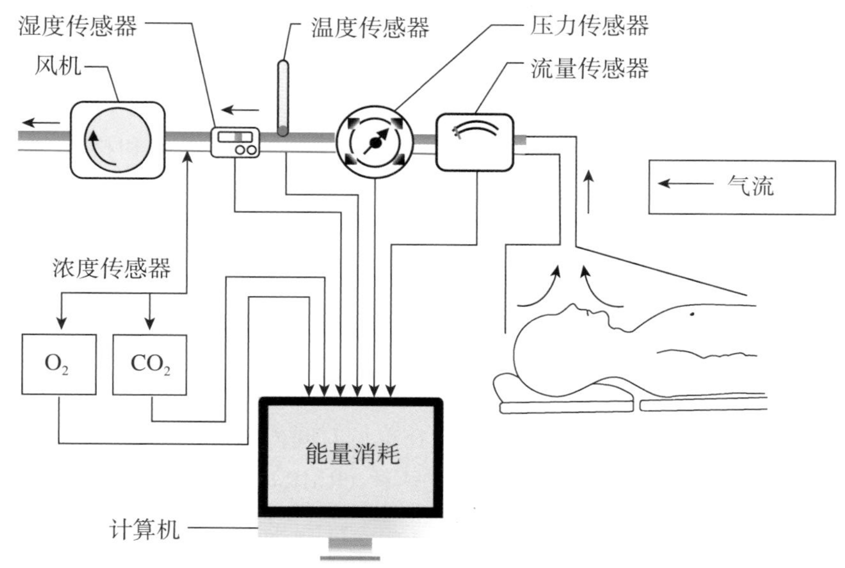

图 9-5　呼吸热量测定器数据采集原理图

（三）实验对象

学生志愿者。

（四）实验方法

1. 实验设备与用品

（1）实验设备：PowerLab 26T、呼吸气体监测仪、气体分析仪或呼吸热量代谢测试仪。

（2）实验用品：头罩或一次性面罩、体重计、高度测距仪、酒精棉。

2. 安静状态下人体代谢率的检测

（1）测定志愿者的身高和体重：使用高度测距仪和体重计测量并记录志愿者的身高和体重，记录数据。

（2）佩戴面罩或头罩适应呼吸练习：测试前志愿者平静舒适地（不宜穿过多衣服）躺在床垫上，佩戴一次性面罩，将面罩连接到呼吸气体检测仪上，让志愿者习惯和适应在装置态下进行呼吸（即呼出气体通过面罩进入监测仪）。如果使用呼吸热量代谢仪，让志愿者平静的躺在床上，按照设备使用说明，正确佩戴头罩，进行适应性练习 5 ～ 10 分钟。

（3）代谢指标的测定和数据记录：状态稳定 10 分钟后开始测试。将监测仪归零，并按下“开始”按钮，记录时间并收集志愿者安静状态下 10 分钟内的呼出气体，记录便携式呼吸气体监测仪的读数。如果使用呼吸热量代谢测试仪，则直接将头罩连接到相应检测设备，待志愿者状态稳定后，佩戴头罩检测 10 分钟，即可通过仪器读数直接获得人体能量代谢的数据。

（4）重复实验：志愿者休息数分钟并稳定后，重复本实验一次。

（5）分析气体成分和含量：使用气体分析仪分析小袋中呼出气体中氧气和二氧化碳的含量。

3．运动状态下能量代谢的检测

（1）志愿者佩戴好面罩，适应在佩戴面罩状态下正常进行呼吸运动。将面罩连接到气体监控仪上，收集呼出气体（可同步记录心电图和肺活量）。让志愿者熟悉脚踏车运动。

（2）将自行车的扭矩调为 15 Nm（即运动负荷为 100 W）。志愿者以 60 r/min 的速度蹬自行车的脚踏板，运动 10 分钟，每运动 5 分钟收集一次气体。记录志愿者的运动和恢复时间。

* 注意：如果志愿者出现以下情况必须终止实验。①心率超过 170 次 / 分。②志愿者感到任何不适。

（3）使用呼吸气体分析仪分析收集气袋中气体（O_2 和 CO_2）的成分和含量，并计算呼出气体中的 VCO_2 和 VO_2。

* 如果实验采用呼吸热量测定器，其头罩不适合同时进行运动和检测，可以自行车运动 5 ～ 10 分钟后，戴头罩，检测运动 10 分钟后的人体能量代谢数据。

（五）实验结果

1．通过记录的身高和体重数据估算体表面积和体质指数（body mass index，BMI），BMI = 体重（kg）/ 身高 ^{2}（m^2）。

2．采用两次测得的均值计算志愿者 O_2 的消耗量和 CO_2 的产生量，计算出呼吸商（RQ）。

3．查找呼吸商对应的氧热价，计算志愿者在单位时间内的产热量。

4．根据体表面积和产热量，计算出静息代谢率（RMR）。

第九章人体机能实验1：总结与思考解析

（六）总结与思考

1．基于实验中计算得到 RQ 值，估计实验中志愿者所消耗的食物种类，给出推论过程。

2．请论述为什么实验中数据计算得到的代谢率是静息代谢率而不是基础代谢率？

（李　烁）

二、基于糖尿病酮症酸中毒临床案例的可穿戴虚拟仿真实验

（一）实验目的

1．复习和巩固糖尿病酮症酸中毒的发病机制和病理变化过程。

2．理论联系实践，熟悉并理解糖尿病酮症酸中毒的临床表现、检查结果、临床诊断和治疗原则和治疗。

Note

（二）实验原理

糖尿病酮症酸中毒（DKA）是最常见的糖尿病急症，以高血糖、酮血症和代谢性酸中毒为主要表现，是胰岛素分泌不足和胰岛素抵抗效应共同作用下所致的严重的代谢紊乱综合征。DKA早期表现为血酮升高，尿酮排出增多，其他症状并不典型，统称为酮症。机体通过消耗储备碱，代偿血中增多的乙酰乙酸和β-羟丁酸，使血pH维持在正常范围内，属于代偿性代谢性酸中毒；若血中的酮体继续蓄积，超过机体的代偿能力，导致失代偿性酸中毒，血pH明显下降；病情继续恶化，还可引发严重的中枢神经系统抑制症状。

本实验基于ESP可穿戴电子标准化病人教学系统，基于生理驱动的标准化虚拟仿真穿戴设备为基础，通过利用物理学、数字电路技术、计算机信息技术、可穿戴触控技术等对人体的器官系统进行模拟和数字模型的设计，并设置相应的生理驱动时时驱动和反馈系统（图9-6）。可穿戴设备由真人穿戴，并由穿戴设备的一方根据案例剧本实情演绎糖尿病酮症酸中毒患者的典型临床表现，结合触控可操作系统模拟酮症酸中毒的发生发展过程，并设置问诊、辅助检查、治疗、抢救措施等相关环节。

实验设置医、患、家属三方角色，通过人人对话、人机对话，采用小组探究学习的模式，以模拟标准化病人为中心，按照临床诊疗流程来完成实验任务。

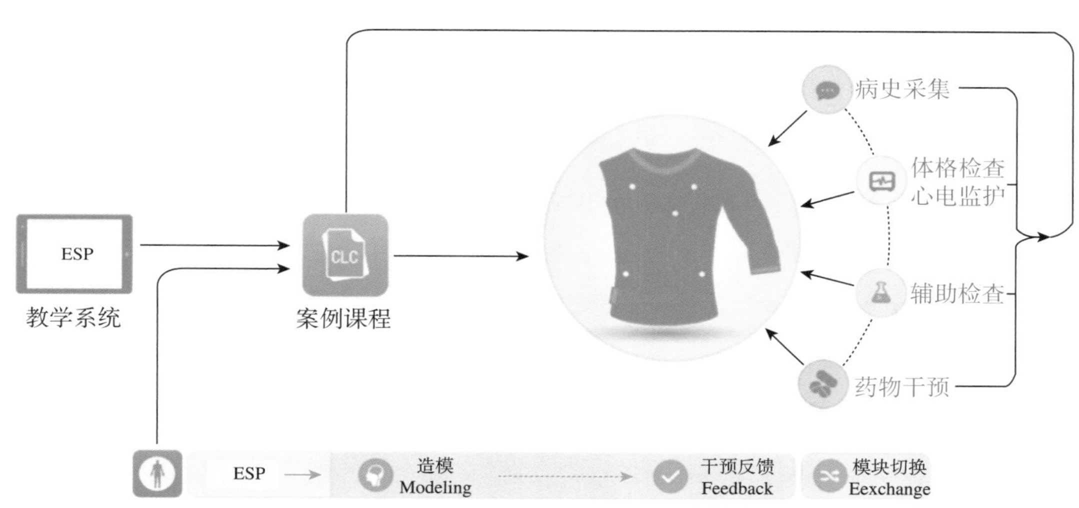

图9-6　ESP可穿戴电子标准化病人教学系统示意图

（三）实验对象

学生志愿者。

（四）实验方法

1．实验设备　配备智能化教学设备的实验室，ESP可穿戴设备，平板操控系统，桌子，椅子，诊疗台，检查床，白大衣，计时器，听诊器，血压计，以及其他体格检查用设备。

2．步骤

（1）自由分组，共分为“患者”组、“医生”组和“患者家属”组3组。

（2）案例摘要

中年患者，因昏迷而入院。患1型糖尿病10余年，长期服用达格列净和胰岛素，但由于反复出现泌尿系统感染，服药不规律，曾自行长时间停药。

体格检查：血压 90/40 mmHg，脉搏 100 次 / 分，呼吸，28 次 / 分（↑）。实验室检查：血糖 10.1 mmol/L（↑），β- 羟丁酸 1.0mmol/L（↑），血 pH 7.13（↓），$PaCO_2$ 30 mmHg（↓），AB 9.9 mmol/L（↓），SB 10.9 mmol/L（↓），Na^+160 mmol/L，Cl^- 104 mmol/L，K^+5.6 mmol/L（↑）；尿糖阳性，尿酮阳性，尿酸性。辅助检查：心电图显示心律失常，传导阻滞。治疗：胰岛素抢救；降糖。注意：需要对比患者治疗前后，血糖和血酮的变化趋势和变化程度。

(3)“患者”扮演者穿戴 ESP 设备，“医生”扮演者设置平板操控设备，“患者家属”扮演者准备剧本所需的实验道具或诊疗设备。依照案例剧本和角色任务，在合情合理的范围内允许自行发挥，完成虚拟仿真实验的演绎环节。

(4) 观察项目及结果分析

生命体征监测：体温，脉搏、呼吸、血压。

体格检查：在对患者进行全身检查的基础上，观察面容（是否出现口唇干裂、皮肤干燥凹陷等)、营养情况（是否消瘦)、表情和意识（是否出现表情淡漠、意识模糊等)，检查患者呼气时气味（是否有烂苹果味)。

辅助检查：血常规、尿常规、血糖、血酮体、尿糖、尿酮体、动脉血 pH、动脉血 CO_2 分压、血清碳酸氢盐含量、阴离子间隙，血钾、尿隐血、肾功能检测。

治疗措施：补液以纠正失水状态，胰岛素治疗降低血糖，补钾以纠正电解质紊乱、纠酸以消除酸碱平衡紊乱，寻找和消除诱因。

注意比较治疗前后各指标的变化，并分析其变化机制。

(5) 演绎环节结束后，保存实验记录。整理可穿戴设备和实验道具，放归原位以便后续使用。

（五）实验结果

组内成员根据病例实践过程和收集到的各项诊疗结果，梳理总结，形成一份规范的组内病例实践报告，并在课上进行汇报。

（六）总结与思考

第九章人体机能实验2：总结与思考解析

1．引起糖尿病酮症酸中毒的常见病因有哪些？有哪些主要临床表现？

2．糖尿病酮症酸中毒的常见并发症有哪些？有哪些措施可以帮助糖尿病患者预防酮症酸中毒的发生？

（姜晓辉）

第三节　虚拟仿真实验

一、甲状腺激素对基础代谢率的影响

（一）实验目的

1．掌握下丘脑 - 腺垂体 - 甲状腺轴的反馈调节过程。

2．学习并掌握代谢率测定的原理和计算方法。

3．观察激素或药物对甲状腺模型动物代谢率的影响。

（二）实验原理

甲状腺是人体内最大的内分泌器官，其分泌的甲状腺激素是生命过程所必需的。甲状腺激素能够增强能量代谢，增加产热量。下丘脑-腺垂体-甲状腺轴在甲状腺激素的分泌调节中发挥了重要作用。下丘脑分泌的 TRH 刺激腺垂体的促甲状腺细胞分泌 TSH，TSH 刺激甲状腺腺体的增生以及甲状腺激素（thyroid hormone，TH）的合成与分泌。当机体的甲状腺激素到一定水平时，通过负反馈机制抑制 TSH 和 TRH 的分泌，从而降低 TH 的合成和分泌，如此形成了 TRH-TSH-TH 分泌的调控轴，保持血中甲状腺激素浓度的相对恒定（图 9-7）。

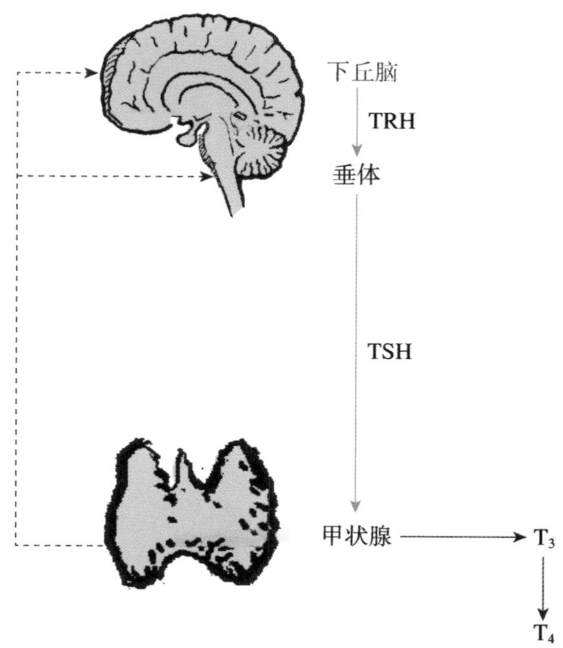

图 9-7 甲状腺激素的合成与调节

甲状腺过氧化物酶（TPO）是 TH 合成的关键酶。硫脲类药物，如丙硫氧嘧啶等通过抑制 TPO 的活性从而抑制甲状腺激素的合成，可用于治疗甲状腺功能亢进。

基础代谢是指机体在基础状态下的能量代谢。基础代谢率（BMR）则是指机体在基础状态下单位时间内的能量消耗量。小动物的代谢率可以通过测定动物的耗氧量（VO_2）和二氧化碳产生量（VCO_2），根据公式计算出代谢率（energy expenditure，EE）。

本实验采用呼吸代谢笼，通过监测输入和输出代谢笼的空气中 O_2 和 CO_2 的含量百分比，从而计算出小动物每小时的摄氧量（VO_2）和 CO_2 排出量（VCO_2），然后根据 Weir 公式计算出 EE 值。

（1）摄氧量：$VO_2 = Vi.O_2 - Vo.O_2$

CO_2 排出量：$VCO_2 = Vo.CO_2 - Vi.CO_2$

其中，Vi = 单位时间输入代谢笼的空气量

Vo = 单位时间输出代谢笼的空气量

O_2 = Vi 中 O_2 含量百分比，O_2 = Vo 中 O_2 含量百分比

CO_2 = Vo 中 CO_2 含量百分比，CO_2 = Vi 中 CO_2 含量百分比

（2）Weir 公式：$EE = 3.941 \times VO_2 + 1.106 \times VCO_2$ (kcal/kg/hr)

软件中自动计算并给出 VO_2、VCO_2 和 EE 值。

为了观察甲状腺激素和促甲状腺激素（TSH）对能量代谢的影响，实验设计了三种小鼠：正常小鼠（假手术组）、甲状腺切除小鼠（Tx）和腺垂体切除小鼠（Hypox）。在实验中分别观察三种小鼠的基础代谢率，然后分别给予激素和药物后，观察三组小鼠基础代谢率的变化。

（三）实验对象

虚拟动物，包括正常小鼠（假手术组）、甲状腺切除小鼠（Tx）和腺垂体切除小鼠（Hypox）。

（四）实验方法

1．登录虚拟仿真实验平台，点击“甲状腺生理实验”项目。

Note

2．实验 1：模型小鼠基础状态下代谢率的测定（图 9-8）

（1）拖动正常小鼠置于天平上，点击“称重”，在表中记录小鼠的体重。

（2）将小鼠从天平上移至呼吸代谢笼。

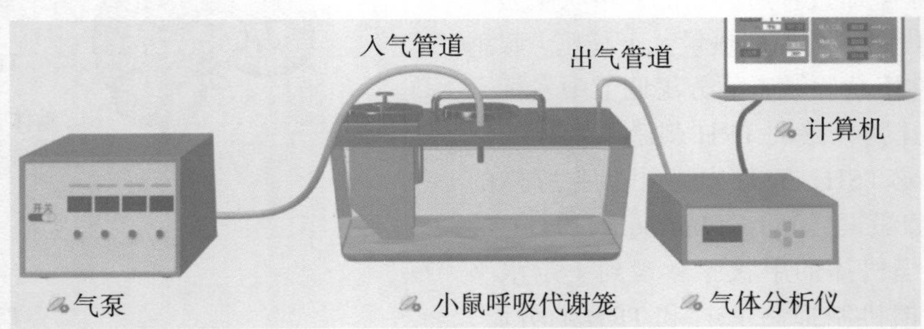

图 9-8　小鼠基础代谢率检测示意图

（3）开启气泵给代谢笼供气，气体流速：2 L/min，并打开气体分析仪。点击定时器，设置为 10 分钟，气体分析仪将检测 10 分钟内输入和输出代谢笼的空气中 O_2 和 CO_2 的含量，计算机中的软件将自动计算出虚拟动物每小时的 VO_2、VCO_2 和 EE 值。

（4）点击夹子关闭分析仪和气泵。

（5）拖动小鼠回笼子，点击“清除”按钮。

（6）点击“重置”按钮。软件会自动给出每组 6 只虚拟小鼠的数据。

（7）重复 1 ~ 6，完成“Tx”与“Hypox”小鼠代谢率的测定和计算。

3．实验 2：甲状腺素对小鼠代谢率的影响

（1）选择一只小鼠，称重。

（2）给小鼠注射“甲状腺素”，然后放置于呼吸代谢笼中。

（3）重复“实验 1”中的 3 ~ 7 操作并记录数据。

4．实验 3：TSH 对小鼠代谢率的影响

（1）选择一只小鼠，称重。

（2）给小鼠注射“TSH”，然后放置于呼吸代谢笼中。

（3）重复“实验 1”中的 3 ~ 7 操作并记录数据。

5．实验 4：丙硫氧嘧啶对小鼠代谢率的影响

（1）选择一只小鼠，称重。

（2）给小鼠注射“丙硫氧嘧啶”，然后放置于呼吸代谢笼中。

（3）重复“实验 1”中的 3 ~ 7 操作并记录数据。

（五）实验结果

1．记录基础状态下虚拟小鼠的实验结果，并整理为如表 9-2 的形式。

Note

表 9-2　基础状态下三种小鼠的代谢率

正常小鼠	1	2	3	4	5	6	平均值
体重（g）							
VO_2（ml/hr）							
VCO_2（ml/hr）							
EE（kcal/kg/hr）							

Tx 小鼠	1	2	3	4	5	6	平均值
体重（g）							
VO_2（ml/hr）							
VCO_2（ml/hr）							
EE（kcal/kg/hr）							

Hypox 小鼠	1	2	3	4	5	6	平均值
体重（g）							
VO_2（ml/hr）							
VCO_2（ml/hr）							
EE（kcal/kg/hr）							

2．记录给予甲状腺素、TSH 和丙硫氧嘧啶后虚拟小鼠的实验结果，并整理为如上类似表格。

3．完成实验报告。

（六）总结与思考

第九章虚拟仿真实验1：总结与思考解析

1．甲状腺激素对机体的新陈代谢有哪些调节作用？

2．正常情况下，血中甲状腺激素的水平是如何保持相对稳定的？

（李　烁　康继宏）

二、人体血糖调节虚拟仿真实验

（一）实验目的

1．学习人体（不同年龄）血糖的正常范围标准。

2．理解进食、饥饿和运动状态下人体血糖调节的动态过程。

3．理解血糖调节在生命活动中的重要性。

（二）实验原理

血糖是血液中葡萄糖，是人体生命活动所需能量的主要来源。人体血糖恒定是机体内环境稳态的重要条件。机体血糖调节的途径主要有激素调节和神经调节。当饮食或运动后，机体血糖浓度升高，刺激血管壁等处的化学感受器，促进下丘脑中血糖调节相关区域，兴奋副交感神经，调节胰岛 β 细胞分泌胰岛素（唯一的一种降血糖激素），促进肝、骨骼肌和脂肪组织对血糖的摄取利用，从而使血糖浓度降低；当机体处于饥饿状态，血糖浓度降低时，通过血管壁等处的化学感受器和传入神经调控下丘脑血糖调控相关区域，使交感神经兴奋，促进胰岛 α 细胞分泌胰高血糖素等升高血糖的激素，促进肝等组织分解糖原，从而使血糖浓度升高。

本实验通过虚拟仿真实验，模拟不同状态下人体血糖水平的改变并检测血中的胰岛素水平。

（三）实验对象

健康虚拟人。

（四）实验步骤

1．登录虚拟仿真实验平台，点击“人体血糖调节虚拟仿真实验”。
2．点击“胰腺器官模型解剖”按钮，观察胰腺和胰岛细胞的结构。
3．点击“进食”按钮，观察人体在进食状态下血糖水平随时间的动态变化过程。
4．点击“饥饿”按钮，观察人体在饥饿状态下血糖水平随时间的动态变化过程。
5．点击“运动”按钮，观察人体在运动状态下血糖水平随运动发生的变化。
6．点击“低血糖的机体反应及应急措施”按钮，观察血糖水平和人体发生的反应。

（五）实验结果

1．记录健康虚拟人在进食、饥饿和运动状态下，血糖水平的动态变化。
2．记录低血糖时健康虚拟人的血糖水平和人体发生的反应。

第九章虚拟仿真实验2：总结与思考解析

（六）总结与思考

1．血糖的调节途径有哪些？
2．血糖异常的临床表现有哪些？

三、1 型糖尿病及其常见并发症虚拟仿真实验

（一）实验目的

1．学习糖尿病的临床表现和诊断标准。
2．理解不同类型糖尿病的发病机制。
3．学习糖尿病常见并发症。
4．理解糖尿病的治疗药物和治疗原则。

（二）实验原理

糖尿病（diabetes mellitus）是一种以高血糖为特征的代谢性疾病。典型的症状有多尿、多饮、多食及体重减轻，也称为“三多一少”。糖尿病患者长期血糖浓度过高可导致机体多个组织，特别是肾、心脏、血管、神经和眼睛等出现严重的损害。糖尿病可分为胰岛素依赖型糖尿病（insulin dependent diabetes mellitus，IDDM，又称 1 型糖尿病）、非胰岛素依赖型糖尿病（noninsulin dependent diabetes mellitus，NIDDM，又称 2 型糖尿病）和其他类型。1 型糖尿病患者通常具有胰岛素水平的绝对不足，而 2 型糖尿病患者往往具有胰岛素抵抗和慢性的代谢综合征等情况，机体的胰岛素分泌不足或利用受限。

Note

诊断糖尿病的主要依据是空腹血糖、随机血糖或口服葡萄糖耐量试验（oral glucose tolerance

test，OGTT）、餐后 2 小时的血糖水平。糖化血红蛋白（glycosylated hemoglobin A1c，HbA1c）可以作为糖尿病的补充诊断标准。

本软件模拟糖尿病疾病，采用动态画面和表格展现了 1 型糖尿病和 2 型糖尿病的区别。基于不同患病时期的糖尿病患者案例，学习糖尿病的临床表现和并发症。

（三）实验对象

ESP。

（四）实验步骤

1．登录虚拟仿真教学平台。

2．点击“胰的结构、酮体的生成过程、蛋白尿的形成机制”进行学习。

3．点击“糖尿病”按钮，学习糖尿病概念、发病机制和分类。

4．点击“糖尿病早期”按钮，了解病例基本信息和病情描述。对患者进行语音问诊、一般体格检查和辅助检查。学习病例临床表现和血尿生化指标。完成后，进行病情评估和抢救治疗。最后，点击“考核”按钮进行知识掌握考察。

5．点击“糖尿病并发症之一的酮症酸中毒”按钮，观察患者，了解病史。对患者进行语音问诊、体格检查、辅助检查、血尿生化指标和酮体水平检查。完成任务后，进行病情评估和抢救治疗。最后，点击“考核”按钮进行知识掌握考察。

6．点击“糖尿病肾病”按钮，对患者进行语音问诊、体格检查，判断患者当前症状所需要的实验室检查。模拟临床病历格式，查看检查报告，针对不同患者的病情情况及严重程度，学习相应的治疗原则和治疗方法。

（五）实验结果

根据虚拟患者的各项诊疗结果，梳理总结成一份规范的病例实践报告。

（六）总结与思考

第九章虚拟仿真实验3：总结与思考解析

1．糖尿病及其并发症的发病机制是什么？

2．糖尿病的预防、药物治疗和治疗原则是什么？

（潘　燕）

小　结

内分泌系统是机体重要的调节系统，通过所分泌的各种激素发布体液调节信息，与神经系统相互协调，共同调节机体活动，维持内环境稳态，从而确保生命活动的正常进行。

甲状腺是人体最大的内分泌腺，所分泌的甲状腺激素是生命过程所必需的。下丘脑 - 腺垂体 - 甲状腺轴通过负反馈机制在甲状腺激素的分泌调节中发挥了重要作用，保持血中甲状腺激素浓度的相对恒定。甲状腺激素能够增强能量代谢，增加产热量。因此测定机体的代谢率有助于判断甲状腺功能的异常。通常采用间接测量法测定基础代谢用于检测人体的能量消耗。代谢率的检测对于识别机体早期的代谢异常等具有重要的临床意义。

血糖是人体活动所需能量的主要来源。血糖的来源主要包括饮食摄入、糖原分解和体内非糖物质的转化。机体中血糖的去路主要包括葡萄糖氧化分解、合成糖原，以及转化为脂肪和氨基酸等非糖物质等。血糖维持在一个稳定的水平对保证机体各组织、器官，尤其是脑、红细胞等发挥正常功能非常重要。因此血糖检测是临床最常见的项目之一，有效及时的血糖监测可以为疾病的诊断和治疗提供可靠依据。糖尿病则是一种以高血糖为特征的代谢性疾病，分为1型、2型和其他类型。患者长期血糖浓度过高可导致机体多个组织出现严重的损害，糖尿病酮症酸中毒是最常见的糖尿病急症，是一种严重的代谢紊乱综合征。因此，了解人体血糖正常范围及调节机制、掌握导致血糖异常的常见因素、理解糖尿病的发病机制、糖尿病常见并发症，以及糖尿病的治疗原则等，对于糖尿病的健康教育具有重要意义。

整合思考题

第九章整合思考题解析

1. 能量代谢测定的基本原理是什么？
2. 甲状腺激素如何维持相对恒定？甲状腺激素水平的变化如何影响产热量？
3. 人体血糖的正常范围及调节机制是什么？
4. 糖尿病的分类、发病机制和主要并发症是什么？常用降糖药有哪些类型？

Note

第十章　神经与肌肉系统

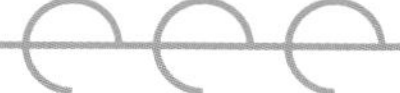
导学目标
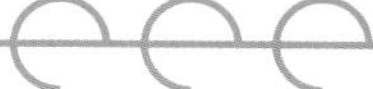

通过本章内容的学习，学生应能够：

基本目标

1．说明神经与肌肉系统的运行原理。

2．举例说明反射、反射弧结构及生理意义。

3．解释神经－肌肉之间结构和功能联系，并学会神经肌肉信号检测方法。

4．分析听觉器官传音、感音原理。

发展目标

1．学会常见神经系统反射功能检查方法，并能分析反射功能异常的原因。

2．鉴别感音性耳聋和传音性耳聋。

3．鉴别神经肌肉疾病不同发病机制，并说明不同治疗原则。

案例 10-1

女性，30 岁。因“感觉全身乏力和易疲劳 3 个月，加重 1 周”就诊。患者 3 个月前登山后出现全身乏力、易疲劳、梳头困难并伴有眼睑下垂、复视，上楼时屡次跌倒在地，但上述症状休息后可缓解，早晨起床时症状轻，午后症状较重。肌电图提示：低频电刺激衰减显著，高频无递增；新斯的明试验阳性；肌疲劳试验阳性；乙酰胆碱受体抗体检测阳性。

诊断：重症肌无力。

问题：

1．重症肌无力的发病机制是什么？

2．神经－肌肉接头处兴奋传递的过程是怎样的？有哪些影响因素？

案例 10-1 解析

第一节　神经与肌肉系统的运行原理

一、神经元突触后电位产生原理

一个神经元的轴突与另一个神经元接触的部位称为突触。突触后神经元对突触前脉冲的电压反应称为突触后电位（postsynaptic potential，PSP）。

突触前神经元兴奋后释放神经递质，神经递质在突触间隙扩散并与突触后神经元上的受体相结合，引起相应的离子通道开放，从而产生突触后电流。

1．兴奋性突触后电位（excitatory postsynaptic potential，EPSP） 突触前神经元释放的兴奋性神经递质主要为谷氨酸，谷氨酸受体分为离子型受体和代谢型受体。常见的离子型谷氨酸受体包括*N*-甲基-D-天冬氨酸（*N*-methyl-D-aspartate，NMDA）和α-氨基-3-羟基-5-甲基-4-异噁唑（α-amino-3-hydroxy-5-methyl-4-isoxazolepropionic acid，AMPA）受体，通过结合谷氨酸调控离子通道的开闭。带正电荷的离子流入突触后细胞引起突触后膜的去极化，产生 EPSP（图 10-1）。EPSP 提高了神经元膜电位，使其更容易产生动作电位。EPSP 信号沿着树突传播，并与轴丘上的其他输入相总和。

2．抑制性突触后电位（inhibitory postsynaptic potential，IPSP） 抑制性突触前神经元释放的递质通常为γ-氨基丁酸（γ-aminobutyric acid，GABA）。GABA 受体主要有两类：$GABA_A$ 和 $GABA_B$。$GABA_A$ 是配体门控型氯离子通道受体，与 GABA 结合后选择性引起 Cl^- 内流。$GABA_B$ 是代谢型受体，和钾离子通道相连。GABA 与其受体结合后引起突触后神经元的超极化，产生 IPSP，使动作电位的产生更为困难（图 10-1）。IPSP 信号沿着树突传播，并与轴丘上的其他输入相总和。

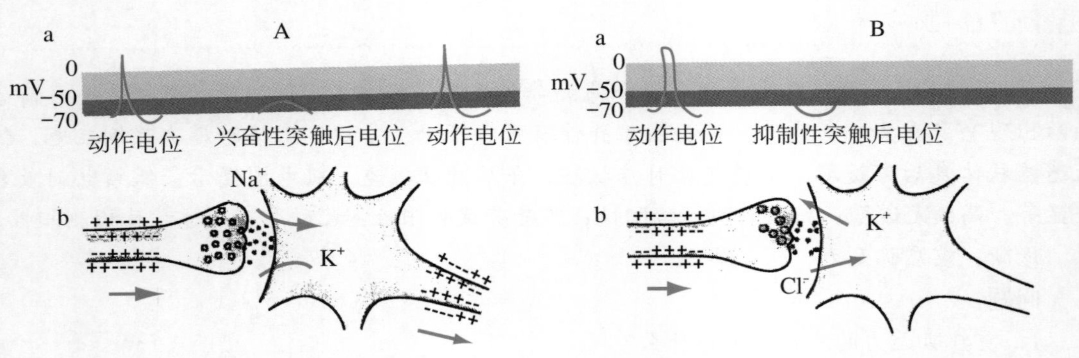

图 10-1　突触后电位产生机制示意图

3．突触后神经元动作电位的产生 一个神经元可能会接收多个其他神经元的突触输入，神经元是否响应多个突触前神经元的输入而放电，取决于多个因素。EPSP 和 IPSP 是膜电位的瞬时变化，由单个突触处的递质释放引起的 EPSP 通常太小，无法触发突触后神经元的兴奋。然而多个突触前神经元的活动在时间和空间上综合叠加会导致膜电位的大幅波动。如果突触后细胞充分去极化至阈电位，则会产生动作电位（图 10-2）。膜电位和脉冲速率取决于细胞的生物物理机制以及细胞内部和外部电压的相互作用。1952 年，Hodgkin 和 Huxley 引入了一个标准模型即

Note

Hodgkin-Huxley 模型来描述细胞膜电位的动力学。

（1）突触后神经元结合神经递质后其离子通道电流可以表示为：

$$I_{syn} = G_{syn}(V, t)\ [V(t) - E_{syn}] \qquad \text{（式 10-1）}$$

G_{syn} 为膜电导；V 为膜电位；E_{syn} 为平衡电位。

（2）用类似于 Hodgkin-Huxley 的模型来描述突触后的电流。

$$G_{syn}(t) = G_{max}R(t) \qquad \text{（式 10-2）}$$

流入电容器的电流与电容的大小和电压的变化率

$$dR/dt = \alpha N\ (1 - R) - \beta R \qquad \text{（式 10-3）}$$

α：神经递质的结合速率常数

β：神经递质的解离速率常数

R：结合了神经递质且开启的离子通道所占比例

N：神经递质在突触后神经元表面的浓度

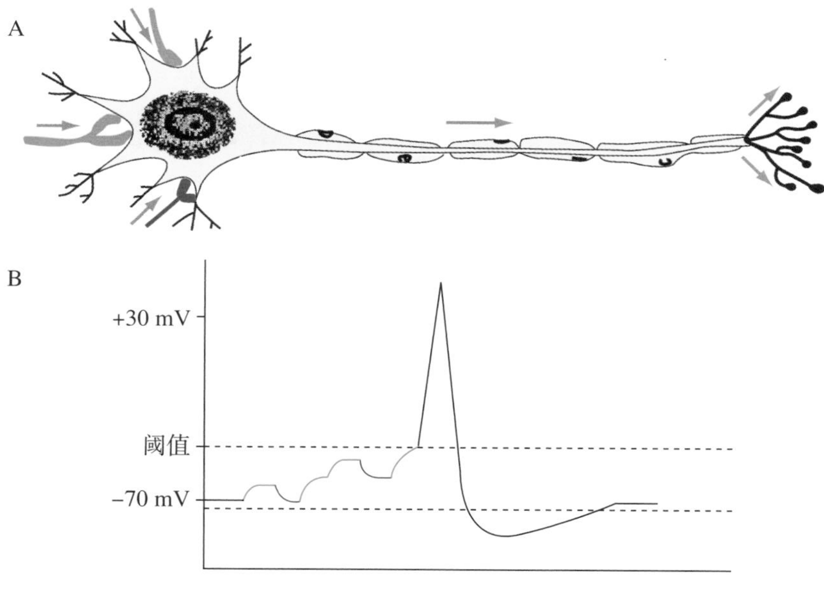

图 10-2　突触后神经元动作电位的产生

A．树突上的红色（EPSP）和蓝色（IPSP）输入代表来自其他神经元的轴突终末。EPSP 和 IPSP 信号沿着树突传播，在轴丘发生总和。B．EPSP 和 IPSP 的总和。兴奋性输入导致膜电位升高（红色），而抑制性输入导致膜电位降低（蓝色）。一旦总和后的电位使细胞膜达到阈值，突触后细胞将产生一个动作电位。

框 10-1　Hodgkin-Huxley 模型

1952 年，Alan Lloyd Hodgkin 和 Andrew Fielding Huxley 通过对枪乌贼巨轴突神经放电的实验研究，提出了 Hodgkin-Huxley 模型，因为其在解释动作电位的产生和传播方面的奠基性贡献，两人在 1963 年获得诺贝尔生理学或医学奖。

Hodgkin-Huxley 模型基于实验观察到的神经元膜电位变化，通过一系列的微分方程，用电路模拟神经元脉冲发放的过程。如图 10-3 所示，细胞膜为电容（C_m）；膜蛋白包括

Na^+、K^+ 和泄漏通道（leaky 通道）为电阻，其中钠电导和钾电导为电压和时间依赖，而泄漏电导则无电压和时间依赖性；驱动离子流动的电化学梯度可看作电源（E）。该模型描述了神经元膜电位的变化过程。通过该模型，可以研究神经元在不同刺激条件下的动作电位产生和传导机制，以及神经元对外界刺激的响应特性。Hodgkin-Huxley 模型对于理解神经元膜电位动力学和神经信号传导机制有重要意义。

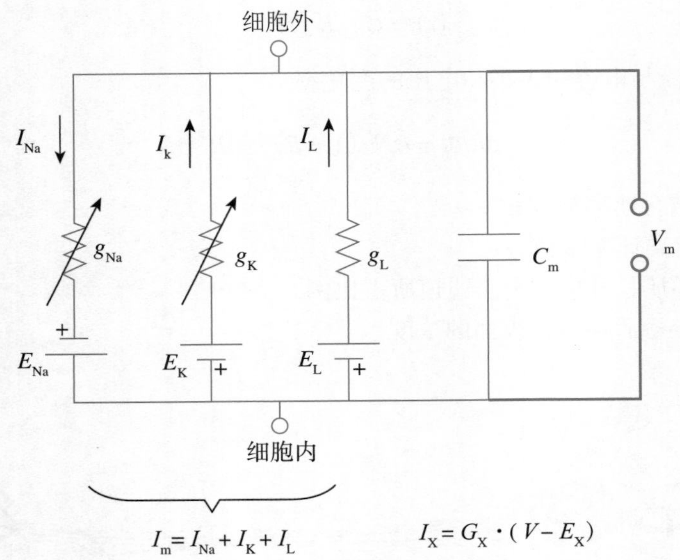

图 10-3　Hodgkin-Huxley 模型的电路模型

$I_{Na} = G_{Na}(V, t)(V - E_{Na})$ $I_k = G_k(V, t)(V - E_k)$ $I_L = G_L(V - E_L)$

I 为电流，V 为膜电位，G 为离子通道电导，E 为离子平衡电位

$E_{Na} = +55$ mV，$E_k = -75$ mV，$E_L = -50$ mV

（唐　影）

二、反射与反射弧

（一）反射与反射弧的定义

在中枢神经系统（central nervous system）参与下，机体对内、外环境变化所产生的具有适应意义的规律性应答称为反射（reflex）。反射是神经系统调节机体生理功能活动的基本方式。反射活动的结构基础为反射弧（reflex arc），它由五个基本成分组成，即感受器（sensory receptor）、传入神经（afferent nerve）、中枢（center）、传出神经（efferent nerve）和效应器（effector）（图 10-4）。反射弧任何一个部分受损，反射活动将无法进行。

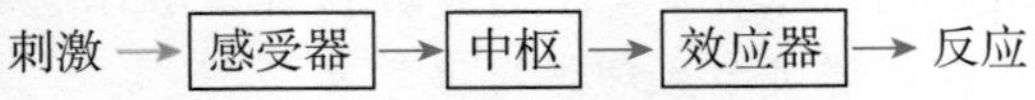

刺激 → 感受器 → 中枢 → 效应器 → 反应

图 10-4　反射弧的构成

体内各种感受器可接受内、外环境变化的刺激并将之转变为一定形式的神经电信号，不同的

信息在不同传入神经上通过电信号强度、放电频率等编码，经传入神经至相应的神经中枢，中枢对传入信号进行分析处理后发出指令经传出神经传至效应器，改变其活动。例如人们看到食物或进食引起唾液腺分泌的过程，就是神经反射调节的典型例子。

神经反射的特点是反应迅速、起作用快、调节精确。通常神经反射包括非条件反射（unconditioned reflex）和条件反射（conditioned reflex）。

非条件反射是与生俱来、数量有限、比较固定和形式低级的反射活动，其反射中枢基本上位于大脑皮质以下较低部位如脊髓和脑干，无需大脑皮质的参与，通过皮质下各级中枢就能完成。非条件反射的反射弧相对固定，是生物体进化的产物，包括防御反射、食物反射、性反射等，它使人和动物能够初步适应环境，对于个体和种系生存具有重要意义。

条件反射（conditioned reflex）是指通过后天学习和训练而形成的反射。它是反射活动的高级形式，是人和动物在个体生活过程中按照所处的生活环境，在非条件反射的基础上不断建立起来的，其类型和数量不固定，可不断建立新的条件反射，已建立的条件反射也会消退。人和高等动物形成条件反射的主要中枢部位在大脑皮质。与非条件反射相比，条件反射使人和高等动物对各种环境具有更加完善的适应性。巴甫洛夫在他建立的经典条件反射实验中观察到：给家犬喂食时，家犬产生唾液分泌，这属于非条件反射，食物是非条件刺激；不给食物，只让家犬单纯听到铃声，它不会分泌唾液，此时铃声为无关刺激；但若让家犬每次进食时都听到同样的铃声，反复多次强化后，即使没有食物的非条件刺激，而家犬受到单纯铃声刺激也会分泌唾液，此时铃声已从无关刺激转变成了条件刺激。经过训练的家犬高级神经中枢将铃声与食物供应关联起来，受到条件刺激时启动了非条件刺激引起的唾液分泌反应。这种在特定条件下建立起来的由条件刺激引起的反射即为条件反射。条件反射的刺激与反应之间的关系灵活可变且不固定，若不加以强化，则可逐渐消退。

（二）反射的中枢整合

反射的基本过程是刺激信息经反射弧各个环节序贯传递的过程。中枢是反射弧中最复杂的部位，不同反射的中枢范围可相差很大。传入神经元和传出神经元之间在中枢只经过一次突触传递的反射，称为单突触反射（monosynaptic reflex）。腱反射（tendon reflex）是体内唯一仅通过单突触反射即可完成的反射。在中枢经过多次突触传递的反射，称为多突触反射（polysynaptic reflex）。人和高等动物体内的大部分反射都属于多突触反射。在整体情况下，无论是简单的还是复杂的反射，传入冲动进入脊髓或脑干后，除在同一水平与传出部分发生联系并发出传出冲动外，还有上行冲动传到更高级的中枢部位进一步整合，再由高级中枢发出下行冲动来调整反射的传出冲动。因此，进行反射时，既有初级水平的整合，也有较高级水平的整合。在通过多级水平的整合后，反射活动变得更复杂和更具适应性。

（三）脊髓反射

非条件反射中很大一部分以脊髓为中枢部位，也称为脊髓反射（spinal reflex），包括了多种防御反射、姿势反射等。四种基本的脊髓反射是：屈肌反射、对侧伸肌反射、牵张反射和反牵张反射。

1．屈肌反射（flexor reflex） 当一侧肢体受到伤害性刺激时，可反射性引起受刺激侧肢体关节的屈肌收缩而伸肌舒张，使肢体屈曲以远离伤害性刺激，这一反射称为屈肌反射，也称为逃避反射（withdrawal reflex）。屈肌反射具有躲避伤害的保护意义。在此反射中，肢体屈曲程度与刺激强度有关。例如，较弱的刺激作用于足底时，只引起踝关节屈曲，随着刺激强度的增强，膝关节和髋关节也可发生屈曲。屈肌反射的反射弧如图 10-5 所示。

2．对侧伸肌反射（crossed-extensor reflex） 当一侧肢体受到较大强度的伤害性刺激时，除

Note

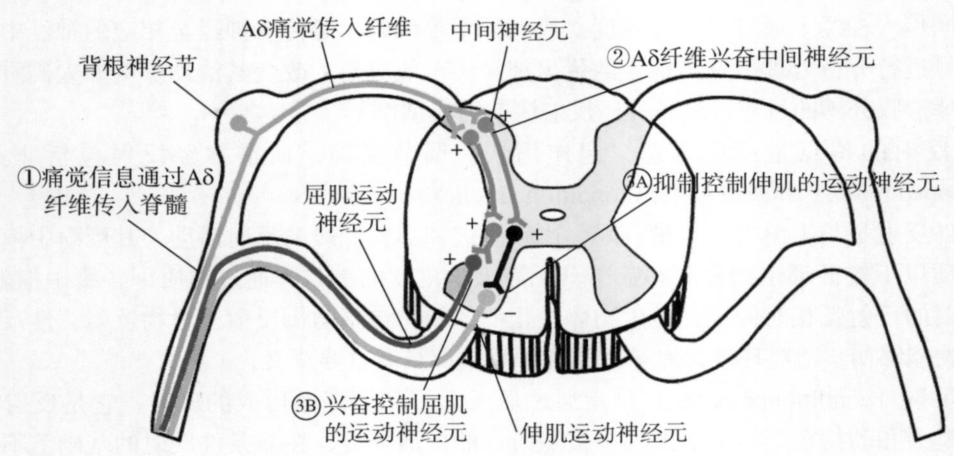

图 10-5　屈肌反射

Aδ 痛觉传入纤维与脊髓中的中间神经元形成突触连接，兴奋经中间神经元（一个或者更多）传导至控制屈肌的 α 运动神经元，导致屈肌收缩；此外，另一部分被痛觉传入纤维兴奋的中间神经元可通过兴奋不同的中间神经元，后者释放抑制性神经递质作用于控制伸肌的运动神经元，抑制其活性，导致伸肌舒张

引起同侧肢体屈曲外，还可引起对侧肢体的伸展，称为对侧伸肌反射。对侧伸肌反射是一种姿势反射，在受刺激侧肢体屈曲时对保持身体平衡具有重要意义。其作用机制与屈肌反射类似，反射弧如图 10-6 所示。

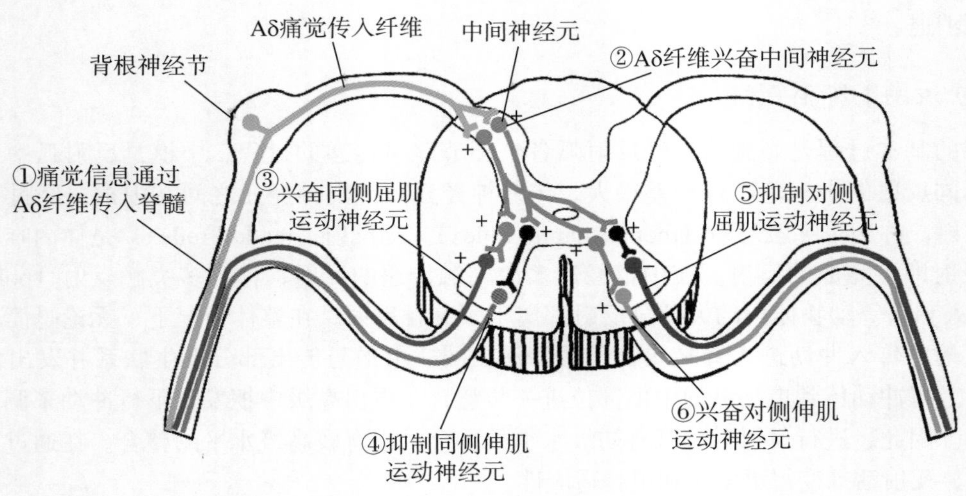

图 10-6　对侧伸肌反射

Aδ 痛觉传入纤维与脊髓中的中间神经元形成突触连接，兴奋中间神经元，其投射除了在同侧换元传导以控制同侧屈肌和伸肌之外，同时发出纤维到对侧，经中间神经元换元传导兴奋控制伸肌的运动神经元，抑制控制屈肌的运动神经元，导致对侧肢体伸展

从以上两种脊髓反射的反射通路可以发现，反射从信息传入到效应输出，其净效应可通过将反射弧上每一个环节的正负作用相乘得到。例如，将兴奋作用视为正效应（+），抑制作用视为负效应（−），那么，疼痛刺激对同侧屈肌的作用是（+ X + X + = +），对同侧伸肌的作用是（+ X + X − = −）；对对侧屈肌的作用是（+ X + X − = −），对对侧伸肌的作用是（+ X + X + = +）。

3．牵张反射（stretch reflex） 是指具有完整神经支配的骨骼肌在受外力牵拉伸长时引起被牵拉的同一肌肉发生收缩的反射。

Note

（1）牵张反射的感受器：牵张反射的感受器是肌梭（muscle spindle）。肌梭位于一般肌纤维之间，呈梭状，长 4 ～ 10 mm，其外层是一结缔组织囊。囊内含有 6 ～ 12 根肌纤维，称为梭内肌纤维（intrafusal fiber）。囊外肌纤维称为梭外肌纤维（extrafusal fiber）。肌梭与梭外肌纤维平行排列，两者呈并联关系，因此当肌纤维受到牵拉刺激时，肌梭也能感受到牵拉刺激或肌肉长度的变化。梭内肌纤维由位于两端的收缩成分和位于中间的感受装置（非收缩成分）所构成，两者呈串联关系。梭内肌纤维分为核袋纤维（nuclear bag fiber）和核链纤维（nuclear chain fiber）两类。核袋纤维的细胞核多集中在中央部，形成一个袋状结构，而核链纤维的细胞核则较分散，呈链状排列。肌梭的传入神经纤维有Ⅰa 和Ⅱ类纤维。Ⅰa 类纤维是大的有髓神经纤维，其末梢呈螺旋形缠绕于核袋纤维和核链纤维的感受装置部位，感受肌肉收缩时的肌肉拉伸。核袋纤维又分为静态袋（“static bags”）和动态袋（“dynamic bags”）。Ⅱ类纤维为中等有髓纤维，其末梢分布于静态核袋纤维和核链纤维的感受装置部位，传递静态下的肌肉长度信息。两类纤维都终止于 α 运动神经元。除了通过Ⅰa 和Ⅱ类纤维传入信息，所有的梭内肌纤维收缩成分都被 γ 运动神经元的传出纤维支配，γ 运动神经元能够通过激活梭内肌纤维收缩控制其长度（图 10-7）。

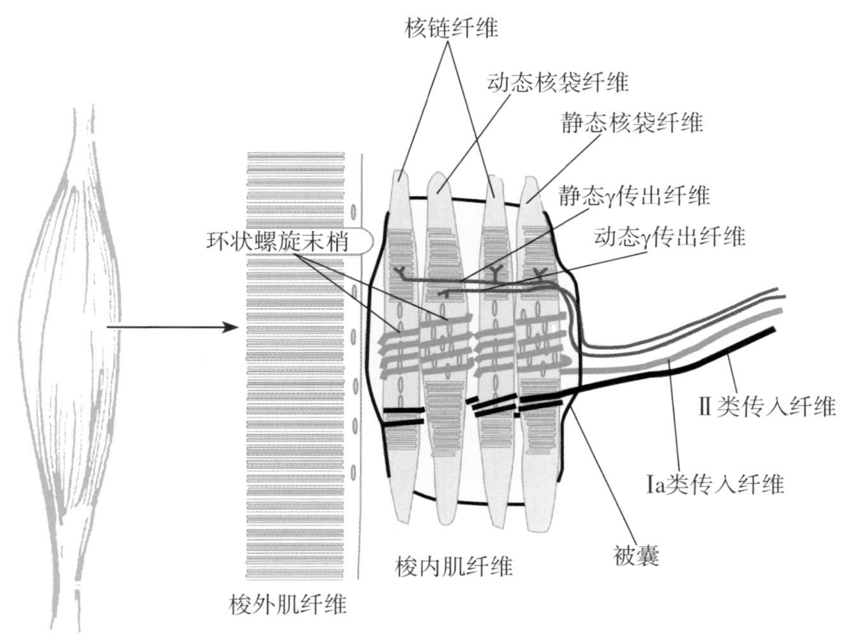

图 10-7　肌梭的结构示意

肌梭是位于肌肉中的特化的肌纤维，典型的肌梭一般含有两到三条（或更多）核袋纤维和五条核链纤维

当肌肉受外力牵拉而使肌梭感受装置被拉长时，螺旋形末梢发生变形而引起Ⅰa 类纤维传入冲动增加，肌梭的传入冲动增加可引起支配同一肌肉的 α 运动神经元兴奋，使梭外肌收缩，从而形成一次牵张反射。膝跳反射（knee jerk reflex）是一种典型的牵张反射：在膝关节半屈、小腿自由下垂时，轻快叩击膝腱（膝盖下韧带），可引起股四头肌收缩，使小腿做出快速前踢的反应（图 10-8）。牵张反射的目的是抵抗肌肉长度的变化，这对于维持肢体的位置和姿势是很重要的。与肌肉受牵拉伸长的情况相反，当 α 运动神经元兴奋使梭外肌纤维缩短时，由于肌梭与梭外肌纤维呈并联关系，因而肌梭也缩短，肌梭感受装置所受到的牵拉刺激减少，Ⅰa 类传入纤维放电减少或消失。当 γ 运动神经元传出纤维兴奋程度增高，使肌梭两端的收缩成分收缩时，其收缩强度虽不足以引起整块肌肉缩短，但可牵拉肌梭感受装置，增加Ⅰa 类传入纤维放电。在整体情况下，即使肌肉不活动，α 运动神经元无放电时，有些 γ 运动神经元仍持续放电。这样，即使在梭外肌

收缩期间，由于γ运动神经元的活动引起梭内肌收缩，仍可使肌梭的传入冲动维持在一定水平，防止了当梭外肌收缩时肌梭因受牵拉刺激减少而停止放电，所以γ神经元的作用是调节肌梭对牵拉刺激的敏感性。肌梭的Ⅰa和Ⅱ类纤维的传入冲动进入脊髓后，除产生牵张反射外，还通过侧支和中间神经元接替上传到小脑和大脑皮质感觉区。核链纤维上Ⅱ类纤维的功能可能与本体感觉的传入有关。

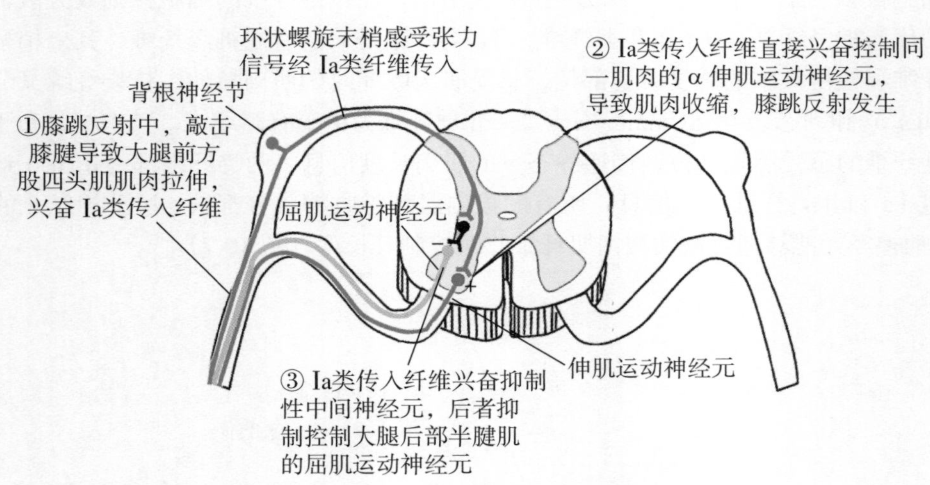

图 10-8　牵张反射（膝跳反射）

敲击肌腱（膝下韧带）导致肌肉的拉长引起Ⅰa类纤维传入冲动增加，一方面直接兴奋控制大腿前方股四头肌的运动神经元，另一方面通过中间神经元抑制控制大腿后方股四头肌的运动神经元，导致膝跳反射发生

（2）牵张反射的类型：牵张反射包括腱反射和肌紧张两种类型。

1）腱反射（tendon reflex）：是指快速牵拉肌腱时发生的牵张反射，如叩击股四头肌肌腱引起股四头肌收缩的膝跳反射、叩击跟腱引起小腿腓肠肌收缩的跟腱反射等。腱反射的效应器主要是收缩较快的快肌纤维，产生几乎是一次同步性收缩而表现出明显的动作。完成一次腱反射的时间很短，据测算，兴奋通过中枢的传播时间仅约0.7毫秒，只够一次突触传递所需的时间，可见腱反射是单突触反射。

框 10-2　腱反射检测的临床应用

临床神经科医生通常通过检测腱反射的情况来判断损伤或病变发生的部位以辅助诊断，被检测的反射包括肱二头肌反射、肱三头肌反射、膝跳反射和踝反射等。由于病因不同，腱反射可出现以下变化。①腱反射减弱（或消失）：见于外周神经病变，如末梢神经炎、神经根炎，中枢损伤如脊髓前角灰质炎，这些病变均导致反射弧损害。感受器或效应器损伤如骨关节病、肌营养不良症也可使腱反射减弱或消失。②腱反射亢进（或出现病理反射）：常见于锥体束病损时，失去了对脑干和脊髓的抑制功能，从而导致反射作用异常增强。③腱反射不对称：表现为一侧异常增强、减低或消失，是神经损害定位的重要体征之一。

2）肌紧张（muscle tonus）：是指缓慢持续牵拉肌腱时发生的牵张反射，表现为受牵拉的肌肉处于持续、轻度的收缩状态，但不表现为明显的动作。例如，人在直立体位时，支持体重的关节

Note

由于重力影响而趋向于弯曲，从而使伸肌的肌梭受到持续的牵拉，引起被牵拉的肌肉收缩，使背部的骶棘肌、颈部以及下肢的伸肌群肌紧张加强，以对抗关节的屈曲，保持抬头、挺胸、伸腰、直腿的直立姿势。因此，肌紧张是维持身体姿势最基本的反射活动，也是随意运动的基础。肌紧张的效应器主要是收缩较慢的慢肌纤维。肌紧张常表现为同一肌肉的不同运动单位交替进行收缩，故能持久进行而不易疲劳。肌紧张中枢的突触接替不止一个，所以是一种多突触反射。

伸肌和屈肌都有牵张反射。人类的牵张反射主要发生在伸肌，因为伸肌是人类的抗重力肌。临床上常通过检查腱反射和肌紧张（肌张力）来了解神经系统的功能状态。腱反射和肌紧张减弱或消失提示反射弧损害或中断；而腱反射和肌紧张亢进则提示高位中枢有病变，因为牵张反射受高位中枢的调控。

4．反牵张反射　除肌梭外，骨骼肌中还有一种能感受肌肉张力的感受器，称为腱器官（tendon organ）。它分布于肌腱胶原纤维之间，与梭外肌纤维呈串联关系，传入神经为Ⅰb类纤维，Ⅰb类传入纤维进入脊髓后与脊髓的抑制性中间神经元形成突触联系，进而对支配同一肌肉的α运动神经元起抑制作用。当肌肉受外力牵拉而被拉长时，首先兴奋肌梭感受器引发牵张反射，使被牵拉的肌肉收缩以对抗牵拉。当牵拉力量加大时，腱器官可因受牵拉张力的增加而兴奋，其反射效应是抑制牵张反射（图10-9）。这种由腱器官兴奋引起的牵张反射抑制，称为反牵张反射（inverse stretch reflex）。该反射可防止牵张反射过强而拉伤肌肉，具有保护意义。

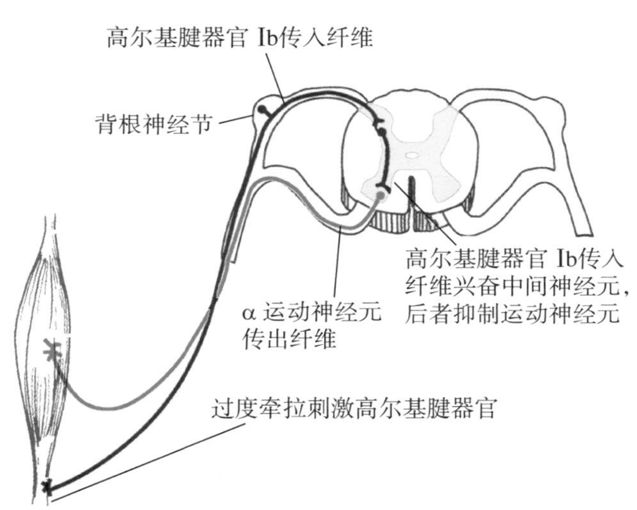

图10-9　反牵张反射

肌腱内感受器，即高尔基腱器官被肌腱的牵张所激活，其传入纤维兴奋脊髓中的Ⅰb中间神经元，后者抑制α运动神经元，使其放电减少，抑制肌肉收缩

（刘　蓉）

三、神经肌肉活动的信号检测

人体肌肉按部位、结构及功能主要分为骨骼肌、心肌和平滑肌三类。骨骼肌是体内最多的肌肉组织，约占体重的40%。在骨和关节的配合下，骨骼肌通过收缩和舒张，完成人和高等动物的各种躯体运动。本部分基于骨骼肌的功能特点讨论以下内容：骨骼肌神经 - 肌接头处兴奋的传递；骨骼肌收缩张力和收缩形式测定。

（一）骨骼肌神经-肌接头处兴奋的传递

1．骨骼肌神经-肌接头处的结构　如图 10-10 所示，运动神经纤维末梢中含有大量直径约 50 nm 的囊泡，称为突触小泡，一个囊泡内约含有 1 万个**乙酰胆碱**（acetylcholine，ACh）分子。骨骼肌的**神经肌接头**（neuromuscular junction）是由接头前膜、接头间隙、接头后膜（又称运动**终板膜**，endplate membrane）三部分组成。在接头后膜上有与 ACh 特异结合的 N_2 型乙酰胆碱受体，该受体属于阳离子通道耦联受体，是化学门控通道的一部分。在终板膜的表面还分布有**胆碱酯酶**（acetylcholinesterase），它可将 ACh 分解为胆碱和乙酸；接头前膜和后膜之间并不直接接触，而是被充满了细胞外液的接头间隙隔开，间隔约 50 nm。

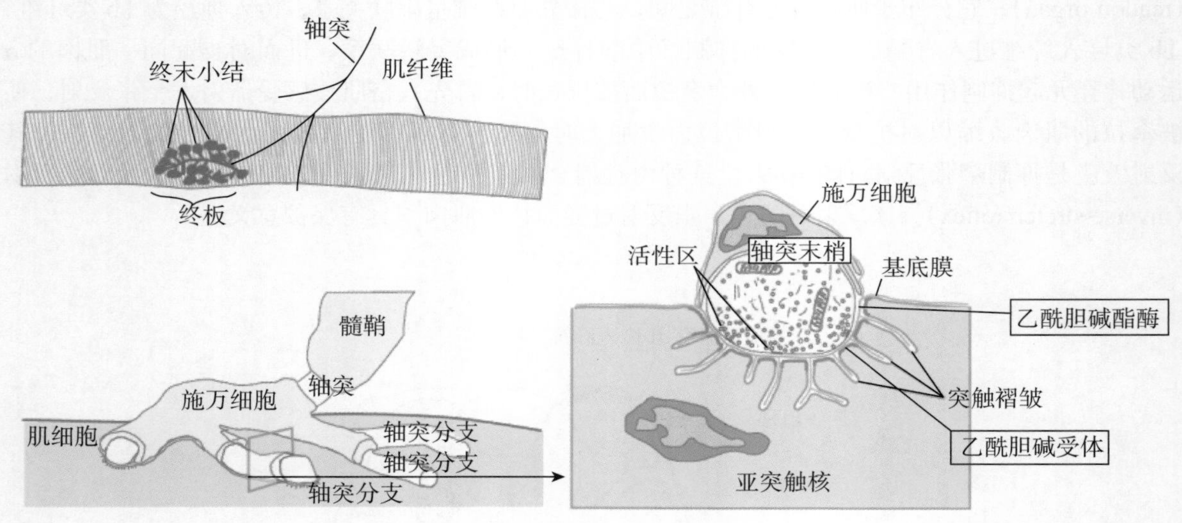

图 10-10　神经-肌接头处的超微结构示意图

2．骨骼肌神经-肌接头处兴奋的传递过程　如图 10-11 所示，当神经末梢处有神经冲动传来时，引起该处特有的电压门控式 Ca^{2+} 通道开放，细胞间隙液中的 Ca^{2+} 进入轴突末梢，推动大量囊泡向接头前膜靠拢，然后与接头前膜融合，**量子式释放**（quantal release）ACh 入接头间隙。据推算，一次动作电位的到达，能使 200 ～ 300 个囊泡的内容排放，使近 10^7 个 ACh 分子被释放。当 ACh 分子通过扩散到达终板膜表面时，立即与终板模上的 N_2 型 ACh 受体结合，使阳离子通道开放，导致 Na^+、K^+、Ca^{2+} 的跨膜移动，其中以 Na^+ 的内流为主，引起终板膜静息电位减小，产生终板膜的去极化，这一电位变化称为**终板电位**（end-plate potential，EPP）。终板电位属于局部电位，由于终板膜处无电压门控 Na^+ 离子通道，不会产生动作电位。但终板电位可以电紧张性扩布的形式传播到终板膜周围的肌细胞膜，总和后可以引起膜上电压门控式 Na^+ 通道的大量开放，就会引发一次向整个肌细胞膜传导的动作电位，后者再通过“兴奋-收缩耦联”，引起肌细胞出现一次机械收缩。

正常情况下，一次神经冲动所释放的 ACh 以及它所引起的终板电位的大小，会超过引起肌细胞膜动作电位所需阈值的 3 ～ 4 倍，因此神经-肌肉接头处的兴奋传递通常是一对一的，亦即运动纤维每有一次神经冲动到达末梢，都能“可靠地”使肌细胞兴奋一次，诱发一次收缩。接头传递能保持一对一的关系，还要靠每一次神经冲动所释放的 ACh 能够在它引起一次肌兴奋后被存在于接头间隙内的胆碱酯酶迅速清除，否则它将持续作用于终板而使终板膜持续去极化，引起肌

Note

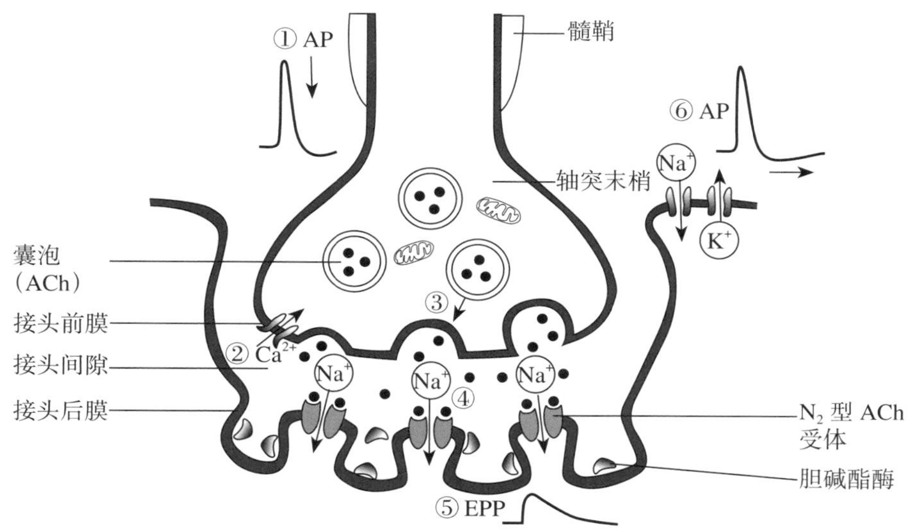

图 10-11　骨骼肌神经 - 肌肉接头的结构及兴奋传递过程示意图

①动作电位传至神经末梢；②膜的去极化使电压信赖性 Ca^{2+} 通道开放，Ca^{2+} 进入神经末梢；③ Ca^{2+} 浓度升高触发囊泡出胞，ACh 释放；④ ACh 经扩散至终板膜，激活膜上 N_2 型 ACh 受体氧离子通道；⑤以 Na^+ 为主的阳离子跨膜移动，使终板膜去极化，产生终板电位；⑥终板电位通过电紧张扩布的方式传到附近的肌膜，引发肌细胞产生动作电位

小测试10-1：骨骼肌神经-肌肉接头处信息传递的过程是怎样的?

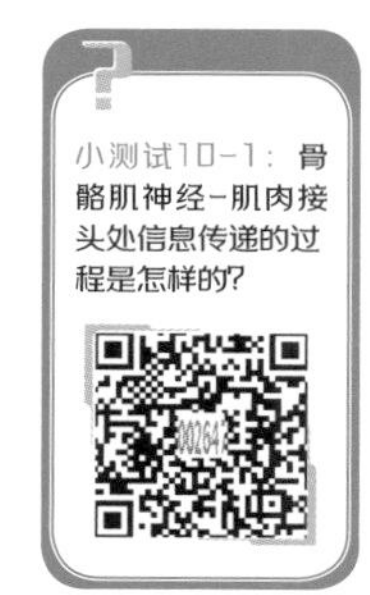

肉的强直。

（二）骨骼肌收缩张力和收缩形式测定

动物实验应用蛙类坐骨神经干 - 腓肠肌标本，通过刺激坐骨神经，引起腓肠肌收缩，应用压力传感器可以记录骨骼肌收缩张力。通过改变刺激强度，观察刺激强度与肌肉收缩张力之间的关系，测量阈强度和最大刺激强度（图 10-12A）；通过改变刺激频率观察肌肉收缩的融合（图 10-12B）。

1．等长收缩和等张收缩　肌肉收缩过程中仅有张力的增加而长度不变的收缩形式称为**等长收缩**（isometric contraction）；肌肉收缩时张力不变而长度缩短的收缩形式称为**等张收缩**（isotonic contraction）。体内骨骼肌收缩时，既改变长度又增加张力，属于混合型。人体机能实验中让学生进行如图 10-13 不同的活动，并且归类等长或等张活动。

2．单收缩和强直收缩　在肌肉收缩实验时，骨骼肌受到一次有效刺激，引起肌肉一次迅速的收缩和舒张，称为**单收缩**（single twitch）。收缩过程分潜伏期、收缩期、舒张期三个时期。若肌肉受到连续的有效刺激，当刺激频率达到一定程度时，会引起肌肉收缩的融合而出现强而持续的收缩，称为**强直收缩**（tetanus）。在刺激频率不同时，强直收缩的表现不同。当后一刺激落在前一次收缩的舒张期内产生的收缩称为**不完全强直收缩**（incomplete tetanus）；后一刺激落在前一次收缩的收缩期内而产生的收缩称为**完全强直收缩**（complete tetanus）。正常机体中，骨骼肌的收缩几乎全部属于完全强直收缩。人体机能实验中应用刺激电极刺激手腕正中神经，记录电极记录鱼际肌电信号，脉搏压力传感器同步记录拇指屈曲产生的机械收缩张力，通过改变刺激强度测量阈强度和最大刺激强度，改变刺激频率观察单收缩、不完全强直和完全强直收缩（图 10-14 和图 10-15）。

（A）

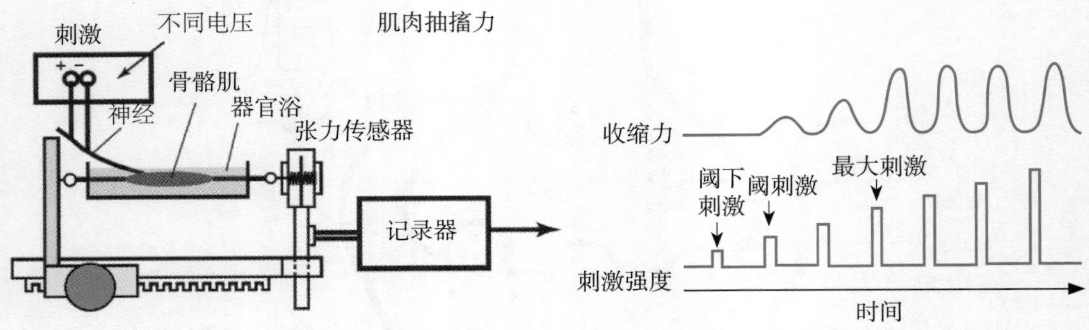

（B）

刺激
最大电压，不同刺激频率
肌张力
骨骼肌
神经
器官浴
张力传感器
记录器
膜内电位（mV）
+30
0
-70
收缩张力
4
3
2
1
0
0 100 200 300
时间（ms）

图 10-12 刺激强度、刺激频率与肌肉收缩的关系

A：刺激强度与肌肉收缩张力之间的关系；B：刺激频率与肌肉收缩形式的关系。❶频率低时，引起肌肉的单收缩❷；随刺激或冲动频率的增加，肌肉的收缩发生总和现象❸；高频率刺激或冲动引起肌肉强直收缩❹；高频率电刺激或神经冲动虽然可引起骨骼肌收缩的融合，但肌细胞的动作电位总是分离的锋电位形式❺

将以下运动归类为等长或等张活动

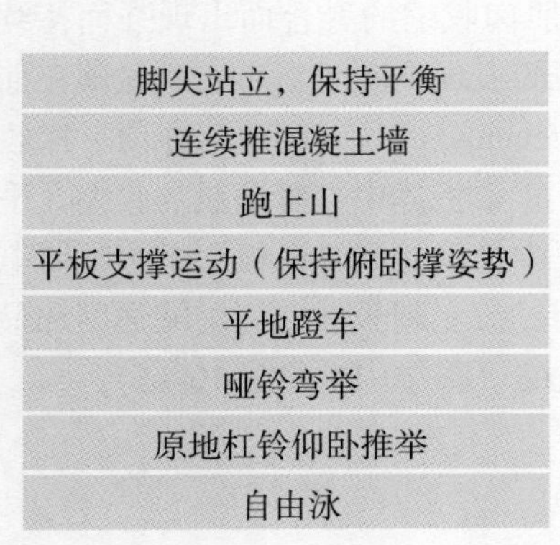
脚尖站立，保持平衡
连续推混凝土墙
跑上山
平板支撑运动（保持俯卧撑姿势）
平地蹬车
哑铃弯举
原地杠铃仰卧推举
自由泳

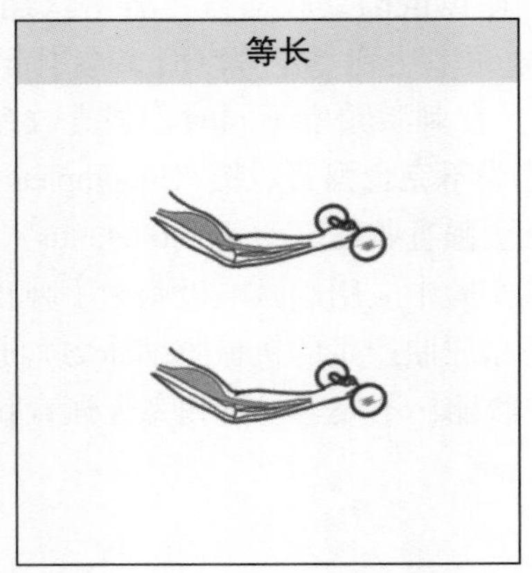

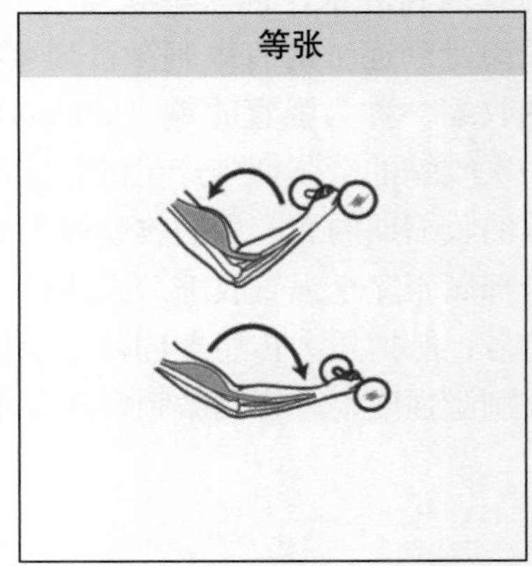

图 10-13 人体实验考察等长收缩和等张收缩

Note

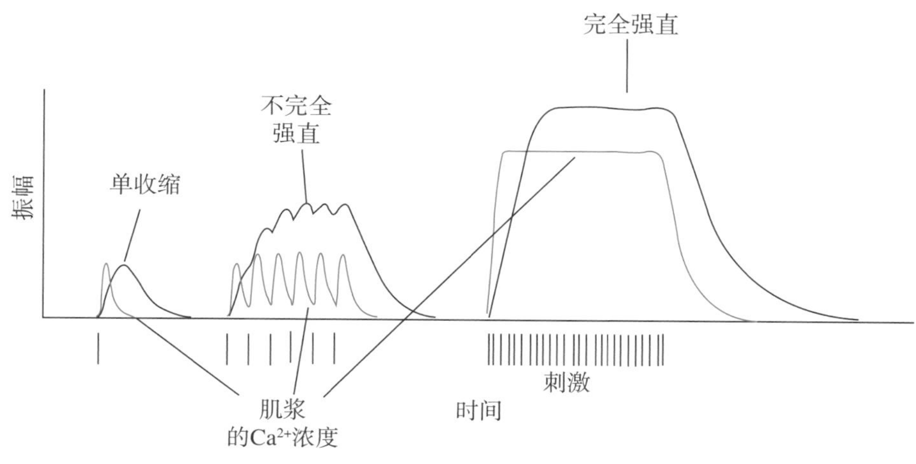

图 10-14　刺激频率对骨骼肌收缩形式的影响

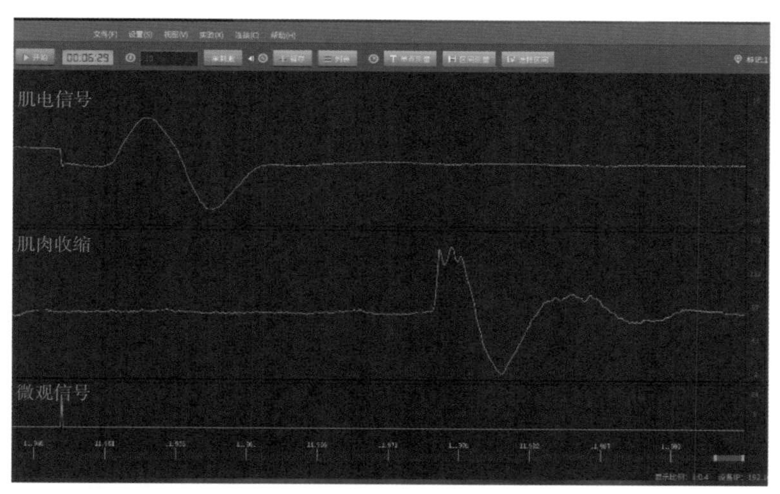

图 10-15　人体机能实验：刺激正中神经同步记录鱼际肌电与机械收缩信号

四、听觉产生原理

听觉器官由外耳、中耳和内耳的耳蜗组成。耳的适宜刺激是空气振动产生的一定频率的疏密波（声波）。听觉的产生包括传音和感音两个过程。声波振动通过外耳道→鼓膜→听骨链→卵圆窗传到内耳，引起外淋巴和内淋巴振动→基底膜振动→毛细胞和盖膜相对位置关系变化→毛细胞顶端纤毛弯曲或摆动→毛细胞电位变化→听神经动作电位→传送到大脑皮质听觉中枢→产生听觉。内耳通过换能作用将声波的机械能转变为听神经纤维上的神经冲动。

通常人耳能感受的声波振动频率在 20 ~ 20000 Hz，而且对于其中每一种频率，都有一个刚好能引起听觉的最小强度，称为听阈（auditory threshold）。如图 10-16 所示。人耳最敏感的声波频率在 1000 ~ 3000 Hz；而人类日常语言的频率较此略低，在 300 ~ 3000 Hz。

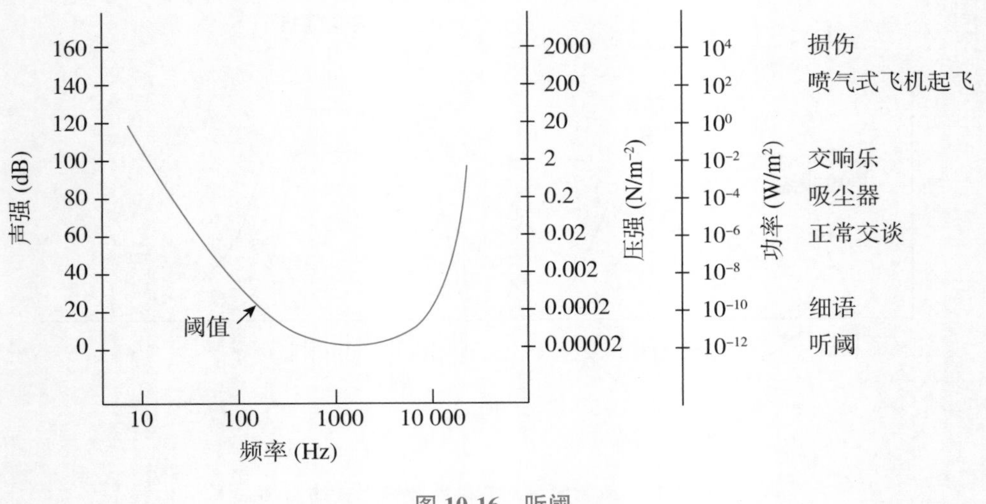

图 10-16 听阈

（一）外耳的功能

外耳由耳郭和外耳道组成。人类的外耳道长约 2.5 cm，其最佳共振频率约 3800 Hz，当频率为 3000 ~ 5000 Hz 的声波传至鼓膜时，其强度比外耳道口增强 12 分贝左右。

（二）中耳的功能

中耳包括鼓膜、鼓室、听骨链和咽鼓管等结构。中耳的主要功能是将空气中的声波振动能量高效地传递到内耳淋巴液，其中鼓膜和听骨链在声音传递过程中起着重要作用。

声波由鼓膜经听骨链向卵圆窗膜传递的过程中，可通过增压作用使振动的振幅减小而压强增大。中耳增压效应主要有以下两个因素：一是由于鼓膜面积和卵圆窗膜的面积大小有差别，鼓膜振动时，实际发生振动的面积约 55 mm^2，而卵圆窗膜的面积只有 3.2 mm^2，如果听骨链传递时总压力不变，则作用于卵圆窗膜上的压强将增大 $55 \div 3.2 \approx 17.2$ 倍；二是听骨链中杠杆长臂和短臂之比约为 1.3 : 1，经杠杆作用后，短臂一侧的压力将增大为原来的 1.3 倍。这样算来，整个中耳传递过程的增压效应为 $17.2 \times 1.3 \approx 22.4$ 倍，大大提高了声波传递的效率。

（三）内耳耳蜗的功能

声波通过气传导和骨传导两种途径传入内耳，正常情况下以气传导为主。声波经外耳道引起鼓膜振动，再经听骨链和卵圆窗膜传入耳蜗，这种传导路径称为气传导，是声波传导的主要途径。声波直接引起颅骨的振动，再引起位于颞骨骨质中耳蜗的内淋巴振动，这种传导路径称为骨传导。骨传导的敏感性比气传导低得多，因此在正常听觉产生中的作用不大。但当鼓膜或中耳发生病变时，气传导途径受损，引起传音性耳聋，此时气传导作用减弱而骨传导作用相对增强。当耳蜗病变引起感音性耳聋时气传导和骨传导均减弱。

（1）基底膜的分频作用：声音传入耳蜗后，耳蜗的作用是将机械振动转变为听神经纤维的神经冲动，引起听觉。当声波振动通过听骨链到达卵圆窗膜时，引起卵圆窗膜内移或外移，并立刻将压力变化传给前庭阶的外淋巴，再依次传到前庭膜和蜗管的内淋巴，进而使基底膜振动，最后是鼓阶的外淋巴压迫圆窗膜外移或内移。圆窗膜起着缓冲耳蜗内压力变化的作用。

不同频率的声波引起的行波都从基底膜底部开始，按照物理学的行波理论向耳蜗的顶部方向传播，但声波频率不同，行波传播的远近和最大振幅出现的部位不同。声波频率越高，行波传播越近，最大振幅出现的部位越靠近耳蜗底部；反之，声波频率越低，则行波传播越远，最大振幅

Note

出现的部位越靠近蜗顶部（图 10-17），而最大振幅区域处毛细胞受到的刺激最强，与这部分毛细胞相联系的听神经纤维上的传入冲动就最多。这样，来自基底膜不同区域的听神经纤维的神经冲动传到听觉中枢的不同部位，就可引起不同音调的感觉，这是耳蜗能区分不同频率声音的基础，称为基底膜的分频作用。

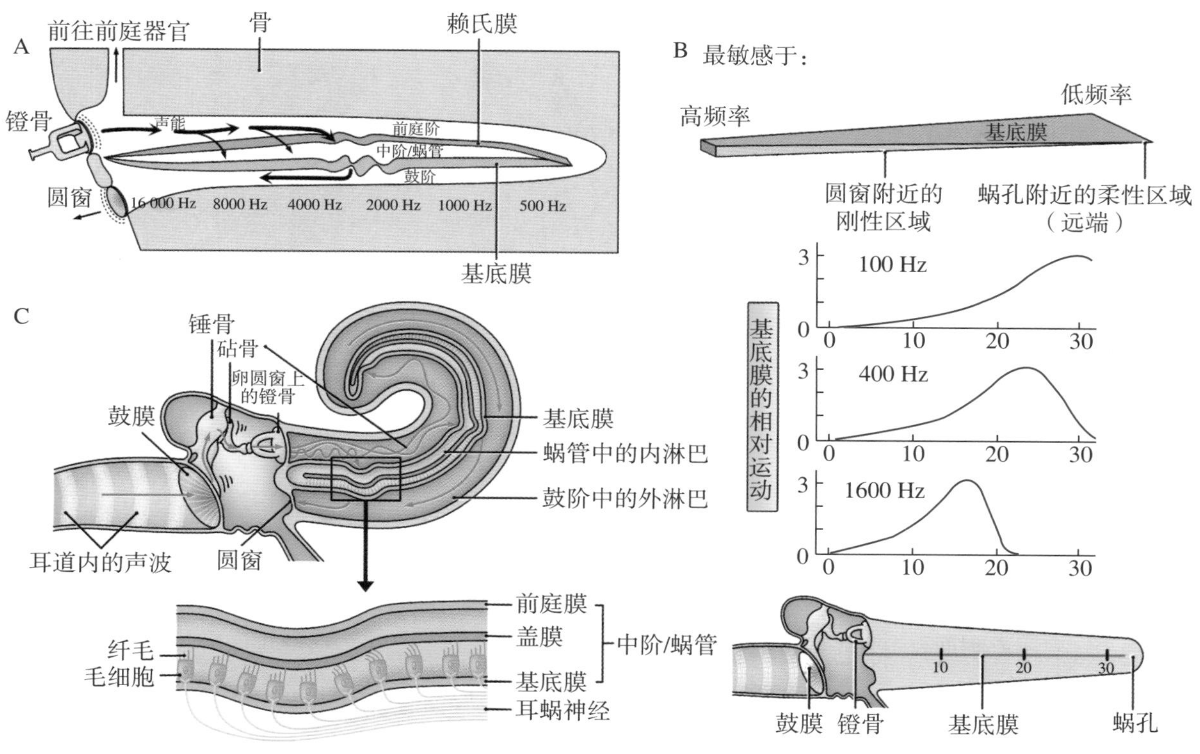

图 10-17　不同频率的纯音引起的行波在基底膜上的传播距离以及行波最大振幅的出现部位

（2）耳蜗及听神经的生物电现象：蜗管（内淋巴）内电位为 +80 mV 左右，称为内淋巴电位，而螺旋器上的毛细胞内电位为 −80 ～ −70 mV，毛细胞顶端浸浴在内淋巴中，因此毛细胞顶端膜内外的电位差可达 160 mV 左右。当声波振动引起基底膜振动，由于基底膜中毛细胞顶端一些较长的纤毛埋植于盖膜的胶状质中，且基底膜和盖膜的附着点不在同一轴上，当基底膜振动时，它们便沿各自不同的轴上下移动，于是两膜之间发生切向移动，使埋于盖膜中较长的纤毛受到切向力的作用而弯曲（图 10-18）。由于毛细胞顶部膜中有机械门控 K^+ 通道的存在，听毛受力引起该处膜的轻微变形，改变了 K^+ 通道的开放功能状态，引起跨膜离子移动和相应的电位反应（图 10-18），从而引起毛细胞的感受器电位，其可改变细胞底部递质的释放，进而引起传入纤维产生动作电位的频率，传向听觉中枢，产生听觉。此过程使声波振动的机械能转化为生物电能。

当耳蜗接受声音刺激时，在耳蜗及其附近结构可记录到一种与声波的频率和振动幅度完全一致的电位变化，称为耳蜗微音器电位。它是耳蜗受到声波刺激时，由多个毛细胞产生的感受器电位的复合型电位变化，可以诱发蜗神经纤维产生动作电位。微音器电位无真正的阈值，没有潜伏期和不应期，可以总和，不易疲劳，不发生适应现象；在听域范围内，微音器电位的振幅随声压的增大而增大；它对缺氧和深麻醉不敏感，在听神经纤维变性时仍能出现。

听神经动作电位是耳蜗对声音刺激一系列反应中最后出现的电变化，是耳蜗对声波刺激进行

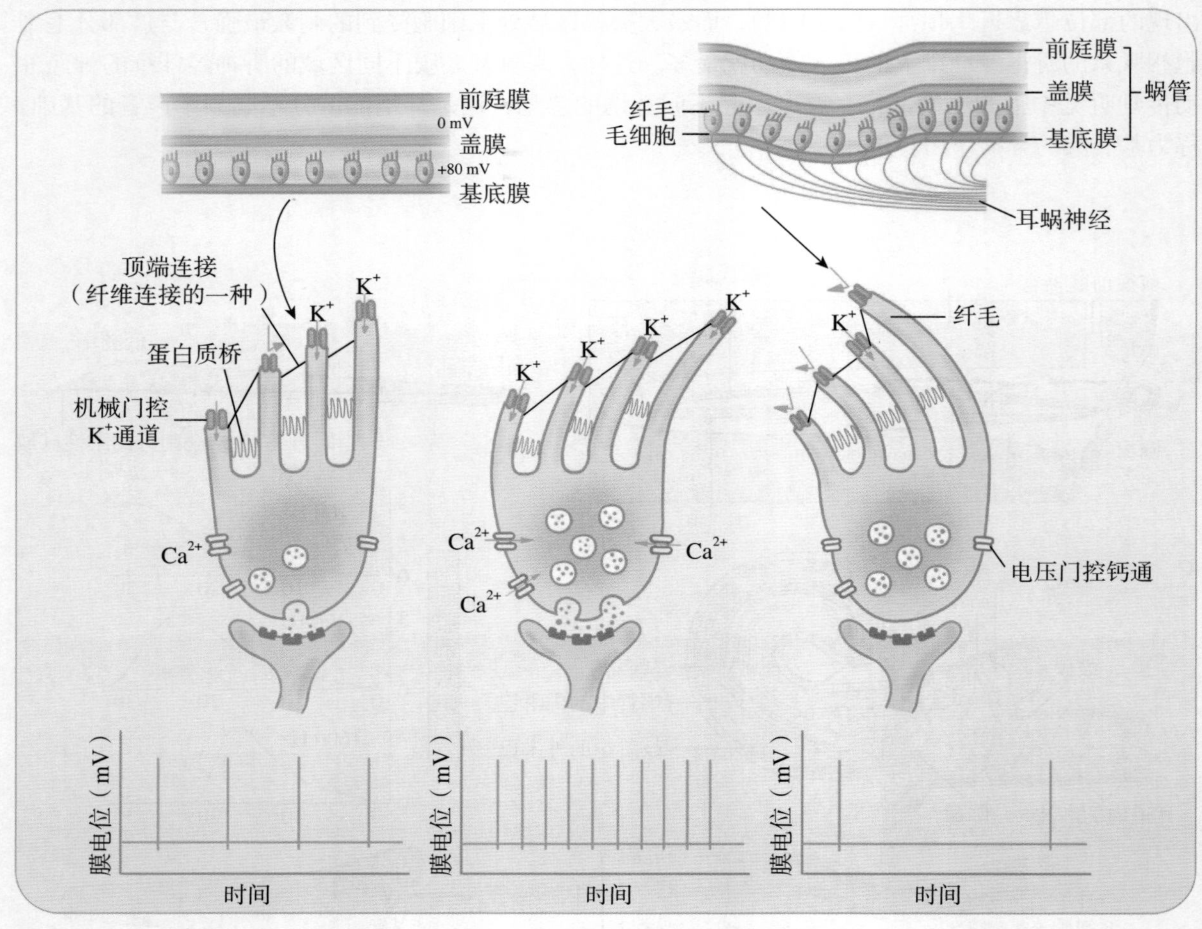

图 10-18　毛细胞听毛在声音传导中的作用

换能和编码作用的总结果，它的作用是向听觉中枢传递声音信息。听神经通过发放神经冲动的节律、间隔时间以及发放冲动的纤维在基底膜上起源的部位等，来传递不同形式的声音信息。

（韩　莹）

第二节　人体机能实验

一、单收缩和复合收缩

（一）实验原理

肌肉受到有效刺激后，产生一次快速收缩与舒张，称为**单收缩**（twitch）。如果肌肉连续受到有效刺激，达到一定频率，肌肉将产生单收缩的总和，称为**强直收缩**（tetanus）。强直收缩分为两种：**不完全强直收缩**（下一次刺激发生在舒张期，出现锯齿状收缩曲线）和**完全强直收缩**（下一次刺激发生在收缩期，呈现平滑而连续的收缩性）。人体骨骼肌的收缩多为完全

Note

强直收缩。

（二）实验目的

观察刺激强度与肌肉收缩反应的关系。观察肌肉收缩的形式及刺激频率与肌肉收缩形式之间的关系，理解骨骼肌单收缩与复合收缩的原理。

（三）实验对象

没有基础性疾病的健康成年学生志愿者。

（四）实验方法

1．实验准备

（1）实验仪器设备和软件：PowerLab 生物信号采集处理系统与实验分析处理软件。

（2）实验附件包括一次性肌电图电极、双触点杆状刺激电极、手指脉搏传感器、电极膏、酒精棉球等。

2．实验内容与步骤

（1）取下手臂和手腕上的配饰，将被测者手臂放于桌面并保持完全放松，用酒精棉球擦拭安装电极的皮肤区域，涂抹少量电极膏。

（2）将杆状刺激电极放置在受试者肘部的尺神经区域皮肤上。隔离刺激器初始刺激电流设为 8 mA，开启刺激器，小幅度调整刺激强度并移动电极位置，观察小指和其他手指的收缩情况，确定肘部尺神经刺激时的最有效刺激的电极位置，将杆状刺激电极固定粘贴在受试者该部位。

（3）将 2 个正负电极（一次性电极）粘贴固定在小指展肌上方的皮肤相距 3 ～ 4 cm 位置，正负电极及地线的另一端插入生物电放大器连接导联线对应插口。

（4）仪器连接：生物电放大器连接导联线插入 PowerLab 上的生物电放大器输入端；将杆状刺激电极接入 PowerLab 的隔离刺激器输出端；将手指脉搏传感器固定在肌肉神经实验台上，膜面朝上，接入 PowerLab 的输入 1 通道，让受试者将其手臂放松地放在桌面上，小指轻轻地放在手指脉搏传感器上。

（五）观察项目

1．骨骼肌收缩实验记录　刺激强度和肌肉收缩的关系：刺激器的初始强度设为 4 mA，以 1 mA 为增量持续增加刺激电流，刺激电流不超过最大值 20 mA，手动点击触发刺激。观察收缩张力曲线变化，直至出现最大收缩张力曲线，找到最大刺激。

2．不完全强直收缩反应募集　将刺激器初始刺激强度电流设置为超大刺激（比最大刺激高 5 mA），保持刺激强度不变。脉冲数为 2。刺激间隔从 1000 ms 开始，将刺激间隔依次递减为 500 ms、200 ms、150 ms、100 ms 和 50 ms，记录对应的肌肉收缩活动。

3．完全强直收缩反应募集　将刺激器初始电流设置为超大刺激（比最大刺激高 5 mA），保持刺激强度不变，PowerLab 将在 5 ms 延迟后产生刺激，每次刺激持续 1 s。刺激间隔设置为 50 ms，保持刺激间隔不变；脉冲数从 1 开始，将刺激脉冲数依次递增为 2、3、4、5，记录对应的肌肉收缩活动。

【注意事项】

（1）安全注意事项：①孕妇、心脏病患者或植入人工心脏起搏器者不可作为实验对象；②保证电源稳定和电线完整，遵守仪器使用的安全要求，如出现电源破损或机器外壳漏电现象应及时停止操作；③刺激电极、记录电极和地线置于同一侧手臂，切不可放置在身体其他部位。请勿双手同时接触刺激电极，以免刺激电流环绕手臂流到心脏；④受试者在实验过程中如有不适，请立

Note

即停止刺激。

(2) 为避免皮肤温度对神经传导速度的影响，需保持肢体温暖，天气寒冷时可局部加温。

第十章人体机能实验1：总结与思考解析

（六）总结与思考

1．高频率的刺激为什么会引起强直收缩？其具体机制是什么？

2．为什么随着刺激的频率增高，肌肉的收缩幅度也增大？

（杜　鹃）

二、肌电图记录及尺神经传导速度测定

（一）实验目的

1．能够描述人体正常肌电图的描记方法，并复述正常肌电图波形的特征。

2．能够分析增大刺激强度对肌肉复合动作电位振幅的影响，理解刺激强度变化对肌电图的影响。

3．能够记录在刺激尺神经不同部位引起小指展肌兴奋的潜伏期，并能够运用速度计算方法计算兴奋在尺神经上的传导速度。

（二）实验原理

在人和动物肌肉内或体表记录到的肌肉电变化称为肌电图（electromyography，EMG），可用于检查神经元、周围神经、神经肌肉接头及肌肉本身的功能状态。表面肌电图通过在皮肤上放置刺激电极（表面电极），刺激神经后引起其支配的肌肉兴奋。神经干中含有许多兴奋性和兴奋传导速度不相同的神经纤维，增大刺激强度可以募集更多的运动单位，因此 EMG 幅度也随之增大。

电刺激神经直接引起其支配的骨骼肌产生复合肌肉动作电位（compound muscle action potential，CMAP），也称为"M 波"。电刺激神经后，EMG 上首先出现刺激伪迹，经过一段潜伏期，可在放置在该神经所支配的骨骼肌位置记录到肌肉兴奋信号，即 CMAP。CMAP 的高度（振幅）由被激活的肌纤维的数量决定；反应的宽度（持续时间）表示所有肌纤维反应需要的时间；从刺激开始到肌肉开始兴奋的时间称为远端运动潜伏期（distal motor latency，DML）（或反应时间）（图 10-19）。

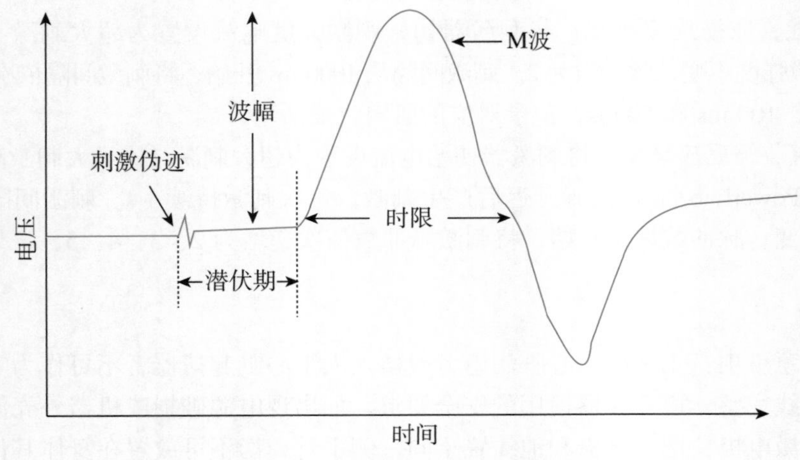

图 10-19　正常肌电图示意图

在神经通路的两个或以上的点给予电刺激，记录各自的潜伏期，通过测量传导距离和潜伏期的差值可以计算出运动神经传导速度（motor nerve conduction velocity，MNCV）。神经传导速度受到神经功能状态、年龄、性别以及温度等因素的影响。手臂周围神经的传导速度一般在 50 ～ 60 m/s。

$$MNCV = \frac{\text{Distance（A - B）}}{\text{Time（A - B）}}$$

尺神经发自臂丛内侧束，先与肱动脉伴行，继而离开肱动脉向后下方，至内上髁后方的尺神经沟，再向下穿经尺侧腕屈肌到前臂内侧，沿指浅屈肌和尺侧腕屈肌之间下行。在前臂中部发出细的皮支，分布于小鱼际的皮肤（图 10-20）。本实验通过在体表刺激尺神经，描记尺神经支配的小指展肌的 CMAP，并观察增大刺激强度对 CMAP 振幅的影响；记录刺激尺神经不同部位引起小指展肌兴奋的潜伏期，计算兴奋在尺神经上的传导速度。

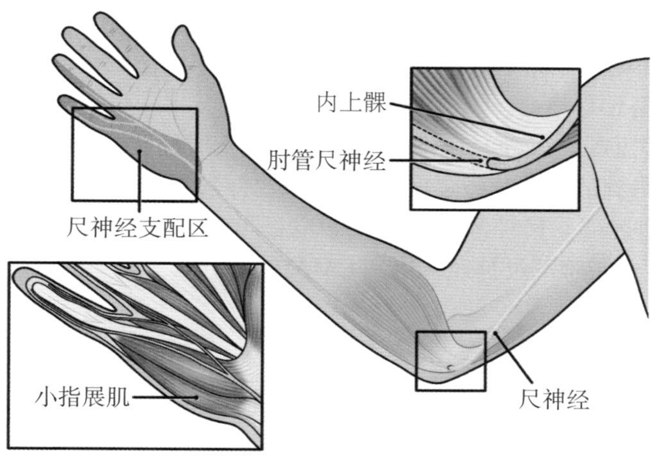

图 10-20　尺神经走行及其支配的小指展肌

（三）观察对象

没有基础性疾病的健康成年学生志愿者。

（四）实验方法

1．试剂与器材　生物信号采集处理系统、电刺激器、刺激电极、记录电极、电极贴片、导电膏、酒精棉球、胶布、卷尺。

2．肌电图记录

（1）受试者取下被测手臂和手腕上的所有配饰。将被测手臂放于桌面并保持完全放松，以酒精棉球擦拭安装电极的皮肤区域，涂抹导电膏。

（2）如图 10-21 所示安装电极。刺激电极放置在肱骨内上髁处的尺神经位置，并连接计算机化教学系统刺激输出端，记录电极放置在小指展肌处并连接到计算机教学系统的记录通道。刺激尺神经，可记录到小指展肌产生 CMAP。

（3）如果刺激神经未得到 CMAP，可尝试增大刺激电流或重新定位电极并再次测试。

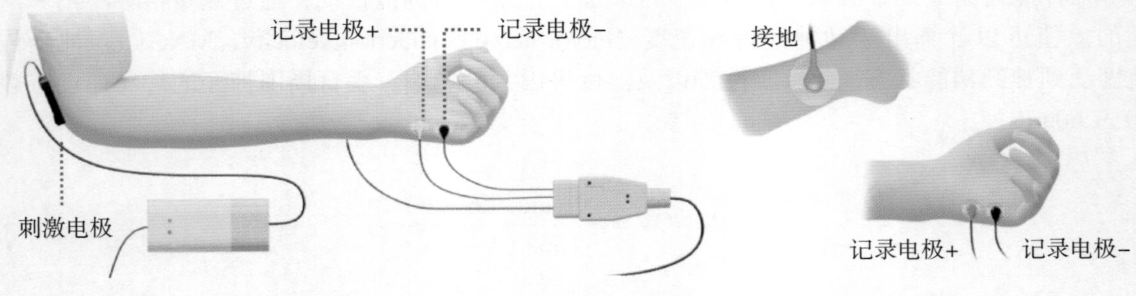

图 10-21　电极安装示意图

（五）观察项目

1．测量阈值和最大刺激强度

（1）测量阈值：起始刺激电流设为 4 mA，点击开始按钮，观察有无记录到收缩曲线。逐渐增大刺激电流，每次增大 1 mA，当达到阈强度时，可以记录出 CMAP 波。

（2）测量最大刺激强度：继续增大刺激强度，每次增大 0.5 mA，直至 CMAP 振幅不再增加，此时的刺激强度即为最大刺激强度（图 10-22）。

2．计算尺神经兴奋传导速度

（1）刺激肘部（即近端）尺神经：将刺激电极放置于肘部肱骨内上髁附近的尺神经部位（A点），用观察项目 1 中得到的最佳刺激强度刺激肘部尺神经，得到 $CMAP_1$。

（2）刺激腕部（即远端）尺神经：移动刺激电极至肘部尺神经部位（B 点），用观察项目 1 中得到的最佳刺激强度刺激腕部尺神经，得到 $CMAP_2$（图 10-22）。

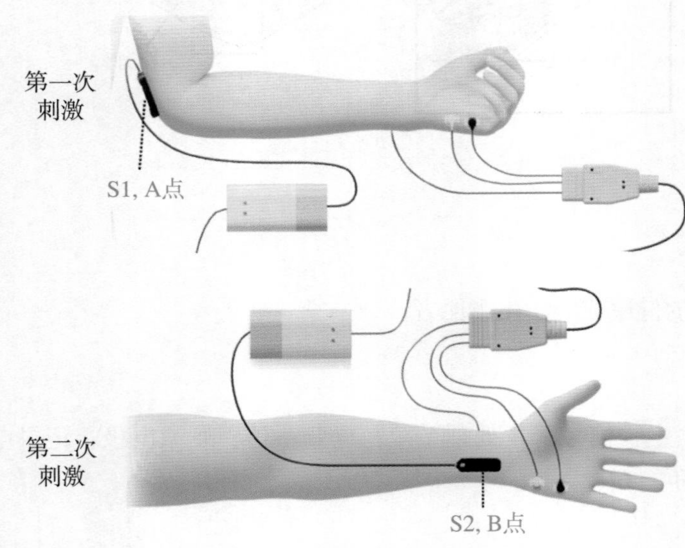

图 10-22　刺激尺神经记录小指展肌复合肌肉动作电位

（3）分别测量 $CMAP_1$ 的潜伏期 t_1 和 $CMAP_2$ 的潜伏期 t_2（图 10-23），以卷尺测量两次刺激电极之间（A 点到 B 点）的距离 d，可计算出尺神经兴奋传导速度：

$$\text{MNCV}=\frac{\text{Distance（A－B）}}{\text{Time（A－B）}}=\frac{d}{t_1-t_2}\ (\text{m/s})$$

Note

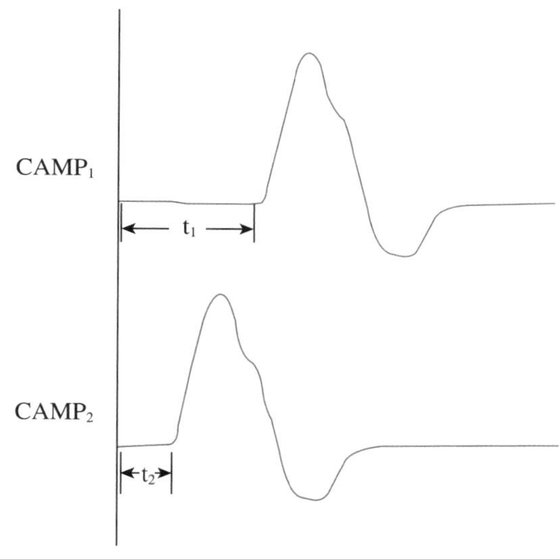

图 10-23　小指展肌复合肌肉动作电位

【注意事项】

（1）安全注意事项：①孕妇、心脏病患者或植入人工心脏起搏器不可作为实验对象；②保证电源稳定和电线完整，遵守仪器使用的安全要求，如出现电源破损或机器外壳漏电现象应及时停止操作；③刺激电极、记录电极和地线置于同一侧手臂，切不可放置在身体其他部位。请勿双手同时接触刺激电极，以免刺激电流环绕手臂流到心脏；④受试者在实验过程中如有不适，请立即停止刺激。

（2）为避免皮肤温度对神经传导速度的影响，需保持肢体温暖，天气寒冷时可局部加温。

（六）总结与思考

1．为什么达到阈强度后增大刺激强度，CMAP 的振幅会继续增大？而达到最大刺激强度后，CMAP 的振幅又不再增大？

2．如果受试者的运动神经传导潜伏期延长或传导速度减慢，可能的原因是什么？（正常情况下尺神经运动传导远端潜伏期＜ 3 ms，波幅大于 5 mv，远端传导速度＞ 50 m/s）

第十章人体机能实验2：总结与思考解析

（唐　影）

三、手掌握力测定和疲劳试验

（一）实验目的

通过测量受试者的手掌握力，观察肌肉在持续收缩过程中最大收缩力量的下降，并观察肌肉疲劳的特性。

（二）实验原理

短时间的高强度运动会产生乳酸，作为一种强有机酸，乳酸解离产生氢离子，引起肌肉内 pH 下降。而氢离子的累积会干扰钙离子与肌钙蛋白的结合，从而干扰肌肉收缩过程，并导致疲劳发生。语言鼓励可以重新恢复手掌握力，而闭眼时手掌握力会下降。

（三）观察对象

学生志愿者。

（四）实验方法

1．试剂与器材　握力传感器和 PowerLab 硬件主机。

2．实验步骤

（1）握力传感器与 PowerLab 硬件主机第一通道相连。

（2）打开 Chart 软件，第一通道命名为“Grip”。

（3）受试者握住握力传感器。

（4）单击“Start”按钮开始录制。受试者用力握紧握力器，尽可能保持 1 ~ 2 秒，然后放松。休息几秒钟后，让受试者重复最大握力，然后放松。单击 Stop 按钮（图 10-24）。

（5）选择一个数据范围，其中既包括肌肉放松的数据，也包括最大收缩的数据。然后在弹出式菜单选择单位转换，将肌肉放松时的握力设定为 0，最大握力设定为 100%（图 10-25）。

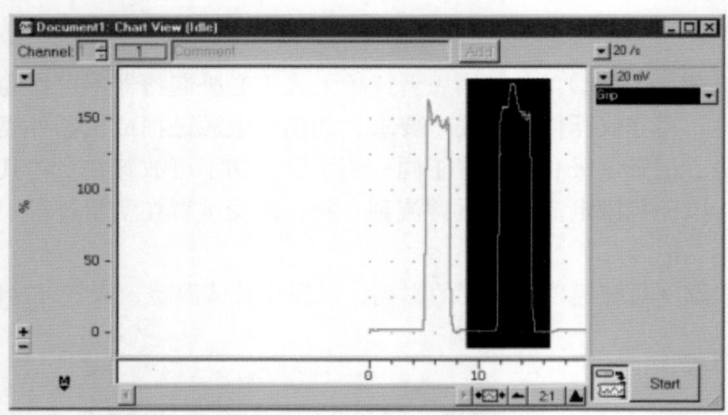

图 10-24　受试者最大握力

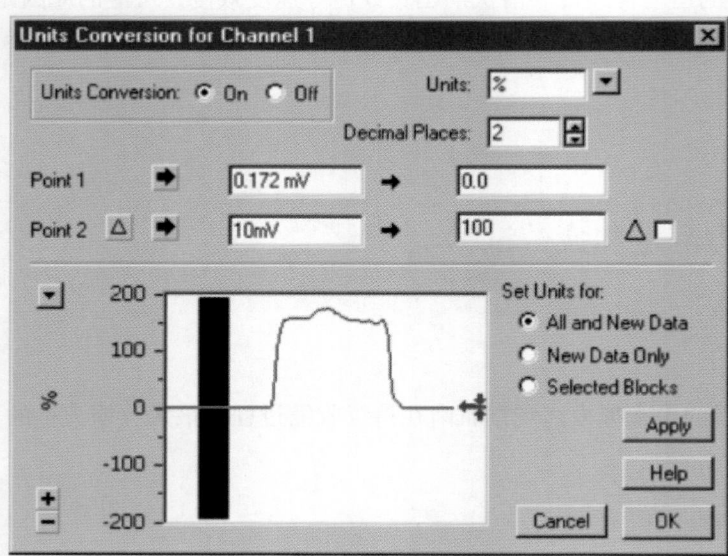

图 10-25　受试者最大握力定标

（6）受试者观看计算机屏幕。点击开始按钮，请志愿者保持 20% 的最大握力。

（7）20 秒后，请受试者放松，然后点击停止按钮。

（8）等待 30 秒，让肌肉功能恢复。

（9）重复上述步骤（6）～（8），让受试者保持最大握力的 40%、60%、80% 和 100%。较低的握力下肌肉很容易保持收缩，但在较高的握力下肌肉会疲劳，受试者不可能长时间保持最大握力。

（10）休息 2 分钟后，请受试者背对计算机屏幕。

（11）点击开始按钮，请受试者尽力并持续握紧握力器，产生最大收缩。8 ～ 10 秒后，或者当握力明显下降时，口头鼓励受试者加强握力。再过 8 ～ 10 秒，用更强烈的语言重复鼓励。几秒后，让受试者放松，然后点击停止按钮。（当有足够的口头鼓励时，几乎所有受试者在疲劳时都能产生暂时的肌肉收缩力量增加）（图 10-26）。

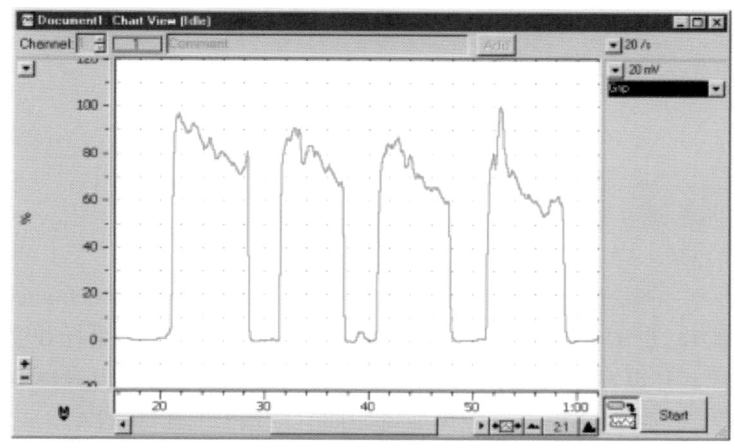

图 10-26　口头鼓励对肌肉疲劳握力下降的影响

（12）如果握住传感器感到疼痛，允许受试者使用另一只手。让受试者观看计算机屏幕。单击“Start”按钮，请受试者产生 40% 的握力。10 秒后，按“Enter”键输入注释（标注时间），然后让受试者闭上眼睛并持续保持握力。

（13）30 秒后请受试者睁开眼睛，调整握力回到 40%。单击“Stop”按钮并检查。

几乎所有的受试者在闭眼时都会表现出力量下降（假性疲劳），类似于疲劳。然而，这不是真正的疲劳，因为当受试者再次睁开眼睛时，可以很快的恢复 40% 握力。

（五）观察项目

按照上面步骤观察手掌握力的改变。

（六）总结与思考

手掌握力的大小与什么因素有关？

第十章人体机能实验3：总结与思考解析

（韩　莹）

四、人体腱反射检测

（一）实验目的

熟悉人体脊髓反射——腱反射的临床检查方法，了解脊髓反射的机制和对躯体运动的调节作用。

（二）实验原理

脊髓反射（spinal reflex）是以脊髓为主要中枢部位的反射活动，包括屈肌反射（flexor reflex）、对侧伸肌反射（crossed-extensor reflex）、牵张反射（stretch reflex）等，后者包括肌紧张（muscular tension）和腱反射（tendon reflex）。腱反射由快速牵拉肌腱引起，其反射弧为仅通过一个突触的单突触反射（monosynaptic reflex）。腱反射都具有固定的反射弧（reflex arc），完整的腱反射取决于构成反射弧的每一个基本单元：感受器（sensory receptor）、传入神经（afferent nerve）、中枢（center）、传出神经（efferent nerve）和效应器（肌肉）功能结构的完整性。临床上，腱反射检查被广泛用于检查脊髓反射弧完整性和上位中枢对脊髓的控制状态以辅助诊断疾病。例如，腱反射不对称（一侧增强、减低或消失）是神经损害定位的重要体征之一。

（三）观察对象

学生志愿者。

（四）实验方法

1．实验器材　叩诊锤。

2．腱反射观测

（1）肱二头肌反射（biceps reflex），相关神经：肌皮神经（musculocutaneous nerve）；相关脊神经节段：颈 5 ～颈 7。受试者端坐位，前臂屈曲 90 度，检查者用左手托往受试者右肘部，左前臂托住受试者的前臂，并以左手拇指按于受试者的右肘部肱二头肌（biceps brachii）腱上，然后用叩诊锤叩击检查者自己的左拇指。反应为前臂屈曲（屈肘）（图 10-27A）。

（2）肱三头肌反射（triceps jerk reflex），相关神经：桡神经（radial nerve）；相关脊神经节段：颈 5 ～胸 1。受试者上臂稍外展，半屈肘关节，检查者托住其肘部内侧，然后以叩诊锤轻叩鹰嘴（olecranon）突上方 1 ～ 2 cm 处的肱三头肌（triceps brachii）肌腱。反应为前臂伸展（伸肘）（图 10-27B）。

（3）膝跳反射（knee jerk reflex），相关神经：股神经（femoral nerve）；相关脊神经节段：腰 2 ～腰 4。受试者坐位，双小腿自然下垂悬空。检查者右手持叩诊锤，轻叩膝盖下股四头肌（quadriceps femoris muscle）肌腱。反应为小腿伸直（图 10-27C）。

（4）踝反射（ankle reflex），又称跟腱反射（achilles tendon reflex）。相关神经：股神经；相关脊神经节段：骶 1 ～骶 2。受试者一侧下肢跪立于椅（凳）子上，踝关节以下悬空，检查者轻叩跟腱。反应为足向跖面屈曲（跖屈，plantar flexion）（图 10-27D）。

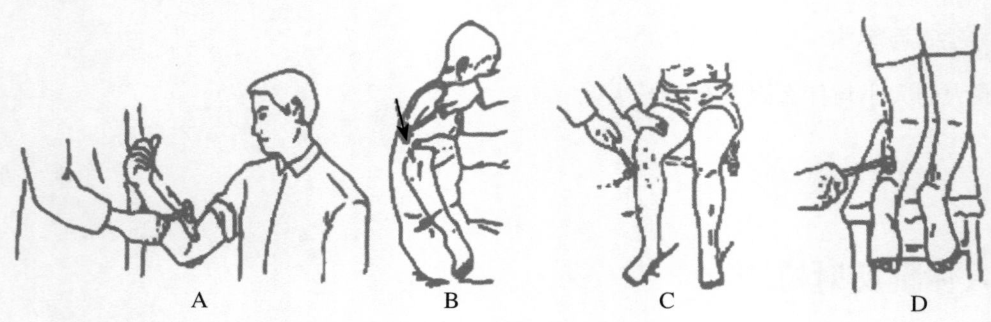

图 10-27　人体腱反射的检测

A．肱二头肌反射；B．肱三头肌反射；C．膝跳反射；D．踝反射

（五）观察项目

不论何种腱反射，通过增减叩击强度，均可找出最弱的叩击强度，这个强度就是该腱反射的刺激阈值。可将左右肢体腱反射的阈值作比较借以判断是否有异常。由于肌肉种类不同，其阈值亦不同。根据阈值的变化，临床上采用下述记录方法。

（1）完全无反应，腱反射消失：-

（2）阈值很高，只有微弱的反应：±

（3）正常反应：+

（4）阈值较低，反射稍亢进：++

（5）亢进：+++

（6）显著亢进：++++

【注意事项】

（1）根据所要检查的腱反射部位，受试者采取不同的姿势和位置。要求充分合作，避免紧张和意识性控制，四肢放松、位置适当，检查者叩击力量要均等。如果受试者精神紧张或注意力集中于检查的反射部位，可使反射受到抑制，此时可用加强法予以消除。

（2）临床上检查腱反射时，常遇到腱反射或是减弱，或是消失的情况，这时可试用加强法（正常情况下亦可试用此法），即一边和受试者谈些无关的话题，以转移受试者的注意力，一边叩击肌腱进行检查；另外的简单加强法是嘱受试者主动收缩所要检查的反射以外的其他肌肉。例如，检测膝跳反射时，可让受试者双手紧扣并用力外拉（晏德拉西克氏手法，Jendrassik's maneuver）。这种等距运动增加了大脑运动皮质的兴奋性，使各种运动神经元去极化，从而促进了牵张反射。

（六）总结与思考

腱反射和肌紧张的区别是什么？

第十章人体机能实验4：总结与思考解析

（刘　蓉）

第三节　虚拟仿真实验

一、基于 ESP 内核的听觉系统虚拟仿真实验

（一）实验目的

通过直观的物理模型和生理模型，解析听觉的产生原理，以人机互动的仿真人机机能实验支持自由探索，进一步加深对理论知识的理解；通过案例分析模块将基础知识联合临床应用，模拟临床上关于听觉的检测方法，帮助熟悉和认识临床常见听觉疾病的发病机制和治疗手段；通过创新科技实验增加学习和探索的兴趣。最终形成一套完整的系统，对听觉系统有一定感性认识。

（二）实验原理

听觉的产生包括传音和感音两个过程。传音的过程包括从耳郭、外耳道到中耳的三块听小骨组成的听骨链，再到内耳卵圆窗将振动传递给内耳淋巴液这一系列的过程。感音过程又分为基底膜的振动（分频效应）、毛细胞的兴奋、神经节细胞传递、听神经动作电位产生到最后的听觉投射等环节。过程复杂，比较抽象。本项目借助 ESP（electronic standardized patient）内核，分为三大模块开展，从原理解析（包括解剖传音结构；感音生理功能）到听觉人体机能实验仿真，最后到临床案例分析耳聋、耳鸣等层层展开。

1. 原理解析（包括解剖机构 + 生理功能） 制作多种视频或动画，详细阐述听觉产生的每一个环节，力求做到细致准确。解析传音的过程与感音的过程。

2. 听觉人体机能实验仿真 这部分模块主要设计成自由探索式互动学习，包括几项听觉实验，例如音叉实验（韦伯试验、林内试验）；测定听觉反应时；测定听觉诱发电位；测定听阈等。使用虚拟软件，制作音叉响声，测定各项指标，让学生自由操作。

3. 临床案例分析 此模块模仿临床常见听觉系统疾病，如耳聋、耳鸣等，从发病机制、临床症状、检测手段、治疗方法等多方面阐述案例，将基础知识联合临床应用，模拟临床上关于听觉的检测方法，展示人工耳蜗的工作原理和机制，帮助熟悉和认识临床常见听觉疾病的发病机制和治疗手段，并且设计考核环节，考核对知识的运用能力，教师通过对操作的数据分析完成形成性评价。

（三）实验对象

虚拟动物，ESP。

（四）步骤和方法

1. 访问虚拟仿真平台，进入“基于 ESP 内核的听觉系统虚拟仿真实验”页面，学习实验目的与实验原理，然后登录该项目，进入实验主界面（图 10-28）。

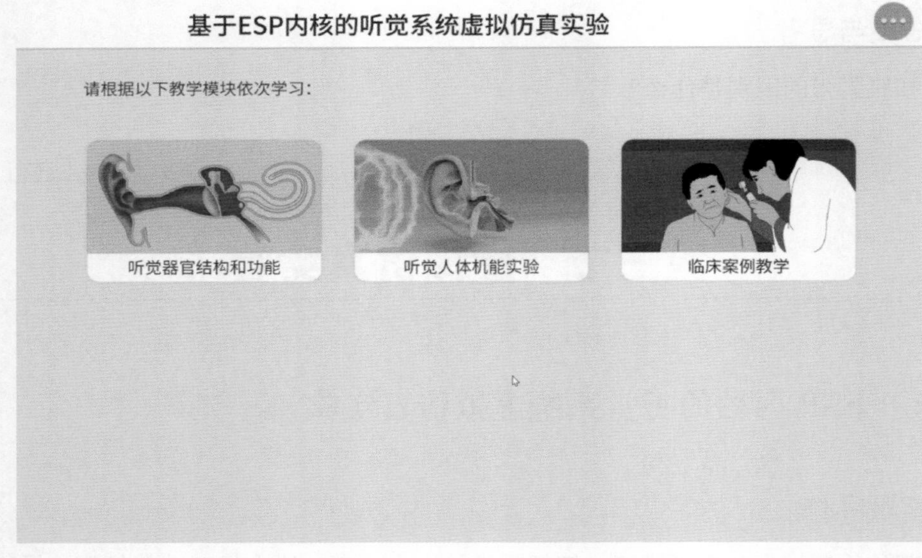

图 10-28　虚拟实验主页面

2. 在主界面点击“听觉器官结构和功能”，进入该模块主界面。该模块从外耳、中耳和内耳 - 耳蜗三部分展开，每部分由结构和功能两个分模块组成，功能分为传音功能和感音功能。学生依次进入“概况（图 10-29）”“外耳（图 10-30）”“中耳（图 10-31）”“内耳 - 耳蜗（图 10-32、图 10-33）”学习。

传音功能包括如“耳郭外耳道传音”“中耳传音”“内耳传音”；感音功能包括“基底膜的振动［包括耳蜗模型（图 10-34）和物理模型（图 10-35）］”“毛细胞的兴奋（图 10-36、图 10-37）”“听神经动作电位”“听觉投射（图 10-38）”等环节。点击不同的图标进入相应的实验项目。

进入后，通过视频、动画展示观看听觉器官的构造和听觉产生的过程，通过人机互动操作，例如360° 旋转耳蜗观察立体构造；拖动滑块、按钮等，改变刺激声音的参数——响度和频率，观察不同的反应；或者拖动滑块改变耳蜗透明度观察内部结构等进行学习。

3．在主界面点击“听觉人体机能实验”，进入该模块。该模块包括 4 项实验项目：“音叉实验［韦伯试验（图 10-39）、任内试验（图 10-40）］”“听觉反应时测定（图 10-41）”“听觉诱发电位测定（图 10-42）”“听阈实验（图 10-43）”。点击每个图标进入相应的实验，学生可拖动软件中的滑块或旋钮或实验器材，完成对听觉生理指标的测定和检查。

4．在主界面点击“临床案例教学”，进入该模块。该模块包括 1 个临床案例和 1 个听力辅助工具介绍（图 10-44）。

（1）点击“临床案例”进入，学生掌握患者病史（图 10-45），学习病例背景知识（图 10-46），测定 ESP 的听力指标，例如音叉实验、听阈等（图 10-47），然后对病情给出相应的诊断。下一步进入治疗阶段，可对系统提供的不同选项进行选择，系统会给出正确与否的提示（图 10-48）。通过案例分析考核分析并学习 ESP 听觉功能指标发生改变的机制和治疗原则（图 10-49）。

（2）点击“听力辅助工具”图标，系统应用动画和视频展示人工耳蜗（图 10-50）和助听器（图 10-51）的工作原理和机制。

（五）实验结果

1．“听觉器官结构和功能”模块　对传音和感音功能进行实时调节，通过反复尝试，观察、分析单因素对听觉产生的影响，从物理模型和人体生理模型多角度直观地认识听觉产生的总体过程，包括外耳、中耳和内耳 - 耳蜗外部结构和内部构造；传音功能：“耳郭外耳道传音”“中耳传音”“内耳传音”；感音功能：“基底膜的振动（包括物理模型和耳蜗模型）”“毛细胞的兴奋”“听神经动作电位”“听觉投射”等环节。

2．“听觉人体机能实验”模块　自主操作虚拟实验器材或调整测试声音频率或幅度，进行仿真人体机能实验。测定音叉实验（韦伯、林内）听觉反应、听觉反应时、听觉诱发电位、听阈。通过实时调节，从自身人体生理学角度理解在体条件下的听觉功能测定方法。

3．“临床案例”模块　通过对患者症状、体征和临床监测指标等进行观察和分析，应用所学知识，找出案例中引起听觉异常的主要因素，并且进行模拟检测，然后对治疗效果进行检验，锻炼应用知识的能力。

最后通过虚拟仿真实验项目软件完成实验结果的记录、实验报告、各模块考核、成绩查询和学习问题反馈等。

（六）分析与总结

智能 ESP 系统设有“临床案例考核”模块，完成相关测试。系统将自动记录每位学生的访问信息、每次操作和考核的结果。结果反馈系统便于自我评价，也便于教师评价学生的学习效果。

考核指标：

（1）外耳、中耳的增压效应

（2）内耳淋巴液振动

（3）基底膜的振动（分频效应）

（4）毛细胞的兴奋，产生感受器电位

（5）神经节细胞信息传递

（5）听神经动作电位产生

（6）听觉投射

（7）音叉实验

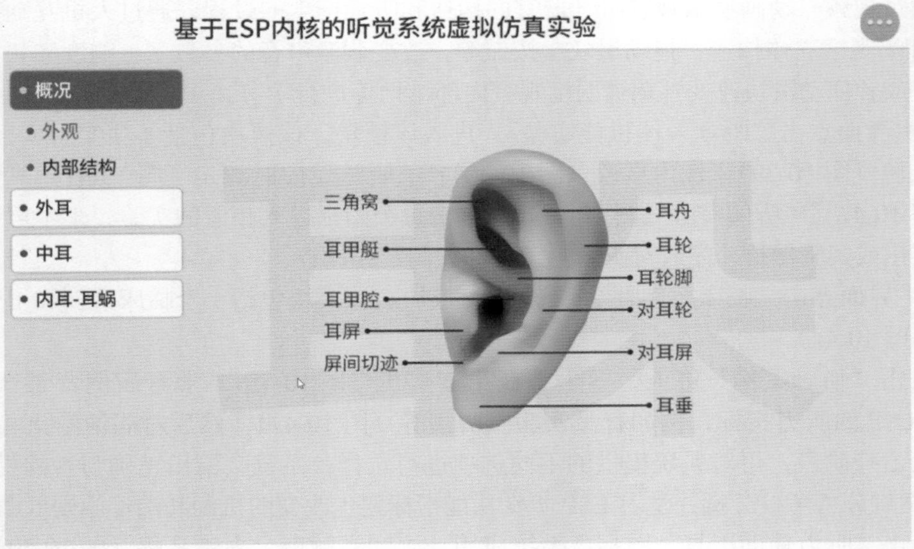

基于ESP内核的听觉系统虚拟仿真实验
概况
外观
内部结构
外耳
中耳
内耳-耳蜗
三角窝
耳甲艇
耳甲腔
耳屏
屏间切迹
耳舟
耳轮
耳轮脚
对耳轮
对耳屏
耳垂

图 10-29　听觉器官结构和功能模块界面——概况

基于ESP内核的听觉系统虚拟仿真实验
概况
外耳
耳郭
结构
功能
外耳道
中耳
内耳-耳蜗
耳郭的结构

图 10-30　外耳结构和功能

基于ESP内核的听觉系统虚拟仿真实验
概况
外耳
中耳
鼓膜
听骨链
鼓室和咽鼓管
结构
功能
作用
内耳-耳蜗
不同生活场景下鼓膜内外压力变化对鼓膜的影响
咽部炎症
飞机起飞上升
考核：飞机降落
鼓膜内压力下降，鼓膜内陷。

图 10-31　中耳结构和功能

Note

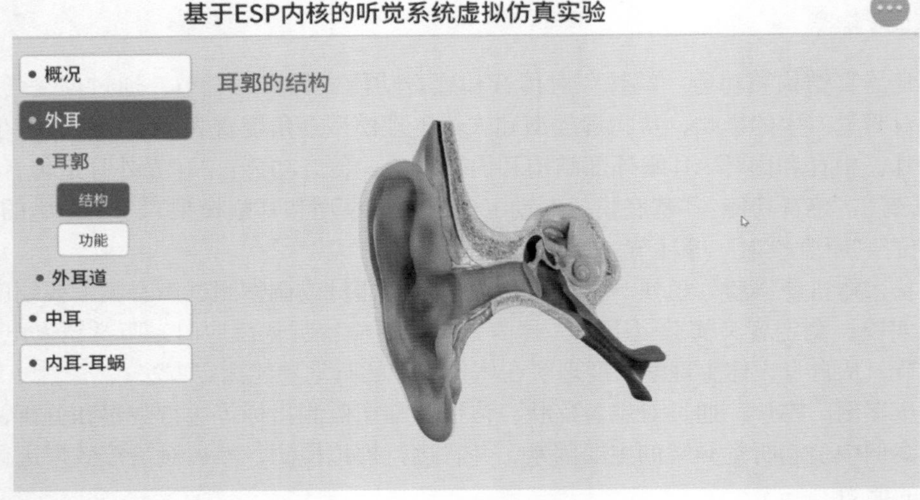

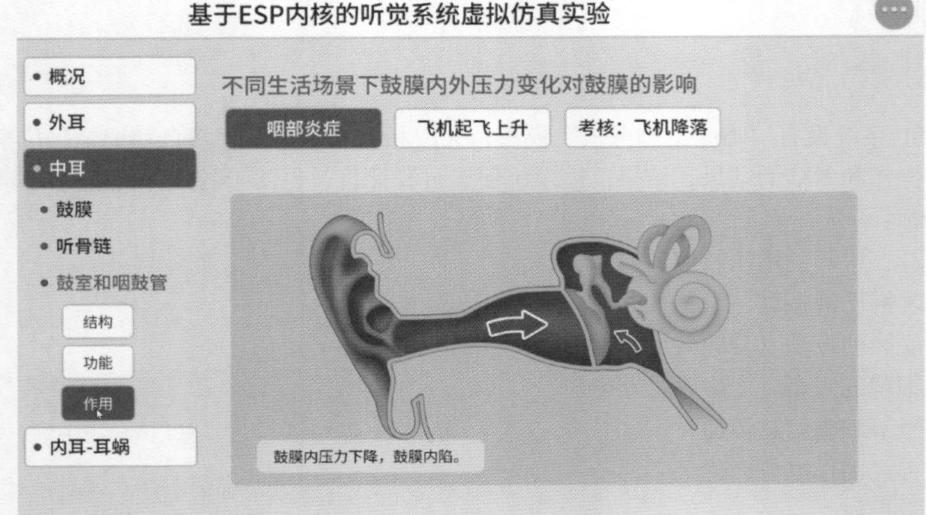

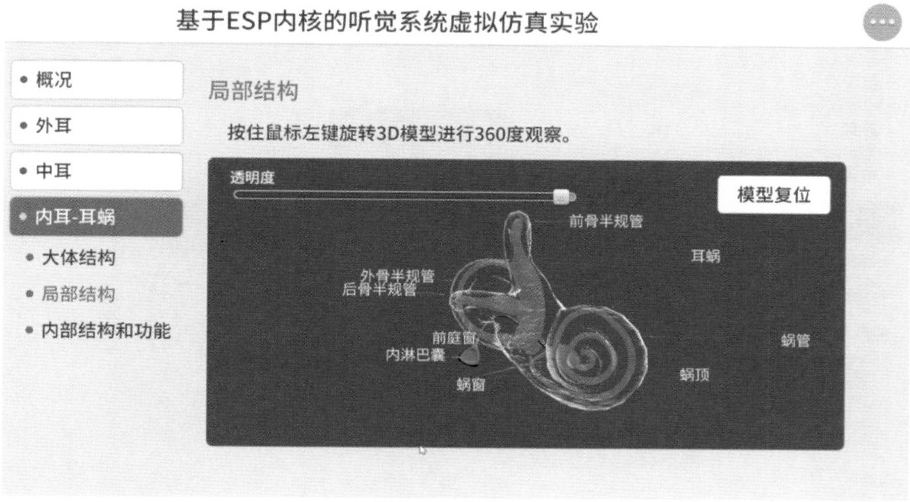

基于ESP内核的听觉系统虚拟仿真实验
概况
外耳
中耳
内耳-耳蜗
大体结构
局部结构
内部结构和功能
局部结构
按住鼠标左键旋转3D模型进行360度观察。
透明度
模型复位
前骨半规管
耳蜗
外骨半规管
后骨半规管
前庭窗
内淋巴囊
蜗窗
蜗管
蜗顶

图 10-32　内耳结构和功能

基于ESP内核的听觉系统虚拟仿真实验
概况
外耳
中耳
内耳-耳蜗
大体结构
局部结构
内部结构和功能
基底膜-螺旋器
毛细胞-听神经
听觉信号投射
基底膜-螺旋器
结构
传音
基底膜的分频作用
耳蜗神经

图 10-33　内耳 - 耳蜗结构和功能

基于ESP内核的听觉系统虚拟仿真实验
概况
外耳
中耳
内耳-耳蜗
大体结构
局部结构
内部结构和功能
基底膜-螺旋器
毛细胞-听神经
听觉信号投射
基底膜-螺旋器
结构
传音
基底膜的分频作用
频率（HZ）
低频
高频
强度（dB）
弱
强
物理模型
耳蜗模型

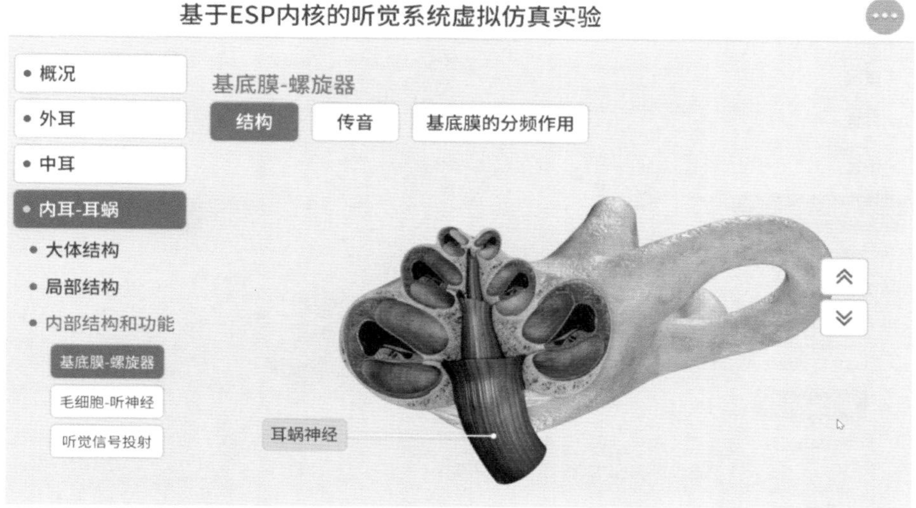

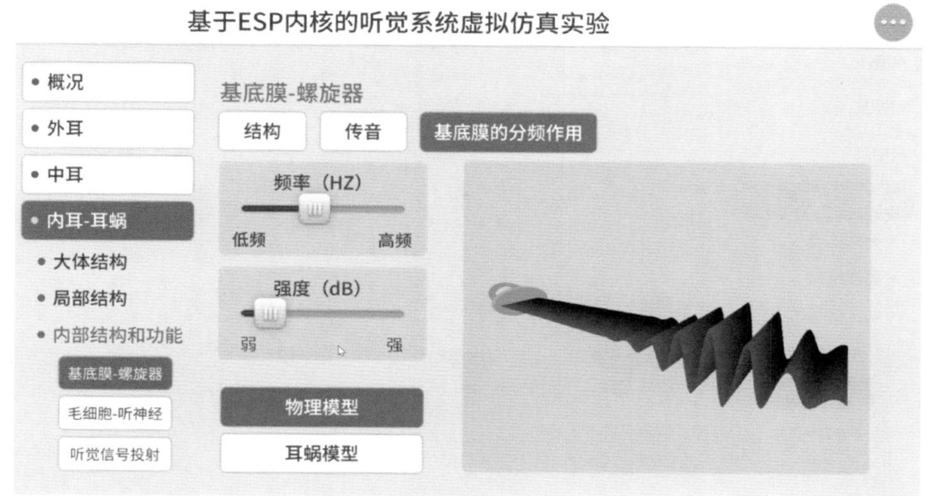

图 10-34　基底膜的振动（耳蜗模型）

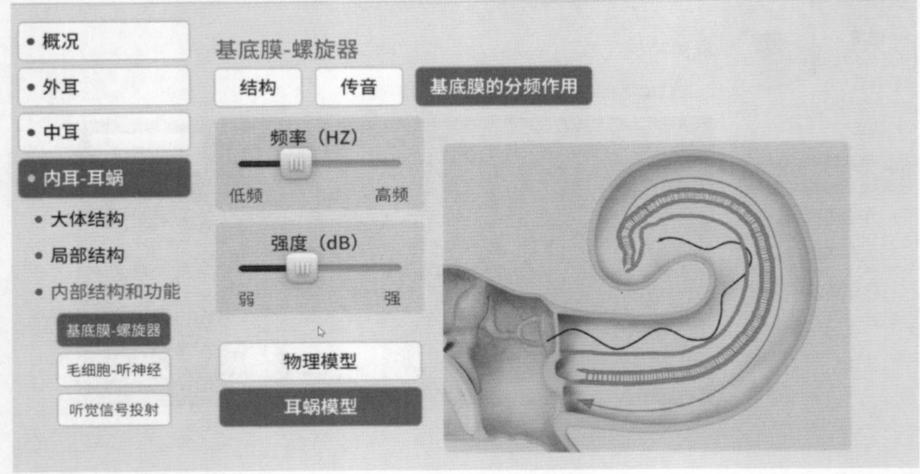

图 10-35　基底膜的振动（物理模型）

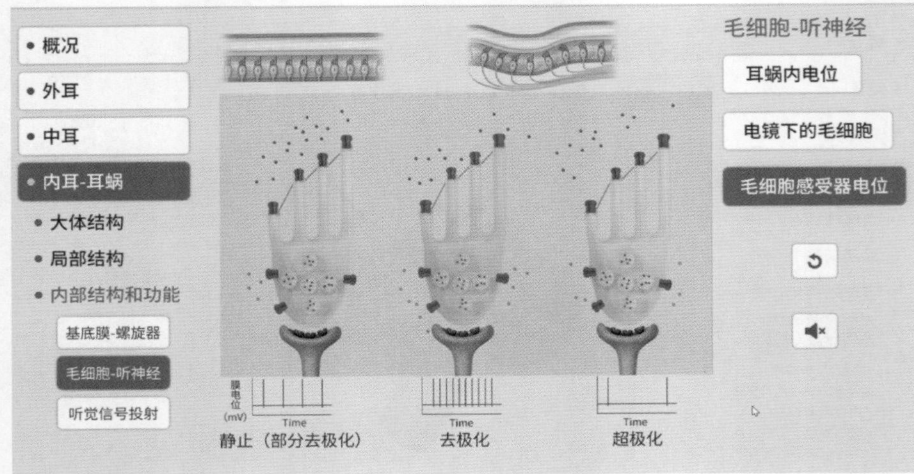

图 10-36　毛细胞静息状态

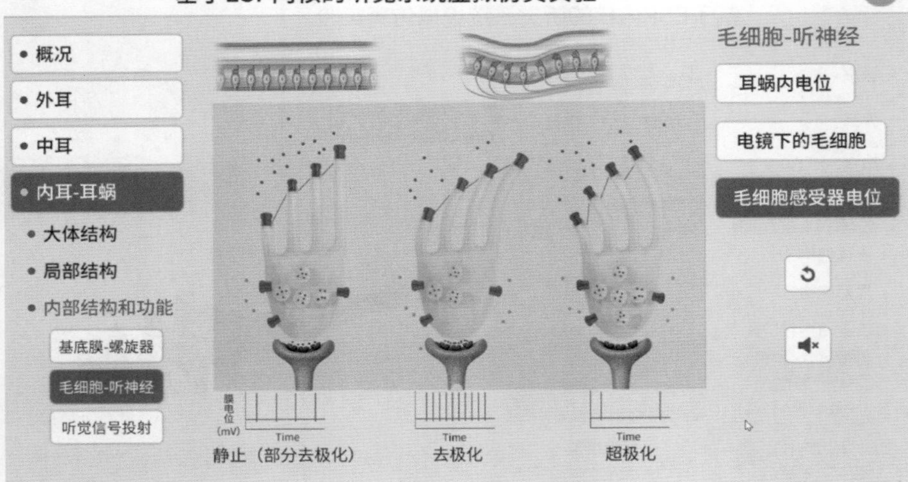

图 10-37　毛细胞兴奋产生感受器电位

Note

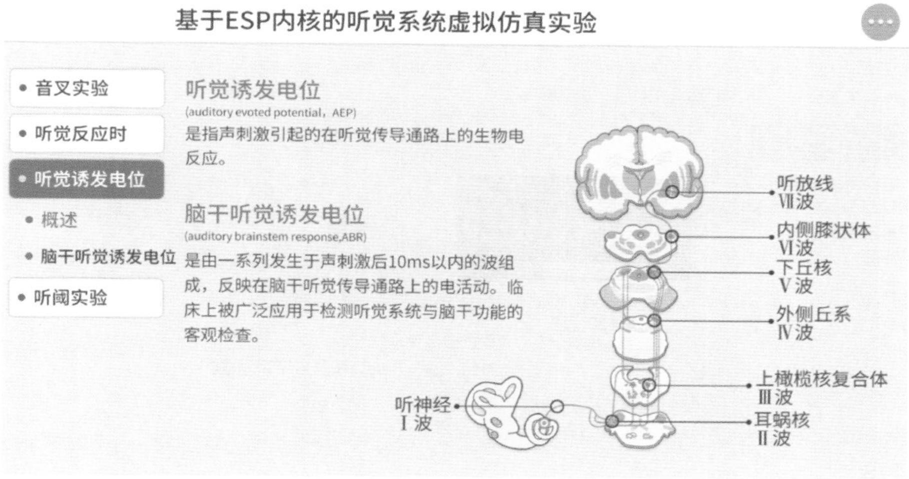

基于ESP内核的听觉系统虚拟仿真实验
音叉实验
听觉反应时
听觉诱发电位
概述
脑干听觉诱发电位
听阈实验
听觉诱发电位
(auditory evoted potential，AEP)
是指声刺激引起的在听觉传导通路上的生物电反应。
脑干听觉诱发电位
(auditory brainstem response,ABR)
是由一系列发生于声刺激后10ms以内的波组成，反映在脑干听觉传导通路上的电活动。临床上被广泛应用于检测听觉系统与脑干功能的客观检查。
听放线
Ⅶ波
内侧膝状体
Ⅵ波
下丘核
Ⅴ波
外侧丘系
Ⅳ波
上橄榄核复合体
Ⅲ波
耳蜗核
Ⅱ波
听神经
Ⅰ波

图 10-38　听觉投射

基于ESP内核的听觉系统虚拟仿真实验
音叉实验
概述
韦伯试验
任内试验
听觉反应时
听觉诱发电位
听阈实验
韦伯试验
韦伯试验测试结果
正常人
传导性耳聋
神经性耳聋
两耳相等
偏向患侧
偏向健侧

图 10-39　音叉实验——韦伯试验

基于ESP内核的听觉系统虚拟仿真实验
音叉实验
概述
韦伯试验
任内试验
听觉反应时
听觉诱发电位
听阈实验
任内试验
骨传导
气传导
任内试验结果
正常人
传导性耳聋
神经性耳聋
气导时长＞骨导时长（阳性）
骨导时长＞气导时长（阴性）
均缩短，但气导时长＞骨导时长

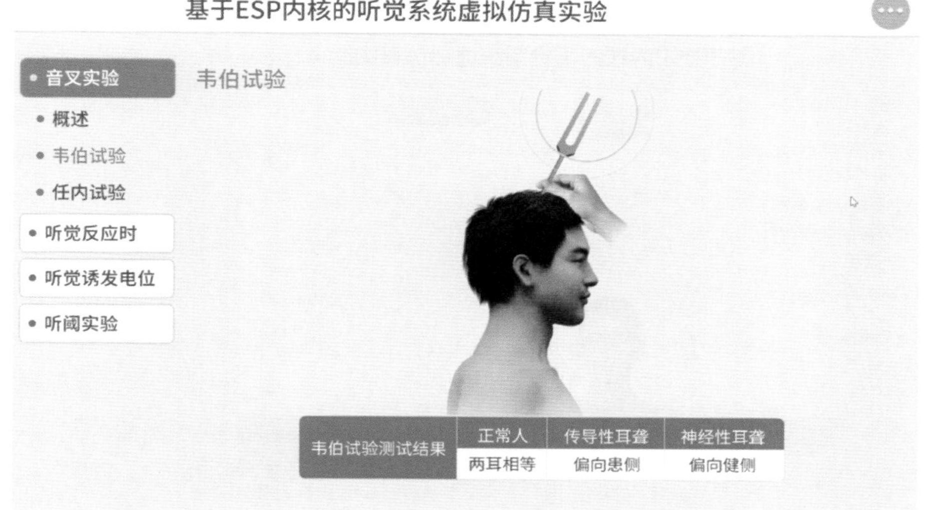

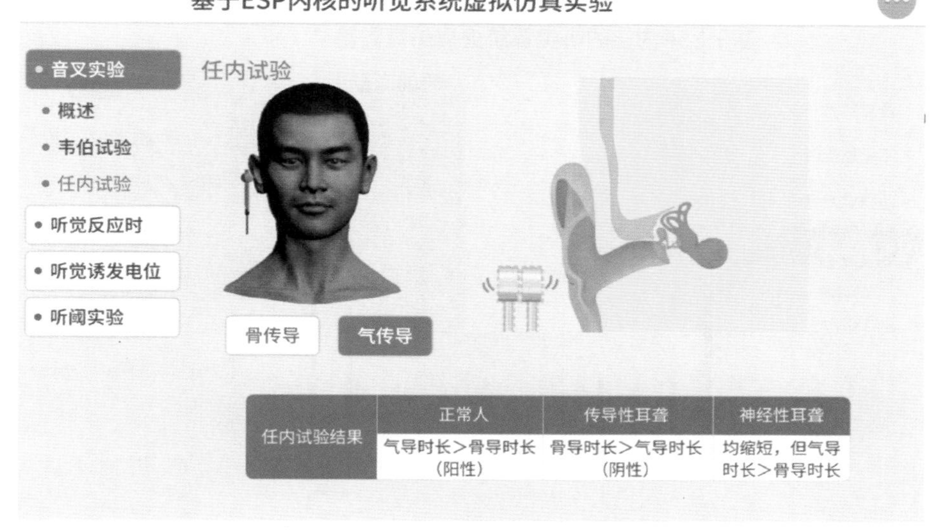

图 10-40　音叉实验——任内试验

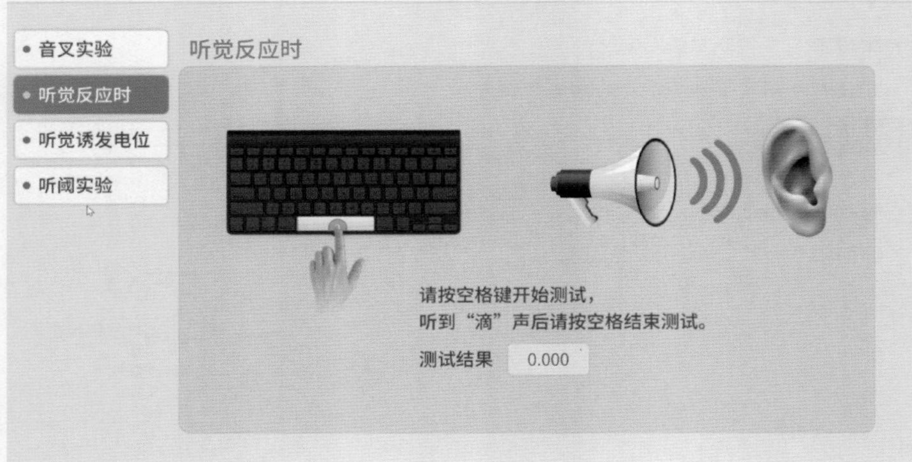

图 10-41　听觉反应时测定

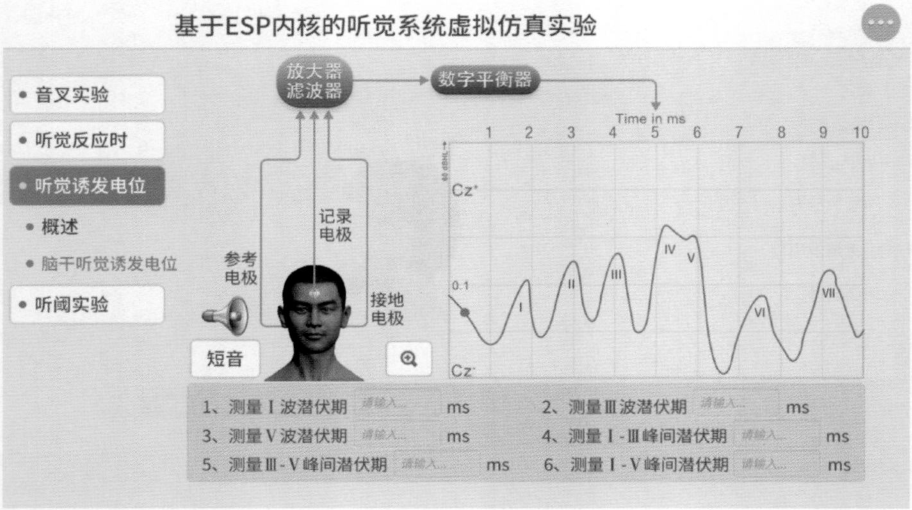

图 10-42　听觉诱发电位测定

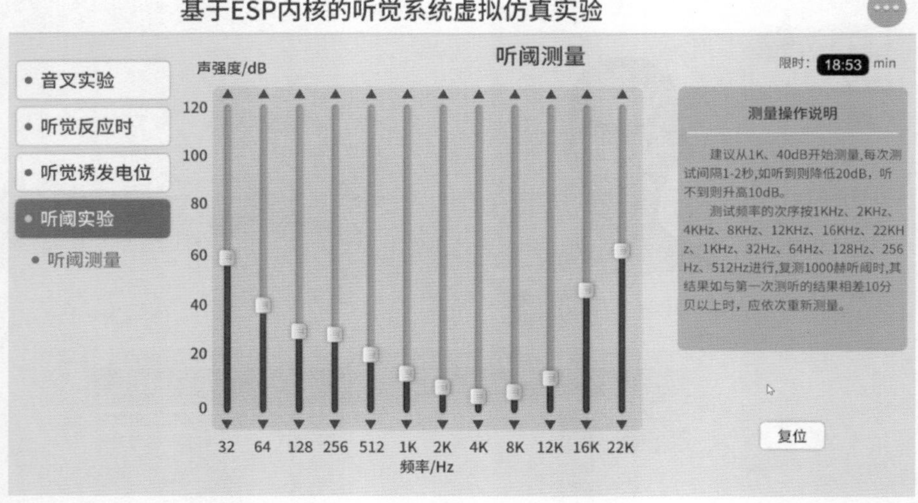

图 10-43　听阈测定

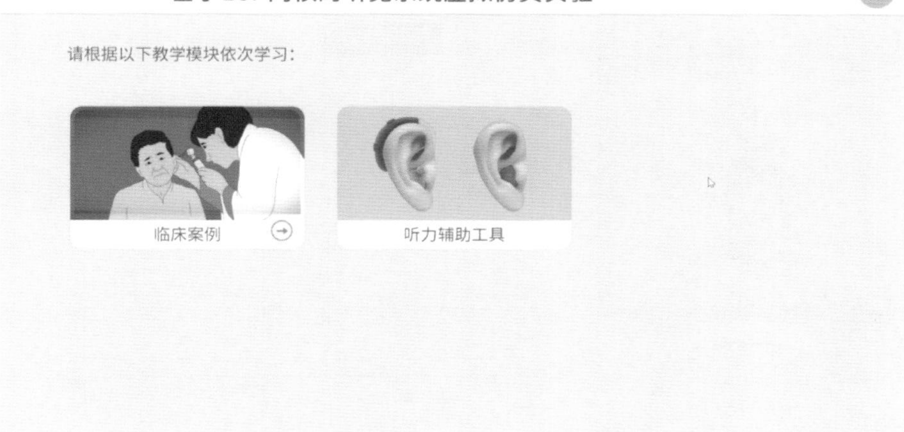

图 10-44　临床案例教学模块主界面

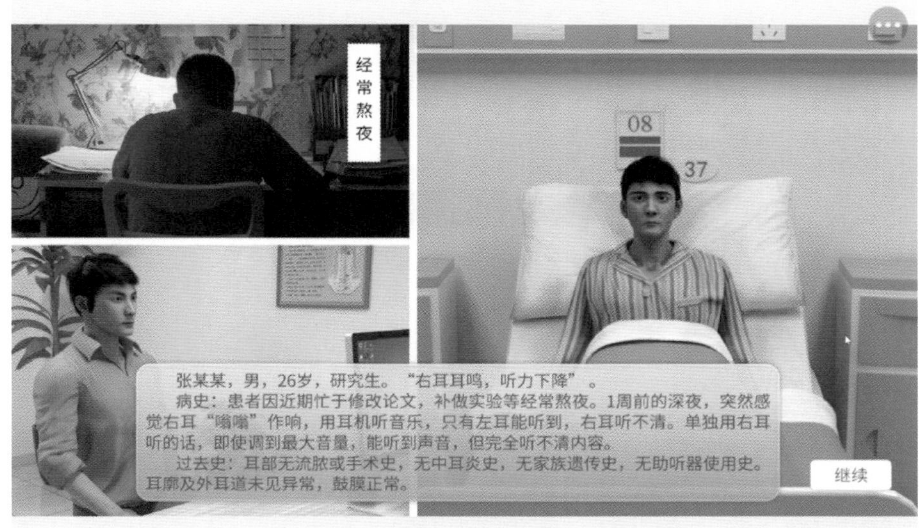

图 10-45　患者病史

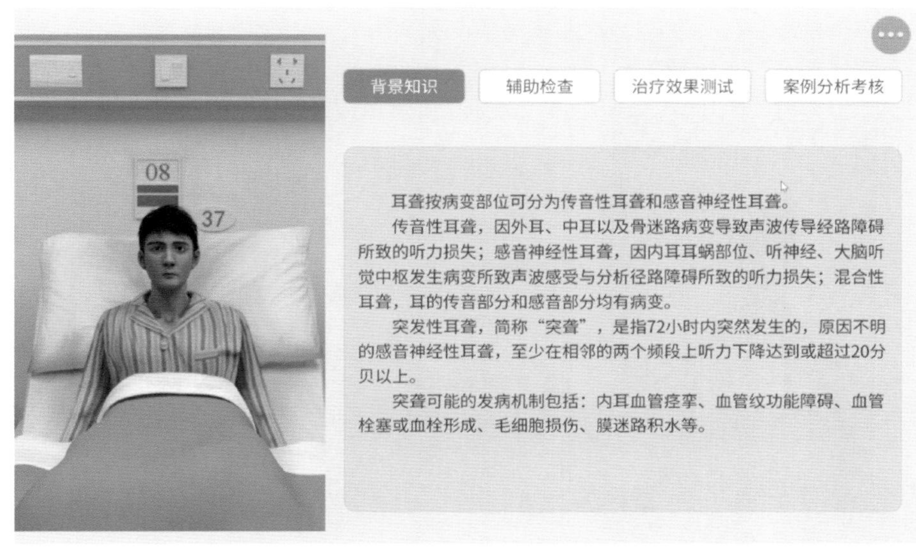

图 10-46　病例背景知识

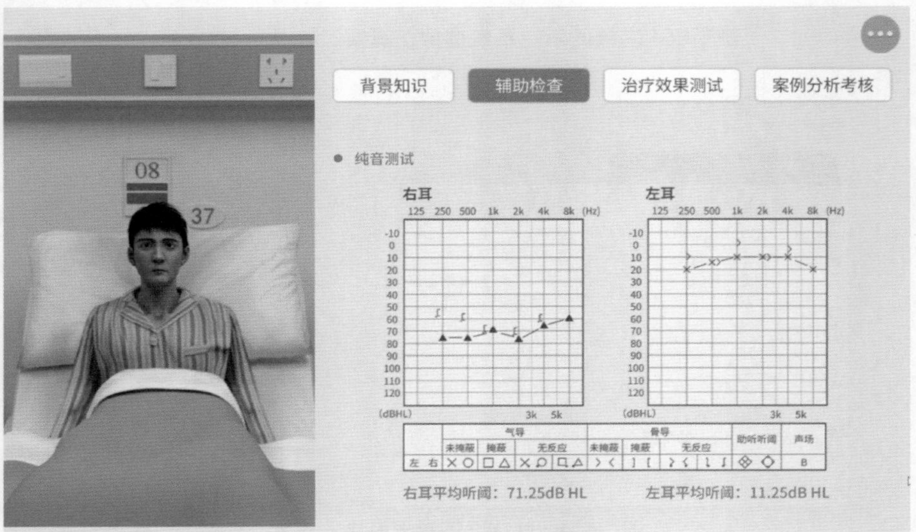

图 10-47　患者辅助检查

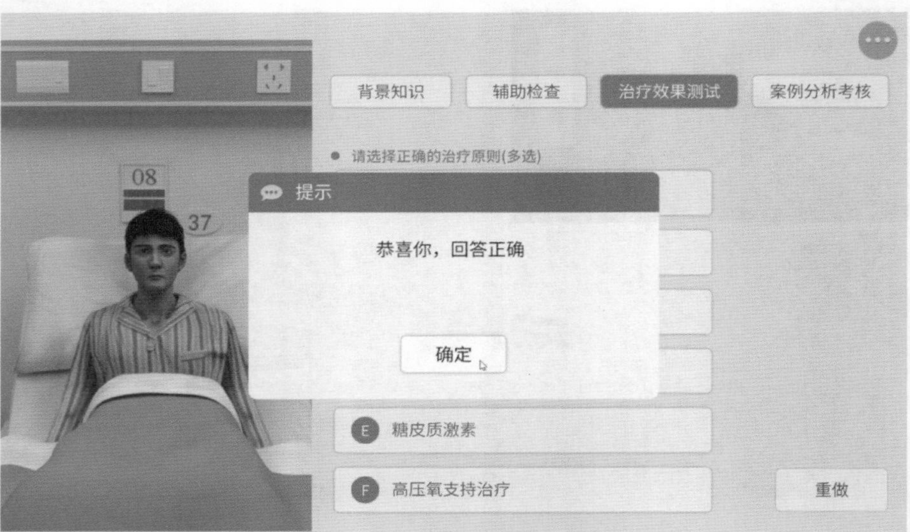

图 10-48　治疗效果测试

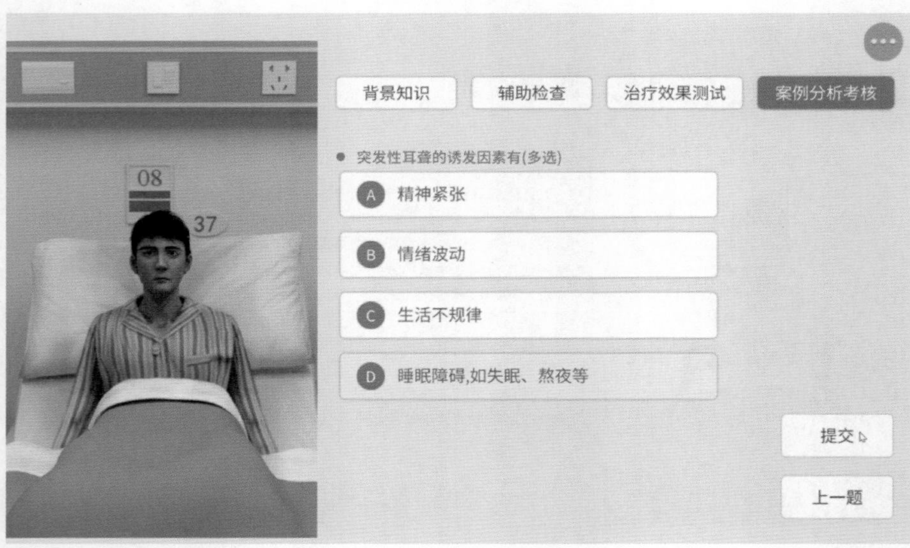

图 10-49　案例分析考核

基于ESP内核的听觉系统虚拟仿真实验

• 人工耳蜗
• 人工耳蜗简介
• 工作原理
• 助听器

工作原理

根据人工耳蜗的原理和人耳听觉产生的原理，你认为下列哪一种类型的耳聋用人工耳蜗治疗效果更好一些？

B.高频型耳聋

图 10-50　人工耳蜗工作原理

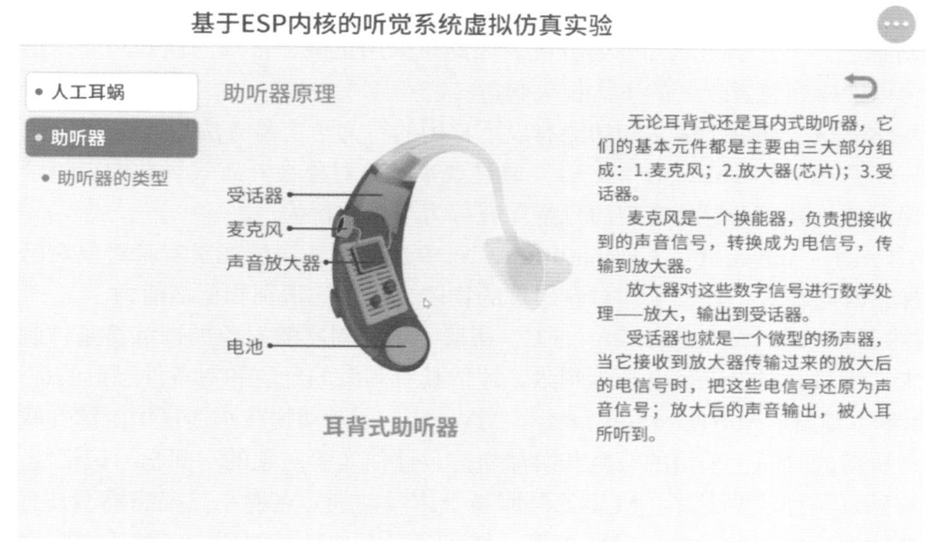

图 10-51　助听器的类型和原理

（8）听阈和听域
（9）耳聋、耳鸣
（10）人工耳蜗

（七）总结与思考

1．听觉产生的全过程是怎样的？
2．耳鸣的常见原因有哪些？

第十章虚拟仿真实验1：总结与思考解析

（韩　莹）

二、探究癫痫模型小鼠认知功能障碍的行为学虚拟实验

（一）实验目的

1．能够描述毛果芸香碱（匹罗卡品）点燃小鼠癫痫模型的制备方法，记忆相关步骤和操作流程。

2．能够理解通过旷场、新物体识别、条件性恐惧、Morris 水迷宫等行为学实验进行认知功能评估的原理和应用。

3．能够运用多学科知识，分析癫痫模型小鼠的认知功能障碍，结合行为学实验结果进行综合性的评估和解释。

（二）实验原理

癫痫（epilepsy）是由于大脑神经元的突发性异常放电导致短暂的大脑功能障碍的慢性疾病，30% ~ 40% 癫痫病患者存在认知障碍。认知障碍（cognitive disorder，CD）是一种主要影响学习、记忆、感知和问题解决等认知能力的健康障碍。癫痫对认知的影响广泛，包括智力障碍、学习困难、孤独症、行为异常、注意力缺陷多动障碍等，其类型通常与癫痫发病部位有关。癫痫反复发作及症状控制不佳，又会加重认知障碍程度。因此，采用正确、常规的认知功能评估筛查并及早干预治疗，可以使癫痫患者未来的生活长久获益。

在神经科学领域，评价个体认知功能有以下常用的行为学实验方法。

1．旷场试验（open field test，OFT） 通过观察实验对象在开放式场地中周边区域和中央区域的活动情况，评价其在新异环境中的自主探究行为与焦虑行为。

2．新物体识别（novel object recognition，NOR）测试 通过观察实验对象对已熟悉物体与陌生物体的探索时间长短，评估个体对新出现的物体或信息的识别和记忆能力。

3．条件性恐惧（fear conditioning，FC）实验 通过对实验对象的训练将条件刺激与非条件刺激联系起来，给实验对象进行电击等刺激，评估其对刺激的反应和对条件恐惧的记忆力。

4．Morris 水迷宫（Morris water maze，MWM） 记录动物在水迷宫中游泳并找到隐藏在水下的逃避平台所需的时间、采用的策略和游泳轨迹，评估实验对象的空间学习记忆能力。

毛果芸香碱（又称匹罗卡品，M 型乙酰胆碱受体激动剂）点燃小鼠癫痫模型具有同人类癫痫持续发作或颞叶癫痫相似的发生、发展过程，如海马门区神经元的死亡、胶质细胞增生、轴突丝状芽生和突触重建等，是理想的颞叶癫痫模型，常用于探讨其机制及筛选抗癫痫药。本实验以毛果芸香碱制备癫痫小鼠模型，通过旷场、新物体识别、条件性恐惧、Morris 水迷宫等实验，评估癫痫小鼠的认知功能障碍情况。

（三）实验对象

虚拟动物。

（四）实验步骤和方法

打开电子资源链接。通过“实验操作视频”，对整个动物实验有一个系统的了解；之后进入“动物虚拟实验”环节，以虚拟小鼠为实验对象，复制癫痫小鼠模型并进行认知功能评估，通过系统的操作结果反馈，熟练掌握实验操作流程，并进行虚拟实验考核。

1．癫痫小鼠模型制备 腹腔注射 0.1 mg/ml 东莨菪碱 1 mg/kg 以抑制毛果芸香碱对外周 M 型乙酰胆碱受体的激动作用，30 分钟后注射 28 mg/ml 毛果芸香碱 280 mg/kg。

Note

2．旷场试验

（1）将小鼠面壁沿边线中间位置放入旷场。

（2）视频追踪分析。

（3）设备清理：实验结束后，用酒精棉球擦拭小鼠活动区域，避免遗留气味干扰后续实验。

3．新物体识别测试

（1）旧物体识别训练：放置物体，放入小鼠进行实验训练。

（2）放置新物体，放入小鼠后开启录像设备，记录小鼠与新、旧两个物体接触的情况。

（3）数据采集分析。

（4）设备清理：实验结束后，用酒精棉球擦拭小鼠活动区域及物体，避免遗留气味干扰后续实验。

4．条件性恐惧实验

（1）条件恐惧训练：电刺激前进行光、声信号刺激，重复多次以建立条件恐惧，休息 1 小时后进行测试。

（2）条件恐惧实验：仅设置光、声信号刺激，观察小鼠是否形成条件恐惧（啮齿类动物在恐惧时会表现出特有的不动状态，即 Freezing 状态）。

（3）数据采集分析。

（4）设备清理：实验结束后，用酒精棉球擦拭小鼠活动区域及物体，避免遗留气味干扰后续实验。

5．Morris 水迷宫

（1）平台逃逸训练（定位航行实验）：将小鼠头朝池壁放入水中，记录其从放入水中到找到水下平台的时间（秒）。在前几次训练中，如果找到水下平台的时间超过 90 秒，则引导小鼠到平台。让小鼠在平台上停留 10 秒后将其移开、擦干、吹干。

（2）平台逃逸实验（空间探索实验）：将平台撤除，将小鼠由原平台象限的对侧放入水中。记录小鼠逃避潜伏时间（即入水后第一次找到水下平台的时间）和平台穿越次数。

（3）数据采集分析。

（五）观察项目

1．根据癫痫模型小鼠 Racine 评分等级判定模型制备是否成功 Ⅰ～Ⅲ级发作至少持续 60 分钟，期间有Ⅳ～Ⅴ级发作，即为癫痫持续发作模型制备成功。

2．记录癫痫模型小鼠癫痫发作脑电图（如下）。

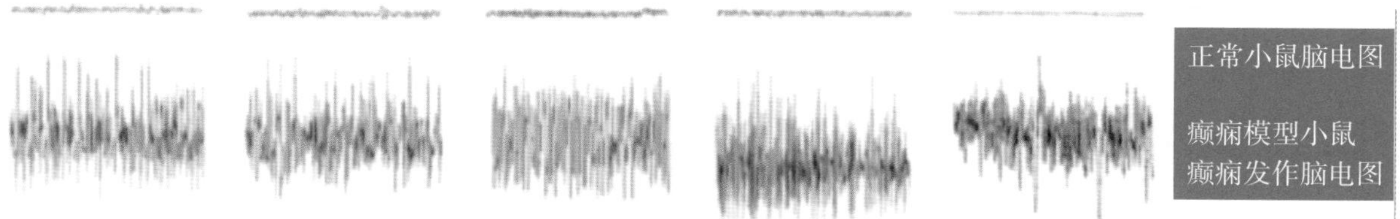

4．旷场试验 记录小鼠运动总路程（mm）、总时间（s）、中间区域路程（mm）、中间区域持续时间（s）以及进入中间区域次数。

5．新物体识别测试 记录小鼠运动总路程（mm）、总时间（s）、头部接触旧物体次数、头部接触旧物体时间（s）、头部接触新物体次数以及头部接触新物体时间（s）。

6．条件性恐惧实验 记录小鼠运动总路程（mm）、总时间（s）、Freezing 时间（s）、Freezing 次数（次）、Immobility 时间（s）和 Immobility 次数（次）。

7．Morris 水迷宫 记录小鼠游泳总路程（mm）、总时间（s）和逃逸成功潜伏期（s）。

【行为学实验注意事项】

1．行为学实验要求实验环境安静、隔音、温度和湿度适宜。

2．实验前每天抚摸实验动物可减少非特异性应激刺激对实验动物的影响；实验前至少提前3小时将动物带入实验室，降低新环境对动物的影响。

3．每项实验结束后，需用酒精棉球擦拭小鼠活动区域及物体，避免遗留气味干扰后续实验。

4．在实验过程中，尽量确保同一位实验者每天在相同时间段进行操作，有助于减少操作人员因为不同的时间和状态而引入的变量；多个实验者分批次重复相同实验，可增强实验结果的可靠性和说服力。

（六）分析与总结

完成系统中“实验讨论”测试题。

（唐 影）

框 10-3 肉毒杆菌的临床应用

肉毒杆菌是一种生长在缺氧环境下的细菌，在繁殖过程中分泌肉毒毒素，可抑制胆碱能神经末梢释放乙酰胆碱，导致肌肉松弛型麻痹。医学界原先将该毒素用于治疗面部痉挛和其他肌肉运动紊乱症，用它来麻痹肌肉神经，以此达到停止肌肉痉挛的目的。可在治疗过程中，医生们发现它在消除皱纹方面有着异乎寻常的功能，其效果远远超过其他任何一种化妆品或整容术，因此，利用肉毒杆菌毒素消除皱纹的整容手术应运而生。

小 结

神经系统是人体最重要的调节系统，由中枢神经系统和周围神经系统组成。神经系统在中枢和身体其他部位（包括内脏器官）之间传递信号，从而调控各器官和系统的活动。

神经系统可以调控躯体运动。躯体的各种姿势和运动都是神经系统通过复杂的反射活动进行控制的。骨骼肌细胞受到来自运动神经元轴突分支的支配，当支配肌肉的神经纤维兴奋时，动作电位经过神经 - 肌肉接头传递给肌肉，引起肌肉的兴奋和收缩；神经系统具有感觉分析功能。感受器感受机体内外的各种刺激，并将刺激信号转换成传入神经上的神经冲动，然后通过特定的神经通路传向特定的中枢加以分析；神经系统可以调节内脏活动。自主神经包括交感神经和副交感神经，分布于内脏、心血管和腺体并调节这些器官的功能；神经系统还与学习、记忆、情感等高级功能密切相关。

本章阐述了神经肌肉系统的运行原理，通过“单收缩和复合收缩”等人体实验以及“基于 ESP 内核的听觉诱发电位”等虚拟仿真实验多方面验证和探索了神经与肌肉系统的运行规律。

如何鉴别吉兰-巴雷综合征、重症肌无力和低钾性周期性麻痹?

第十章整合思考题解析

（刘　蓉）

Note

主要参考文献

[1] 祝世功．医学机能学实验教程．北京：北京大学医学出版社，2008.

[2] 管又飞，朱进霞，罗自强．医学生理学．4 版．北京：北京大学医学出版社，2018.

[3] 王庭槐．生理学．9 版．北京：人民卫生出版社，2018.

[4] Joseph J Feher . Quantitative Human Physiology：An Introduction. 2nd ed. Louis：Elsevier，2017.

[5] Zaky A，Deem S，Bendjelid K，et al. Characterization of cardiac dysfunction in sepsis：an ongoing challenge. Shock，2014，41（1）：12-24.

[6] Lv X，Wang H. Pathophysiology of sepsis-induced myocardial dysfunction. Mil Med Res，2016，27（3）：30.

[7] 王建枝，钱睿哲．病理生理学．9 版．北京：人民卫生出版社，2018.

[8] Jerry J. Batzel，Mostafa Bachar，Franz Kappel. Mathematical Modeling and Validation in Physiology. Berlin：Springer，2013 .

[9] Neshat SY，Quiroz VM，Wang Y，et al. Liver Disease：Induction，Progression，Immunological Mechanisms，and Therapeutic Interventions. Int J Mol Sci，2021，22（13）：6777.

[10] 吴立玲，刘忠跃．病理生理学．4 版．北京：北京大学医学出版社，2019.

[11] Folkestad T，Brurberg KG，Nordhuus KM，et al. Acute kidney injury in burn patients admitted to the intensive care unit：a systematic review and meta-analysis. Crit Care，2020，24（1）：2.

[12] Weir J.B. DE B. New methods for calculating metabolic rate with special reference to protein metabolism. J Physiol，1949，109（1-2）：1-9.

[13] 胡还忠．医学机能学实验教程．3 版．北京：科学出版社，2010.

Note

中英文专业词汇索引

Note

Note